高等医药院校基础医学实验教学教材

供临床、麻醉、影像、儿科、精神、口腔、护理、药学、检验、康复等专业用

机能实验学

主　　编　　李国华　　唐俊明　　吴胜英

主　　审　　郑先科

副 主 编　　张秋芳　　吴　艳　　龚应霞　　刘　坚

编　　委　　（按姓氏笔画排序）

刘　坚　　李国华　　李童斐　　吴　艳　　吴胜英

张志锋　　张秋芳　　张璟璇　　陈德森　　袁美春

唐俊明　　龚应霞　　彭吉霞

参编人员　　（按姓氏笔画排序）

关兵才　　吕艳霞　　李　莉　　何华琼　　张友旺

范金明　　罗　斌　　郑宏涛　　赵　丹　　赵相宜

胡长清　　聂发毅　　黄　武　　董晓霞　　韩　宁

潘龙瑞

科学出版社

北　京

内 容 简 介

本书是为贯彻《教育部关于一流本科课程建设的实施意见》，落实以学生发展为中心的教育理念，着眼于学生观察、思维、技能和探索创新等综合素质培养，而重新建构和编撰的机能实验学教材。教材内容包括绪论、机能实验学的基本知识、动物实验基本操作技术、实验基本能力训练、基础性实验、提高性实验、综合性实验和探索性实验。所有实验项目均设定有清晰、具体、可测量的知识、技能和素质目标，同一实验尽可能介绍多种方法，实验项目后设置有"要求与思考"和"作业题"，所有关键操作技术均提供了线上教学视频，实验项目同时有校内线上配套学习资源支持，为学生开展以能力发展为中心的机能实验学学习提供强有力支撑。

本教材适用于临床医学、麻醉学、医学影像学、口腔医学、精神医学、儿科学、护理学、药学、医学检验技术等医学相关专业学生使用。

图书在版编目（CIP）数据

机能实验学 /李国华，唐俊明，吴胜英主编. —北京：科学出版社，
2022.2

高等医药院校基础医学实验教学教材

ISBN 978-7-03-071402-2

Ⅰ. ①机… Ⅱ. ①李… ②唐… ③吴… Ⅲ. ①实验医学—医学院校—
教材 Ⅳ. ①R-33

中国版本图书馆 CIP 数据核字（2022）第 015853 号

责任编辑：周　园 / 责任校对：宁辉彩
责任印制：赵　博 / 封面设计：陈　敬

科学出版社 出版
北京东黄城根北街 16 号
邮政编码：100717
http://www.sciencep.com

三河市骏杰印刷有限公司印刷
科学出版社发行　各地新华书店经销
*

2022 年 2 月第 一 版　开本：787×1092　1/16
2025 年 1 月第二次印刷　印张：20 1/2
字数：578 000

定价：69.80 元

（如有印装质量问题，我社负责调换）

前 言

课程是人才培养的核心要素，课程质量直接决定人才培养质量，课程建设是高等教育高质量发展的重要抓手。以"学生中心、产出导向、持续改进"教育理念为指导，以问题导向为逻辑起点，深度推进课程改革创新，是全面贯彻落实《教育部关于一流本科课程建设的实施意见》（教高[2019]8 号）的重要举措。

机能实验学是融合生理学、病理生理学和药理学实验教学的内容和手段，以整体动物、离体组织器官和细胞为主要实验对象，研究机体各种生理活动及规律，疾病发生、发展过程的机能及代谢变化规律，发病机制和药物与机体相互作用规律的一门综合性实验学科。从 21 世纪初，国内多数高等医学院校开始独立开设机能实验学课程。不同的学校机能实验学课程的定位、目标、课程教学内容、教学组织形式不尽相同，但教学中基本以教师为中心，教学目标主要关注知识与技能，对于情感和价值等育人目标关注不够。

本教材正是为贯彻落实《教育部关于一流本科课程建设的实施意见》，以学生发展为中心教育理念，遵循"厚基础、重实践、强素养、云资源"的教材建设原则，着眼于学生观察、思维、技能和探索创新等综合素质培养，对教材的框架体系进行重新建构，对内容进行重新编撰，力求让授课教师"好教"并"教得好"，让使用本教材的学生"好学"并"学得好"，助力推动机能实验课程教学改革创新。

教材内容包括绪论、机能实验学的基本知识、动物实验基本操作技术、实验基本能力训练、基础性实验、提高性实验、综合性实验和探索性实验。本教材在继承经典的机能实验学内容基础上，增加与干细胞、类器官、光遗传学、神经行为学、人类疾病模型等技术方法相结合的新型机能实验整合内容，同时包含与临床紧密相关的人体机能学实验，意在引领机能实验教学内容紧跟学科前沿进展，紧密结合医学临床实际，拓展和培养医学生探索、创新与临床应用能力。本教材所有实验项目均设定有清晰、具体、可测量的知识、技能和素质目标，为指导教师"教"和引导学生"学"明确了目标。同一实验尽可能介绍多种方法，实验项目后设置有"要求与思考题""作业题"，所有实验项目配套有学校提供的线上学习空间（含教学 PPT、图片、视频、拓展阅读、自测题等网络学习资源），为开展以能力发展为中心的机能实验学线上、线下教学提供强有力支撑。

教材编写充分考虑了多学科、多层次教学的需求，内容设置以五年制临床医学专业为主体，兼顾麻醉学、医学影像学、口腔医学、精神医学、儿科学、护理学、药学、医学检验技术等医学相关专业人才培养目标需要。教材同时包含生命科学机能研究领域较广泛使用的实验方法和技术，亦可供生命科学研究工作者及研究生参考使用。

本教材得到了湖北医药学院郑先科教授的精心审阅和指导，在此表示衷心感谢！由于编者水平有限，教材中难免存在疏漏之处，恳请广大读者在使用过程中提出宝贵意见和建议，使之不断完善。

李国华 唐俊明 吴胜英
2021 年 12 月

目　　录

第一章　绪　　论 ……………………………………………………………………… 1
　　第一节　机能实验学概论 …………………………………………………………… 1
　　第二节　实验观察指标的选择 ……………………………………………………… 1
　　第三节　实验观察与思维能力的培养 ……………………………………………… 2
　　第四节　实验结果的处理及表示 …………………………………………………… 5
　　第五节　机能实验报告的写作要求 ………………………………………………… 6
第二章　机能实验学的基本知识 ……………………………………………………… 8
　　第一节　实验动物的基本知识 ……………………………………………………… 8
　　第二节　实验动物给药剂量的计算 ……………………………………………… 14
　　第三节　机能实验学常用生理溶液及配制 ……………………………………… 18
　　第四节　常用实验器材及使用 …………………………………………………… 22
　　第五节　常用手术器械及使用 …………………………………………………… 26
　　第六节　机能实验学常用仪器及其使用 ………………………………………… 28
　　第七节　生物信号记录基本知识及原理 ………………………………………… 43
第三章　动物实验基本操作技术 …………………………………………………… 82
　　第一节　实验动物的抓取与固定 ………………………………………………… 82
　　第二节　实验动物的给药途径和方法 …………………………………………… 85
　　第三节　实验动物的麻醉 ………………………………………………………… 88
　　第四节　实验动物的血液抗凝 …………………………………………………… 91
　　第五节　实验动物的常用取血法 ………………………………………………… 92
　　第六节　实验动物的处死法 ……………………………………………………… 94
　　第七节　机能学实验常用离体标本制备 ………………………………………… 95
　　第八节　哺乳类动物常用手术操作技术 ………………………………………… 100
第四章　实验基本能力训练 ………………………………………………………… 111
　　实验一　哺乳类动物常见手术操作及压力、张力换能器使用训练 …………… 111
　　实验二　刺激诱发肌肉收缩现象的观察与分析 ………………………………… 112
　　实验三　蛙心起搏点的观察与分析 ……………………………………………… 115
　　实验四　脊髓反射的观察与反射弧分析 ………………………………………… 117
　　实验五　小肠平滑肌生理特性的观察与分析 …………………………………… 118
第五章　基础性实验 ………………………………………………………………… 122
　　实验六　痛阈测定及镇痛药对痛阈的影响 ……………………………………… 122
　　实验七　家兔减压神经放电及其影响因素 ……………………………………… 125
　　实验八　红细胞渗透脆性测定、影响血液凝固的因素及血型鉴定 …………… 127
　　实验九　生物活性物质及药物对气管螺旋条舒缩的影响 ……………………… 131
　　实验十　生理因素及药物对呼吸运动及膈神经放电的影响 …………………… 133

实验十一　电刺激及化学因素对心脏活动的影响 ················· 135

实验十二　各种因素对药物作用的影响 ························· 138

实验十三　药物 ED_{50} 和 LD_{50} 的测定 ····················· 141

实验十四　药物血浆浓度的测定及 $t_{1/2}$、V_d 等参数的计算 ····· 143

实验十五　竞争性拮抗药 pA_2 值的测定 ······················ 145

第六章　提高性实验 ·· 148

实验十六　有机磷农药中毒及其解救 ··························· 148

实验十七　低温、局麻药对蟾蜍坐骨神经干动作电位传导速度和不应期的影响 ····· 149

实验十八　不同肌松药对家兔胫前肌的影响 ····················· 152

实验十九　大鼠主动回避反应的建立和消退以及某些因素的影响 ··· 154

实验二十　大鼠体外海马脑片的制备及 CA1 区突触后电位的观察 ··· 156

实验二十一　抗心律失常药对蟾蜍心肌动作电位时程与不应期的影响 ··· 159

实验二十二　强心苷对在体豚鼠心脏的作用 ····················· 161

实验二十三　垂体后叶素对小鼠离体子宫的作用 ················· 163

实验二十四　高钾血症对心电活动的影响 ······················· 164

实验二十五　缺氧及影响缺氧耐受性因素 ······················· 167

实验二十六　血浆渗透压和毛细血管壁通透性改变在水肿发生中的作用 ··· 171

实验二十七　人体中枢神经系统实验：意念控制、生物反馈、视觉诱发电位 ··· 173

实验二十八　人体感官系统：人体眼动电位的记录、反射与反应时间 ··· 181

实验二十九　人体神经-肌肉系统实验 ··························· 190

实验三十　人体呼吸系统实验：肺功能测定、人体呼吸运动描记及影响因素 ··· 196

实验三十一　人体循环系统实验：人体体表心电描记、人体血压测量及影响心电和血压的因素 ····················· 204

实验三十二　人体食管内心脏电生理检查测定窦房结功能 ··········· 209

实验三十三　音乐对人体生理指标的影响 ······················· 215

实验三十四　人体基础代谢实验 ······························· 218

实验三十五　人体测谎实验 ··································· 220

第七章　综合性实验 ·· 223

实验三十六　家兔大脑皮层动作电位诱导及其影响 ··············· 223

实验三十七　呼吸运动调节及急性呼吸功能不全 ················· 225

实验三十八　家兔酸碱平衡紊乱与急性呼吸衰竭 ················· 228

实验三十九　吸入不同浓度的氧和二氧化碳对家兔呼吸、循环功能的影响 ··· 230

实验四十　胸腔内压与动、静脉压变动及影响因素 ··············· 232

实验四十一　动脉血压的调节及药物对动脉血压的影响 ··········· 234

实验四十二　神经和体液因素对循环、呼吸和尿生成的影响 ········· 237

实验四十三　急性心肌缺血对心功能的影响 ····················· 240

实验四十四　急性局灶性脑缺血再灌注损伤 ····················· 242

实验四十五　家兔失血性休克及血管活性药物抗休克效果比较 ······· 245

实验四十六　急性右心衰竭及血流动力学变化 ··················· 248

实验四十七　影响心功能的因素及实验性心力衰竭的发生与药物治疗 ················ 250

实验四十八　窒息所致的动物呼吸、循环衰竭及复苏 ························· 253

实验四十九　影响离体小肠收缩的因素及药物对其作用 ······················ 255

实验五十　肝细胞再生与肝功能不全 ································· 257

实验五十一　肝功能不全及氨在肝性脑病中的作用 ························· 260

实验五十二　影响尿生成的因素及药物的利尿作用 ························· 261

实验五十三　肾脏泌尿功能及急性肾功能衰竭 ·························· 263

实验五十四　肾上腺摘除对应激反应能力及水盐代谢的影响与药物的替代疗法 ········· 266

实验五十五　离体心室乳头肌动作电位及药物作用的影响 ····················· 268

实验五十六　双盲实验鉴别未知药物 ································· 272

实验五十七　利多卡因对毒毛花苷 K 所致家兔心律失常的作用 ················· 274

实验五十八　局部麻醉药的药理作用及毒性比较 ·························· 276

实验五十九　全细胞式和贴附式膜片钳技术记录颈上神经节细胞膜钙通道电流 ········· 278

实验六十　慢性炎症与肿瘤模型的构建与评价 ·························· 285

实验六十一　糖尿病模型建立与糖尿病发生 ··························· 290

实验六十二　小肠类器官的培养与构建 ······························ 293

实验六十三　阿尔茨海默病大鼠模型制备及 Morris 水迷宫行为学检测 ············· 295

实验六十四　光遗传调控在小鼠焦虑样行为学中的观察与分析 ················· 297

第八章　探索性实验 ···································· 300

　第一节　实验设计 ····································· 300

　第二节　探索性实验的目的 ································· 308

　第三节　选题范围 ····································· 308

　第四节　实验程序与实施方案 ································ 309

　第五节　实验数据的收集、整理 ······························ 310

　第六节　医学科研论文的写作格式和要求 ·························· 317

参考文献 ··· 320

第一章 绪 论

第一节 机能实验学概论

一、机能实验学的性质与任务

机能实验学是一门主要研究机体正常功能、疾病发生机制和药物作用规律的实验性课程。它有机融合了生理学、药理学、病理生理学等医学机能相关学科的实验教学内容，应用现代新技术，加强了实验综合能力及探索创新能力的培养。机能实验学已成为一门重要的医学及医学相关专业的基础医学必修课程。

机能实验学的首要任务是通过课程的学习和实践，使学生逐步掌握机能实验的基本规律和实验基本技能，加深对机能相关学科基本理论的认识与理解；其另一重要任务是培养学生的实验设计能力、结果统计分析能力、解决问题的能力、书面表达能力和团结协作能力，并培养学生的创新意识与开拓精神，提高学生学习的主动性和创造性，为最终提高学生的综合素质打下坚实的基础。

目前机能实验学课程内容主要包括两个方面，一是在整体水平、器官系统水平及分子细胞水平层面观察机体功能和代谢的变化规律，包括正常生理功能变化、疾病过程和药物对机体功能和代谢的影响；二是比较系统全面地学习和掌握以机能实验技术为基础的各种动物、人体实验知识和操作技能。其教学进度大致可分为三个阶段：基本知识学习与基本技能训练阶段、综合性实验阶段、探索创新性实验阶段。

二、机能实验学教学对学生的要求

机能实验教学必须充分发挥实验者主体作用，是学生自主学习、自主发展的科学实践过程。机能实验教学的顺利进行需要实验者具有一定的专业知识和实验科学基本常识，更需要正确的思维方式方法，本教材第一至三章介绍了这些内容，实验者只有在学习了这些内容后才能顺利进行科学实验。

每次实验课应做到：课前认真预习实验内容和相关理论知识，明确实验目的、原理、方法与步骤，预测实验处理引起的反应等；实验中，主动积极动脑、动手，高度重视实验观察（observation）能力的培养，缜密观察实验现象，翔实记录实验数据，善于发现问题和提出问题，操作应规范性与灵活性相结合；课后应认真书写实验报告（写作方法与要求见本章第五节）。

三、机能实验学教学对教师的要求

教师的教学思想、教学方法、知识结构决定教学质量和教学效果。机能实验是跨多学科的整合性实验科学，要求教师学习掌握相关学科知识和实验技术、方法。

教师应贯彻立德树人根本宗旨，落实"学生学习发展为中心"的教育理念。应做到：课前认真备课；实验过程中，充分发挥学生的主体作用，做到"放手不放眼"，着力引导学生学会科学观察，启迪思维，鼓励质疑，实验总结要把重点放在引导学生学习如何加工、整理实验资料和通过推理思维探寻实验结果发生的原因；实验课后应认真批阅实验报告及答疑解惑。

第二节 实验观察指标的选择

机能学实验是对人体或动物的生理机能以及各类刺激、致病因素、药物等引起的机能变化进行实验观察，探讨各种生理机能活动及其异常变化的规律和机制，药物的治疗作用及作用机制。对于实验观察指标的选择应注意以下几点：

1. 该观察指标能灵敏、可靠地反映实验对象的某种机能活动及其变化过程。例如，以动脉血压、心率、心输出量和通过计算得到的外周血管阻力为指标，观察心血管活动及某些因素对心血管活动的影响；以呼吸肌张力、气道压力、膈神经放电为指标，观察呼吸中枢的节律性活动及某些因素对呼吸运动的影响；以尿量为指标，观察某些因素对尿生成的影响等。

2. 尽量采用可测量的观察指标。因为可测量的指标能客观、精确地反映被观察的机能活动的变化及变化程度，从而消除主观或模棱两可因素对实验结果判断的影响。生物学的实验结果常常受到实验动物本身的机能状况、环境因素等多方面的影响，而采用可测量指标所获得的结果数据，可经统计学处理，以判定观察指标的变化是否显著，实验结果有无统计学意义。前面列举的几项实验观察指标均属于可测量指标，其变化数据可通过仪器测量而获得。

3. 有些实验的结果难以用仪器定量记录，但应能客观、具体、准确地描述，或用摄像或照相的方法进行记录，如去大脑僵直、大脑皮层机能定位、动物一侧迷路破坏的效应、微循环的观察等实验的结果。有些实验，如微循环的观察，还能应用动态图像分析系统实时记录和分析某些指标数据的变化。

4. 尽可能利用新技术观察一些传统技术观察不到的新的实验现象，以求创新。

第三节 实验观察与思维能力的培养

一、观察、想象与实验科学

学习科学知识，认识事物，解决问题，都需要得法，因为方法不同，效果迥然不同。良好的方法能更好地发挥才能，而拙劣的方法则可能阻碍才能的发挥。科学实践中难能可贵的创造性才华，由于方法拙劣可能被削弱，甚至被扼杀；而良好的方法则会增长、促进这种才华。生命科学由于现象复杂，谬误的来源又极多，方法的作用较之其他科学更为重要。

教育是尊重个性、培养个性、发展个性的过程。实验教学是学生自己动手、自主学习、自主发展的科学实践过程，教师应充分发挥学生的主体作用。我国的传统教育过多强调学生掌握书本知识和书面应试能力，致使课堂理论教学满堂灌，实验教学以验证书本知识为目的，实验操作按教师规定，学生亦步亦趋。这样的教学违背了以学生为中心的教育理念，偏离了培养学生的观察、思维能力和分析、解决问题能力的实验教学目的。而且，在一定程度上限制了人的创造性思维和潜在智能的发挥。

教育应该尊重个性、培养个性、发展个性，因为个性是创新的基础。不同的个体其天赋有别，所受教育和环境影响有所不同，教育者应该尊重个性、保持个性，因势利导，因材施教。为学生自主学习、自主发展，创造适宜的教育教学条件，营造宽松的教育教学氛围。

医学生的实践教学（实验和见习）不仅是验证书本知识，训练操作技能，更为重要的是培养学生的观察、思维和想象能力。精确的观测是科学研究的基础，而丰富的想象力是人类认识和科技创新的源泉。

推进素质教育，培养创新人才必须转变传统教育观念。教师应该把教学的立足点从传授知识转移到培养能力，开阔思路、启迪思维上，把人们的认识从"知识就是力量"转移到"掌握知识的力量才是力量"上。

自然科学是通过追溯实验现象发生的原因获得知识的，因此科学实验观察是第一位的。哲学家赫拉克利特（Herakleitus）说："人为了认识真理，获得智慧，首先要通过视觉、听觉、嗅觉、触觉等感觉器官去认识自然的事物……要认识自然事物的真理，除了运用感官之外，更重要的还在于用脑进行思考。"从这个意义上讲，智慧在于善于思考、善于想象。想象在创造性思维活动中有着十分重要的作用。科学研究始于实验观察，但观察所获得的只是零碎的材料，要达到研究的目的，必须进行想象，以把握事物的内在本质，构想出事物的运动图式，正如英国物理学家廷德尔（Tyndall）所说："有了精确的实验和观测作为研究的依据，想象力便成为自然科学理论的设计师。"杰出的原子物理学家卢瑟福（Rutherford）说："出色的科学家总是善于想象的。"爱因斯坦（Einstein）把想象力当作一种可贵的智能，他认为"想象力比知识更重要，因为知识是有限的，而想象力概括着世界上的一切，推动着进步，并且是知识进化的源泉。"而想象须以积累广博的学识和丰富的实验经验为基础。

在科学实验中如何进行观察与想象，前人积累了丰富的经验，马赫带现象的发现与探究就是一个很好的例子。19 世纪 60 年代奥地利物理学家和哲学家马赫（Mach）在研究视觉的空间感觉时意外地发现，当背着太阳仔细观察自己的影子时，会看到一个有趣的现象：太阳地里的光线很强，亮度是均匀的，你身体的全阴影区亮度很低，也是均匀的；但在明暗的交界处，你会发现靠近暗区有一条更暗的暗带，靠近亮区有一条更亮的亮带，如果你晃动身体，这种暗带和亮带更加明显。说明人的眼睛，突出了阴影的边缘，并没有真实地反映地上阴影的明暗。他认为，在亮度明显变化的交界处不是物理学上应当有的对比变化，而是超越了物理学的更加明显的亮带和暗带。他大胆地提出这种明带与暗带是由于视网膜上相邻部分间相互作用的结果，是一种心理现象，并对之加以强调和抽象，这对于认识事物的特征是至关重要的。美国生理学家和生物物理学家哈特兰（Hartline）把这一现象称为马赫带现象，哈特兰等为了证实这一心理现象的神经生理学基础设计了一个很简单的实验，将鲎眼的一半用强光照射，而另一半用弱光照射，记录与其相连的神经纤维放电，他们发现在边缘处出现了明显的侧抑制现象；在强弱交界的弱光处，感光单位的放电频率较其他弱光区更低（受到了邻近感受强光单位的抑制）；在强弱交界处的强光处，感光单位的放电频率较其他强光区更强（邻近的弱光感受单位对其抑制作用弱于其他强光感受单位之间的抑制），刺激强度的范围很宽，相应稳定的冲动发放范围却不宽，强度信息在翻译为神经纤维的放电频率时压缩很明显，信号开始时是高频率冲动，以后发放频率降低到中等频率。这一实验证实了马赫关于物理光学亮度梯度边缘的"对比增强"，即视觉将边缘过分强调的生理学基础。由此不难理解，在日常生活的视觉中，突出边缘和轮廓对于人类认识世界是非常重要的。进一步的研究证实对比增强（侧抑制）是感觉通路（包括视觉、触觉、听觉）信息传递过程的共同特征，其共同的机制是侧抑制。由于哈特兰等对视觉感受器神经冲动编码基本知识的贡献获得了 1967 年诺贝尔生理学或医学奖。马赫带现象的发现和研究，揭示了一个科学真理，观察和想象是科学发现和科学创新的前提，探索创新精神是科学发展的动力源泉。创新精神属于科学精神和科学思想范畴，是进行创新活动必须具备的心理特征，包括创新意识、创新思维和创新能力。创新精神是一个国家和民族发展的不竭动力，也是一个现代人应该具备的素质。只有具有创新精神，我们才能在未来的发展中不断开辟新的天地。教育者要用创新教育培养学生的创新精神和探索意识。

二、逻辑思维与实验科学

逻辑思维是人们在认识过程中借助于概念、判断、推理等思维形式能动地反映客观现实的理性认识过程。逻辑思维的基本形式是概念、判断、推理，又称逻辑推理思维。只有经过逻辑思维，人们才能达到对具体对象本质规律的把握，进而认识客观世界。逻辑思维是人脑对客观事物间接概括的反映，它凭借科学的抽象揭示事物的本质，具有自觉性、过程性、间接性和必然性的特点。科学实验是探寻现象发生原因或本质的科学实践过程。毛泽东把科学实验列为人类三大实践之一。在科学实验中，不掌握逻辑思维规律，不可能实现实践检验真理的真义，只会流于表面现象，拘泥于感性经验，甚至误入歧路，乃至走向反面。

逻辑思维能力是指正确、合理思考的能力。即对事物进行观察、比较、分析、综合、抽象、概括、判断、推理的能力，采用科学的逻辑方法，准确而有条理地表达自己思维过程的能力。各门科学知识里都有逻辑，只有讲清所教知识内部的逻辑联系，才能使学生较好地掌握这门知识。同时培养学生思维能力，开发学生智力，这是每个教师的重要任务。智力的基本要素和核心是逻辑思维能力。教师不仅要传授某一学科的具体知识，还要通过每门课程去培养和提高学生的逻辑思维能力。思维能力是学好一切科学知识必须具备的能力，处理日常生活问题所必需的能力。再者，教学活动本身也要讲究逻辑。一堂课先讲什么，后讲什么，怎么提问，如何总结等，都要符合逻辑规律，才能使学生循序渐进地获得知识，才能有效地发展学生的能力。

逻辑推理思维方法主要有归纳和演绎、分析和综合以及从抽象上升到具体等。逻辑学依据从前提推出结论，将演绎推理和归纳推理定义为：

演绎推理就是前提与结论之间有必然联系的推理。

归纳推理就是前提与结论之间有或然联系的推理。

这两种推理方法既有明显区别又是相互联系、相互补充的，二者都应用"三段论"进行推理。例如：

1. 凡能产生动作电位的组织都是可兴奋组织（大前提）

神经、肌肉、腺体都可产生动作电位（小前提）

神经、肌肉、腺体都是可兴奋组织（结论）

这个三段论前提与结论之间存在必然联系。

2. 凡有生命的地方都有空气（大前提）

火星上有空气（小前提）

火星上有生命（？）

这个三段论就不能从前提推出"火星上有生命"的结论。

可见，通过推理获得必然的真实结论，必须具备两个条件，即前提的真实性和推理的逻辑性。具备这两个条件，就能必然获得真实结论，这样的推理为演绎推理。不具备这两个条件或只有其中一个条件，都不能保证必然获得真实结论。归纳推理虽然不能获得必然真实结论，但它是获得新知识的基本思维方法，是人们认识活动中不可缺少的思维方式，因而具有深刻的认识论意义。

归纳推理和演绎推理既有明显的区别，又是相互联系、相互补充的。

归纳推理与演绎推理的区别在于：从前提与结论的联系来看，演绎推理只要前提真实，推理形式正确，结论一定是可靠的。而在归纳推理形式中，前提真实，结论却未必可靠。从结论所断定的知识范围来看，演绎推理所断定的知识没有超出前提所提供的知识范围，而归纳推理所断定的知识却超出了前提所提供的知识范围。毛泽东指出："就人类认识运动的秩序说来，总是由认识个别的和特殊的事物，逐步地扩大到认识一般的事物，人们总是首先认识了许多不同事物的特殊的本质，然后才有可能更进一步地进行概括工作，认识诸种事物的共同的本质。"正是由于归纳推理把人们的认识由个别扩大到一般，所以它可以使人们获得一些新的知识。归纳推理是通过现象寻求规律的常用推理思维方法。

归纳推理和演绎推理的联系在于：

1. 归纳推理为演绎推理提供前提。已如前述，一般来说，演绎推理是由一般性的知识推出个别性的结论。然而，作为演绎推理的一般性知识是从哪里来的呢？这就需要归纳推理来提供。因为，归纳推理可以从有关个别事物的认识总结中，概括出一般性的知识，如果没有归纳推理出的一般性知识，就没有演绎推理的前提。可以说，没有归纳就没有演绎。在实验讨论或临床病案分析中，常常需要在归纳的基础上通过演绎推理得出结论。

2. 归纳推理也依赖于演绎推理。从人类的认识来说，单纯用归纳推理无法说明认识的归纳过程，因为单纯的归纳推理永远不能认识事物的本质。事实上，在运用归纳推理的过程中，也必须有演绎推理的参与，应用普遍性、一般性的知识来分析个别性的现象。因而也可以说，没有演绎推理，就不可能实现认识的归纳过程。

实验科学的推理思维方法是以现象为依据，通过观察与思考，探寻现象产生的本质。机体的功能是通过一定器官的功能活动而发挥作用的，在不同环境和不同条件影响下，其功能表现（现象）是不同的。在医学机能学实验中，前提与结论之间既有必然性（预期）也有或然性（非预期）联系，即使在同一实验条件下，前提相同，结果可不尽相同，甚至相反。例如，在离体肠平滑肌灌流实验中，给予收缩剂并不一定总是引起收缩反应；在影响尿生成的因素实验中，给予缩血管药（如去甲肾上腺素），动脉血压必然升高。从理论上讲，血压升高，肾小球有效滤过压升高，尿量理应增多，而同样剂量、同种动物，有时却出现尿量不变或减少；慢性缺氧动物肺血管对血管活性物质的反应亦多有矛盾，有慢性缺氧肺血管对乙酰胆碱（ACh）的舒张反应增强的报道，也有减弱的报道。因此，实验讨论离不开辩证法的指导，应灵活运用归纳与演绎推理思维方法，二者相互补充，才能获得恰如其分的结论。

由此看来，归纳和演绎是互相联系，缺一不可的。恩格斯说："归纳和演绎，正如分析和综合一样，是必然相互联系着的，不应当牺牲一个而把另一个捧到天上去，应当把每一个都用到该用的地方，而要做到这一点，就只有注意它们的相互联系，它们的相互补充。"总之，推理（包括说话）要符合逻辑，因为逻辑是研究有效推理的学说。在思维的过程中，人们总是运用概念进行判断，运用判断进行推理，又形成新的概念和判断，如此循环往复，逐步地深化对客观世界的认识。

学会运用归纳和演绎推理思维方法分析问题是科学工作者应具备的基本思想方法。灵活运用归纳和演绎推理思维是辩证思维的过程，唯此才能获得恰如其分的科学结论。

恩格斯指出辩证法对今天的自然科学来说是最重要的思维形式，它为自然界中事物的发生与发展过程，为自然界中的普遍联系，为从一个研究领域到另一个研究领域的过渡提供了类比，从而提供说明方法。由此可见，人类要认识世界，更好地改造世界都需要逻辑思维和辩证思维，收集、整理实验资料和分析、解决临床医学中的诸多问题都离不开这两种思维方法。

第四节 实验结果的处理及表示

一、实验结果的处理

实验结果包括实验过程中观察到的现象、记录曲线、数据等，这些结果一般称为原始资料。原始资料可分为两大类：一类是计量资料，另一类为计数资料，实验者务必分清这两类资料的区别。凡属测量性质的结果，如高低、长短、快慢、多少等，应以正确的单位和数值定量，并把测量数据列成表格。

实验结果必须真实可靠，对实验条件、实验结果及出现的异常现象等进行忠实详尽的记录。原始资料必须进行处理分析，才能探索其变化，揭示其变化规律。

1. 数量的变化 凡属记录曲线的实验，应对曲线进行整理，去伪存真，在图上标注说明。实验处理要有处理标记，电刺激要记录刺激参数，包括刺激方式、强度、波宽、频率、刺激持续时间等。

2. 时程的变化 有些实验结果主要表现为发生反应的时间，如处理引起反应的潜伏期、药物作用的半衰期、最大效能时间等。对此，在实验记录上应标记实验开始、反应开始、反应最高（强）、反应恢复各时相点及其单位时间。若实验记录为多项指标，应观察相关指标在实验处理作用下变化的先后、强弱，便于分析不同指标变化的相互关系。

3. 结果的性质 有许多实验结果的外观很相似，必须判定结果的性质与真伪。例如，记录神经干动作电位时，应区别是动作电位还是刺激伪迹，是场电位还是单位放电。

4. 部位的分析 不同的部位可以产生类同的结果，但其意义却不同，如果不加区别就会导致结论错误。例如，在家兔的减压神经和膈神经都能记录到周期性的电变化，而前者与血压有关，后者却与呼吸有关。

5. 数据的计量 数据计量务必准确，反映功能活动的数据应测取多个数据的算术平均数，如以心电图的 R—R 间期计算心率时，至少取 5 个 R—R 间期的数值计算平均数。有些数据应重复测定，如动脉血压的测定应重复测定 3 次，误差不能超过 6mmHg。

6. 数据的检查与分析 为确保实验数据的准确性和可靠性必须进行检查分析（方法参见第八章第五节）。

二、实验结果的表示方法

1. 实验结果可以直接用实验记录加上标注来表示。实验记录通常是以实验项目的变化为纵坐标，以时间为横坐标，描绘出记录曲线，这种表示较直观，如肌肉收缩曲线、动脉血压变化曲线等。

2. 为便于比较，有些非连续性的实验结果，常用三线表格形式来表示。制表时，一般将实验处理项目放在表格左侧，由上而下排列；观察指标按时间顺序或主次顺序，从左到右排列。

3. 每项处理引起的指标变化（图、数据）必须有对照。

4. 一些较复杂的实验结果必须进行统计学的分析处理，然后以统计图、表的方式来表达。

第五节　机能实验报告的写作要求

实验结果主要以科学研究论文的形式表述出来，所以实验课要求学生一定要学习撰写实验报告，掌握实验报告的格式要求和实验结果讨论的思维方法。这是机能实验课的重要组成部分。学生必须高度重视，并为之付出相应的时间和精力。

一、格　　式

机能实验课实验报告
实验室温度_____　湿度_____　任课教师_____　实验日期_____
实验题目
摘要
引言
材料与方法
实验结果
讨论
小结
参考文献

二、书　写　要　求

1. 完整填写实验报告有关项目，字迹规整，文字精练。

2. 摘要：包括目的、方法、结果、结论四个部分，文字力求简明扼要。

3. 引言：扼要介绍本实验相关的背景知识。

4. 材料与方法：内容包括实验用动物（或标本），实验用主要器材、仪器、药品，实验处理、记录方法和观察指标等。

5. 实验结果：实验结果的处理及表示详见本章第四节。

6. 讨论：实验结果是实验中获得的感性认识，通过感性认识只能把握个别不能把握一般，只能把握现象不能把握本质和规律。要认识自然事物的真理，更重要的在于用脑思考，对实验中收集的资料进行加工、处理。实验讨论就是追溯实验现象发生的原因，探寻事物的本质和规律的推理思维过程。

实验讨论是以实验结果为依据进行推理分析，导出观念、产生概念、做出判断的过程。通过推理思维揭示事物的本质和规律必须建立在结果真实、推理符合逻辑的基础上。实验讨论是充分发挥想象力进行求异求新的创造性思维过程，而不是用现成的知识对实验结果作一般性解释，更不能照搬书本，不能认为"天上有云，地上一定有雨"。这样的定势思维既不利于思维能力和创新意识的培养，还可能造成科学上的谬误。因此，实验讨论如同撰写科研论文，必须深入挖掘实验现象中蕴涵的知识信息，通过辩证思维，灵活运用归纳与演绎推理方法，才能导出恰如其分的科学结论，把握住事物的本质和发展规律。

撰写实验讨论的过程是从感性认识到理性认识的升华过程。实验讨论的第一步是介绍实验现象和结果及其规律性反应，以此为起点，挖掘其中蕴涵的知识信息，通过推理分析探寻实验现象和结果发生的原因。实验讨论的关键在于推理分析是否符合逻辑。实验讨论既可反映实验者运用知识分析问题、解决问题的能力，也可反映实验者的思维能力和写作能力。因此，实验讨论是实验报告的核心内容，它是评价实验者综合素质的重要依据。

实验讨论可依次概括为：总结结果、寻找规律、推理分析、导出观念、得出结论。

希望同学们务必花费足够的精力，认真撰写实验讨论。

7. 小结：包括①对非预期结果或意外现象应分析是否属实验误差及误差的原因所在，应通过综合分析，去伪存真，得出科学结论。②实验体会，包括成功的经验、实验误差、失败的原因、实验结果是否真实可靠等，还可包括所获得的启示、见解或建议、悬念或值得进一步探讨的问题。

【要求与思考题】

1. 请同学认真学习本章内容，明确机能实验学的性质、任务、教学要求和机能实验观察指标的选择原则。

2. 何谓演绎与归纳推理？二者的关系如何？请结合自己所做的实验谈谈在实验研究中应如何灵活运用这两种推理思维方法。

3. 深入领会"医学实验中应用辩证思维进行实验观察和分析"，并落实到实验实践中。在本课程结束前，结合实际谈谈哲学理论指导科学实践的体会。

（李国华　唐俊明）

第二章　机能实验学的基本知识

第一节　实验动物的基本知识

一、实验动物的种类

实验动物是指经过人工繁殖、饲养，对其身上携带的微生物、寄生虫进行控制，遗传背景明确，来源清楚的动物品系。它们是用于科学研究、教学、生产、检测等方面的实验对象；是根据实验需要，有目的、有计划进行人工饲养繁殖及科学培育成功的动物。

实验动物来源于野生，但具有表型均一、种系明确、遗传背景清楚、对实验研究的反应性基本一致等特征。

随机选用少量实验动物，就可取得精确的实验测试数据和结果，并具有重复性。

实验动物按遗传学控制分类：①近交系实验动物即纯系动物；②封闭群动物；③杂交一代动物（F1 代）。

实验动物按微生物控制程度分级：①一级，普通动物；②二级，清洁级动物；③三级，无特定病原体动物，即 SPF 动物；④四级，无菌动物，即 GF 动物。

二、实验动物的品系

从遗传学角度看，实验动物是具有明确遗传背景并受严格遗传控制的遗传限定动物。根据其遗传特点不同，实验动物分为近交系、封闭群（远交系）和 F1 代。

（一）近交系实验动物

近交系是指经连续 20 代（或以上）的全同胞兄妹交配（或者亲代与子代交配）培育而成。近交系数应大于 99%，品系内所有个体可追溯到起源于第 20 代或以后代数的一对共同祖先的品系。

1. 近交系动物的特征　①基因位点的纯合性；②遗传组成的同源性；③表型一致性；④长期遗传稳定性；⑤遗传特征的可分辨性；⑥遗传组成的独特性；⑦分布的广泛性；⑧背景资料的完整性。

2. 常用近交系动物　①BALB/c 小鼠。②C57BL/6 黑色近交系小鼠。③C3H/He 野生色近交系小鼠。④615 深褐色近交系小鼠。⑤F344 白色近交系大鼠。⑥SHR 白色近交系大鼠。

3. 应用　①近交系动物的个体具有相同的遗传组成和遗传特性，对实验反应具有一致性，使实验数据的一致性较高；②近交系动物个体之间组织相容性抗原一致，异体移植不产生排斥反应，是组织细胞和肿瘤移植实验中最为理想的材料；③每个近交系都有各自明显的生物学特点，如先天性畸形、高肿瘤发病率等，广泛应用于相关医学研究领域；④多个近交系同时使用不仅可分析不同遗传组成对某项实验的不同反应与影响，还可观察实验结果是否具有普遍意义。

（二）封闭群动物

以非近亲交配方式进行繁殖生产的实验动物种群，在不从外部引入新个体的条件下，至少连续繁殖 4 代以上者，称为一个封闭群。封闭群是一个与外界隔离的动物群体，不从外部引入新的个体，即不引进新基因，同时避免近亲交配，不让群内基因丢失。封闭状态和随机交配，使群内基因频率能够保持稳定不变，从而使群体在一定范围内保持相对稳定的遗传特征。

1. 封闭群动物的特征　①封闭群动物的遗传组成具有很高的杂合性；②封闭群动物具有

较强的繁殖力和生活力；③突变种所携带的突变基因通常导致动物在某方面的异常，从而可成为生理学、胚胎学和医学研究的模型。

2. 常用封闭群动物　①KM 白色封闭群小鼠；②NIH 白色封闭群小鼠；③ICR 白色封闭群小鼠；④Wistar 白色封闭群大鼠；⑤SD 白色封闭群大鼠；⑥英国短毛种豚鼠；⑦日本大耳白兔；⑧新西兰白兔；⑨比格犬。

（三）杂交一代动物

1. 两个不同近交系杂交所生的第一代动物称为杂交一代动物或 F1 代。

2. 杂交一代动物的特征　①遗传和表型上的一致性；②杂交优势；③杂合的遗传组成；④常作为某些疾病研究的模型（如 C3HXIF1 为肥胖病和糖尿病的模型）。

三、实验动物的选择

（一）选择原则

1. 选用与人的机能、代谢、结构及疾病特点相似的实验动物　医学科学研究的根本目的是要解决人类疾病的预防和治疗问题。因此，动物的种系发展阶段是选择实验动物时应优先考虑的问题。在实际可能的条件下，尽量选择那些机能、代谢、结构与人类相似的实验动物做实验。一般来说，实验动物越高等，进化程度越高，其结构、机能和代谢越复杂，反应就越接近人类。

2. 选用遗传背景明确具有已知菌丛和模型性状显著且稳定的动物　医学科研实验中的一个关键问题，就是怎样使动物实验的结果正确可靠、有规律可循，从而能够精确判定实验结果，得出正确的结论。因此，要尽量选用经遗传学、微生物学、营养学、环境卫生学的控制而培育的标准化实验动物，才能排除因实验动物带细菌、病毒、寄生虫或因潜在疾病对实验结果的影响，才能排除因实验动物杂交、遗传因素、个体差异所致反应不一致，才能便于把我们所获得的实验研究成果进行学术交流。

3. 选用解剖和生理特点符合实验目的的要求的动物　选用解剖生理特点符合实验目的要求的实验动物做实验，是保证实验成功的关键。某些实验动物具有某些典型的解剖或生理特点，为实验观察提供了便利条件，如能适当使用，将减少实验准备方面的麻烦，降低操作的难度，使实验容易成功。

4. 选择不同种系实验动物存在的某些特殊反应的动物　不同种系实验动物对同一因素的反应虽然往往是相似的，即有它共同性的一面，但也往往会出现特殊反应的情况，有其特殊性。实验研究中常要选用那些对干扰因素最敏感的动物作为实验对象，因此不同实验动物存在的某些特殊反应性在选择实验动物时更为重要。

5. 选用人畜共患疾病的实验动物和传统应用的实验动物　有些疾病的病源不仅对人致病，而且对动物也造成相似的疾病。由此提供研究病因学、流行病学、发病机制、预防和治疗的良好动物模型。如黑热病地区的家犬也会感染利什曼原虫而发病，犬就可成为研究黑热病的良好实验动物。

6. 选用易获得易养易繁殖并符合节约原则的动物　根据实验目的和要求的不同而选用相应的实验动物，所选用的实验动物对实验因素敏感，能获得真实可靠的数据，并符合节约的原则。例如，测定药物的 LD_{50} 和 ED_{50}，常选用小鼠。

（二）机能实验常用实验动物及特点

1. 蛙和蟾蜍　离体蛙心能较持久、有节律地搏动，常用于观察药物对心脏的作用；坐骨神经和腓肠肌标本可用来观察药物对周围神经、神经肌肉或横纹肌的作用。蛙的腹直肌还可用于研究拟胆碱药或抗胆碱药的作用。

2. 小鼠 易于大量繁殖且价廉，故应用较为广泛。特别是用于需要大量实验动物的研究，如药物筛选，半数致死量的测定，药物效价比较，抗感染、抗肿瘤药物及避孕药物的研究。此外，破坏小脑、去大脑僵直等实验也常选用小鼠。

3. 大鼠 与小鼠相似。一些在小鼠身上不便进行的实验可改用大鼠，如药物的抗炎作用实验，常选用大鼠的踝关节制备关节炎模型。此外，也可用于胆管插管或观察药物的亚急性、慢性毒性。大鼠的血压和人相近，且较稳定，故也选用大鼠直接记录血压，用于抗高血压药物的研究。但在新药开发研究中，研究抗高血压药物最好选用自发性高血压大鼠（SHR）。

4. 豚鼠 对组胺很敏感，易致敏，常用于平喘药和抗组胺药的实验。对结核杆菌亦敏感，故也用于抗结核药的研究。此外还用于离体心脏及肠平滑肌实验，其乳头肌和心房肌常用于电生理特性和心肌细胞动作电位实验及抗心律失常药物作用机制的研究，还用于听力和前庭器官的实验等。

5. 家兔 温顺、易饲养，常用于观察药物对心脏、呼吸的影响及有机磷农药中毒和解救实验。亦用于研究药物对中枢神经系统的作用、体温实验、热源检查及避孕药实验等。

6. 猫 对外科手术的耐受性较强，血压较稳定，故常用于血压实验，但价格较昂贵。此外猫也常用于心血管药物及中枢神经系统药物的研究。

7. 犬 常用于观察药物对心脏泵血功能和血流动力学的影响，心肌细胞、浦肯野纤维电生理研究，降压药及抗休克药的研究等。犬还可以通过训练，用于慢性实验研究，如条件反射、高血压的实验治疗、胃肠蠕动和分泌实验、慢性毒性实验和中枢神经系统的实验等。现在，新药开发研究中，部分实验（如Ⅱ类以上新药的长期毒性实验）要求使用比格犬。

四、常用实验动物一般生理常数

常用实验动物一般生理参数见表 2-1～表 2-6。

表 2-1 人和实验动物的血压、心率、呼吸频率、体温等正常参考值

人和动物	血压（kPa*）		心率（次/min）	呼吸频率（次/min）	潮气量（ml）	体温（℃）
	收缩压	舒张压				
人	16.7（13.30～20.0）	10.7（8.0～13.3）	75（50～100）	17.5（15～20）	500	36.8（36.5～37）
猴	21.10（18.60～23.4）	13.35（12.2～14.5）	150（120～180）	40（31～52）	21.0（9.80～29.0）	38.5（37.0～40.0）
犬	15.99（12.66～18.15）	7.99（6.39～9.59）	120（109～130）	18（11～37）	320（251～432）	38.5（37.5～39.0）
猫	12.12（11.11～14.14）	7.57（6.57～10.10）	125（110～140）	26（20～30）	12.4	39.0（38.0～39.5）
猪	17.07（14.54～18.68）	10.91（9.90～12.12）	75（60～90）	15（12～18）		38.5（38.0～39.0）
家兔	14.66（12.66～17.33）	10.66（8.00～12.0）	205（123～304）	51（38～60）	21（19.30～24.60）	39.0（38.5～39.5）
豚鼠	11.60（10.67～12.53）	7.53（7.33～7.73）	280（260～400）	90（69～104）	1.80（1.00～3.20）	38.5（38.2～38.9）
金黄地鼠	15.15（12.12～17.77）	11.11（7.99～12.12）	375（250～500）	74（33～127）	0.80（0.42～1.20）	37.0（36.0～38.0）
大鼠	13.07（10.93～15.99）	10.13（7.99～11.99）	328（216～600）	85.5（66～114）	0.86（0.60～1.25）	38.2（37.8～38.7）
小鼠	14.79（12.67～18.40）	10.80（8.93～11.99）	600（323～730）	128（84～163）	0.15（0.09～0.23）	38.0（37.2～38.8）

* 1kPa=7.5mmHg。

表 2-2 常用实验动物的代谢率、耗氧量等的正常值

动物	性别	外界温度（℃）	测定条件	测定例数	耗氧量[ml/（g·h）]	代谢率[cal/（m²·h）]	体表面积（m²）计算公式
大鼠	雄	28	睡、空腹	42	0.69±0.023（s）	—	

续表

动物	性别	外界温度（℃）	测定条件	测定例数	耗氧量[ml/（g·h）]	代谢率[cal/（m²·h）]	体表面积（m²）计算公式
大鼠	雄	27	空腹	10	—	28.29±0.041（s）	=9×（体重）^{2/3} 体重以克为单位
小鼠	—	31～31.9	安静	60	—	26.6±1.2（s）	=9×（体重）^{2/3} 体重以克为单位
豚鼠	—	30～30.9	空腹	6	—	24.70±0.41（s）	=9×（体重）^{2/3} 体重以克为单位
豚鼠	—	25	安静	6	0.833	—	—
家兔	—	28～32	基础状态	20	—	26.00	=0.001×（体重）^{2/3} 体重以克为单位
犬	雄	24	安静	9	—	28.00	=0.107×（体重）^{2/3} 体重以克为单位
猴	雄	—	—	6	0.432	24.91	=11.7×（体重）^{2/3} 体重以克为单位

注：1cal≈4.186J。

表 2-3 各种实验动物尿中电解质含量[mg/（kg·d）]

动物	Ca	Cl	Mg	P	K	Na
大鼠	3.00～9.00	50.00～75.00	0.20～1.90	20.00～40.00	50.00～60.00	90.40～110.00
家兔	12.10～19.00	190.00～300.00	0.65～4.20	10.00～60.00	40.00～55.00	50.00～70.00
犬	1.00～3.00	5.00～15.00	1.70～3.00	20.00～50.00	40.00～100.00	2.00～189.00
猫	0.20～0.45	89.00～130.00	1.50～3.20	39.00～62.00	55.00～120.00	—
猴	10.00～20.00	80.00～120.00	3.20～7.10	9.00～20.60	160.00～245.00	—

表 2-4 几种实验动物的正常血气指标

动物	pH	PaCO₂（kPa）	PaO₂（kPa）	HCO₃⁻（mmol/L）	TCO₂（mmol/L）	BE（mmol/L）	SBC（mmol/L）
犬	7.400±0.030	4.12±0.59	12.61±1.19	16.70±2.30	—	−7.70±2.48	
猪	7.390±0.050	6.86±0.97	24.57±6.33	30.66±6.44	32.18±6.62	5.21±6.31	29.04±4.92
猕猴	7.199±0.097	6.80±0.90	6.10±1.60	19.60±2.40	20.90±2.40	−7.50±4.20	18.10±3.80

注：BE，碱剩余；SBC，标准磷酸氢盐。

表 2-5 四种实验动物心电图间期正常参考值（s）

动物	P波	P—R间期	QRS综合波	Q—T间期	S—T间期	T波
大鼠	0.015	0.049	0.015	0.079	—	0.064
豚鼠	0.022	0.050	0.038	0.116	0.078	0.044
家兔	0.031	0.068	0.042	0.140	—	0.065
猴	0.037	0.078	0.037	0.200	—	0.037

表 2-6 实验动物血液学主要常数正常参考值

动物	红细胞数（×10¹²/L）	血红蛋白含量（g/L）	血细胞比容	红细胞平均体积（fl）	红细胞平均血红蛋白量（pg）
猫	7.5	125	0.36	48	17
犬	6.7	165	0.47	70	25

续表

动物	红细胞数（×10¹²/L）	血红蛋白含量（g/L）	血细胞比容	红细胞平均体积（fl）	红细胞平均血红蛋白量（pg）
豚鼠	5.4	34	0.43	81	25
家兔	6.2	134	0.39	60	23
大鼠	7.3	152	0.45	62	21
小鼠	8.6	142	0.45	51	17
猴	5.4	130	0.40	73	24
马	10.1	150	0.44	44	15
绵羊	12.0	120	0.38	32	10

五、实验动物的编号与标记

实验动物编号

动物实验分组时，为使动物个体间或组间区别开来，需要进行编号与标记。标记的方法很多。应根据不同的动物、不同的实验需要和不同的实验方法选择合适的标记方法。不论采用何种标记方法，应遵守的基本原则是号码清楚、持久、简便、易认和适用。

实验动物被毛去除，有时是为了使局部更为清楚，便于采样或观察，但大多数情况是针对动物手术视野去毛，为了无菌操作预防感染的需要。

1. 染色法 是用化学剂在动物身体明显部位如被毛、四肢等处进行涂染，或用不同颜色等来区别各组动物，是实验室最常用、最容易掌握的方法。

常用的标记液：①3%～5%苦味酸溶液（黄色）。②0.5%中性红或碱性品红溶液（红色）。③2%硝酸银溶液（咖啡色，涂后需光照10min）。④煤焦油酒精溶液（黑色）。

标记时，用标记笔蘸取上述溶液，在动物体表不同部位涂上斑点，以示不同号码。编号的原则：先左后右，从前到后。一般把涂在左前肢上的记为1号，左侧腹部为2号，左后肢为3号，头顶部为4号，腰背部为5号，尾基部为6号，右前肢为7号，右侧腹部为8号，右后肢为9号。若动物编号超过10或更大数字时，可使用上述两种不同颜色的溶液，即把一种颜色作为个位数，另一种颜色作为十位数。这种交互使用可编到99号。例如，把红色记为十位数，黄色记为个位数，那么右后肢黄斑，头顶红斑，则表示是49号鼠，以此类推（图2-1）。

在没有上述标记液的情况下，临时性标记也可直接用油性记号笔在动物被毛稀少区域，如家兔耳内侧、鼠尾的皮肤上进行标记，一般1个月以内不会褪色。

染色法多用于实验周期较短，动物数量不多的情况。这种方法虽简单，动物无痛无损伤，但由于动物之间互相摩擦、舔毛，尿、水浸渍被毛或脱毛，或因日久颜色自行消退等原因，不宜用于长期的实验。此法主要用于大鼠、小鼠、豚鼠和白色家兔。

给家兔、猫、犬等动物标记的染色液最常用的是

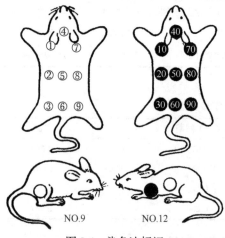

图2-1 染色法标记

2%硝酸银溶液，其次为苦味酸溶液。给其背部被毛上标记的一般方法：用毛笔蘸取不同颜色的化学药品溶液，直接在动物背部标上号码，放入动物笼内即可。若涂用硝酸银溶液，则需在日光下暴露10min左右，才可在涂写处见到清晰的咖啡色号码字样。咖啡色的深浅，取决于

日光作用时间的长短和日光的强弱。涂写时，实验者最好戴上线手套，以免硝酸银溶液沾到手上，使皮肤着色很难洗去。

2. 涂漆或贴胶布　用油漆在动物角或体表涂漆进行标记，或用胶布贴在动物腿或翅上进行标记，也都是效果较好的临时性标记方法。

3. 挂耳标签法　可用来标记多种动物。市售的耳标签一般是由塑料、铝或钢片制成。使用耳标签时必须仔细挑选大小合适的耳标签。通常使用塑料制品。

4. 戴项圈法　首先，将号码冲压在圆形或方形金属牌上，金属牌常用铝板或不锈钢制作，长期使用不生锈。然后，将标有号码的金属薄片固定在拴动物的皮带圈上，将此圈固定在动物颈部。

六、实验动物的保护

"实验动物是为人类的健康和发展做出贡献和牺牲的生命体，人类在利用的时候应该予以善待。"为保护实验动物，科技部于 2006 年 9 月 30 日发布了《关于善待实验动物的指导性意见》，基本内容摘要如下：

实验动物：是指经人工饲育，对其携带的微生物实行控制，遗传背景明确或者来源清楚的用于科学研究、教学、生产、检定以及其他科学实验的动物。

所谓善待实验动物，指在饲养管理和使用实验动物过程中，要采取有效措施，使实验动物免遭不必要的伤害、饥渴、不适、惊恐、折磨、疾病和疼痛，保证动物能够实现自然行为，受到良好的管理与照料，为其提供清洁、舒适的生活环境，提供充足的保证健康的食物、饮水，避免或减轻疼痛和痛苦等。

善待实验动物包括"3R"原则，实现科学、合理、人道地使用实验动物。"3R"原则：①减少（reduction）：如果某一研究方案中必须使用实验动物而没有可行的替代方法，则应把使用动物的数量降低到实现科研目的所需的最小量。②替代（replacement）：是使用低等级动物代替高等级动物，或不使用活着的脊椎动物进行实验，而采用其他方法达到与动物实验相同的目的。③优化（refinement）：是指通过改善动物设施、饲养管理和实验条件，精选实验动物、技术路线和实验手段，优化实验操作技术，尽量减少实验过程对动物机体的损伤，减轻动物遭受的痛苦和应激反应，使动物实验能得出科学的结果。

应用过程中善待实验动物的要求：

1. 实验动物从业人员得到必要的培训和学习，动物实验实施方案设计合理，规章制度齐全并能有效实施；使用实验动物的组织和个人必须取得相应的行政许可。使用实验动物进行研究的科研项目，应制定科学、合理、可行的实施方案。该方案经实验动物管理委员会（或实验动物道德委员会、实验动物伦理委员会等）批准后方可组织实施。

2. 实验动物应用过程中，应将动物的惊恐和疼痛减少到最低程度。实验现场避免无关人员进入。

3. 在对实验动物进行手术、解剖或器官移植时，必须进行有效麻醉。术后恢复期应根据实际情况，进行镇痛和有针对性的护理及饮食调理。

4. 保定实验动物时（保定：为使动物实验或其他操作顺利进行而采取适当的方法或设备限制动物的行动，实施这种方法的过程叫保定），应遵循"温和保定，善良抚慰，减少痛苦和应激反应"的原则。保定器具应结构合理、规格适宜、坚固耐用、环保卫生、便于操作。在不影响实验的前提下，对动物身体的强制性限制宜降到最低程度。

5. 在不影响实验结果判定的情况下，应选择"仁慈终点"（仁慈终点：是指动物实验过程中，选择动物表现疼痛和压抑的较早阶段为实验的终点），避免延长动物承受痛苦的时间。

6. 处死实验动物时，须按照人道主义原则实施安死术（安死术：是指用公众认可的、以人道的方法处死动物的技术。其含义是使动物在没有惊恐和痛苦的状态下安静地、无痛苦地死亡）。处死现场，不宜有其他动物在场。确认动物死亡后，方可妥善处置尸体。猿类灵长类动物原则上不予处死，实验结束后单独饲养，直至自然死亡。

使用实验动物进行研究的科研项目，应制定科学、合理、可行的实施方案。该方案经实验动物管理委员会（或实验动物道德委员会、实验动物伦理委员会等）批准后方可组织实施。

第二节　实验动物给药剂量的计算

一、药物浓度的表示方法

药物浓度是指一定量液体或固定制剂中所含主药的分量。表示混合物组成标度的量可分为4类：①分数；②质量浓度；③比例浓度；④浓度。在医疗工作和动物实验中最常用的是"分数"和"质量浓度"，有时也用"比例浓度"和"浓度"。

1. 分数　由于药物或溶液的量可以用体积或重量表示，因此有不同的表示方法。

（1）质量分数：即每 100g 制剂中含药物克数，适用于固体药物，如 10%氧化锌软膏 100g 中含氧化锌 10g。

（2）体积分数：即 100ml 溶液中含药物的毫升数。适用于液体药物，如消毒用 75%乙醇，即 100ml 中含无水乙醇 75ml，相当于质量分数 75%乙醇。

2. 质量浓度　即每升溶液中含药物的克数或毫克数，单位 g/L 或 mg/L。如原来的 5%葡萄糖即每 100ml 含葡萄糖 5g。此法最常用。

3. 比例浓度　常用于表示稀溶液的浓度。例如：1：5000 高锰酸钾溶液表示 5000ml 溶液中含高锰酸钾 1g；1：1000 肾上腺素即质量浓度为 1g/L 的肾上腺素。

4. 浓度或物质的量浓度　1L 溶液中所含溶质的摩尔数称为该溶液的浓度，如 0.1mol/L NaCl 溶液表示 1000ml 中含 NaCl 5.844g（NaCl 相对分子质量为 58.44）。

二、溶液浓度的计算

例1： 有 1ml 的盐酸肾上腺素注射剂 1 支，内含盐酸肾上腺素 1mg，试问此注射剂的质量浓度是多少？

解： 盐酸肾上腺素的质量浓度 $= \dfrac{溶质的质量}{溶液的容量} = \dfrac{0.001}{0.001} = 1g/L$

例2： $KMnO_4$ 0.6g 配成 3000ml 溶液，它的比例浓度是多少？

解： $KMnO_4$ 0.6g 的比例浓度 $= 1 : \dfrac{溶液总量}{溶质总量} = 1 : \dfrac{3000}{0.6} = 1 : 5000$

例3： 向盛有 50ml 台氏液的麦氏浴槽内加入质量浓度为 0.1g/L 盐酸肾上腺素 0.5ml，试问麦氏浴槽内肾上腺素的最终浓度是多少？

解： 肾上腺素的比例浓度 $= 1 : \dfrac{50ml}{0.1 \times 10^{-3}g/ml \times 0.5ml} = \left(1 : \dfrac{50}{0.00005}\right)g/ml = 1 \times 10^{-6}g/ml$

三、溶液浓度的换算

例1： 今有体积分数为 95%乙醇，如何配成 70%乙醇？

解： 取 95%乙醇 70ml，加水至 95ml 即得 70%乙醇。

例2： 今欲配制体积分数为 70%的乙醇 100ml，须取 95%乙醇多少毫升？

解：代入公式：高浓度×高浓度量=低浓度×低浓度量

因为 $95×X=70×100$，所以 $X=\dfrac{70×100}{95}=73.7ml$

即取体积分数为 95%乙醇 73.7ml 加水至 100ml。

例3：现有体积分数 95%乙醇 100ml，问可配成 70%乙醇多少毫升？

解：代入公式：$95×100=70×X$　所以 $X=\dfrac{95×100}{70}=135.7ml$

可配成 70%乙醇 135.7ml（即在 95%乙醇 100ml 中加水至 135.7ml）。

例4：现有 50%乙醇 220ml 欲配成 70%的浓度，还需加 95%乙醇多少毫升？

解：可用交叉比例计算：

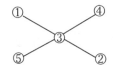

①=甲液浓度　　　④=②与③之差的绝对值

②=乙液浓度　　　⑤=①与③之差的绝对值

③=所需浓度

④：⑤=甲溶液量：乙溶液量

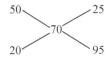

$25：20=220：X$　　　$X=\dfrac{220×20}{25}=176ml$

即还需要加 95%乙醇 176ml。

例5：将青霉素制成 200U/ml 的皮试液，如何配？

配法：取 $8×10^5$U 青霉素，用生理盐水 4ml 溶解后（$2×10^5$U/ml）用 1ml 注射器吸出 0.1ml 加生理盐水 0.9ml（$2×10^4$U/ml）混匀，取其 0.1ml 加生理盐水 0.9ml（每毫升含 2000U）混匀，再取 0.1ml 加生理盐水 0.9ml 即成 200U/ml 的皮试液。

四、剂量的计算

1. 动物实验所用药物的剂量，一般按 mg/kg 或 g/kg 体重计算。应用时需从已知药液浓度换算出相当于每千克注射的药液量，以便于给药。

例：小鼠体重 18g，腹腔注射盐酸吗啡 10mg/kg，药液质量浓度为 1g/L（0.1%），应注射多少量（ml）？

计算方法：1g/L 的溶液每毫升含药物 1mg，剂量为 10mg/kg 相当的容积为 10ml/kg，小鼠体重为 18g，换算成千克为 0.018kg。故 10ml×0.018=0.18ml。

小鼠常以 mg/g 计算，换算成容积时也以 ml/mg 计算，较为方便。上例 18g 重小鼠注射 0.18ml，相当于 0.01ml/g，再计算给其他小鼠药量时很方便。如 20g 小鼠，给 0.2ml，以此类推。

2. 在动物实验中有时需根据药物的剂量及某种动物给药途径的药液容量，然后配制相当的浓度以便于给药。

例：以家兔静脉注射苯巴比妥钠 80mg/kg，注射量为 1ml/kg，应配制苯巴比妥钠的质量浓度是多少？

计算方法：80mg/kg 相当于 1ml/kg，因此 1ml 药物应含 80mg 药物，现换算成质量浓度 1 : 80=100 : X，X=8000mg=8g，即 100ml 含 8g，故应配成 80g/L（8%）的苯巴比妥钠。

练习：

（1）尼可刹米注射液每安瓿瓶装 1.5ml，含尼可刹米 0.375g，试用质量浓度表示之，家兔体重 1.7kg，注射尼可刹米的剂量为（50～100）mg/kg，注射液质量浓度为 50g/L，应注射多少毫升？

（2）大鼠口服氢氯噻嗪剂量为 5mg/kg，规定灌胃所需药量为 2.5ml/g，应配制的质量浓度是多少？

（3）硫喷妥钠注射剂每支 0.5g，兔体重 1.8kg，静脉注射硫喷妥钠剂量为 20mg/kg，容量为 1ml/kg，该药 0.5g 应配成多少毫升？注射的药量是多少毫升？

（4）配制 6g/L 食盐溶液 50ml，应取 90g/L（0.9%）的生理盐水溶液多少毫升？

五、人和动物及各类动物间药物剂量的换算方法

（一）人与动物用药量换算

人与动物对同一药物的耐受性是相差很大的。一般说来，动物的耐受性要比人大，也就是单位体重的用药量动物比人要大。人的各种药物的用药量在很多书上可以查得，但动物用药量可查的书较少，一般动物用的药物种类远不如人用的那么多。因此，必须将人的用药量换算成动物的用药量。一般按下列比例换算：按每千克体重人用药量为 1，大鼠、小鼠为 25～50，家兔、豚鼠为 15～20，犬、猫为 5～10。

此外，可以采用人与动物的体表面积计算法来计算：

1. 人体体表面积计算法　计算我国人的体表面积，一般认为许文生氏公式尚较适用，即体表面积（m^2）=0.0061×身高（cm）+0.0128×体重（kg）−0.1529。例：某人身高 168cm，体重 55kg，试计算其体表面积。解：0.0061×168+0.0128×55−0.1529=1.576m^2。

2. 动物的体表面积计算法　有许多种，在需要由体重推算体表面积时，一般认为 Meeh-Rubner 公式较适用，即 A（体表面积，以 m^2 计算）=K×（$W^{2/3}$/10 000）；式中 W 为体重，以克计算；K 为一常数，随动物种类不同而不同；小鼠和大鼠 9.1、豚鼠 9.8、家兔 10.1、猫 9.8、犬 11.2、猴 11.8、人 11.6（上列 K 值各家报道略有出入）。应当指出，这样计算出来的体表面积还是一种粗略的估计值，不一定完全符合每个动物的实测数值。

例：试计算体重 1.50kg 家兔的体表面积。K=10.1，W=1500g。

解：A=10.1×（1500$^{2/3}$/10 000）式中两边取对数后得

lg$A$=lg10.1+2/3lg1500−lg10 000=−0.8783，A=0.1324m^2（体重 1.5kg 家兔的体表面积）。

（二）人与不同种类动物之间药物剂量的换算

1. 直接计算法　即按 A=K×（$W^{2/3}$/10 000）计算。例：某利尿药大鼠灌胃给药时的剂量为 250mg/kg 左右，试粗略估计犬灌胃给药时可以试用的剂量。解：实验用大鼠的体重一般在 200g 左右，其体表面积为 A=9.1×（200$^{2/3}$/10 000）=0.0311m^2。

250mg/kg 的剂量如改以 mg/m^2 表示，即为（250×0.2）/0.0311=1608mg/m^2。

实验用犬的体重一般在 10kg 左右，其体表面积为

$$A=11.2×10\ 000^{2/3}/10\ 000=0.5198m^2$$

于是：1608×0.5198/10=84mg/kg（犬的适当试用剂量）。

2. 按 mg/kg 折算 mg/m^2 转换因子计算　例同上。

解：按[剂量（mg/kg）×甲动物转换因子]/乙动物转换因子计算。

计算出犬的适当试用剂量。mg/kg 的转换因子可由表 2-7 查得（即为按 mg/m² 计算的剂量）。

3. 按每千克体重占有体表面积相对比值计算　各种药物的"每千克体重占有体表面积相对比值（简称体表面积比值）"见表 2-7。

[250×0.16（犬的体表面积比值）]/0.47（大鼠的体表面积比值）=85mg/kg（犬的适当试用剂量）。

4. 按人和动物间体表面积折算的等效剂量比值表计算　见表 2-8，12kg 犬的体表面积为 200g 大鼠的 17.8 倍。该药大鼠需给药 250×0.2=50mg。于是犬的适当试用剂量为 50×17.8/12=74mg/kg（试用剂量）。

5. 按人与各种动物以及各种动物之间用药剂量换算　已知 A 种动物每千克体重用药量，欲估 B 种动物每千克体重用药剂量时，可查表 2-9，找出折算系数（W），再按下式计算：B 种动物的用药剂量（mg/kg）=W×A 种动物的剂量（mg/kg）。

例如，已知某药对小鼠的最大耐受量为 20mg/kg（20g 小鼠用 0.4mg），需折算为家兔量。查 A 种动物为小鼠，B 种动物为家兔，交叉点为折算系数 W=0.37，故家兔用药量为 0.37× 20mg/kg=7.4mg/kg，1.5kg 家兔用药量 11.1mg。

表 2-7　进行不同种类动物间剂量换算时的常用数据

人和动物	Meeh-Rubner 公式的 K 值	体重（kg）	体表面积（m²）	mg/kg-mg/m² 转换因子	每千克体重占有体表 面积相对比值
小鼠	9.1	0.018	0.0063	2.9	1.0
		0.020	0.0067	3.0 粗略值 3	（0.02kg）
		0.022	0.0071	3.1	
		0.024	0.0076	3.2	
大鼠	9.1	0.10	0.0196	5.1	0.47
		0.15	0.0257	5.8 粗略值 6	（0.02kg）
		0.20	0.0311	6.4	
		0.25	0.0461	6.9	
豚鼠	9.8	0.30	0.0439	6.8	0.40
		0.40	0.0532	7.5 粗略值 8	（0.40kg）
		0.50	0.0617	8.1	
		0.60	0.0697	8.6	
家兔	10.1	1.50	0.1323	11.3	0.24
		2.00	0.1608	12.4 粗略值 12	（2.0kg）
		2.50	0.1860	13.4	
猫		2.00	0.1571	12.7	0.22
		2.50	0.1324	13.7 粗略值 14	（2.5kg）
		3.00	0.2059	14.6	
犬	11.2	5.00	0.3275	15.3	0.16
		10.00	0.5199	19.2 粗略值 19	（10.0kg）
		15.00	0.6812	22.0	
猴	11.8	2.00	0.1873	10.7	0.24
		3.00	0.2455	12.2 粗略值 12	（3.0kg）
		4.00	0.2973	13.5	
人	10.5	40.00	1.2398	42.2	0.08
		50.00	1.4386	34.8 粗略值 35	（50.0kg）
		60.00	1.6246	36.9	

表 2-8 人和动物按体表面积折算的等效剂量比值表

人和动物	小鼠 （20g）	大鼠 （200g）	豚鼠 （400g）	家兔 （1.5kg）	猫 （2.0kg）	猴 （4.0kg）	犬 （12kg）	人 （70kg）
小鼠（20g）	1.0	7.0	12.25	27.8	29.7	64.1	124.2	387.9
大鼠（200g）	0.14	1.0	1.74	3.9	4.2	9.2	17.8	56.0
豚鼠（400g）	0.08	0.57	1.0	2.25	2.4	5.2	4.2	31.5
家兔（1.5kg）	0.04	0.25	0.44	1.0	1.08	2.4	4.5	14.2
猫（2.0kg）	0.03	0.23	0.41	0.92	1.0	2.2	4.1	13.0
猴（4.0kg）	0.016	0.11	0.19	0.42	0.45	1.0	1.9	6.1
犬（12kg）	0.008	0.06	0.10	0.22	0.23	0.52	1.0	8.1
人（70kg）	0.0026	0.018	0.031	0.07	0.078	0.16	0.82	1.0

表 2-9 动物与人体的每千克体重剂量折算系数表

折算系数 W		A 种动物或成人						
		小鼠 0.02kg	大鼠 0.2kg	豚鼠 0.4kg	家兔 1.5kg	猫 2.0kg	犬 12kg	成人 60kg
B 种动物或成人	小鼠 0.02kg	1.0	1.4	1.6	2.7	3.2	4.8	9.01
	大鼠 0.2kg	0.7	1.0	1.14	1.88	2.3	3.6	6.25
	豚鼠 0.4kg	0.61	0.87	1.0	1.65	2.05	3.0	5.55
	家兔 1.5kg	0.37	0.52	0.6	1.0	1.23	1.76	2.30
	猫 2.0kg	0.30	0.42	0.48	0.81	1.0	1.44	2.70
	犬 12kg	0.21	0.28	0.34	0.56	0.68	1.0	1.88
	成人 60kg	0.11	0.16	0.18	0.304	0.371	0.531	1.0

第三节 机能实验学常用生理溶液及配制

机能学实验常需要生理溶液维持其生理环境，如电解质、营养物质和氧气。同时还为生物标本提供必需的渗透压，维持 pH 恒定的缓冲系统。若生理溶液的配制或选择不当，标本将无法存活。即使存活，标本的反应性会很差，将影响实验结果的准确性。实际工作表明，生理溶液的选择与配制是影响实验成败的重要因素之一。

一、常用生理溶液成分与含量

常用生理溶液成分与含量，见表 2-10。其中最常用的生理溶液为纳氏蒂罗德溶液、改良台氏液，用于离体心肌标本，克-亨氏液用于血管标本，标准台氏液用于肠平滑肌标本，克氏液用于气管平滑肌标本，乐氏液用于心肌、子宫平滑肌标本等。

表 2-10 常用生理溶液成分与含量

名称	单位	适应 组织	含量									
			NaCl	KCl	$CaCl_2$	$MgCl_2$	$MgSO_4$	$NaHCO_3$	NaH_2PO_4	KH_2PO_4	葡萄糖	Na-丙 酮酸钠
标准台式液	mmol/L	肠平滑肌	136.9	2.68	1.80	1.05	—	11.9	0.42	—	5.55	—
（standard Tyrode）	g/L		8.0	0.20	0.20	0.10	—	1.0	0.05	—	1.10	—

名称	单位	适应组织	含量									
			NaCl	KCl	CaCl$_2$	MgCl$_2$	MgSO$_4$	NaHCO$_3$	NaH$_2$PO$_4$	KH$_2$PO$_4$	葡萄糖	Na-丙酮酸钠
纳氏蒂罗德溶液	mmol/L	乳头肌	同上	5.4	0.20	0.10	—	1.0	0.05	—	1.10	
（Nawarth Tyrode）	g/L	心房		0.43			—					—
改良台式液	mmol/L	犬心浦肯	137	4.0	2.70	2.70		12	1.8	—	5.55	
（modified Tyrode）	g/L	野纤维	8.0	0.298	0.30	0.30		1.0	0.28	—	1.10	
克氏液	mmol/L	肝、脑、	94.8	4.7	2.52	—	3.4	24.48	—	1.18	11.0	4.0
（Krebs）		肾					（H$_2$O）					
	g/L	肺和气管	5.54	0.35	0.28	—	0.29	2.09	—	0.16	2.0	0.43
克-亨氏液	mmol/L	血管	118.0	0.35	0.28	—	0.29	2.09	—	0.16	5.55	2.0
（Krebs-Hensleit）	g/L		6.9						—	—	1.10	0.22
Adler 液	mmol/L	猫心	100.0	5.4	3.6	2.6	—	42	0.8		7.55	
	g/L		5.9	0.4	0.4	0.25	—	3.51	0.123		1.5	
乐氏液	mmol/L	兔心、子宫	154	5.6	2.1	—		2.4			5.0	
（Locke）	g/L	平滑肌	9.0	0.42	0.24	—		0.20	—	—	1.0	
任氏液	mmol/L	蛙心	115.6	1.20	1.05	—		2.68	—	—	—	—
（Ringer）	g/L		6.76	0.09	0.117	—		0.225				

注：台氏液又称蒂罗德溶液；乐氏液又称洛克溶液；任氏液又称林格溶液。

二、溶液浓度与剂量的计算

（一）溶液浓度的表示方法

单位容积的溶液中所含溶质的量即为浓度，机能学实验中常用的浓度表示方法有百分浓度、比例浓度和克分子浓度三种。有时还用当量浓度。

1. 百分浓度　是指每 100ml 溶液中所含溶质的克数或毫升数，用符号 %（g/ml）或 %（ml/ml）表示。

如 5%NaCl 溶液，即指 100ml 溶液中含 NaCl 5g。95%乙醇，即指 100ml 溶液中含无水乙醇 95ml。

$$百分浓度=（某溶质的量/溶液的量）×100\%$$

例：用 95%乙醇溶液，需要配成 100ml 75%乙醇溶液，如何配制？

根据稀释前后溶液中溶质的量不变的原则，应用公式 $C_1V_1=C_2V_2$（C_1、C_2 为溶液稀释前后的浓度，V_1、V_2 为溶液稀释前后的体积），得

$$95\%×V_1=75\%×100$$
$$V_1=78.9ml$$

配制方法：准确量取 95%乙醇 78.9ml，加蒸馏水稀释至 100ml，即成 75%乙醇溶液。

2. 比例浓度　是指 1g（或 1ml）的溶质，配制成 Xml 溶液，用 1：X 比例式表示。

如 1：10 000 肾上腺素溶液，即指 1g 肾上腺素配制成 10 000ml 溶液。

$$比例浓度=1：溶液的量/溶质的量$$

3. 摩尔浓度 是指 1 升溶液中所含溶质的摩尔数，用 mol/L 表示。

如 1mol/L KCl 溶液，即表示在 1L 溶液中含有 1 摩尔 KCl，而 KCl 的分子量为 74.55，也就是含有 74.55gKCl。

$$摩尔浓度=（溶质摩尔数/溶液毫升数）\times 1000$$

（二）溶液配制时的换算

溶液的配制，无论用哪种方法，都应遵循一条原则，即"配制前后溶质的量不变"。

1. 用纯药配制溶液时，求所需要的药量。

$$所需药量=所需溶液量\times 所需浓度$$

例： 配 1 ：5000 的高锰酸钾溶液 1000ml，需要多少高锰酸钾?

代入公式得需要高锰酸钾量=1000×（1/5000）=0.2g，需要高锰酸钾 0.2g。

用浓溶液配制稀溶液时，求所需的浓溶液量。

$$所需浓溶液量=（稀溶液浓度/浓溶液浓度）\times 稀溶液量$$

例： 配制 70%乙醇 500ml，应该用多少 95%乙醇?

代入公式得所需 95%乙醇量=（75%/95%）×500=368ml，需用 95%乙醇 368ml。

2. 含结晶水化合物与不含结晶水化合物的换算。

$$W：X=M：M_{H_2O}$$

$$X=（W\times M_{H_2O}）/M$$

式中 W：无水物质的重量；X：结晶水物质的重量；M：无水物质的分子量；M_{H_2O}：含结晶水物质的分子量。

例： 配制溶液需无水 $CaCl_2$（分子量为 110.99）2g，而需含结晶水 $CaCl_2 \cdot 2H_2O$（分子量为 146.99）多少?

代入公式得（2×146.99）/110.99=2.64g，需用 $CaCl_2 \cdot 2H_2O$ 2.64g。

三、配制生理溶液的常用试剂及配制方法

（一）常用试剂

机能学实验不论教学和科研，都必须采用甲类试剂化学纯（chemical pure，CP）、分析纯（analytical reagent，AR）、优级纯（guaranteed reagent，GR）等配制生理溶液，最好采用 AR。选用试剂时应注意是否含结晶水。有些强吸湿性试剂如氯化钙和氯化镁，尽管标明"无水"，也是不可靠的，应在临用前几天取出置于烤箱内，加温 120℃烤干、断电，待冷后称取（表 2-11）。

表 2-11　生理溶液的常用药品

品名	分子式	分子量
氯化钠（sodium chloride）	NaCl	58.44
氯化钾（potassium chloride）	KCl	74.50
氯化钙（calcium chloride）	$CaCl_2$	110.99
	$CaCl_2 \cdot 2H_2O$	146.99
氯化镁（magnesium chloride）	$MgCl_2$	95.21
硫酸镁（magnesium sulfate）	$MgSO_4 \cdot 7H_2O$	246.37
磷酸二氢钾（potassium acid phosphate）	KH_2PO_4	136.09
磷酸二氢钠（sodium acid phosphate）	$NaH_2PO_4 \cdot 2H_2O$	156.01

续表

品名	分子式	分子量
碳酸氢钠（sodium bicarbonate）	$NaHCO_3$	84.01
葡萄糖（glucose）	$C_6H_{12}O_6 \cdot H_2O$	198.17
三羟甲基氨基甲烷（Tris）	$C_4H_{12}NO_3$	121.14
乙二胺四乙酸（EDTA）	$C_{10}H_{16}N_2O_8$	292.24

机能学实验中常用的生理溶液有数种，其成分和用途各不相同，见表2-12。

表 2-12 机能学实验中常用生理溶液成分及含量

成分	任氏液 用于两栖类	乐氏液 用于哺乳类	台式液 用于哺乳类（小肠）	生理盐水	
				两栖类	哺乳类
氯化钠 NaCl	6.5g	9.0g	8.0g	6.5g	9.0g
氯化钾 KCl	0.14g	0.42g	0.2g	—	—
氯化钙 $CaCl_2$	0.12g	0.24g	0.2g	—	—
碳酸氢钠 $NaHCO_3$	0.2g	0.1～0.3g	1.0g	—	—
磷酸二氢钠 NaH_2PO_4	0.01g	—	0.05g	—	—
氯化镁 $MgCl_2$	—	—	0.1g	—	—
葡萄糖 Glucose	2.0g	1.0～2.5g	1.0g	—	—
蒸馏水加至	1000ml	1000ml	1000ml	1000ml	1000ml

（二）配制方法

生理溶液不宜久置，故一般在临用时配制。为了配制方便，最好事先将各成分分别配成一定浓度的基础溶液（表2-13），到用时按所需量抽取基础溶液于量瓶中，加蒸馏水到定量刻度即可配成。

表 2-13 机能学实验中常用基础溶液的成分及含量

成分	浓度（%）	任氏液	乐氏液	台式液
氯化钠 NaCl	20	32.5ml	45.0ml	40.0ml
氯化钾 KCl	10	1.4ml	4.2ml	2.0ml
氯化钙 $CaCl_2$	10	1.2ml	2.4ml	2.0ml
磷酸二氢钠 NaH_2PO_4	1	1.0ml	—	5.0ml
氯化镁 $MgCl_2$	5	—	—	2.0ml
碳酸氢钠 $NaHCO_3$	5	4.0ml	2.0ml	20.0ml
葡萄糖 Glucose	—	2.0g（可不加）	1.0～2.5g	1.0g
蒸馏水加至		1000ml	1000ml	1000ml

应当注意，氯化钙溶液需在其他基础溶液混合并加蒸馏水稀释后，方可一面搅拌一面逐滴加入，否则将会生成钙盐沉淀。葡萄糖应在临用时加入，已加入了葡萄糖的溶液不能久置。

第四节 常用实验器材及使用

一、肌动器及其使用

肌动器是专门用来描记蛙类神经肌标本收缩、舒张活动的装置，有平板式（图2-2）及槽式几种，它们都由绝缘材料制成。槽式肌动器的优点是可以加盖，使槽内能保持一定的湿度，以避免标本干燥。肌动器一般都装有两对刺激电极，一个安装标本的插孔及固定螺丝，此外老式的肌动器还有一个安装乏极化电极的支架。肌动器的侧方是一根起固定作用的金属棍。

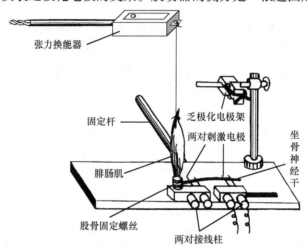

张力换能器
固定杆
乏极化电极架
两对刺激电极
坐骨神经干
腓肠肌
股骨固定螺丝
两对接线柱

图2-2 肌动器

安装标本时动作要轻，不要使标本受牵拉和被污染，以保持神经肌肉标本良好的兴奋性。先将神经搭在电极上，将肌肉附着的股骨插在电极旁的小孔内，拧紧固定螺丝，再将肌肉游离端的扎线缚在换能器悬梁臂上。然后，移动铁支架上固定换能器的双凹夹使缚线刚处于拉直状态。

二、换能器及其使用

换能器也叫传感器，是将能量从一种形式转变成为另一种形式的器件。医学生物学常用的换能器是将一些非电信号（如张力、压力、光、温度、化学等）转变为电信号，然后输入不同的仪器进行处理，以便对其所代表的生理变化作深入的分析。换能器的种类很多，机能实验中常用的换能器有张力换能器和压力换能器两类。

（一）张力换能器

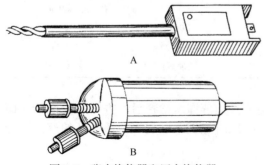

A

B

图2-3 张力换能器和压力换能器
A. 张力换能器；B. 压力换能器

1. 原理及规格 张力换能器如图2-3A所示，是利用某些导体或半导体材料在外力作用下发生变形时，其电阻会发生改变的"应变效应"原理。将这些材料做成薄的应变片，用这种应变片（常用弹性较好的铍青铜片）制成的两组应变元件（R_1，R_2及R_3，R_4）分别贴于悬梁臂的两侧，作为桥式电路的两对电阻，两组应变片中间连一可调电位器，并与一个3V直流电源相接。当外力作用于悬梁臂的游离端并使其发生轻度弯曲时，一组应变片的一片受拉，另一片受压，电阻向正向变化；而另一端的变化相反。由于电桥失去平衡，产生微弱的电流信号，输出并放大后可输入示波器、计算机显示或记录仪描记。

机械-电换能器的灵敏度和量程取决于应变元件的厚度。悬梁臂越薄就越灵敏，但量程的范围越小。因此，这种换能器的规格应根据实验来决定。蛙腓肠肌实验的量程应在 100g 以上，肠平滑肌实验应在 25g，小动物心肌乳头肌实验应在 1g 以下。

2. 使用方法 先将肌肉的一端固定，在保持肌肉自然长度的情况下，将肌肉另一端的扎线穿过悬梁臂前端的小孔，并结扎固定。

3. 使用注意事项

（1）机械-电换能器的应变元件非常精细，使用时要特别小心，实验时不能用猛力牵拉悬梁臂，以免损坏换能器。

（2）换能器应水平地安置在支架上。正式记录前，换能器应预热 30min，以确保精度。

（3）使用时，防止生理盐水等溶液渗入换能器。

（二）压力换能器

1. 原理和结构 压力换能器是将各种压力变化（如动、静脉血压，心室内压等）转换为电信号并将这些电信号输入计算机或其他记录仪器，原理同前。压力换能器的结构见图 2-3B，头端是一个半球形的结构，内充生理盐水，其内面后部为薄片状的应变元件，组成桥式电路。其前端有两个短管开口，位于正中央的称中心管，是压力输入口；位于侧壁的称侧管，是排气口。

2. 使用方法及注意事项

（1）压力换能器在使用时应固定在支架上，不得随意改变其位置，使用前预热 30min，待零位稳定后方可进行测量。

（2）换能器在进行测量前，要将两个压力接嘴分别与三通接好，不得有泄漏现象，可用压力计先预压 2～3 次，然后再调整零位基准，即在没有压力之前，压力换能器的输出电位应为零。调零后，整个实验过程应保持不变。

（3）换能器结构中有调零电位器，可以单独调节零点位置，也可与记录仪配合调整。

（4）注意将"O"形垫圈垫好，以免漏液。

三、电 极

为了引起可兴奋组织的反应，可给予各种刺激，如温度、机械、化学等刺激，但最常用的是电刺激。电刺激可以从许多仪器获得，现多采用电子刺激器。生物机能实验系统所用的刺激器是安装在计算机内的。刺激器输出的电脉冲必须通过电极才能作用于组织或细胞。

电极依其使用目的不同，可分为普通电极、保护电极、锌铜弓（叉）、乏极化电极、微电极等多种。

（一）普通电极

通常是在一绝缘管的前端安装两根电阻很小的金属丝（常用银丝），其露出绝缘管部分仅5mm 左右，金属丝各连有一条导线（图 2-4A），分别与刺激器的输出端（作刺激电极用时）或放

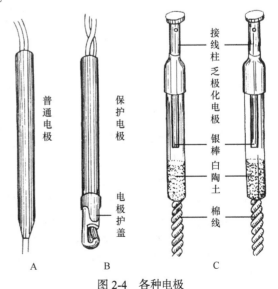

图 2-4 各种电极

A. 普通电极；B. 保护电极；C. 乏极化电极

大器的输入端（作记录电极用时）相连。使用此种电极时，应注意电极不要碰到周围的组织。

（二）保护电极

其结构与普通电极相似。特点是前端的银丝嵌在绝缘保护套中（图 2-4B），使用此种电极刺激在体神经干时，可保护周围组织不受刺激。

（三）锌铜弓（叉）

锌铜弓（叉）实际是一个带有简单锌铜电池的双极刺激电极，常用来检查坐骨神经腓肠肌标本的功能状况。其结构是平行排列的一根粗锌丝和一根粗铜丝，两者顶端焊接在一起，固定于电木管内，当锌铜弓（叉）与湿润的活体组织接触时，由于 Zn 较 Cu 活泼，易失去电子形成正极，使细胞膜超极化，Cu 得到电子成为负极，使细胞膜去极化而兴奋。电流按 Zn→活体组织→Cu 的方向流动。注意：用锌铜弓（叉）检查活体标本时，组织表面必须湿润。

（四）乏极化电极

当用直流电刺激组织或记录直流电位（如细胞膜的静息电位）时，由于细胞内、外液均为电解质溶液，当两电极间的回路中有直流电通过时，阳极周围将有负离子的堆积，阴极周围将有正离子的堆积。时间越长，两极下堆积的相反离子越多，此即极化现象。这些堆积的极性相反离子会产生反向电流，使通电电流逐渐减小，断电时又可形成反向刺激电流，此时必须使用乏极化电极（图 2-4C）。目前多用 Ag-AgCl 的乏极化电极。

Ag-AgCl 乏极化电极制作方法：Ag-AgCl 电极的制作简单，制作时先用细砂纸将银丝或银片的表面擦光，然后用医用酒精（或乙醚）将电极表面脱脂（电极表面清洁与否是 AgCl 电镀成败的关键），作为接触电极引导电信号时，电极尖端以酒精灯烧制为球形，再用蒸馏水将电极冲净后安置在电镀架上。

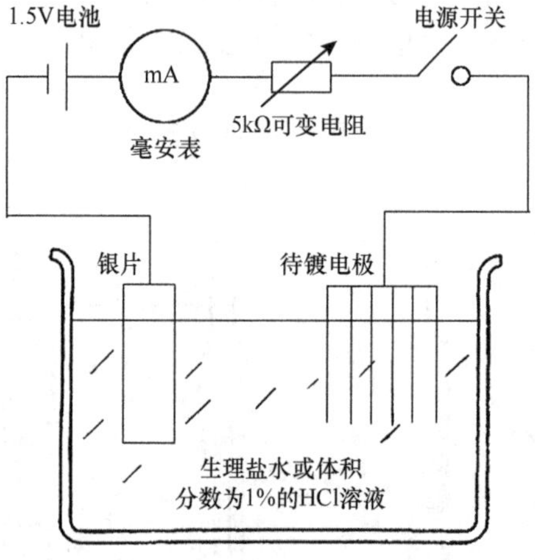

电镀 AgCl 装置见图 2-5。将待镀 AgCl 的银丝夹在接有导线的金属夹上（或将银丝焊一导线），该导线与直流电源的阳极相连，直流电源的阴极接约 1cm 的小银片或干电池的碳棒（也可用铅笔芯）。直流电源用一节 1 号干电池或 2V 的蓄电池，在电路中串联一只 5kΩ 的电位器，也可串联一只 1～5mA 的毫安表及小开关。小烧杯内盛体积分数为 1% 的 HCl 溶液，将阴极及待镀 AgCl 的银丝均浸没于电解液中，通电后即可见阳极的银丝逐渐变得灰黑。电镀的时间取决于电流的大小和待镀银丝的多少。一般说来，电流大，电镀的时间短，但涂层不易均匀，易于剥落，反之，电流小，电镀的时间长，涂层均匀且牢固，故以通小电流为宜，电流大小按电极面积每 $1mm^2$ 为 0.01mA 计算。通常通 0.4mA 电流时，一对电极的电镀时间约为 15min，40mA 电流电镀 2～3min，100mA 的电流通电约为 1min。如镀多根银丝时，阴极的位置应与各电极的距离差不多，否则将使各银丝的电流密度不均，电镀的时间快慢不一。

图 2-5　电镀 AgCl 装置

取出镀好的银丝电极，置于生理盐水中避光保存，以免阳光促使氯化银分解。

用途：作为接触电极，常用于引导心外膜单相动作电位。

（五）微电极

在进行细胞水平电活动的实验时，必须使用微电极。微电极可分为金属微电极和玻璃微电极两大类。

1. 金属微电极　金属微电极多用硬度较高、直径约 500μm 的钨丝为原料,利用电蚀原理,通过一个转动装置,使钨丝尖部在亚硝酸钾溶液中,以一定频率反复进行插入-抽出循环。电蚀电流开始时较大,一般在 30mA 以下,约经 10min,电极已初步形成。此时将电流减小到 10mA,经过 1～2min 电极即形成。经显微镜检查,证明尖端达到 1～2μm,再经过洗涤,涂绝缘漆。每涂完一次漆,在 120～130℃烤箱中烘烤 5min,反复进行 7～8 次。最后置于 150℃烤箱中烘烤 30min。电极制成后必须经过绝缘性能检查,证明除尖端导电外,其他部位的绝缘性能都很好的电极方可使用。

2. 玻璃微电极　这里仅介绍学生实验中常用的单管玻璃微电极。

(1)原理和材料:单管玻璃微电极实际上是一支尖端非常细(尖端直径仅 1μm 左右),内充电解质溶液的微吸管,见图 2-6A。管内的电解质溶液作为电极的导体,玻璃管壁成为电极导体周围的绝缘层。为了使微电极尖端具有足以穿刺细胞膜的强度,微电极通常选用含硼的硬质玻璃(如国产的九五料、GG17 等)毛坯(直径 1.5～2.5mm)来拉制,毛坯的内壁上通常烧结有 2～3 根很细的毛细玻璃管,其断面如图 2-6B。这些毛细玻璃管在拉制成微电极时,也按比例变细,一直延伸到微电极的尖端。

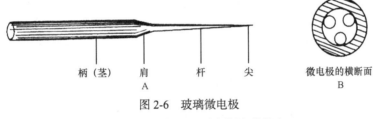

柄(茎)　肩　杆　尖
A

微电极的横断面
B

图 2-6　玻璃微电极

A. 玻璃微电极外形;B. 玻璃微电极横断面

(2)拉制及充灌:拉制用的玻璃毛坯事先必须经过彻底的清洗。拉制的方法可用简单的重锤法,或使用专门的微电极拉制仪。由于微电极尖端管径非常细,为了减少电极尖端的电阻,微电极管内都充灌高浓度的电解质溶液。作细胞内记录时内充 3mol/L KCl 溶液;作细胞外记录时内充 4mol/L NaCl 溶液。使用前一天将 3mol/L KCl 溶液从微电极的粗端灌入,内充液经过微电极管内毛细管与管壁间毛细现象作用,很快充灌到微电极尖端。

(3)储存:拉好后未充灌的微电极,可储存于清洁、防尘的小盒中。已充灌好的微电极,尖端朝下浸泡于盛有 3mol/L KCl 溶液的深色瓶中备用。

(4)实验前:必须检查微电极中是否有气泡,测量其电阻。电极电阻一般在 5～20MΩ 较合适,2MΩ 以下的,表明电极尖端过粗或已断,应弃去。

四、神经标本盒

在进行蟾蜍坐骨神经干动作电位、兴奋不应期及传导速度的测定实验中,为了保持神经干的良好功能状态,必须使用神经标本盒(图 2-7)。标本盒通常用有机玻璃制成,盒内有两根滑轨,滑轨上有 7 个装有银丝电极的有机玻璃滑块,滑块电极可以在滑轨上随意移动,用以调节电极间的距离。每个电极滑块通过导线与标本盒侧壁的一个接线相连,其中一对作刺激电极,一对作记录电极,记录电极与刺激电极间的电极接地。有的标本盒盒盖上装有小尺,用以测量电极间的距离。

有的实验室设计的标本盒中还可安装肌肉标本,并把张力换能器装在标本盒内,可同时记录肌肉动作电位和肌肉收缩曲线,使用十分方便。

五、三维调节器

三维调节器（图 2-8）可以方便地固定张力换能器、保护电极等，通过它可以灵活、精细地调节张力换能器或保护电极等与标本的位置，它可以广泛地应用于离体组织器官灌流实验和神经放电等实验，使实验的可操作性和精度大大提高。

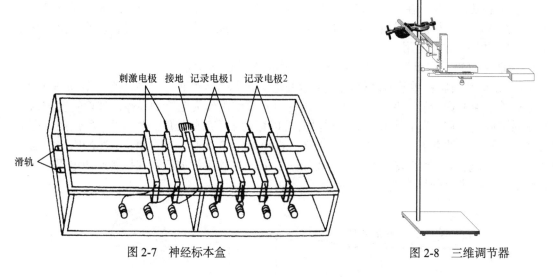

图 2-7 神经标本盒

图 2-8 三维调节器

第五节 常用手术器械及使用

进行动物实验时常用手术器械见图 2-9。

常用手术器械
介绍及使用

一、手 术 刀

手术刀由刀片和刀柄组成。常用持刀法有两种：一种是执弓法，用于颈部、腹部等大切口；另一种为执笔法，用于切口小、用力轻、需操作精细的部位，如眼科手术，解剖血管、神经等小切口（图 2-10）。

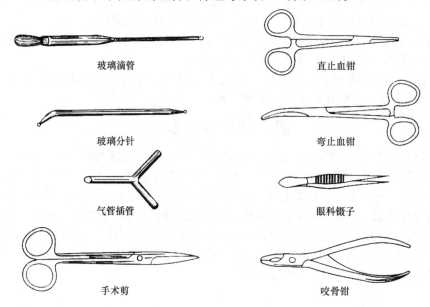

玻璃滴管

直止血钳

玻璃分针

弯止血钳

气管插管

眼科镊子

手术剪

咬骨钳

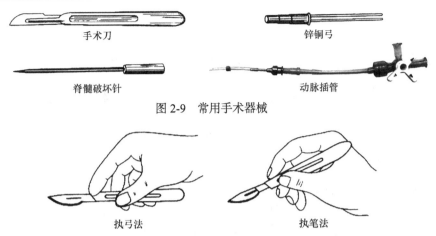

图 2-9 常用手术器械

手术刀　　　　　　　　　　锌铜弓

脊髓破坏针　　　　　　　　动脉插管

执弓法　　　　　　　　　　执笔法

图 2-10 执刀方法

二、手 术 剪

手术剪分直、弯两型，各型又分长、短两型，长型剪多用于深部手术，短型剪用于浅部手术。持剪的方法：以拇指和无名指分别插入剪柄的两环，中指放在无名指的前外方柄上，食指轻压在剪柄和剪刀交界处的轴节处（图 2-11A），适用于剪神经、血管、脂肪等组织，禁用手术剪剪骨头等坚硬组织。

三、手 术 镊

手术镊分有齿镊、无齿镊和眼科镊。有齿镊用于夹持皮肤，无齿镊用于夹持皮下组织、脂肪、黏膜等。用拇指、食指和中指三指持镊（图 2-11B）。

四、止 血 钳

根据大、小，直、弯形状，止血钳可分为多种型号，小号止血钳也叫"蚊式钳"。可用于夹闭出血点、分离组织、牵引组织等，但不能用来夹皮肤。持钳方法同手术剪。

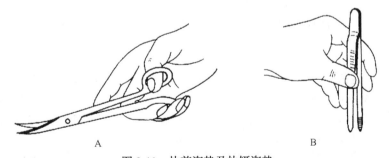

A　　　　　　　　　　　　B

图 2-11 执剪姿势及执镊姿势

五、持 针 器

使用时，用持针器的尖部夹住缝针近尾端 1/3 处。执持针器时，仅用手掌握住其环部即可，不必将手指插入环口中。常用的缝合针有三棱针，又称皮肤针，主要用来缝合皮肤；圆针呈圆滑面，用来缝合一些软组织，如血管、神经、肌肉和皮下组织等（图 2-12）。

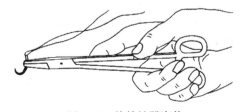

图 2-12 执持针器姿势

六、皮　钳

其尖端变宽，并有齿，可用来牵引皮肤、肌肉等组织。执钳法亦同止血钳。

第六节　机能实验学常用仪器及其使用

一、生理记录仪及其使用

（一）基本原理与组件

生理记录仪配以合适的换能器或电极，可以将多种生理功能变化（如血压变化、心电、肌张力和呼吸运动等）记录下来。生理记录仪通过记录笔将这些生理功能变化描记在记录纸上，直观且方便。因此，在基础医学的机能学实验教学和研究中被广泛应用。

生理记录仪配以适当的换能装置可记录各种生物信号。根据输入通道的多少，可分为二道、四道、八道生理记录仪。它主要由四部分组成（图 2-13）：

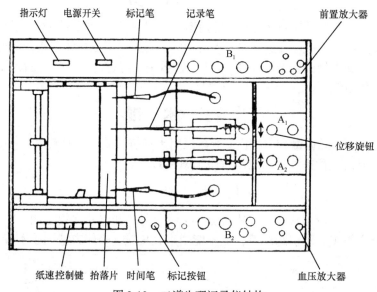

图 2-13　二道生理记录仪结构

1. 记录系统　包括驱动记录笔的电磁振动装置、走纸控制部件、记录笔起落部件及墨水储存装置。走纸速度调节共有 10 个按键，最右键为速度粗调，不按下此键时走纸速度为 mm/min，按下时为 mm/s；右数第二键为"停"；从第三键开始八键的走纸速度分别为 1mm/s、2.5mm/s、5mm/s、10mm/s、25mm/s、50mm/s、100mm/s、200mm/s。

2. 放大系统　包括放大生物电信号的前置放大器以及驱动记录笔电磁振动系统的功率放大器。放大器均为高输入阻抗、低噪声、双段输入的差动放大器，所以能有效放大微小信号，具有灵敏度高、抗干扰能力强、高稳定性的特点。在放大器面板上有灵敏度、时间常数、滤波、调零、直流平衡、校对等调节旋钮。

3. 时标及实验标记装置　时间标记旋钮共有 1s、10s、1min 三挡，当分别置于这三挡时，对应每一挡时间笔每隔 1s、10s、1min 在记录纸上作一标记，以便分析实验结果时参考。若时间标记旋钮置于"外接"时，时间笔受外来脉冲控制，用于记录刺激或时间，便于与外部时标同步。

4. 电源系统　包括二级稳压系统，对外界的电源波动有良好的稳定性。

（二）方法与步骤

在机能学的实验教学中，多数情况只需同时记录两种生物信号的变化，因此在实验教学中主要使用二道生理记录仪。现以 LMS-2B 型二道生理记录仪为例说明其应用及操作。

1. 开机前的准备工作　仪器的所有开关均需置于"断"或"停"的位置；将换能器插座与记录仪接通。确认所有实验连线连接准确无误，包括墨水储存装置中有墨水，储纸筒有纸。

2. 打开电源开关　电源指示灯亮，放下抬笔架。

3. 放大系统调零　使用仪器必须调零（调零是指通过调节有关旋钮，使放大器在没有信号输入或输入短路时，输出为零），此时记录笔处于记录纸中间零线位置上。调零可分级进行，具体方法：

（1）先调后级放大器，此时将前后级放大器断开（将插头插入后级输入插座，使之短路），将放大器开关置于通的位置，旋转调节旋钮，使记录笔处于记录纸中间零线位置上。

（2）检查前置放大器，拔出插入后级输入插座的插头，旋转放大器灵敏度旋钮于最低挡，时间常数旋钮置于交流状态中的任何一挡；然后调节前置放大器的调零旋钮，使记录笔处于记录纸中间零线位置上。

（3）再将时间常数置于直流（DC）挡，旋转放大器灵敏度旋钮，从最低挡到最高挡逐一转换，使记录笔处于记录纸中间零线位置上，若有偏离，可调"直流平衡"（直流平衡的作用是使第一级放大器的输出为零，保证在进行灵敏度旋钮换挡时基线位置不变）。

4. 走纸根据实验需要，选择恰当的走纸速度，按下相应的控速按键。

5. 时标用于标识走纸的时间。通常根据实验需要，选择恰当的时标挡位。时标挡位共有 1s、10s、1min 三挡。

6. 定标按下定标键，可在记录纸上作一时间特征的标记符号，用于实验后具体分析实验结果的时间参考依据。

实验结束后，要将各种开关置于"关"或"停"的位置上，各旋钮恢复于零位，关闭电源，拔下电源插头，抬起笔架，清理好仪器操作台面，盖上防尘罩，履行仪器使用后的登记手续。

（三）注意事项

1. 调零时当放大器接通时笔尖出现快速摆动，说明仪器有很强的交流干扰，应马上将放大器置于"断"的位置，检查并确定接好地线后再进行调零，在调整前置放大器时，不能接通输入端，否则外界信号容易干扰仪器的调零工作，一定要保持输入端短路。

2. 仪器的直流平衡一经调好，在实验过程中不要再调动，否则将影响实验结果的准确性。

3. 由于二道生理记录仪的描记系统属于动圈记录笔偏转系统，具有一定的机械惯性，不能有效传输高频信号，故不适合记录快速变化的生物信号（如神经干动作电位、膈神经放电等）。

4. 每做一次实验，必须进行定标，以示实验的开始与结束，并在实验开始或结束处记录定标数值。对标本给予刺激或药物后，也必须定标，以示实验过程中项目处理的特征，并在定标处予以必要的文字说明。

5. 定期清理仪器表面卫生。长期不使用仪器时，应将备用有机玻璃清洗槽放在记录笔尖下，用吸管吸尽墨水储存装置中的墨水，再用无水乙醇清洗墨水储存装置和记录笔墨水管道。

6. 不能在通电状态下插、拔前置放大器和换能器。

7. 电源开关间隔须在 5min 以上。

二、心电图机及其使用

（一）基本原理

心脏活动时，心肌细胞产生的生物电信号，通过特殊的仪器将其记录下来的综合性曲线称为心电图。心电图反映的是心肌细胞电活动的变化，而与心脏的机械收缩、舒张活动无直接关系。心电图机可以将微弱的心电信号引导出来并加以放大，然后通过热笔式电极记录在纸上，供临床医生和研究者参考。在临床上对预测心肌梗死等疾病的发生发展、心律不齐的鉴别有积极的辅助诊断作用。

（二）基本组件

心电图机种类多，结构复杂，但都具有以下基本结构（图 2-14、2-15）。
1. 电极导联线 ①肢体导联线；②胸前导联线。
2. 电源系统 220V。
3. 信号放大系统 传入、放大装置。
4. 描记系统。

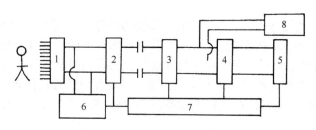

图 2-14 心电图机的基本结构

1. 导联选择；2. 前置放大；3. 电压放大；4. 功率放大；5. 描记系统；6. 1mV 信号发生器；7. 电源系统；8. 分析处理和显示

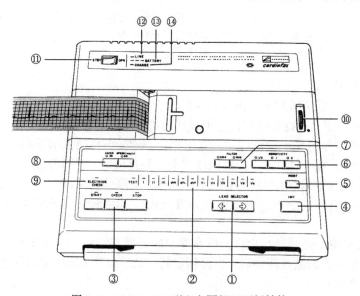

图 2-15 ECG-6511 型心电图机正面板结构

①导联选择键；②导联显示灯；③记录开关；④1mV 定标键；⑤复位键；⑥灵敏度选择键；⑦滤波选择键；⑧纸速选择键；⑨电极异常指示灯；⑩基线位置调节器；⑪供电方式选择开关；⑫交流电源指示灯；⑬电池电量指示灯；⑭充电指示灯

（三）操作方法与步骤

1. 将电源开关置于"OFF"位置。连接地线、导联线和电源线。

2. 接通 220V 电源，按"LEAD SELECTOR"（导联选择键）选"TEST"；记录开关选"STOP"；"SENSITIVITY"（灵敏度选择键）选"1"；"PAPER SPEED"（纸速选择键）选"25"（即 25mm/s）。

3. 将电极分别放于四肢、胸前（图 2-16），导联线各插头依据颜色（或字母标示）与相应的电极连接，连接方法如下：

肢体导联：红（R）—右手（右前肢）；黄（L）—左手（左前肢）；绿（F）—左腿（左后肢）；黑（RF）—右腿（右后肢）。

胸导联（白线）：红（C1）—V_1；黄（C2）—V_2；绿（C3）—V_3；棕（C4）—V_4；黑（C5）—V_5；紫（C6）—V_6。

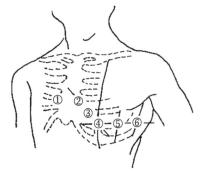

图 2-16　导联探测电极安装
①胸骨右缘第 4 肋间；②胸骨左缘第 4 肋间；③为②与④连接的中点；④左锁骨中线与第 5 肋间交点；⑤为④水平与左腋前线交点；⑥为④水平与左腋中线交点

4. 按下记录开关的"CHECK"（观察）键，调节"基线位置调节器"，使热笔调至心电图纸的中线偏下 5mm 处，按下记录开关的"START"（走纸）键，走纸后再按下"1mV"定标键，描记 1mV 方波。检查方波是否为 10mm，若过大或过小，可调整"增益"进行校正。此时心电图纸的纵坐标为 0.1mV/小格，横坐标为 0.04s/小格。同时检查方波描迹，看笔温、阻尼是否适当。

5. ECG 记录：按"LEAD SELECTOR"（导联选择键）选"Ⅰ"导联。按下"CHECK"（观察）键观察热笔摆动范围，若不在心电图纸的中央，可调节"基线位置调节器"调节。按下"START"（走纸）键即可记录Ⅰ导联心电图。

6. 按下"CHECK"键，停止走纸。按"LEAD SELECTOR"键选"Ⅱ"导联。继续如前述操作可记录Ⅱ导联心电图。如此反复地操作直到完成 V_6 胸导联后，按下记录开关的"STOP"键，停止描记。

（四）操作注意事项

1. 被测对象为人体时，安放电极部位要涂导电膏，或者先用医用酒精棉球脱脂，再涂生理盐水。

2. 若被测对象心率过快，"PAPER SPEED"（纸速选择键）选"50"（每小格代表 0.02s）。

3. 若被测对象心电图 QRS 波电压过高或过低，分别使"SENSITIVITY"（灵敏度选择键）处于"1/2"、"2"位置。

4. 测试时环境的温度不能太低，避免寒冷刺激，否则容易引起肌肉震颤，引发肌肉电流干扰。若有肌电干扰，按下"FILTER"（滤波选择键）的"EMG"；若有交流干扰，则按下"FILTER"的"HUM"。同时，还应避免外界磁场干扰。

5. 心电图机用以控制记录器产生自身振荡的作用力称阻尼。心电图机的阻尼必须适当，否则会导致图形失真、变形、出现伪差。阻尼调节的一般方法为增加或减小描笔在记录纸上的压力，调节"阻尼"，使其达到规定要求。

标准导联（Ⅰ、Ⅱ、Ⅲ）为常用导联：Ⅰ导联为右臂（－）—左臂（＋），Ⅱ导联为右臂（－）—左足（＋），Ⅲ导联为左臂（－）—左足（＋），分别引导记录。胸（V）导联的接法是由右臂、左臂、左足三联线各接一 5kΩ 的电阻，然后连接在一起作为参考电极，探测电极分别置于 $V_1 \sim$

V_6 各部位（V_1：胸骨右缘第 4 肋间；V_2：胸骨左缘第 4 肋间；V_3：V_2 与 V_4 的中点；V_4：左锁骨中线与第 5 肋间的交点；V_5：V_4 水平与左腋前线的交点；V_6：V_4 水平与左腋中线的交点）。教学实验中，常用标准 II 导联监测心率，连续测量 3～5 个 R—R 间期，求平均值，再换算为每分钟心跳次数（次/min）。

（五）图形的测量

1. 基本图形　正常人的心电图中每一个心动周期有 6 个波，分别为 P、Q、R、S、T、U 波。这些波形的电位值、时间间隔都有一定的范围，见图 2-17。

P 波：代表两心房激动时所产生的电压变化。

P—R 间期：代表窦房结激动经心房、房室结、房室束到心室所需的时间。

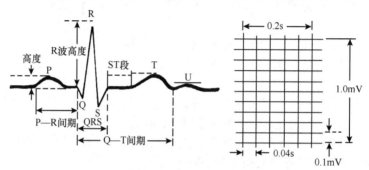

图 2-17　心电图正常波形

QRS 波群：Q 波是 QRS 波群第一个向下的波，其前面无向上的波；R 波是 QRS 波中第一个向上的波，其前面可以无 Q 波；S 波是 R 波之后的向下波。QRS 波代表心室激动的电压变化与所需时间。

ST 段：起自 QRS 波终点至 T 波起点。这段时间内，心室处于完全除极状态但又尚未复极，所以 ST 段应在零电位基线上。

T 波：代表心室复极时电压变化。

Q—T 间期：QRS 波起点至 T 波终点所占的时间。

U 波：在 T 波后一个较低的波，方向与 T 波一致。

2. 测量　心电图记录纸上有两种粗细不同的纵线和横线，纵向小格代表电压毫伏数，横向小格表示时间。因此，可以在记录纸上测量出心电图各波的幅值和经历时间。

（1）心率的测定：测量 P—P 或 R—R 间隔，每分钟心房率或心室率按下式计算：

$$心率 = \frac{60}{P—P或R—R间隔}$$

（2）波形振幅的测量：向上的波幅应从基线的上沿量到波的顶点，向下波幅应从基线的下沿量到波的最低点，由幅值可以推算出电位值。从纵格数的变化上，确定电压的数据值。

三、分光光度计及其使用

（一）基本原理

分光光度计是指能从含有各种波长的混合光中将每一单色光分离出来并可测量其强度的仪器。其基本原理依据 Beer-Lambert 定律：说明物质对单色光吸收的强弱与吸光物质的浓度和厚度间关系的定律。Beer 定律说明吸光与浓度的关系；Lambert 定律说明吸光与厚度间的关系。数学表达如下：

$$I=I_0 10^{-\varepsilon LC}$$

其中 I 是光透过一个厚度为 1cm、内含浓度为 1mol/L 溶液的吸收池的强度；I_0 为入射光强度；ε 是摩尔消光系数，单位为 L/（cm·mol），表示物质对光的吸收特性，因物质不同而异；L（cm）表示液层的厚度；C（mol/L）表示溶液的浓度。

（二）结构简介

分光光度计由下列几部分组成：光源、单色器、狭缝、样品池、检测系统。分光光度计主要结构见图 2-18。

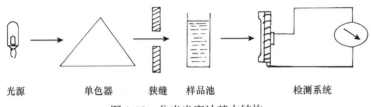

图 2-18　分光光度计基本结构

1. 光源　可见光区的光源一般是钨灯或卤素灯（400～760nm），紫外线区主要采用氢灯或氙灯（165～350nm）。两者均需要专用的电源装置。

2. 单色器（分光系统）　单色器是指从混合光波中分解出所需单一波长光的装置，由棱镜或光栅构成。

用玻璃制成的棱镜色散强，但只能在可见光区工作。石英棱镜工作波长范围为 185～4000nm，在紫外线区有较好的分辨力，适用于可见光区和近红外线区。棱镜的特点是波长越短，色散程度越好，越向长波一侧越差。

有的分光系统是衍射光栅，即在石英或玻璃的表面上刻画许多平行线，刻线处不透光。通过光的干涉和衍射现象，出现较长的光波偏折的角度大，较短的光波偏折的角度小，因而形成光谱。

3. 狭缝　狭缝宽度直接影响分光质量，狭缝过宽，单色光不纯，可使吸光度改变；狭缝太窄，光通量少而降低灵敏度。若增大放大倍数而使噪声增大，则影响准确度，所以狭缝宽度要恰当。一般以减少狭缝宽度时样品吸光度不再改变的宽度为合适。

4. 样品池　也称吸收池。可见光区用玻璃吸收池，紫外线区用石英吸收池。用作盛空白溶液的吸收池应与盛试样溶液的吸收池互相匹配，即有相同的厚度与相同的透光性。在测定吸光系数或利用吸光系数进行定量测定时，还要求吸收池有准确的厚度（光程），或用同一只吸收池。吸收池两光面易损蚀，应注意保护。

5. 检测系统　是测量透过吸收池光能量的装置，其中最主要的元件是能产生光电效应的光敏器件，产生的光电流随强度增加成比例地增加。

采用的光电检测器有光电管和光电倍增管，光电管因敏感的光谱范围不同而分为紫敏（210～625nm）和红敏（625～1000nm）两种。光电倍增管比普通光电管更灵敏，因此可使用较窄的单色器狭缝，从而对光谱的精细结构有较好的分辨能力。

（三）分光光度技术的应用

1. 测定溶液中物质的含量　可见或紫外分光光度法都可用于测定溶液中物质的浓度。测定标准样品（浓度已知的溶液）和待测样品（浓度未知的溶液）吸光度，用下式进行比较，可计算出溶液中物质的含量：

$$Cx = \frac{Ax}{As} \times Cs$$

式中 Cx 代表未知液的浓度，Cs 代表已知液的浓度，Ax 与 As 分别代表未知液和已知液所测得的吸光度，式中只有 Cx 是未知的。可由上式计算得之。

也可以先测出不同浓度溶液的吸光度，绘制出标准曲线，在选定的浓度范围内标准曲线应该是一条直线，然后测定出未知液的吸光度，即可从标准曲线上查到其相对应的浓度。

由于紫外线吸收光谱的灵敏度较高，故可用来鉴定某些杂质的存在。在检验某一化合物中是否含有杂质时，可根据其光谱特征的不同来判断。如当某一化合物在一定波长范围内无吸收，而杂质显示出特征吸收，那么由杂质吸收带的特征就可检验该化合物中是否含有杂质。当某化合物与杂质均在同一波长范围内产生吸收时，则可根据它们各自吸收光谱特征的不同和该化合物的吸收曲线是否改变，从而确定有无杂质的存在。

含量测定时所用波长通常要选择被测物质的最大吸收波长，这样做有两个好处：①灵敏度大，物质在含量上的稍许变化将引起较大的吸光度差异；②可以避免其他物质的干扰。

2. 用紫外光谱鉴定化合物　各种物质有它自己一定的吸收光谱曲线，用分光光度计可以绘制吸收光谱曲线。方法是用各种波长不同的单色光分别通过某一浓度的溶液，测定此溶液对每一种单色光的吸光度，然后以波长为横坐标，吸光度为纵坐标绘制吸光度-波长曲线，即吸收光谱曲线。用吸收光谱曲线图可以进行物质种类的鉴定。当一种未知物质的吸收光谱曲线和某一已知物质的吸收光谱曲线形状一样时，则很可能它们是同一物质。如果两者吸收光谱曲线形状不一样，则肯定它们不是同一种物质。一种物质在不同浓度时，其吸收光谱曲线中峰值的大小不同，但形状相似，即吸收峰的波长值是不变的。

紫外线吸收是由不饱和的结构造成的，分子中含有发色团、助色团的化合物都能表现出吸收峰。紫外吸收光谱比较简单，同一种物质的紫外吸收光谱应完全一致，但具有相同吸收光谱的化合物其结构不一定相同。除特殊情况外，单独依靠紫外吸收光谱不能决定一个未知物结构，必须与其他方法配合。紫外吸收光谱分析主要用于已知物质的定量分析和纯度分析，还可用来研究分子结构。

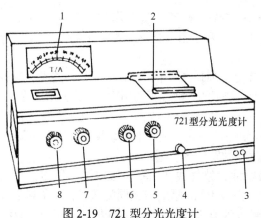

图 2-19　721 型分光光度计

1. 读数表示；2. 比色杯暗箱；3. 电源开关；4. 比色杯架拉杆；5. 光量调节器；6. "0" 电位计；7. 波长选择钮；8. 灵敏度挡

（四）方法与步骤

1. 721 型分光光度计（图 2-19）　这是一种在可见光区进行一般比色分析用的精密仪器。其波长范围为 360~800nm，但在 410~710nm 之间的灵敏度较好。

使用方法：

（1）打开电源开关，使仪器预热 20min。

（2）根据实验要求，转动波长选择钮，选用所需的波长。

（3）调节 "0" 点，轻轻旋动 "0" 电位计，使表头指针读数恰好在透光度为 "0" 处（此时比色杯暗箱盖是打开的）。

（4）将盛空白溶液的比色杯放入比色杯架中的第一格内，把比色杯暗箱盖子轻轻盖上，转动光量调节器，使表头指针指在透光度为 "100" 处。

（5）将盛有待测溶液的比色杯放入比色杯架中的其他格内，盖上暗箱盖，拉动比色杯架的拉杆，使测定杯进入光路，此时表头指针所示即为该待测溶液的吸光度 A。读数后，打开比色杯暗箱盖切断光路。

重复上述测定操作 1 或 2 次，读取相应的吸光度，取其平均值。

（6）比色完毕后，关上电源开关，取出比色杯，将比色杯暗箱盖好，清洗比色杯并晾干。

2. 722S 型分光光度计（图 2-20）　这是一种简洁易用的分光光度法通用仪器，用卤素灯作光源，采用衍射光栅 C-T 单色器，自动调零、自动调整 100%T，能在 340～1000nm 波长内执行透射比、吸光度和浓度的直接测定，适用于医学卫生、临床检验、生物化学等部门作定性定量分析。

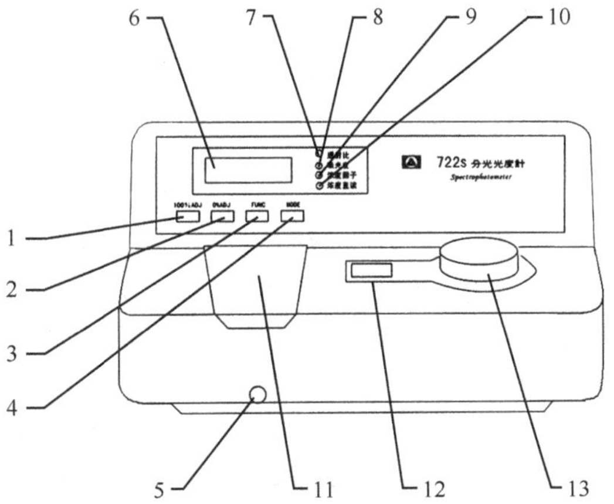

使用方法和步骤如下：

（1）预热：打开仪器电源开关，使之预热30min。

（2）设定波长：根据实验要求轻轻转动波长调节钮，由波长指标窗显示所设定的波长。

图 2-20　722S 型分光光度计

1. 自动调整 100%T 键；2. 自动调零键；3. 功能键；4. 模式键；5. 试样槽架拉杆；6. 显示窗；7. 透射比指示灯；8. 吸光度指示灯；9. 浓度因子指示灯；10. 浓度直读指示灯；11. 样品室；12. 波长指示窗；13. 波长调节钮

（3）选择标尺：根据所测样品及所需数据类型，按模式键选择不同标尺模式，如透射比、吸光度等模式。

（4）调零：打开仪器试样盖（关闭光门），然后按 0%键，即能自动调整零位，如有误差可重调一次。

（5）调整 100%T：将盛空白溶液的比色杯放入样品室试样槽架上的"0"格位置（最靠近被测者一端），盖下试样盖（打开光门）同时按下自动调整 100%T 键，即能自动调整 100%T（一次有误差可加按一次）。

（6）将盛有待测溶液的比色杯依次放入样品室"1"、"2"、"3"格位置，盖试样盖，拉动试样槽架拉杆使待测杯置入光路，此时显示窗所显数据即为该待测溶液的吸光度。

（7）依次测试完毕后，取出比色杯关闭试样盖，然后切断电源。洗净比色杯，并用镜头纸或干净柔软的绸布轻拭干净，放回比色杯盒内备用。

（8）仪器表面宜用温水擦拭，不能使用乙醇等有机溶剂清洁。

（五）注意事项

1. 使用仪器时要认真、谨慎，严格按照操作要求进行。

2. 分光光度计必须放置在固定且不受震动的仪器台上，不得随意挪动。严防震动、潮湿和强光直射。进行测量、校正样品溶液时，严禁随意打开暗箱盖。

3. 比色杯盛液量以达到容积的 2/3 左右为宜。若不慎使溶液流到比色杯外，必须先用滤纸吸干，再用擦镜纸或绸布擦净才能放入比色杯槽内。移动比色杯架要轻，以防溶液溅出，腐蚀机件。

4. 一般制成的溶液浓度应尽量使吸光度在 0.1～0.7 的范围内进行测定。这样所测得的读数误差较小。如吸光度不在此范围内，可调节比色液浓度，适当稀释或加浓，使其在仪器准确度较高的范围内进行测定。

5. 用完比色杯后应立即用自来水冲洗，再用蒸馏水洗净。若上法洗不净时，用 5%的中性皂溶液或洗衣粉稀溶液浸泡，也可用新配制的重铬酸钾-硫酸溶液短时间浸泡，立即用水冲洗干净。洗涤后比色杯倒置晾干或用滤纸将水吸去，再用擦镜纸轻轻揩干。

6. 严禁用手拿比色杯光学面，不能用毛刷等物摩擦比色杯的光学面。

7. 仪器连续使用时间不超过 2h，每次使用后需要间歇 0.5h 以上才能再用。

8. 暂停测试或读取数据时应及时关闭光电管闸门，以保护光电管免受强光或长时间照射而损坏。

9. 每套分光光度计上的比色杯及比色杯槽不得随意更换。

10. 分光光度计内放有硅胶干燥袋，需定期更换。

四、小动物呼吸机及其使用

TKR-200C 小动物呼吸机是一种根据开放式喷射呼吸机原理设计的小动物呼吸机。该机既可进行高频小潮气量的通气方式，又可进行常频大潮气量的通气方式，其原理：在气道开放状态下，利用高压气源（高压氧气或压缩空气）的高速气流，通过电子线路的自动控制，将气体有节律地喷入气道，使肺扩张，以达到气体交换的目的。

本机有以下特点：通气时可采用无气囊的气管导管及小的气管导管；在通气同时进行气道吸引不干扰通气效果；采用高频小潮气量通气式动物气道内压低，对回心血流干扰小，血氧分压提高快；通气时对循环系统干扰小，有利于心输出量的增加，有益于动物的长时间管理；潮气量调整精细（在 0～500ml 内调整）；具备吸入气氧浓度可调，湿化良好的持续氧流通气方式，通气时维持动物自主呼吸；可进行高频小潮气量通气，亦可进行常频大潮气量通气，有益于提高小动物的血氧分压和二氧化碳分压。应用范围：适用于大、中、小型动物（如大鼠、豚鼠、仓鼠、兔、猫等）的人工通气和呼吸管理。

使用方法如下。

（一）准备工作

1. 将主机平置实验台或手术台上，连接方法见图 2-21。

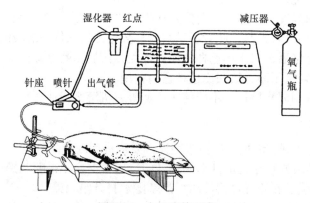

图 2-21　主机连接示意

2. 安装供气源　采用氧气瓶供气连接方法见图 2-22；采用压缩空气供气连接方法见图 2-23。

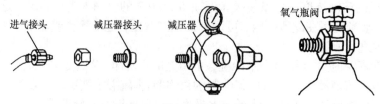

图 2-22　氧气瓶供气连接示意

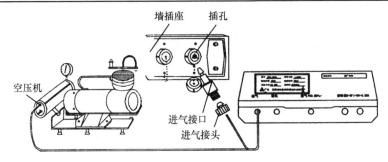

图 2-23　压缩空气供气连接示意

无油压缩空气的输出压力应不低于 0.16MPa，流量应不低于 15L/min。

3. 如需湿化，需连接湿化器，出气管应与雾化衔接头连接，连接方法见图 2-21。

4. 插上 220V 电源，按下电源开关，电源指示灯亮，供气压力不足时报警，发出"嘟……嘟"声。

（二）呼吸参数选择

1. 呼吸频率　参照实验动物呼吸频率正常值（见表 2-1）选择。

呼吸频率按键的使用：

按单键：8、12、30，分别为相应的频率。

按双键：频率为单数值×3。

按组合键：呼吸频率分别为 20、38、42、50 次/min，按"×3"键后呼吸频率分别为 60、114、126、150 次/min。

2. 吸呼比值　常频呼吸时根据需要选择；高频通气时一般采用 1 : 1.5 或 1 : 2.5。

3. 驱动压　顺时针缓慢旋转"工作压力调节"，压力上升；逆时针旋转，压力下降；压力表指针动态显示工作压力值，调整的工作压力最大值小于输入氧气压力值。

（三）综合调整

1. 提高动脉血 O_2 分压（PaO_2）

（1）将喷射针头尖端伸进气管衔接头，可减少文丘里效应，增加吸入 O_2 浓度，适当加大工作压力。

（2）单纯提高工作压力。

（3）采用高频通气，适当增大吸呼比。

2. 减低动脉血 CO_2 分压（$PaCO_2$）

（1）采用低氧浓度的供 O_2 源，如采用无油空气泵供气。

（2）加大工作压力降低通气频率，延长呼气时间，吸呼比选择 1 : 2.5 或 1 : 3。

（3）选用较粗的气管插管。

（四）临床观察

1. 一般情况　黏膜颜色，黏膜苍白发绀提示缺 O_2；皮肤潮红提示 CO_2 潴留、蓄积（常见原因）。

2. 呼吸运动　观察胸廓运动，气流是否通畅，呼吸频率及节律是否规则。

3. 血气分析　血气分析能可靠判断 PaO_2、$PaCO_2$ 和 pH，能可靠反映呼吸功能。

五、钠钾氯电解质分析仪及其使用

（一）简介及原理

钠钾氯电解质分析仪由微处理机控制，具有自动性能可以分析血清、血浆、全血及尿样中的钠离子、钾离子、氯离子浓度，采用离子选择性电极测量流经样品。一次分析耗时 $60\sim100s$，且操作简便，仅需根据屏幕显示的信号和问题按 YES 或 NO 键即可。其基本结构见图 2-24。传统的血液样品的离子检测方法是用火焰光度学方法，样品被已知离子（通常为锂离子或铯离子）浓度的溶液稀释，雾化并通过火焰成为离子态。这些离子像不同频率的光子一样释放能量，光的强度与样品中的离子浓度相关。新发现的钠离子选择性玻璃和选择性吸收钾和氯的有机化合物使得探测器可以直接接触生物体液进行测量，这些感受器即所谓离子选择性电极。电极电位可与由银/氯化银参比电极产生的稳定电位比较而测得。离子选择性电极使得电位随样品的离子浓度的变化而改变，变化的电位与离子浓度呈对数关系，以能斯特方程表示

$$E = E^{\ominus} + \frac{RT\ln(\gamma C)}{nF}$$

其中：E=在样品溶液中的电极电位；$E^{\ominus}$=在标准状态下的电极电位；RT/nF=一个与电极反应值有关的常量；$\ln$=取自然对数；γ=溶液中的离子活度；C=溶液中的离子浓度。

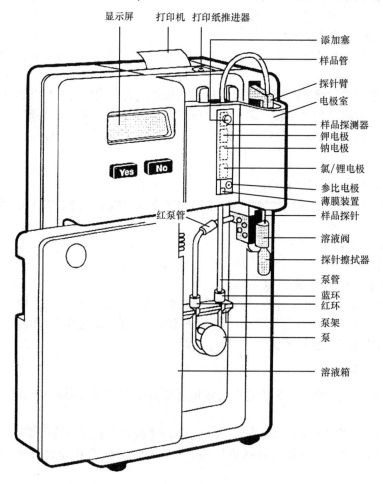

图 2-24 钾钠氯电解质分析仪

检测时利用了比较法。首先，加入样品，测量电位，然后加入标准液测量电位，二者的差与样品中钠、钾、氯离子浓度和它们在标准液中的浓度之比存在对数关系，因已知电位与标准液中的钠、钾、氯离子的浓度关系，计算机可根据能斯特方程计算出样品中的钠、钾、氯离子浓度。

（二）操作方法与步骤

1. 接电源（电源插头的第三根线必须接地） 分析仪上无 ON/OFF 开关，插头插入电源即接通。

2. 校准 通电后待显示屏上显示出"CALIBRATE NOW？"，按 YES 键，自动校准完毕，将显示"ANALYZE BLOOD？"。

3. 血样分析

（1）血样的采集和处理依照临床医学检验操作规程进行。

（2）在显示屏上显示"ANALYZE BLOOD？"的状态下，按 YES 键，样品针下降，同时屏幕显示"PROBE IN BLOOD？"。

（3）样品管套入探针，并始终确保探针孔在样品的液面下。按下 YES 键，分析仪自动吸取样品 100μl 后，用纸巾擦拭探针。分析仪自动将探针升起，自动分析，结果会出现在显示屏幕上并自动打印结果。

4. 尿样分析

（1）尿样的采集依照临床医学检验操作规程进行，离心尿样去除细胞、晶体。

（2）取 1 份尿样，加入 9 份尿样稀释液。

（3）分析仪进入"SECOND MENU？"，选择"ANALYZE URINE？"，按 YES 键，屏上显示"DILUTED 1：10？"，再按 YES 键。样品针下降，同时屏幕显示"PROBE IN URINE？"。

（4）后续操作同血样分析第（3）步，不同之处是分析仪吸取尿样的量为 400μl。

（三）操作注意事项

1. 在样品检测过程中须始终保证探针孔在样品的液面下。

2. 分析仪每次吸取样品后必须用纸巾擦拭探针。

3. 在分析完最后一个样品后应进行日常清洗。

4. 分析仪内的各种电极、配件、清洗液、稀释液具有相应的闲置、使用寿命，到期应及时更换，否则会影响检测结果的准确性。

5. 体液样品可能含有病毒或其他病原体，应将所有样品收集器具和可能接触样品的分析试剂作为生物危险品对待。

六、血液分析仪及其使用

IRMA SL 血液分析系统是利用离子选择电极（ISE）法来测量未稀释的全血中的 pH、$PaCO_2$、PaO_2、Na^+、K^+、iCa、Cl^-、BUN（尿素氮）。IRMA SL 血液分析系统测量并报告电离钙的数值。

血液分析系统的主要组成部分是一台携带式的电池供电的分析仪及包含传感元件与校准液的一次性使用的血盒，准备了不同分析成分（分析物）配置的各种血盒（图 2-25）。

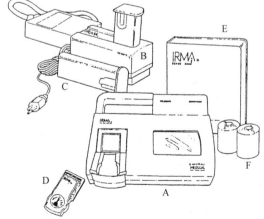

图 2-25 IRMA SL 血液分析系统主要部件

A. IRMA SL 分析仪；B. 电池充电器及电源供给；C. 两个可充电的电池；D. 温度卡；E. 用户手册；F. 两卷热敏打印机纸

使用方法和步骤如下：

（一）进行一次温度测试

1. 触摸屏幕右侧边缘接通分析仪电源。

2. 启动温度测试。

3. 在分析仪中完全插入"温度卡"，温度测试通过；按 Print（打印）获得一份打印输出。

（二）进行一次 EQC 测试

1. 在屏幕菜单上，按 QC、Test（品质控制测试）显示 QC、TEST、OPTIONS（品质测试选项）菜单。

2. 在该菜单上，按 EQC（电子品质控制），启动 EQC 测试。

3. EQC 测试通过，按 Print 获得一份打印输出。按 Done（做完）回到 QC、TEST、OPTIONS 屏幕。

（三）用 CC 一次性使用的血盒，进行一次血液测试

1. 检查血盒包装上的过期日，去掉胶带，插入血盒。

2. 拿掉 LUER 帽，注入血液样品，按 TEST（测试）。

3. 测试完毕，结果自动出现在 IRMA 触摸屏上。

4. 按 Done（做完）按钮，测试结果自动打印。

注意事项：

1. 不要把分析仪、电池或电池充电器浸入水或其他液体中。

2. 电源线或电源插头损坏时，不要使用电池充电器。

3. 清洁前切断电池充电器以防止意外触电。

4. 不要让电池接触点与金属物体接触。

七、动态微循环观察测量分析仪及其使用

（一）BI-2000 医学图像分析系统功能特征

BI-2000 是针对医学院校动态微循环观察实验的图像分析系统，可以不需要电视屏幕，直接在计算机屏幕上动态观察彩色显微图像，可在动态视频屏幕中对临床观察、休克实验和用药实验等各个步骤及十几种参数进行查看、测量，采用"飞点"法动态模拟流速，实时修正飞点运动速度，所有数据结果均直观显示。微循环观测测量功能是主要技术特色，可通过与显微镜配合，动态观察微循环及活体电生理信号的变化规律。

实时动态数字录像录制和播放，录像逐帧慢放测量分析功能，可以用于微循环流速、心肌细胞频率幅度等各种运动参数交互式精确测量。通过录像慢回放，可达到精确测量流速变化的目的，也可以边测量边提取任意多幅图像，以便分析、保存。

与系统配套改进的生物显微镜、实验平台（蛙板、兔板），可以达到清晰的微循环观察效果。

（二）界面说明

在系统菜单中选择"微循环测量按钮"，如果系统没有安装 BL-420 生物信号采集与处理系统，系统会给出没有联系上 BL-420 生物信号采集与处理系统的提示信息，选择"确定"，系统弹出微循环观察测量窗口界面。

微循环观察、测量和分析均在单个界面中完成，可多个窗口来回切换。整个界面分成视频控制、实验参数设置、数据处理、录像分析和微循环各个步骤测量记录这五大部分。

在窗口的左上部是动态观察的视频图像，由于采用了视频直通（overlay 覆盖）技术，可以满屏达到 768×576 实时 25 帧/s 的速度，没有任何滞后。可以实时观察显微镜下捕获的图像，调整视频范围和焦距，以达到最佳状态。

视频控制部分可以直观地控制视频图像的亮度、色度、对比度和饱和度参数，进行视频来源切换（如来自摄像头的视频复合信号和录像机/数码相机的 S 端子信号），捕获图像大小选择等参数设定；同时可以鼠标点击视频区实现满屏切换，屏幕切换可以更好地观察目标；数字录像功能可以实现即时录像，视频数据采用 MJPEG 格式动态实时压缩，视频冻结可实现冻结画面，便于教学和细微观察，电子照相快门实现不停顿后台捕获图像，退出后可以用于保存和分析。录像分析可以对数字录像进行分析。

数字电子时钟显示系统当前时钟，可以方便准确地控制实验进度，如失血/用药时间等。

（三）调整视频色彩

当观察到的视频图像不够满意时，针对具体情况而采取不同的解决步骤。

1. 图像太亮或太暗　调节显微镜的光路，同时调节光圈和光亮度；选择"调节视频色彩"，系统弹出一对话框：通过左右拖动滑动条调整以下参数以达到满意效果：亮度、对比度、色彩饱和度、色度。

2. 图像黑白、马赛克效果　选择"设置捕获参数"，设置捕获的图像大小：选择 MJPEG 视频格式，图像大小为 704×576 像素 24 位真彩色模式。改变输入视频的来源，选择"设置视频源"按钮：视频通道栏可选择"S 端子"（S-video）"复合视频"（composite video）"电视信号"（TV tuner）三者之一输入；摄像头的默认输入应该是"复合视频"。

（四）全屏幕切换

用鼠标点击视频区实现满屏切换，从而清晰有效地放大视频图像；简便的切换方式是在视频区域内直接双击鼠标左键，实现屏幕切换。

（五）数字录像和分析

1. 开始/停止录像　当某一段视频需要记录、分析时，可以在定时录像框内输入定时值，0 表示实时录像，其他定时可选的参数是 0.1s 至 1h。选择"开始数字录像"功能，这时系统自动按照以前的视频设置模式进行记录，同时可以继续观察测量。开始录像后，按钮文字自动变成"停止数字录像"。要停止录像，请选择"停止数字录像"按钮。

由于数字录像暂时以日期-时间的形式保存，所以停止数字录像后，屏幕弹出下列对话框：

> 刚录制的数字录像已存为 d：\m-d-t-m.avi 文件名，需要改名吗？

录像保存提示界面系统提示已经按月-日-时-分方式为该录像取名，如果需要重新命名，按"是"。在接下来的对话框内输入想要的名字，点击确定即可。不想改名请按"否"。

系统自动将数字录像文件保存到程序运行目录的 database\video\子目录下面，以便于管理。

2. 播放/停止播放数字录像　对刚才录制的数字录像，可以选择"播放数字录像"按钮直接播放，这时视频区自动切换到播放状态，按钮文字变成"停止播放数字录像"，再次点击，视频区域切回到观察状态。

3. 录像分析　如果要分析以前录制的录像中目标的运动长度、速率等参数，可以选择点击"录像分析"按钮，在系统弹出的录像文件对话框中选择要分析的录像文件，点击"确定"。系统调出录像图像到视频区域中，点击滑动条的左右箭头，录像按 1/25s 速度播放变化图像，在滑动条的左右区域中点击鼠标，录像按 1s 的间隔跳跃播放变化的图像，还可以拖动滑动条，快速定位到相应的录像位置。

如果找到了目标变化的起点位置并需要定位，点击测量区域"精确录像分析"中的"目标定位"按钮，移动鼠标到目标位置点击左键，点击滑动条的左右箭头，确定目标的变化后位置，点击"流速测定"按钮，移动鼠标到目标位置点击左键，目标流速值显示在"流速模拟"上方的数值框内。

这种方法有效地避免了流速模拟测定的不准确性，提高了微循环血流速度测量的准确度。

4. 视频冻结　选择"视频冻结"按钮，这时视频区动态图像呈凝固状态，按钮文字变成"视频解冻"，这时也可以进行计数等测量，再次点击，视频区域切回到观察状态。

5. 电子照相快门　如果当前视频图像需要捕获下来，可以选择"电子照相快门"，这时系统自动拍取一幅图像，但并不退出观察状态，因此可以选择该按钮拍取任意多幅图像。

退出微循环测量窗口以后，可以对这些静态图像进行保存、分析、测量等功能。

（六）系统定标

在测量开始以前，如果以前没有定标，应该选择定标。

1. X 方向定标　X 方向定标时，请把微分刻度标尺放到显微镜视野下，尽量保持水平方向（可以轻微旋转摄像头来调整），确定后，选择"X 方向定标"，在微分刻度尺某刻度的起点按下鼠标左键不放，移动到刻度终点，松开鼠标。系统弹出对话框，在"已标注的长度"栏中输入标尺的实际长度，选择"单位"，按"确定"，完成 X 方向定标。系统自动保存定标信息，供以后打开图像测量使用。

注意：由于大多数图像 X 和 Y 方向像素比例不同，所以需要同时对 X 和 Y 两个方向定标。并且摄入视频画面中的标尺越水平越精确。

2. Y 方向定标　Y 方向定标时，请把微分刻度标尺放到显微镜视野下，尽量保持垂直方向（可以轻微旋转摄像头来调整），确定后，选择"Y 方向定标"，其他步骤同"X 方向定标"。一旦定标完成，定标数据已经记录在系统注册表中，用户下次可以不再定标。但是如果选择上述定标功能并"确定"，会再次写入定标信息，请注意不要误操作。

（七）实验内容和步骤设置

点击"实验内容参数设置"按钮，弹出对话框，可以编辑新的实验内容和相应的实验步骤（具体操作见 BL-420 生物信号采集与处理系统）。

在实验名称和实验内容栏内点击鼠标，可以输入或修改相应的名称，如果需要删除、移动排列次序，请点击上部的按钮，鼠标移动到每个按钮上面都会给出相应的操作提示。

按"确定"按钮，系统保存所有修改并退出，按"取消"，则不保存修改退出。参数文件保存在当前程序目录的 SYPARM.DAT 文件中，请不要删除此文件。

（八）开始实验

1. 确定实验内容　点击"实验内容"下拉列表，选择微循环实验内容，系统自动设置实验步骤名称。

2. 观察视频图像　在微循环显微镜下放入实验活体，调好焦距，如果图像色彩不满意，按"调节视频色彩"调节亮度、对比度等参数。

如果想全屏幕观察视频，请在视频区域内双击鼠标左键，系统切换到全屏幕观察，这时无法测量，再双击鼠标左键，回到原来测量状态。

3. 开始测量数据　在测量每个参数前，请读出当前的物镜倍数，如果物镜倍数与定标时物镜倍数相同，"物镜倍数"栏填"1"，对固定物镜来说，该栏一直为"1"，但如果是可调物镜倍率，该栏中填入当前物镜倍数/定标物镜倍数的比值。建议对可调物镜，定标在 1 倍物镜下进行，以后该栏内可以输入当前物镜的实际倍数。

计数类测量，如"血管计数""血管交叉数"，点击相应功能按钮后，鼠标指针自动限制在视频区域范围内，只需要点击相应的计数位置，系统自动显示计数值，点击计数完毕，请点击鼠标右键退出计数。

状态选择类功能有"实验步骤"下拉列表，"流态"下拉列表和"渗出"选项，下拉列表选择时在该类选项上点击鼠标左键，系统自动弹出选项供选择。"渗出"选项为开关选择，打勾表示选中，有渗出。系统自动记录测量数据。

直线类测量，点击相应功能按钮后，在测量的起始点按下鼠标左键不放，拖动到终点放开鼠标左键，测得的长度信息自动记录到相应的栏内。

流速模拟测量，点击相应功能按钮后，选取一段有代表性的相对较直的血管，顺着血液流动方向拉出直线（类似直线测量方式），调节流速请按"快"/"慢"按钮，直到认为接近为止。

这种流速测定方式提供了最大的操作简便性，但由于人为的观察判断导致一定的误差。如果需要精确测定流速，可以采用数字录像分析方法达到准确测量的目的。

观察系统时钟，判断是否该进入下一步，点击"实验步骤"选项，选择下一步骤的名称，系统自动提示是否所有参数已经测量完毕。可重复以上步骤。

在进行参数测定时，系统自动对每一步提示数据测定的完整性备用户自查。测定完成后，各个步骤数据选择数据处理部分的按钮可以完成存档、打印等功能。

（九）数据存档和分析

数据处理部分包括：EXCEL 数据存档、EXCEL 结果数据分析、实验结果讨论区，打印微循环实验报告。

1. EXCEL 数据存档　选择该功能可以将测量完成的微循环各个阶段数据保存成 EXCEL 数据格式。选择该按钮后，在文件保存提示框内输入想保存的文件名称，按"确定"即可。

2. EXCEL 结果数据分析　选择该功能，系统自动调入 EXCEL 程序分析刚才保存的实验结果数据。

3. 实验结果讨论区　在结果讨论区内点击鼠标左键，出现直线光标后可以输入结果讨论内容，按回车可以输入多行文本，本内容主要用于直接打印到微循环实验报告中。

4. 打印微循环实验报告　当所有数据测量完成后，如果需要输入实验结果，请在实验结果讨论区内输入，然后选择打印，这时弹出"实验报告单参数设置"对话框，系统自动输入有关内容和参数，也可以在该对话框中修改。准备好打印机后，选择"开始打印"，系统自动打印微循环实验报告；"取消打印"，则退出打印请求，回到微循环观测窗口。按"退出"按钮可以回到系统主控制界面。

第七节　生物信号记录基本知识及原理

实验手段和设备的不断更新，促进了机能学实验研究的发展。机能学实验常常要记录多种生物信号，因此了解生物信号记录基本知识和原理，是顺利开展机能学实验的前提。

生物电活动是可兴奋细胞功能活动的基础。机能学实验常以生物电活动为指标，观察生物活动的规律、病理条件下生命活动的变化以及药物对生命活动的影响。欲得到真实可靠的实验结果，实验者不仅要掌握电生理实验技术，而且还应熟悉生物膜的电学特性。

一、生物膜的电学特性

认识生物膜的电学特性不仅有助于理解生物膜和神经功能活动的原理，而且可为基础医学和临床医学电生理实验奠定坚实的基础。生物膜的电学特性包括被动电特性和主动电特性，被动电特性是生物膜的固有特性，它是静息状态下细胞膜的电阻和电容以及由它们所决定的膜电流和膜电位变化的特征。主动电特性是以被动电特性为前提的。了解生物膜的电特性是电生理实验的重要基础。

（一）生物膜的等效电路

膜质双分子的膜结构是跨膜信息转导的必由途径。神经元和其他可兴奋细胞存在跨膜电位差，跨膜电位代表生物膜离子的选择通透性，实际上是膜对离子流动的阻力，膜的阻力视为电阻器（resistor，R）。此外，膜脂质双层在两个导电液之间提供了一个绝缘层，膜两侧存在电位差，可储存电荷，膜可视为电容器（capacitor，C）。在生物膜中，膜电阻（R_m）和膜电容（C_m）以并联方式存在，故可用"等效电路"（equivalent circuit）来描述脂质双层膜的电学特性，见图 2-26。

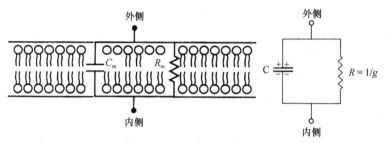

图 2-26　生物膜的等效电路

（二）膜时间常数

在电生理实验过程中，采用矩形脉冲刺激电流，同样可以引起膜电位变化。图 2-27 示注入矩形脉冲电流引起的膜电位变化，纯电阻元件的膜其膜电位变化与脉冲电流变化同步（图 2-27a）；纯电容元件的膜电位变化减慢，但保持其起始斜率（图 2-27b）；含阻容元件的膜电位呈指数性变化（图 2-27c），即膜电位变化率（ΔV_m）是流入电流（I）和膜电容（C_m）二者的函数，可按下式计算：

$$\Delta V_m = I/C_m$$

图 2-27 表明，膜电容可减慢注入电流引起的膜电位变化。这是因为在注入电流引起膜电位变化之前，膜电容必须充电（或放电）。因此膜电位变化不可能即刻发生，而需要膜的时间常数（time constant）τ 所决定的一段时间。时间常数是标志 RC 电路放电的基本参数。在 RC 电路中，τ 值越大，电容器充放电流越小、越慢，电容器两端的电压（U_C）达到某一定值所需的时间越长，反之，τ 越小，充放电流越大、越快，电容器两端电压达到某一定值所需时间越短，如图 2-28 所示。

由图可见，τ 的大小标志 RC 电路充、放电的快慢，也表示充、放电时间的长短，故称为时间常数。RC 电路的电位（E）随时间呈指数性改变。即

$$\Delta E = IR\,(1-e^{-t/\tau})$$

给生物膜施以矩形脉冲电流引起的膜电位变化曲线与 RC 电路充放电曲线一致，故 ΔV_m 也可按照上式计算。即

$$\Delta V_m = I_m R_m\,(1-e^{-t/\tau})$$

式中 e=2.72 为指数系数，$\tau=RC$ 为时间常数。

由式可知，膜电位下降到最初值的 1/e 所需的时间为一个时间常数，即膜电位变化达最终

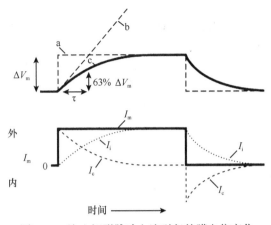

图 2-27 注入矩形脉冲电流引起的膜电位变化

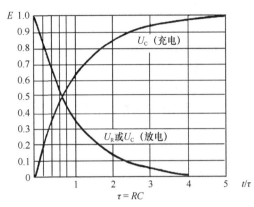

图 2-28 RC 电路充放电曲线

值的 63%所需的时间为一个时间常数。生物膜中的时间常数变化很大（神经元 1～20ms），检测发现，单位表面积膜电容非常恒定，约 $10^{-6}\mathrm{F/cm}^2$。据此，这种不相同的时间常数必定反映了不同细胞 R_m 的不同，甚至同一神经元的各个膜区域之间也存在差异。R_m 的差异反映了膜的离子通道类型、密度和调节方面的差异。膜时间常数在决定神经元高度复杂的内在电活动以及细胞对刺激的反应方面都起着重要作用。在生物机能实验过程中，多种因素如标本干燥、机械牵拉等不良刺激都可使 R_m 增加，影响其内在电活动及其对刺激的反应。实验中力求标本的机能状态正常，避免不良刺激是稳定其电特性获得真实可靠结果的必要条件。

（三）膜的离子电流和刺激电流与膜电位

1. 跨膜离子电流与膜电位变化 生理学知识告诉我们，膜电位是离子跨膜扩散（离子电流）引起的，内向离子电流引起膜去极化，外向离子电流引起膜复极化或超极化。按照欧姆定律，通过某一导体的电流（I）与导体两端的电压（V 或 E）成正比，与导体的电阻（R）成反比（$I=V/R$）。为了更好地描述离子通道允许电流通过的能力，引进了电导（g）的概念。电导就是电阻的倒数（$g=1/R$），因而欧姆定律可改写为 $I=gE$。若以膜电位为横轴，流经离子通道的电流为纵轴，则通过通道的电流（I）与电压（V）的关系（current-voltage relationship），简称为 I-V 关系或 I-V 曲线，理论上应为线性关系，其中斜率（slope）即为该通道的电导。离子通道是一种特殊的导体，各离子经离子通道的跨膜转运是顺化学梯度的被动转运，故其产生的电流的大小（I）不仅取决于跨膜电位（E_m）及通道的电导，还与该离子的平衡电位（E_s）有关：$I=g（E_\mathrm{m}-E_\mathrm{s}）$。也即离子流过通道的驱动力（driving force）是（$E_\mathrm{m}-E_\mathrm{s}$）而不是 E_m，电流为 0 的电位[因为电流在此电位改变方向或符号，故又称反转电位（reversal potential，E_rev）]是与离子的平衡电位相等的电位而不是 0mV 处。上式也可表示为 $g=I/（E_\mathrm{m}-E_\mathrm{s}）$，用电压钳技术钳制的 E_m 值和记录的 I 值便可计算出 g。实际上，许多通道具有非线性的 I-V 关系，尤其可通透的离子在膜两侧的浓度不同或通道的结构不对称等情况下，I-V 曲线往往会向某个电流方向（如内向电流或外向电流）偏离欧姆定律，即所谓"整流"（rectification）现象。研究离子通道的 I-V 关系，是了解通道的生物物理学特性和药物作用机制的基本方法。

在生物膜的等效电路中，由于 R_m 和 R_c 以并联方式存在，膜电流（I_m）等于跨膜离子电流（I_i）与电容电流（I_c）之和。即

$$I_\mathrm{m}=I_\mathrm{i}+I_\mathrm{c}$$

由式可知，膜的 I_i 或 I_c 的变化可改变 I_m。实际上 I_i 反映了膜电阻（R_m）的大小，I_c 反映了

跨膜电容（C_m）的大小。因此，R_m 或 C_m 的变化必然会改变 I_m。由欧姆定律可知，I_m 的变化必然将改变膜电位（V_m）。也就是说 R_m 和 C_m 不同，V_m 也会发生改变。据此，在测量 V_m 的电生理研究中，应尽量排除各种影响因素，保持生物膜 R_m 和 C_m 的稳定状态。

2. 刺激电流与膜电位变化　膜电位可因接受电流刺激而发生变化，研究表明，刺激电流方向不同，膜电位可发生相反的变化，外向刺激电流使膜去极化，内向电流使膜超极化。因此，在用微电极技术进行实验时，正电极应置入细胞内，负电极应置入细胞外，接通电路时，刺激电流由膜内流向膜外即形成外向刺激电流，使膜去极化。达到阈电位时，Na^+ 大量内流（内向离子电流），爆发动作电位。因此，引起兴奋的条件除细胞的功能状态、有效刺激的三个参数外，也与刺激电流的方向有关。即外向刺激电流使膜去极化，兴奋性升高；内向刺激电流使膜超极化，兴奋性降低，不能引发动作电位，如图 2-29 所示。

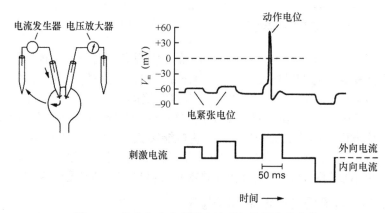

图 2-29　外向和内向刺激电流引起的膜电位变化

采用细胞外刺激时，两个电极与神经接触，通电时，在正电极处发生超极化，兴奋性降低；而负电极处发生去极化，兴奋性升高。因此，采用细胞外双电极刺激时，应将正电极置于远离引导电极的一侧，负电极置于靠近引导电极的一侧，以避免正电极处超极化引起的阻滞作用（阳极阻滞）。

以上叙述了被动膜反应的所有特性，适用于任何强度的超极化刺激和弱小的去极化刺激。当去极化刺激达到阈值（threshold）时，与阈值以下的膜电位变化不同，阈下刺激引起的膜去极化电位大小取决于刺激强度，属于被动反应，阈刺激或阈上刺激引起的膜反应是"全或无"式的动作电位，属于膜的主动反应（图 2-29）。不同类型可兴奋细胞的实际阈值水平是有差异的，一般是从静息电位（RP）起在去极化的 $10\sim20mV$ 范围内。主动反应的动作电位是重叠在被动反应之上的非常迅速地去极化，然后复极到静息电位水平。

（四）刺激强度与膜电位

刺激引起兴奋必须具备三个条件（强度、时间、强度-时间变化率）。刺激强度达到阈值才能引起兴奋，这是因为膜去极化，膜电位与 K^+ 平衡电位（E_K）的差值就会增大，非门控 K^+ 通道的 K^+ 外流也增加，而且去极化越明显，K^+ 外流越多。如果刺激强度为阈下时，因为去极化程度小，激活的电压门控 Na^+ 通道数目少，Na^+ 内流引起的膜被动反应（部分去极化）被 K^+ 外流所对抗，使膜的进一步去极化不能实现。当刺激增加到阈强度之后，由于刺激引起的去极化引起开放的电压门控 Na^+ 通道数目增加，Na^+ 内流随之明显增多，Na^+ 内流引起的膜电位去极化不能被 K^+ 外流对抗。进一步的去极化又将引起更多的电压门控 Na^+ 通道开放，使去极化加强,成为再生性去极化(regenerative depolarization),也称再生性 Na⁺内流(regenerative sodium ion current),形成 Na⁺内流与去极化的正反馈。使膜去极化迅速发展形成动作电位的上升支,直到接近 E_{Na}。这就是刺激必须达到阈强度才能引起兴奋的道理。

在神经干或组织受到刺激时,由于不同的细胞兴奋性不尽相同,而且因手术操作或离体条件会影响生物膜的电特性,引起兴奋所需的阈强度也不相同。例如,在引导蟾蜍坐骨神经干动作电位的实验时,在最大刺激强度范围内,随刺激强度增加,动作电位的幅度相应增大,因为组成神经干的神经纤维各自的兴奋性不尽相同,引起兴奋所需的强度也不同。因此,刺激强度越大,兴奋的纤维数目越多,其动作电位叠加而使幅度相应增大,当强度增加到所有的纤维都兴奋即最大强度时,动作电位的幅度达到最大。这就是多细胞动作电位幅度在最大刺激范围内随刺激强度增加的原因。

图 2-30 说明了动作电位的全或无特性。阈下刺激不能引发动作电位,刺激强度在阈值才能引发动作电位(action potential,AP),大于阈值的刺激其振幅不再随刺激强度的改变而改变。虽然 AP 的振幅(amplitude)通常与刺激强度无关,但是其他的许多性质并不是无关的。特别是潜伏期(latency),即从刺激开始到 AP 的波峰所延迟的时间,它是刺激强度的函数。正如图 2-30 中通过仔细检查两个 AP 所表明的,刺激越强,刺激和 AP 之间的延迟越短。为避免实验误差,电刺激诱发神经纤维 AP 时应采用阈强度,神经干 AP 应采用最适刺激强度。

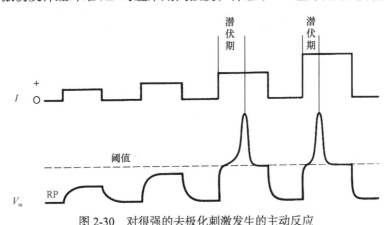

图 2-30　对很强的去极化刺激发生的主动反应

二、生物电信号的特性

1. 信号微弱　电压为 nV～mV 级,电流为 pA～nA 级。

2. 频率特性　生物电信号频率范围一般在 0～6000Hz,如心肌细胞动作电位、胃肠平滑肌慢波电位属较慢的信号,频率很低。较快的信号如蟾蜍神经干双相 AP 持续时间约为 2.5ms,其主频为 400Hz,其中较快的负波持续时间均为 1ms,即负波的频率为 1kHz。其他较快的信号,如家兔减压神经放电等信号的频率在 1.2kHz 之内。耳蜗放电的声音最大频率可达 6kHz,通常在 0～2000Hz 范围内。了解生物信号的频率特性及频率范围,便于使用生物电极放大器时选择适宜的频带,引导所需的生物电信号。

3. 信号源内阻高　包括组织内阻、皮肤内阻、细胞膜电阻等,可达几千欧姆,甚至数万欧姆。

4. 易受其他电信号干扰　①生物电信号之间的相互干扰,如肌电对神经干 AP、肌电对心电、肌电对脑电的干扰;②50Hz 交流电源对记录电信号的干扰;③电极极化电位的干扰;④感应电场的干扰;⑤其他种类的电干扰,如空间电磁波,汽车引擎火塞的电磁波干扰等。

三、生物电信号记录中的若干问题

在生命活动过程中所伴随的电现象称为生物电现象。生物膜电现象常被实验者用作判断细胞功能的指标。也就是说把记录到的电现象特征作为功能活动的指标参数来看待。所以，生物电信号记录技术成为科学研究和临床医学中的一项基本技术。下面将概括介绍这项技术。

进行生物电信号记录要用放大器、电子刺激器和记录仪等电子仪器。这些电子仪器操作方便，测取参数准确、重复性好，与计算机相连接，利用计算机的处理能力，可提高自动化程度等。由于这一系列的优点，在一些生物非电信号的功能研究中，利用换能器把非电信号转换成电信号，也可以使用生物电信号记录技术进行实验研究。这就扩大了生物电信号记录技术的应用范围。所以有必要使医学生掌握一些基本的电子仪器知识。

下面给出的生物电信号或经换能器转换的电信号记录原理的示意图中，简略表述了电信号的一般拾取方法。实验中记录的电信号有两类：一类是组织细胞兴奋时产生的生物电变化。这一类电信号可以是组织细胞自己发生的，如心电信号，称自发生物电信号。多数情况是实验者通过刺激器诱发产生的，也称诱发生物电信号。记录生物电信号的技术要求较高，特别是在整体动物上记录困难更大一些。非生物电信号（压力、张力、体液量、温度等）须经换能器转换为模拟电信号。生物电信号和模拟电信号输入示波器或记录仪，或计算机生物信号采集处理系统（图2-31）。本节只介绍生物电信号记录中几个值得注意的问题。

（一）生物电信号拾取

机能实验记录的生物信号有两种：生物非电信号（压力、张力等）和生物电信号。前者必须经相应换能器输入记录仪器；后者需要使用适当的电极引导输入记录仪器，称作信号拾取。拾取生物电信号需用一对记录电极（检测电极和参考电极），记录电极之间的电阻常常影响生物电信号的记录。图2-32是记录电极的等效电路。

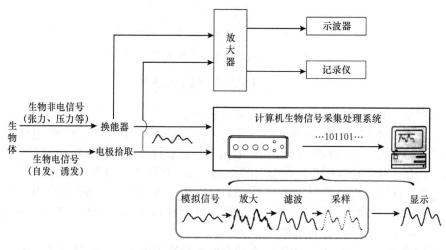

图 2-31　生物信号记录原理示意

图 2-32 表明有两类电阻：电极与组织之间接触造成的电阻为接触电阻；一对记录电极之间的电阻为极间电阻。接触电阻和极间电阻呈串联方式，与生物电源（信号源）组成一个回路。生物电信号即电源，其电位降落在三个电阻上。仪器记录的信号是极间电阻两端的电位差（电

压）。串联电路中，电阻两端电压大小与电阻的大小成正比。因此，拾取信号的第一个原则：力求电极与组织接触良好，尽量减少接触电阻。目的是使信号电压绝大部分降落在极间电阻两端，使记录的信号强度更接近生物信号。同理，两个电极不能短路，否则，极间电阻为 0，拾取不到信号。

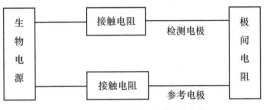

图 2-32　记录电极的等效电路

极间电阻是由电极电阻与仪器的输入电阻串联组成。同样道理，电极电阻越小越好，使信号电压主要降落在仪器的输入电阻上。因此，拾取信号的第二个原则：制作电极的材料导电性能要好，电阻要低。学生实验室常用银或不锈钢材料，前者使用较多。关于信号拾取的进一步知识，有兴趣的同学可以翻阅有关资料，这里不再赘述。实验操作中常出现的问题是，要记录的组织剥离不干净，造成与电极之间有过多的其他残留组织存在，加大了接触电阻，致使信号拾取失败。例如，记录神经 AP 时，神经分离不好，留下很多结缔组织。记录体表心电时，皮肤干燥，又没涂抹导电液，都会影响信号记录。再有，分离组织时常有组织液渗出，这些导电液体极易造成记录电极之间短路，妨碍信号拾取。

（二）生物电信号放大

生物电信号都是很弱的信号，因此在显示和记录之前，一定要经过放大。生物放大器的使用就成了必要的技能。放大器的种类很多，用途各异。使用的原则简单说有两条：足够的放大倍数，放大后波形不失真。要达到上述目的，必须选择合适参数。

生物电信号根据其频率特性分为直流和交流信号。例如，静息电位是一个直流信号，所以记录时必须用直流放大器，神经放电是交流信号，应使用交流放大器。

（三）生物电信号记录

如图 2-31 所示，生物电信号记录方法有多种。可以输入记录仪、示波器、计算机。这些仪器的使用和介绍，请参阅有关的参考资料。输入计算机已经被广泛使用，自动化程度高，波形和数据的储存、显示、处理、打印很方便。关于计算机生物信号采集、处理记录分析系统的介绍详见本节第"六"、"七"部分。

记录电信号时，还有一个辨认信号真伪的问题。凡是实验不需要的信号统称为干扰信号。区分干扰信号与经验和方法技术有关，各个干扰信号特性不同，辨认方法也不尽相同，在具体实验中再讨论。

在干扰信号中，值得提出的问题是刺激伪迹。实验中，当刺激器发出一个刺激脉冲的同时，记录电极将拾取到一个电信号，多是一个双向的尖脉冲，很容易辨认。在电生理实验中，它常被用来作为一个时间点。比如，刺激坐骨神经干记录到 AP，AP 之前还记录到一个刺激伪迹。两个信号之间的时间间隔就是刺激电极处产生的 AP 传导到记录电极处的所用时间，称为潜伏期。刺激伪迹不应干扰有用信号的记录，关于防止干扰的问题参见本节第"五"部分。

（四）诱发生物电现象产生

如前文所述，生物电信号包括自发电信号和诱发电信号。机能实验常需要人工电刺激诱发出生物电现象，例如，使神经兴奋产生 AP。常用的办法是利用刺激器引发 AP。电脉冲常用矩形波，矩形波可提供三个参数：电压大小（矩形波的幅度）、电压作用时间（波宽）、电压对时间的变化率（波的上升斜率）。刺激器可发出一个或多个脉冲，乃至连续脉冲。

（五）干扰与抗干扰

记录生物电的实验过程中总会遇到干扰问题。除需要记录的生物电信号外，周围空间中总是存在着各种各样的电信号，统称为干扰信号。干扰信号的强度可能远大于我们要记录的信号，它们会使记录的信号变形，甚至完全掩盖了生物电信号，所以抗干扰措施很必要。

最常见的是频率为50Hz的交流电干扰。最基本的措施是实验动物标本接地，连接好的地线抗交流电干扰的效果很好。在实验中，凡是记录电信号都不要忘记标本接地线。当然，还有其他一些办法，如实验远离大功率机器等。

另一个措施是借金属网屏蔽，金属网接地。使用的导线都是屏蔽线，有时实验要在屏蔽室里进行。

仪器的噪声也是干扰源。电子仪器在工作时，组成它的线路和元件会产生或大或小的电位波动，称为仪器的噪声。这是由仪器自身质量决定的，实验者无法消除。倘若记录信号的电位水平（电平）与仪器噪声电平相近，则无法清晰地记录到信号。所以，放大器性能中有一项叫信噪比的参数。信号电平与噪声电平的比值叫信噪比，该值＞10才能满足实验记录的要求。关于信噪比的知识，请见本节第"四"部分内容。

四、生物信号放大器的性能指标及作用

生物体的机能信号种类繁多，信号强弱不同、频率不同，存在频谱混叠和互相干扰现象，再加上外界环境噪声的影响，如果我们不将需要观察的信号单独分离出来，那么即使观察到的信号波形中包含有需要的信号，也根本无法分辨，更不用说进行分析研究了。另外，生物电信号非常微弱，必须经过放大才能记录出来。因此，传统的电生理实验必须在生物电与记录仪之间串接一个高性能的差分放大器才能记录出相应的电信号。差分放大器除了放大信号的作用外，另一个重要功能是抗干扰。机能学实验中出现的干扰、噪声、基线漂移、信号畸变等问题主要是放大器的性能不佳或使用不当造成的。欲获得真实可信的结果，了解差分放大器的有关指标性能意义是实验者必备的基本素质。有关指标包括：带宽、增益、输入阻抗、共模抑制比等。目前，计算机生物信号系统融入了放大器的上述指标。

（一）带宽

带宽，即通频带。它是放大器选择与生物信号相适应频率范围的技术指标。已如前述，生物信号有直流信号和交流信号，后者最高不超过6kHz，生物放大器的带宽下限为0，上限最大频率在6kHz就能满足机能实验的要求。根据所观察生物信号的频率特性，选择相应的带宽，带宽的选择是通过调节"时间常数"和"高频滤波"实现的。时间常数又称低频滤波或高通滤波，高频滤波又称低通滤波，二者是表征RC电路频率响应的参数，其实质都是滤波。为了适应各种信号的频率，在放大器的前级与后级之间设置了低频滤波和高频滤波电路，二者决定放大器的带宽。实验中，通过调节放大器的"时间常数"和"高频滤波"即可限制放大器的带宽达到选择相应频率范围生物信号的目的，将所需要观察的生物信号从其他信号或噪声中分离出来。

时间常数决定放大器带宽的下限频率（f_1），即衰减信号中的低频成分，让高频成分全部通过，高频滤波决定放大器带宽的上限频率（f_2），即衰减信号中的高频成分，让低频成分全部通过。$f_1 \sim f_2$即为放大器带宽（图2-33）。

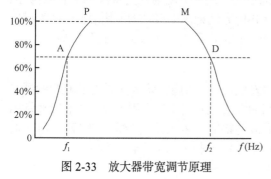

图2-33　放大器带宽调节原理

时间常数（τ）所截止的频率为带宽的下限频率，它的目的是消除信号基线的漂移和低频噪声，参见图 2-34、图 2-35。它表示低于这个频率的信号将被衰减 70% 以上，而且频率越低衰减越厉害。按下式计算下限频率：

$$f_1=1/（2\pi RC）$$

式中，π=3.14，τ=RC。

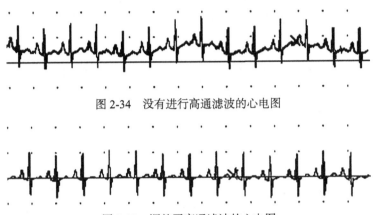

图 2-34　没有进行高通滤波的心电图

图 2-35　调整了高通滤波的心电图

由上式可知，每一个时间常数 τ 对应一个 f_1，所以如果知道一个 τ 值，就可计算出一个 f_1。比如，τ 为 5s，那么 f_1=1/（2×3.14×5）=0.03Hz；τ 为 0.001s，则 f_1=160Hz，即低于 160Hz 的信号均被衰减 70% 以上。

频率较高的生物信号，如家兔减压神经放电，通常将 τ 值设置在 0.001s，频率很慢的胃肠电信号 τ 值为 5s 或 10s，因为胃肠电慢波典型波形频率在 0.035～0.5Hz（2～30 次/min），如果 τ 值低于 5s，会将有用信号衰减掉，造成波形失真。

高频滤波（或滤波）作用是衰减信号中高频成分，而让低于滤波值（f_2）的信号全部通过。其目的是消除信号中夹杂的高频噪声，见图 2-36、图 2-37。

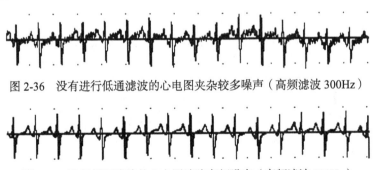

图 2-36　没有进行低通滤波的心电图夹杂较多噪声（高频滤波 300Hz）

图 2-37　进行低通滤波的心电图消除高频噪声（高频滤波 100Hz）

我们必须注意的是，由于滤波器对信号中不同频率成分的传递函数不同，所以会造成信号的失真。对于特定的信号而言，滤波器的带宽越宽，失真就越小，但噪声和干扰就越大。这就需要根据具体情况优化选择，原则上滤波和时间常数的调节不能造成信号的失真，见图 2-38。

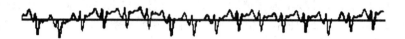

图 2-38 过度的低通滤波会造成信号畸变（高频滤波 30Hz）

表 2-14 为记录不同生物信号时高频滤波与时间常数的参考值。

表中参数设置多为实际的经验值以及从大量实验波形观察中分析推导出来的数值。时间常数和滤波的设置可以在实验过程中微调。

表 2-14 记录不同生物信号高频滤波与时间常数的参考值

信号种类	高频滤波	时间常数	备注
血压	30Hz	DC	
张力	30Hz	DC	
其他换能器信号	30Hz	DC	如温度、呼吸等
人、蟾蜍体表心电图	30Hz	2～5s	
家兔心电图	30Hz 或 100Hz（根据心率快慢决定）	5s	一般不要开启 50Hz 抑制
大鼠、小鼠心电图	100Hz 或 300Hz（根据心率快慢决定）	5s 或 0.1s	一般开启 50Hz 抑制
胃肠电	3Hz	5s	只观察慢波
胃肠电	300Hz	0.01s	适用于大部分神经放电、肌电信号
脑电	100Hz	DC	心肌细胞 AP 中含有直流成分
心肌细胞 AP	1kHz	DC	心肌细胞 AP 中含有直流成分
神经干 AP	10kHz	0.01s	刺激触发方式
减压神经，膈神经放电	5kHz	0.01～0.1s	

由于放大倍数变化较大，如减压神经放电，有时在 2000 倍时即可观察到较好的波形，而有时则需要将放大倍数设定在 20 000 倍才能够看到波形。

（二）增益

生物电信号电压极低（mV 或 μV），要使这些微弱信号放大到可被观察和记录的水平，放大器的增益必须足够高。放大器的电压增益=$20\lg(V_0/V_i)$，式中 V_i 为放大器的输入电压，V_0 为放大器的输出电压。放大器的电压增益一般要求达到 60～120db，相应的电压放大倍数 =$V_0/V_i=1\times10^3\sim1\times10^6$。

（三）输入阻抗

已如前述，生物电信号源具有内阻高的特点。记录生物电信号电压时的等效电路如图 2-39 所示。

令放大器的电压放大倍数为 A，则

$$V_0=V_i\times A$$

$$V_i=I\cdot R_i=V_s\cdot R_i/(R_i+R_s)$$

由上式可知，放大器输出电压信号的大小，不仅与信号源电压的高低和放大器的放大倍数有关，而且与放大器的输入电阻及信号源内阻构成

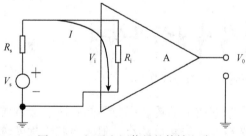

图 2-39 记录电压信号的等效电路

I. 电压信号源在输入回路中产生的电流；R_s. 信号源内阻；V_s. 电压信号源；A. 生物电压放大器；R_i. 生物电压放大器输入阻抗；V_0. 放大器的电压输出信号；V_i. 放大器的电压输入信号

的分压器比成正比。如果 R_s 一定，R_i 越大，则分压比越大，V_0 越高，而 R_i 越小，则分压比越小，同样的放大倍数和 V_s，则 V_0 将降低。因此，单纯的高增益放大器不能满足引导内阻高、信号弱的生物电信号的需要，还必须具有较高的输入阻抗。一般要求前置放大器的输入阻抗 $>1\times10^6\Omega$（1MΩ），微电极放大器输入阻抗 $\geqslant1\times10^{14}\Omega$，这样便于记录高内阻的生物电信号。在记录生物电时，正常细胞膜阻抗在 $1\times10^3\sim5\times10^3\Omega$ 范围内，只有当微电极阻抗足够大时，信号源内阻相对足够小，即输入阻抗/输出阻抗比极大时才能顺利检出微弱的生物电信号。

（四）共模抑制比

1. 共模信号与差膜信号　共模信号指差分放大器输入两端方向大小都相同的电压信号。差分放大器对共模信号无放大作用。差模信号指差分放大器输入两端方向和大小不相同的电压信号。差分放大器对差模信号有很强的放大作用。当记录生物体或生物标本的电活动时，生物体或生物标本可同时受到各种形式的电磁场的影响，如图 2-40 所示。设某干扰源存在于 O 点，神经干上有 A、B 两点距离极短（相对于到 O 点的距离，OA=OB），即 O 点对 A、B 两点的影响强度相同，这种干扰源在 A、B 点产生电动势，其方向和大小则相同，在放大器中则为共模信号。一般情况下，生物电信号多为差模信号，而外界干扰信号多为共模信号。差分放大器因其在放大生物电信号的同时，具有很强的抑制共模信号的作用，所以在生物医学领域得到广泛应用，差分放大器对共模信号抑制作用的强弱，取决于同级放大器的静态和动态对称性的好坏，这种对称性又与接触电阻、局部组织电阻、放大器的输入电阻以及构成放大器的元器件的对称性有关。实际上不存在绝对对称的放大单元或记录系统。常用共模抑制比的大小衡量放大系统的对称性或差分放大器对共模信号的抑制能力。

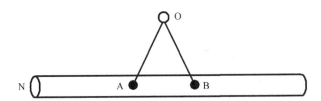

图 2-40　神经干 A、B 两点的生物电信号受干扰电场 O 影响的示意

N. 神经干

2. 共模抑制比（common mode rejection ratio，CMRR）　又称差分比，指同一差分放大器的差模信号电压增益与共模信号电压增益的比值。即

$$CMRR=K_d/K_c$$

K_d：差模信号电压增益；K_c：共模信号电压增益；$K_d=V_{do}/V_{di}$；$K_c=V_{co}/V_{ci}$；V_{do}：差模信号放大后的输出电压；V_{di}：差模信号的输入电压；V_{co}：共模信号放大后的输出电压；V_{ci}：共模信号的输入电压。设 V_{di} 为 1mV，V_{do} 为 1V，则 $K_d=1\times10^3$；V_{ci} 为 1V，V_{co} 为 1mV，$K_c=1\times10^{-3}$；CMRR=$K_d/K_c=1\times10^3/1\times10^{-3}=1\times10^6$。生物电放大器一般要求 CMRR$>1\times10^4$，最好为 1×10^6。当 CMRR$>1\times10^5$ 时，该差分放大器可在标本良好接地而无屏蔽的情况下工作。

共模抑制比也可用分贝表示，CMRR=20lg（K_d/K_c）（dB）。一般要求 CMRR$>$80dB。

由于很多生物信号源的阻抗高、信号微弱，容易受到外界干扰，因此，生物信号放大器的输入端一般采用抗干扰性能好的差分输入方式，即双端输入方式，输入端分为同向输入端和反向输入端。假设同向输入端对地的电压为 V_{ip}，反向输入端对地的输入电压为 V_{in}，那么把（$V_{ip}+V_{in}$）/2 称为共模信号，将（$V_{ip}-V_{in}$）/2 称为差模信号。比如同向输入端的输入信号为 50.01mV，反向输入端的输入信号为 50.00mV，那么共模信号的大小为（50.01mV+50.00mV）/

2=50.005mV，而差模信号的大小为（50.01mV–50.00mV）/2=0.005mV。

在生物机能实验系统中，共模信号和差模信号都会进入到放大器中，共模信号对我们来说是有害的，我们希望得到的是差模信号，使用差分放大器的原因就是为了抑制外界的共模信号，而放大差模信号。共模抑制比表示放大器对共模信号的抑制程度。

（五）信噪比

信噪比是指有用信号和噪声信号的功率比值，假设有用信号的功率为 P_s，噪声信号的功率为 P_n，那么物理上使用 $10 \times \lg（P_s/P_n）$ 表示信噪比，单位为分贝（dB）。由于在实际情况下我们较容易得到的是信号的电压值，而功率与电压的平方成正比，所以通常用 $20 \times \lg（V_s/V_n）$ 来表示信噪比。

假设信噪比为 60dB，那么意味着 $\lg（V_s/V_n）=3$，即 $V_s/V_n=1000$，或者说有用信号的幅度是噪声信号幅度的 1000 倍。对于我们观察者来讲，即使有用信号占据了整个屏幕的高度（分辨率 800×600），我们也观察不到一点噪声信号。也就是说，60dB 的信噪比完全可以满足生物机能实验的要求。

从理论上讲，12 位分辨率的采样芯片，其最大的分辨率为 4096，则其理论信噪比为 $20 \times \lg（4096）≈72dB$，而整个系统的信噪比肯定低于理论上的 72dB，如果使用 16 位的采样芯片，则其理论信噪比可以达到 96dB。

（六）零漂

在输入信号恒定或无信号输入时，放大器的输出电压信号出现缓慢变化，这种变化称为漂移。生物电信号频率相对较低，为了记录缓慢甚至是直流的生物电信号，生物电前置放大器必须是交直流两用。

在直流时，极间耦合全部改换为直接耦合以形成直流放大器，带来的主要问题是零点漂移。它是由于第一级受外界温度或超低频干扰的影响，使工作点的缓慢变化被逐级放大，使输出电压偏离其初始值。放大倍数越大，偏离越严重。直流放大电路中无信号输入时，输出电压偏离初始值的现象称为零点漂移（简称零漂）。零漂越小越好。产生零漂的原因主要是：温度变化，交流电源的变化和元件质量差。降低漂移的措施：稳定环境温度，采用温度补偿反馈电路；选用专用的低漂移集成运算放大器；采用调制放大器；采用带恒流源的差分放大器，提高共模抑制比，这是常用的较好的降低零漂的方法。

五、电刺激、刺激器和刺激伪迹

为了使组织或细胞产生兴奋，通常采用刺激的方法。在各种刺激中，电刺激不易损伤组织，能定时、定量并可重复应用。因此，它是机能实验中经常使用的刺激方法。

（一）电刺激

电刺激是由流入可兴奋组织的一个或多个电流脉冲所组成。进行电刺激时首先遇到的问题是所用的电刺激的各项参数问题。采用不同的参数刺激同一组织结构，可出现不同甚至相反的反应。电刺激时以下各重要参数需加以考虑：

1. 刺激电流的波形 大致有三种，即正弦波、方波和不对称的波形（如感应电波）。其中用得最多的是方波，电流的上升时间是几微秒到几十微秒，持续时间从几十微秒到几秒。常采用方波刺激的原因，不仅是由于波形简单，易于产生和严格控制，而且计算刺激量也比较容易，陡峭的前沿刺激电流也比较有效。

但是采用单向方波刺激时若波宽太大（超过 1ms），或采用直流电刺激作用时间太长，均可引起很大的损毁效应。为了尽量减少刺激电流引起的热和电解作用对生物体的影响，在保持刺激有效的前提下，必须尽可能地缩短刺激时间，并采用双向方波刺激，后者特点在于：在正方波时离子向一个方向运动，紧接着来的负方波使离子向相反方向运动，这样可极大地减少电解作用。有人认为，一般开始采用电刺激法时，以用波宽 1ms、电压 10V 左右、双向方波、每秒钟 100 次（50 对）为好，若波宽减为 0.5ms 以下，电压常需加大为 40～50V。

2. 刺激电流的强度　可用电压（电位差）或电流的强度来表示。电流强度一般在几微安到几十毫安，电压可在 200V 以内，在某些特殊情况下可超出这个范围。电刺激之所以能引起组织兴奋，是由于它可使细胞膜静息电位降低到阈电位，若用的电流太小则不能引起兴奋，若电流过大则对引起兴奋来说不再起什么更大的作用，反而可引起组织内电解和发热效应，使细胞受到破坏。因而在进行电刺激时，要控制电压强度或刺激电流密度（density of stimulating current）。一般电流与电压强度是平行增减的。但实验证实，经多次刺激之后，电压的变化不大，而电流则随电极尖部的极化作用而降低。

3. 刺激电流脉冲的重复频率　一般不大于每秒 1000 次。当刺激频率过高时，有一部分刺激会落在组织的不应期而无效。刺激中枢神经系统所需的频率到底以多少为宜，这要看是哪个结构，要求有哪种反应。例如，用电刺激犬脑的额叶眶回，当频率为 6 次/s 时呼吸变慢，30 次/s 时呼吸停止，60 次/s 时呼吸加深加快；180 次/s 无反应。实际工作中以 60～100 次/s 为好。

4. 重复刺激时间和各串刺激相隔时间　当一串刺激停止之后，在一些脑组织结构中的后效应可延续几毫秒到几秒之久。经较长时间连续刺激后，被刺激的部位可能出现增益作用。但有时亦可引起效应减弱（有人称之为"疲劳"）。对于引起机体活动的中枢神经结构，每串刺激时间可用 10～20s。超过这一限度常可致"疲劳"。

为了避免一串刺激对下次刺激的影响，在安排刺激程序中，各串刺激彼此相隔的时间必须加以考虑。应容许中枢兴奋状态和中枢抑制状态消失后，可再给予刺激。这个条件在对效果进行叠加处理时更为重要。例如，在刺激皮质运动区而观察肢体运动时，各串刺激间的间隔至少要 1min。刺激来自 4 区及 6 区的下传系统则每串刺激常需间隔 30～40min。而刺激下丘脑外侧部时，则这种间隔可不加考虑。

在实际工作中，为了实际使用方便，往往采用在刺激电极上测得的参数作为上述各刺激参数。事实上要确切了解作用在可兴奋组织上的电流强度和波形是很困难的，因为接受刺激的可兴奋组织往往不可分割地和其他组织、生物体液等联系在一起，刺激电流要经过周围的组织、体液才能到达可兴奋组织，这样，一部分刺激电流不可避免地会从周围的组织中流过去，而且刺激电极、可兴奋组织、周围组织等的阻抗中除电阻成分外还有电容成分。因此，尽管我们可以精确地控制刺激电极上的电流和电压波形，如果不在电极的设计和安放、标本的制备等方面想办法，仍然不能精确地求得可兴奋组织上的电流强度和波形。为此对实验结果作解释时，必须要考虑到上述各因素的影响，否则可能会导致错误的结论。

（二）电刺激器

电刺激器用来产生参数精确稳定的刺激电流。随着计算机技术在机能学实验中的广泛应用，传统的电子管和晶体管刺激器已被数字化程控刺激器所代替。数字化程控刺激器与生物信息采集、处理等集成在一块多功能卡上，插接在主板的功能扩展槽内，通过应用软件选择刺激的有关参数。刺激参数包括：

1. 延迟（ms）　延迟 1 表示启动刺激到刺激输出的延迟时间；使用串刺激时，延迟 2 表示前串脉冲到后串脉冲的时间。

2. 波宽（ms） 表示输出的每个刺激方波持续的时间。

3. 波间隔（ms） 双、串、连续脉冲中两个脉冲波之间的时间间隔。

4. 频率（Hz） 表示连续脉冲或串脉冲的频率。其计算方法：$F=1/T$。其中 F 为频率（单位：Hz），T 为周期，即波宽与波间隔之和，单位是秒（s）。

5. 串长 表示每单位串脉冲的输出脉冲个数。

6. 强度（V 或 mA） 表示刺激输出的电压或电流大小。

7. 间隔步长（ms） 使用时间间隔递增或递减的双脉冲（有时前脉冲称"条件脉冲"，后脉冲称"测试脉冲"），使两个脉冲在间隔 X ms 内，每步递增或递减的时间。

8. 幅度步长（V 或 mA） 每次递增或递减的电压或电流强度。

9. 频率步长（Hz） 每次递增或递减的刺激脉冲频率。

刺激器工作原理及刺激器有关参数示意见图 2-41。

（三）刺激伪迹

生物体的各种体液的导电性是相当好的。这使生物体成为一个容积导体。当对实验动物同时进行刺激和记录生物电时，刺激器输出和放大器输入具有公共接地线，使得一部分刺激电流流入放大器的输入端，使记录设备记录到一个刺激电流产生的波形，这不是要记录的生物电，因此称为刺激伪迹。因为一般生物电是很微弱的，当刺激电极靠近记录电极时，刺激伪迹往往远远超过生物电。有时刺激伪迹能使记录系统进入不正常甚至完全阻塞的状态。伪迹过后还有一段时间不能恢复正常，严重地干扰了生物电的记录。

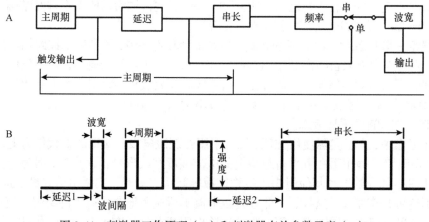

图 2-41 刺激器工作原理（A）和刺激器有关参数示意（B）

如何减少刺激伪迹？首先要在电生理实验设计中，在实验条件许可的情况下尽量使刺激电极和记录电极离得远些，这是减少伪迹最根本的方法。但是常常由于实验的要求，刺激电极和记录电极必须靠得很近，这时为了减小刺激伪迹还得采取以下几种方法：

1. 应用刺激隔离器 它是刺激器的一个重要附件，使刺激电流两个输出端与地隔离，切断了刺激电流从公共地线返回的可能，使刺激电流更局限在刺激电极的周围，伪迹即可减小。

2. 在生物体上适当地接地，甚至有时多点接地通过移动接地点的位置使刺激电流在容积导体中的分布变化，使记录放大器的两个输入端恰好在等位面上，将刺激伪迹抵消为零。

3. 旋转刺激电极或记录电极的方向 在实验许可的前提下，有时旋转刺激电极，有时旋转记录电极，有时同时旋转二者，其目的是使两个电极处在刺激电流电场的等位线上。

六、计算机生物信号记录分析系统的工作原理

生物体产生的信息形式多种多样，通常除生物电可直接送入放大器外，其他的生物信息必须经过换能器换能，将这些信息转换成电信号，才能送入放大器进行放大（有些生物电信号非常微弱，如减压神经放电，其信号为微伏级，如果不进行信号的前置放大，根本无法观察）。

生物信号记录方法与基本原理

由于在生物信号中夹杂有众多声、光、电等干扰信号（如电网的 50Hz 信号），这些干扰信号的幅度往往比生物电信号本身的强度还要大，如果不将这些干扰信号滤除掉，那么可能会因为过大的干扰信号致使有用的生物机能信号本身无法观察，因此经放大器放大后的信号还必须进行滤波处理。关于滤波的原理及滤波参数设置详见第二章第七节"带宽"部分。

信号经放大、滤波处理后，计算机按一定的时间间隔对连续的生物信号由 A/D 转换器进行采样收集，即将模拟信号（analog signal，A）转换成计算机能接受的数字信号（digital signal，D），而 A/D 转换所需时间，决定系统最高采样速率。

经计算机处理后这些离散数字序列，通过专用的生物机能实验系统软件进行实时处理，相邻的数字点连接成线，一方面进行生物机能波形的显示（显示器显示即我们最终观察到的生物信号），另一方面进行生物机能信号的实时存储。另外，它还要根据操作者的命令对数据进行指定的处理和分析，如平滑滤波、微积分、频谱分析等。对于存储在计算机内部的实验数据，生物机能实验系统软件可以随时将其调出进行观察和分析，还可以将重要的实验波形和分析数据进行输出和打印。

计算机采集、处理生物信息的一般原理及过程见图 2-42、图 2-43。

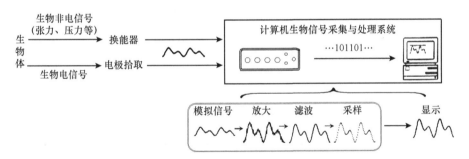

图 2-42 生物信号采集、处理系统原理图

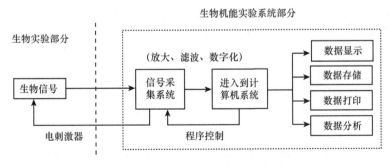

图 2-43 生物机能实验系统组成原理框图

七、BL-420N 生物信号采集与处理系统

BL-420N 生物信号采集与处理系统，以下简称 BL-420N 系统，是一套基于网络化、信息

化的新型信号采集与处理系统。其除了传统的信号采集与分析系统功能之外，还扩展了大量先进功能，如通道具有智能识别功能、物理通道的自动扩展功能、信息化多媒体展示功能、无纸化的实验报告管理功能、实验设备使用的自动记录统计管理功能等。正确了解和使用 BL-420N 系统是顺利开展机能实验的基础。

（一）BL-420N 系统硬件连接简介

1. 前面板 BL-420N 系统硬件前面板上主要包含系统的工作接口。这些接口包括通道信号输入接口，全导联心电输入接口，监听输入接口，记滴输入接口及刺激输出接口等（图 2-44）。

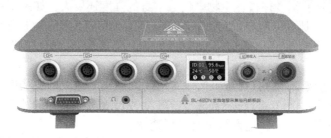

图 2-44　BL-420N 系统硬件前面板

（1）前面板元素说明见表 2-15。

表 2-15　前面板元素说明

前面板元素	功能说明
CH1、CH2、CH3、CH4	8 芯生物信号输入接口（可连接信号引导线、各种传感器等，4 个通道的性能指标完全相同）
信息显示屏	显示系统基本信息，包括温湿度及通道连接状况指示等
记滴输入	2 芯记滴输入接口
刺激输出指示灯	显示系统发出刺激指示
高电压输出指示灯	当系统发出的刺激超过 30V 时高电压输出该指示灯点亮
刺激输出	2 芯刺激输出接口
全导联心电输入口	用于输入全导联心电信号
监听输出（耳机图案）	用于输出监听声音信号，某些电生理实验需要监听声音

（2）前面板接口连接：前面板因实验需求不同，而连接不同的信号输入或输出线。

1）信号输入线的连接：将信号输入线圆形接头连接到 BL-420N 系统硬件信号输入口，另一端连接到信号源，信号源可以是心电、脑电或胃肠电等生物电信号。

2）传感器的连接：将传感器圆形接头连接到 BL-420N 系统硬件信号输入口，另一端连接到信号源，信号源可以是血压、张力、呼吸等。

3）全导联心电的连接：将全导联心电线的方形接头连接到 BL-420N 系统硬件的全导联输入口，另一端按心电图连接方式，连接到动物的不同部位（红—右前肢，黄—左前肢，绿—左后肢，黑—右后肢，白—胸前）。

4）刺激输出线的连接：将刺激输出线的圆形接头连接到 BL-420N 系统硬件的刺激输出口，另一端连接到生物体需要刺激的部位。

5）监听输出：将电喇叭的输入线连接到 BL-420N 系统硬件的监听输出口。

2. 后面板 BL-420N 系统硬件后面板连接是系统正常工作的基础。后面板上通常为固定连接口，包括：12V 电源接口、A 型 USB 接口（扁形，升级固件程序）、B 型 USB 接口（方形，与计算机连接）、接地柱、多台设备级联的同步输入输出接口（图 2-45）。

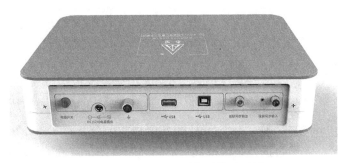

图 2-45 BL-420N 系统硬件后面板

（1）后面板元素说明（表 2-16）

表 2-16 后面板元素说明

后面板元素	功能说明
电源开关	BL-420N 系统硬件设备电源开关
电源接口	BL-420N 系统硬件电源输入接口（12V 直流）
接地柱	BL-420N 系统硬件接地柱
A 型 USB 接口（扁形）	BL-420N 系统硬件固件程序升级接口
B 型 USB 接口（方形）	BL-420N 系统硬件与计算机连接的通信接口
级联同步输入接口	多台 BL-420N 系统硬件设备级联同步输入接口
级联同步输出接口	多台 BL-420N 系统硬件设备级联同步输出接口

（2）后面板基本接口连接步骤

1）将 USB 连接线的一端连接到 BL-420N 系统的 B 型 USB 接口位置，另一端连接到计算机的 USB 接口，完成系统通信线路的连接。

2）将接地线的一端连接到 BL-420N 系统的接地柱，另一端连接到实验室地线接头处，完成系统接地线的连接（如果实验室内部本身没有接地线，则可以不连接地线，连接地线是为了获得更好的电生理实验效果）。

3）连接 12V 直流电源。

上述连接接口为固定连接，只需连接一次。

（3）启动硬件设备：在后面板连接完成之后，就可以启动 BL-420N 系统进行工作了。启动方法：按下后面板上的电源，前面板的显示屏被点亮，显示启动画面，等待大约 30s 后会听到 BL-420N 系统硬件发出"嘀"的一声声响，表示设备启动完毕。设备启动完成后，前面板的信息显示屏上会显示当前环境的温度、湿度、大气压力以及当前信号通道的设备连接状况等信息。

（二）BL-420N 系统快速入门

1. 硬件设备正确连接指示 在开始实验之前，我们首先要确认 BL-420N 系统硬件与计算机连接是否正确，是否可以与 BL-420N 软件进行正常通信，这是开始实验的前提条件。

首先打开 BL-420N 系统硬件设备电源开关，然后启动 BL-420N 系统软件。如果 BL-420N 硬件和软件之间通信正确，则 BL-420N 系统顶部功能区上的启动按钮变得可用，参见图 2-46。

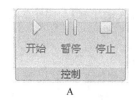 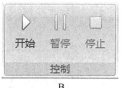

图 2-46 功能区上开始按钮的状态变化

A. "开始" 按钮为灰色（硬件设备未连接）；B. "开始" 按钮可用（硬件设备连接成功）

主界面概述

2. 主界面介绍 BL-420N 系统主界面中包含有 4 个主要的视图区，分别为功能区、实验数据列表视图区、波形显示视图区及其他，参见图 2-47。

视图区是指一块独立功能规划的显示区域，这些区域可以装入不同的视图。在 BL-420N 系统中，除了波形显示视图不能隐藏之外，其余视图均可显示或隐藏。其余视图中除顶部的功能区之外，其余视图还可以任意移动位置。在设备信息视图中通常还会有其他被覆盖的视图，包括通道参数调节视图，刺激参数调节视图、快捷启动视图及测量结果显示视图等。

打开软件，请对应下图 2-47 找到各个视图，请耐心认识软件主界面。

功能区

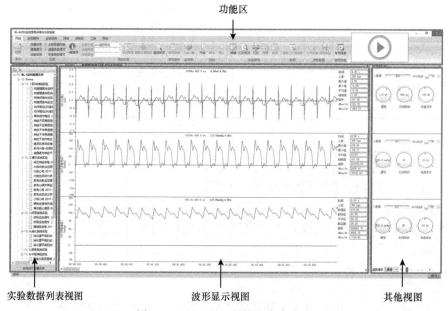

实验数据列表视图 波形显示视图 其他视图

图 2-47 BL-420N 系统程序主界面

主界面上主要功能区划分见表 2-17。

表 2-17 主界面上主要功能区划分

序号	视图名称	功能说明
1	波形显示视图	显示采集到或分析后的通道数据波形
2	功能区	主要功能按钮的存放区域，是各种功能的起始点
3	实验数据列表视图	默认位置的数据文件列表，双击文件名直接打开该文件
4	设备信息视图	显示连接设备信息、环境信息、通道信息等基础信息
5	通道参数调节视图	在采样过程中调节硬件系统参数

续表

序号	视图名称	功能说明
6	刺激参数调节视图	刺激参数调节和刺激发出控制区
7	快捷启动视图	快速启动和停止实验
8	测量结果显示视图	显示所有专用和通用的测量数据

3. 开始实验 BL-420N 系统提供 3 种开始实验的方法，分别是从实验模块启动实验、从信号选择对话框进入实验或者从快速启动视图开始实验。接下来就简单介绍开始实验的 3 种方式。

开始实验

（1）从实验模块启动实验（适用于学生的教学实验）：选择功能区"实验模块"栏目，然后根据需要选择不同的实验模块开始实验，比如，选择"循环"➔"期前收缩-代偿间歇"，将自动启动该实验模块（图 2-48）。

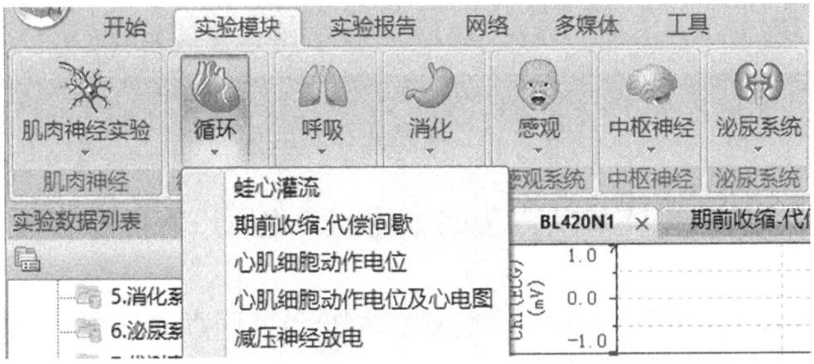

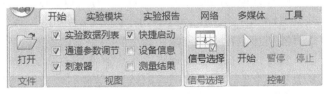

图 2-48 功能区中的实验模块启动下拉按钮

从实验模块启动实验时，系统会自动根据用户选择的实验项目配置各种实验参数，包括采样通道数、采样率、增益、滤波、刺激等参数，方便快速进入实验状态。

实验模块通常根据教学内容配置，因此通常适应于学生实验。

（2）从信号选择对话框进入实验（适用于科研实验或新的学生实验）：选择工具区"开始"➔"信号选择"按钮，系统会弹出一个信号通道选择对话框，参见图 2-49、图 2-50。在"信号选择"对话框中，实验者可根据自己的实验内容，为每个通道配置相应的实验参数，这是最为灵活的一种启动实验方式。

信号选择对话框是一种最灵活通用的开始实验的方式，主要适用于科研工作。对于灵活配置的实验参数在将来的 BL-420N 版本中也可以存储为自定义实验模块，帮助科研工作者快速启动自己的实验。

（3）从快速启动视图开始实验（适用于快速打开上一次实验参数）：可以从启动视图中的快速启动按钮开始实验，也可以从功能区"开始"菜单栏中的"开始"按钮快速启动实验，

图 2-49 功能区开始栏中的信号选择功能按钮

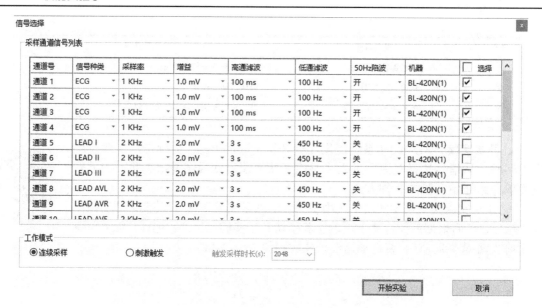

图 2-50　信号选择对话框

参见图 2-51。这两种快速启动实验的方法完全相同，之所以有两种相同的启动方法是为了方便用户的操作。

在第一次启动软件的情况下快速启动实验，系统会采用默认方式，即同时打开 4 个心电通道的方式启动实验。如果在上一次停止实验后使用快速启动方式启动实验，系统会按照上一次实验的参数启动本次实验。

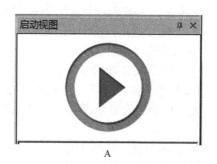

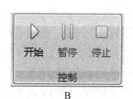

图 2-51　快速启动实验按钮

A. 启动视图中的开始按钮；B. 功能区开始栏中的开始按钮

暂停、停止实验、保存数据及数据反演

4. 暂停和停止实验　在"启动视图"中点击"暂停"或"停止"按钮，或者选择功能区开始栏中的"暂停"或"停止"按钮，就可以完成实验的暂停和停止操作。这两种操作方式完全相同，提供两种操作方式是为了方便用户操作（图 2-52）。

暂停是指在实验过程中停止快速移动的波形，便于仔细观察分析停留在显示屏上的一幅静止图像的数据，暂停时硬件数据采集的过程仍然在进行但数据不被保存；重新开始，采集的数据恢复显示并被保存。

停止是指停止整个实验，并将数据保存到文件中。

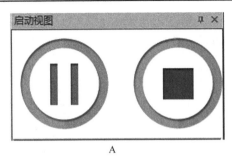
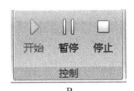

图 2-52　暂停、停止控制按钮区

A. 启动视图中的暂停、停止按钮；B. 功能区开始栏中的暂停、停止按钮

5. 保存数据　当单击"停止实验"按钮的时候，系统会弹出一个询问对话框询问是否停止实验，如果确认停止则实验系统会弹出"另存为"对话框让用户确认保存数据的名字，参见图 2-53。文件的默认命名为"年-月-日_Non.tmen"。用户可以自己修改存储的文件名，点击"保存"即可完成保存数据操作。

6. 数据反演　数据反演是指查看已保存的实验数据，有两种方法可以打开反演文件。

（1）在"实验数据列表"视图中双击要打开反演文件的名字。

（2）在功能区的开始栏中选择"文件"➜"打开"命令，将弹出与图 2-53 相似的打开文件对话框，在打开文件对话框中选择要打开的反演文件，然后单击"打开"按钮。

BL-420N 系统软件可以同时打开多个文件进行反演（最多可以同时打开 4 个反演文件），参见图 2-54。

7. 实验报告功能　实验完成后，用户可以在软件中直接编辑和打印实验报告，对于编辑后的实验报告可以直接打印，也可以存储在本地或者上传到 NEIM-100 实验室信息化管理系统（需要实验室独立配置）。实验报告的相关功能可以在"功能区"➜"开始"栏➜"实验报告"分类中找到，这里包括 7 个与实验报告相关的常见功能，参见图 2-55。

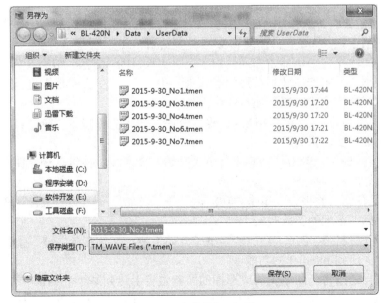

图 2-53　保存数据对话框

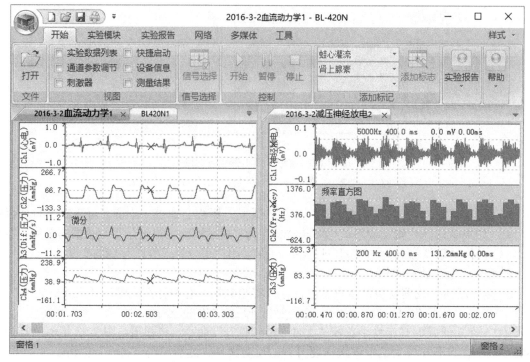

图 2-54 同时打开两个反演文件进行数据反演

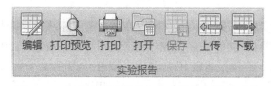

图 2-55 功能区开始栏中与实验报告相关的功能

（1）编辑实验报告：选择图 2-55 中的"编辑"按钮，系统将启动实验报告编辑功能，实验报告编辑器相当于在 Word 软件中编辑文档，参见图 2-56。

用户可以在实验报告编辑器中输入用户名字、实验目的、方法、结论或其他信息，也可以从打开的原始数据文件中选择波形粘贴到实验报告中。默认地，实验报告将当前屏显示的波形自动提取到实验报告"实验结果"显示区中。

（2）打印实验报告：单击"功能区"➔"开始"➔"实验报告"➔"打印"功能按钮，将打印当前编辑好的实验报告。

（3）存储实验报告：单击"功能区"➔"开始"➔"实验报告"➔"保存"功能按钮，将存储当前编辑好的实验报告。

（4）打开已存储实验报告：单击"功能区"➔"开始"➔"实验报告"➔"打开"功能按钮，打开已存储在本地的实验报告。

（5）上传实验报告：单击"功能区"➔"开始"➔"实验报告"➔"上传"功能按钮，将启动实验报告上传到 Internet 的功能。

上传实验报告是指将当前编辑的或选择的实验报告上传到基于 Internet 的 NEIM-100 实验室信息管理系统服务器中保存。一旦上传实验报告成功，用户将来就可以在任何地方下载已上传的实验报告进行编辑；老师也可以对实验报告进行在线批阅和保存。

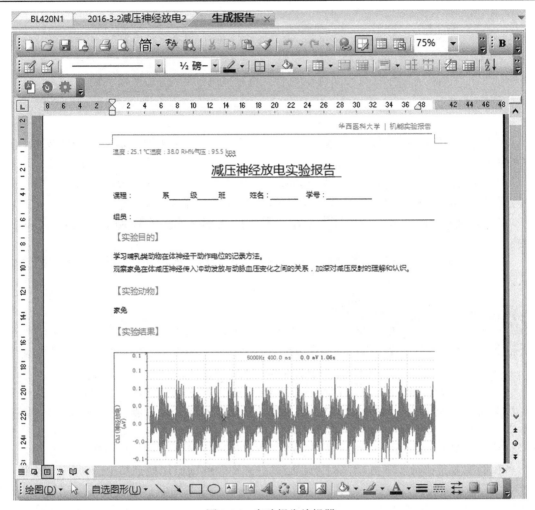

图 2-56　实验报告编辑器

（6）下载实验报告：单击"功能区"➜"开始"➜"实验报告"➜"下载"功能按钮，将从 Internet 上下载已经上传的实验报告。

下载实验报告是指将存储于 NEIM-100 实验室信息管理系统服务器中的实验报告下载到计算机本地进行编辑。

注意：上传和下载实验报告功能依赖于网络环境和 NEIM-100 实验室信息管理系统。NEIM-100 系统独立于 BL-420N 系统存在，如果用户没有购买和安装 NEIM-100 实验室信息管理系统，那么将不能够使用实验报告上传和下载的功能。

8. 刺激器的使用　在机能实验中会经常使用刺激器。通过选择功能区开始栏中的"刺激器"选择框可以打开刺激参数调节视图，参见图 2-57。

刺激参数调节视图可以按照垂直方式排列，停靠在主显示视图右边；也可以按照水平方式排列，停靠在主显示视图下部，如图 2-57。

刺激参数调节视图从上到下或从左到右依次分为 4 部分："启动刺激""模式选择区""参数调节区""波形示意区"。

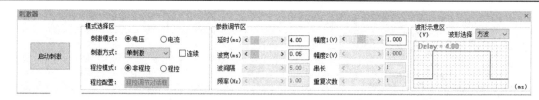

图 2-57　水平放置的刺激器参数调节视图

（1）启动刺激：单击"启动刺激"按钮可以按照刺激器当前设置参数启动 BL-420N 系统硬件向外输出刺激信号。

（2）模式选择区：刺激模式是控制刺激器工作的基本参数，包括电压、电流刺激模式的选择，程控、非程控刺激方式的选择，连续刺激和单刺激的选择等。

（3）参数调节区：参数调节区调节单个刺激的基本参数，包括延时、波宽、幅度、频率等。

（4）波形示意区：波形示意区显示调节参数后的刺激波形形状和参数，为用户提供直观的认识。

功能区介绍

（三）功能区说明

1. 功能区概述　功能区是指 BL-420N 系统主界面顶部的功能按钮选择区域，这个区域是用户操作系统的入口点，参见图 2-58。BL-420N 系统功能区相当于把传统软件中用户命令选择的菜单栏和工具栏合二为一，既有图标又有标题，使功能选择更直观、方便，类似于 Word 2010 的操作风格。

2. 功能区栏目切换　在功能区中，所有的功能按照不同分类分成不同的栏目。整个功能区共有 7 个栏目，分别是开始栏、实验模块栏、实验报告栏、网络栏、多媒体栏、工具栏和帮助栏。默认情况下 BL-420N 软件显示开始栏，该栏目提供用户最常用的功能。

当我们需要某个分类下的功能时就直接点击分类名称即可切换到某个分类下。例如，图 2-58A 所示显示当前在开始栏，当我们想切换到实验模块栏下时我们就直接用鼠标点击"实验模块"即可切换到实验模块栏了，见图 2-58B，当我们想要切换回"开始"分类的时候同样直接点击"开始"分类即可切换回来。

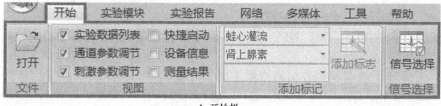

A. 开始栏

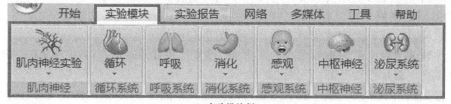

B. 实验模块栏

图 2-58　BL-420N 系统功能区及栏目切换

还有一种切换功能区各个栏目的方式是，将鼠标移动到功能区，滚动鼠标滚轮来切换功能栏。但是这种切换功能区栏目的方式不常用，因此不推荐大家使用。

3. 功能区开始栏说明　功能区开始栏是系统默认的功能区分类，我们把最常用的功能放在该分类中，在功能区开始栏中又包括 9 个功能分类，分别是：文件、视图、添加标签、信号选择、控制和实验报告等，如图 2-59 所示。

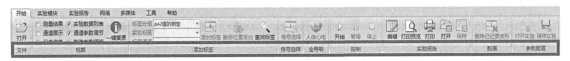

图 2-59　BL-420N 系统功能区开始栏

功能区开始栏的功能分类见表 2-18。

表 2-18　功能区开始栏的功能分类

序号	分类名称	功能说明
1	文件	打开文件，用于打开指定数据文件进行反演
2	视图	显示或隐藏除主视图以外的其他视图，选中即为打开，非选中即为隐藏
3	添加标签	添加实验标记，该功能只在采样过程中可用。三个下拉框分别用于选择标记的分组、标记的名称和标记添加到的通道
4	信号选择	用户自主选择并设置通道参数，启动实验
5	控制	控制波形采集的开始、暂停和停止
6	实验报告	实验报告的编辑、打印、上传、下载等功能

关于信号选择：信号选择对话框用于用户自定义实验参数。该菜单项只在实验还未启动，且设备连接正确的情况下使用。

点击功能区中"开始"➡"信号选择"命令，将弹出信号选择对话框（图 2-50）。在该对话框中将显示当前设备的全部可用通道信息。对于每一个通道用户可以设置采样率、量程、高通滤波、低通滤波、50Hz 陷波、扫描速度等参数。默认地，系统选择前面 4 个通道作为采样通道。

信号采集的工作模式分为连续采样和刺激触发采样两种，连续采样方式是指不间断地进行信号采集；刺激触发方式则是在用户启动刺激时同时触发一帧采样。在刺激触发模式下用户可以调节触发采样时长。

用户设置完参数之后按下"开始实验"按钮，系统将按照设置的参数启动采样工作。

请注意开始采样后波形显示视图中显示的通道号与此对话框表格中第一列的通道号无关，显示的通道号以第一个选择的通道号作为 1 通道，后续通道以此类推，比如，用户在信号选择对话框中选择 3、4 通道进行实验，在启动采样后，通道显示的通道号为 1、2，这个显示的通道号为逻辑通道号。

信号种类：信号选择，如果 BL-420N 系统信号输入端接入了通用的信号输入线，如电信号输入线，则用户可以使用该信号输入线完成各种实验，此时，用户可以按照自己完成的实验选择相应的信号类型，如神经放电，心电等。如果系统接入了唯一识别的传感器，则信号种类确定用户将不能选择其他信号种类。

采样率：显示可供选择的采样率。采样率的单位是 Hz，表示单位时间（s）内采样点的个数，例如 1.0Hz 表示 1 秒钟只采集 1 个点。

量程：选择通道信号量程（放大倍数）范围，例如，选择 1.0mV 则表示用户选择的输入信号的量程范围为–1～1mV，这是心电信号的默认量程范围。

高通滤波：选择该通道的高通滤波参数，即时间常数。

低通滤波：选择该通道的低通滤波参数。

50Hz 陷波：启动或关闭 50Hz 抑制开关。

扫描速度：设置波形的扫描速度，以 s/格为单位。

机器：显示当前设备名称，如果是级联设备，系统会为接入计算机的每台设备自动分配机器号。

选择：选择或不选择该通道。

4. 功能区实验模块栏说明　实验模块栏包含有 11 个分类，它们分别是肌肉神经、循环系统、呼吸系统、消化系统、感官系统、中枢神经、泌尿系统、药理实验、病生实验、自定义实验和实验模块视图。其中前 10 个分类为实验模块分组，最后一个为是否显示实验模块视图功能。当用户选择实验模块分组下的具体的实验模块时，BL-420N 软件会显示关于该实验模块的信息介绍页面，当用户对这些信息了解后并想在下次启动该实验项目时不再显示该实验模块相关信息介绍页面时，只要取消掉"下次启动显示实验模块"的勾选即可（图 2-60）。

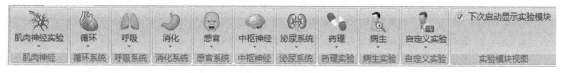

图 2-60　BL-420N 系统功能区实验模块栏

功能区实验模块栏的功能分类见表 2-19。

表 2-19　功能区实验模块栏的功能分类

序号	分类名称	功能说明
1	肌肉神经	肌肉神经实验模块分类包括刺激强度与反应的关系、刺激频率与反应的关系、神经干动作电位引导、神经干兴奋传导速度测定、神经干不应期测定、肌肉兴奋-收缩时相关系、阈强度与动作电位关系、心肌不应期测定、神经纤维分类、痛觉实验、肌梭放电等实验模块
2	循环系统	循环系统实验模块分类包括蛙心灌流、期前收缩-代偿间歇、心肌细胞动作电位、心肌细胞动作电位及心电图、减压神经放电、动脉血压调节、左室内压和动脉血压、急性心肌梗死及药物治疗、血流动力学、全导联心电图等实验模块
3	呼吸系统	呼吸系统实验模块分类包括膈神经放电、呼吸运动调节、呼吸相关参数的采集与处理、肺通气功能测定等实验模块
4	消化系统	消化系统实验模块分类包括消化道平滑肌电活动、消化道平滑肌的生理特性、消化道平滑肌活动、苯海拉明拮抗参数的测定等实验模块
5	感官系统	感官系统实验模块分类包括耳蜗微音器效应、视觉诱发电位、脑干听觉诱发电位等实验模块
6	中枢神经	中枢神经实验模块分类包括大脑皮层诱发电位、中枢神经元单位放电、脑电图、脑电睡眠分析、突触后电位的观察等实验模块
7	泌尿系统	泌尿系统实验模块分类包括影响尿生成因素实验模块
8	药理实验	药理实验模块分类包括 PA2 的测定、药物的镇痛作用、吗啡对呼吸的抑制作用及解救、药物对离体肠的作用、传出神经系统药物对麻醉动物血压的影响、药物对实验性心律失常的作用、药物对麻醉大鼠的利尿作用、垂体后叶素对小鼠立体子宫的作用等实验模块

续表

序号	分类名称	功能说明
9	病生实验	病理生理实验模块分类包括实验性肺水肿、急性失血性休克及挽救、急性左心衰合并肺水肿、急性右心衰、急性高钾血症、家兔呼吸功能不全等实验模块
10	自定义实验	在此目录下，用户可以点击"创建新实验"
11	实验模块视图	用于用户选择下次从实验模块启动时是否显示实验模块页面

BL-420N 系统将生理及药理实验按性质分类，分成不同的实验模块分组，在每一个实验模块分组下又包含有若干个具体的实验模块。当您选择了一个实验模块之后，系统将自动设置该实验所需的各项参数，包括采样通道、采样率、增益、时间常数、滤波以及刺激器参数等，并且在开始实验后，使实验者直接进入到数据采集状态。当完成实验后，根据不同的实验模块，生成的实验报告自动包含实验模块的标题，并包含不同的实验数据及波形截图信息。

例如，当您选择了"肌肉神经实验"分组中的"神经干动作电位的引导"实验模块后，系统将自动把生物信号输入通道设为 1 通道，采样率设为 20kHz，扫描速度设为 2.0ms，量程设为 20mV，高通滤波设为 200ms，低通滤波设为 20kHz；刺激器参数设为：单刺激，延时 5.00ms，波宽 0.05ms，幅度 1 为 1.0V 等，见图 2-61。

除了系统内建的实验模块之外，BL-420N 系统支持用户自定义实验。如上所述，当选择了特定的实验模块之后，系统自动会对相关通道、刺激器进行设定，也就是说，这样的设定和模块是一一对应的关系。在自定义实验中，您也可以对新添加的实验进行个性化设置。如下图所示，在填入实验名称和保存名称之后，可以对采样模式进行设置，也可以对通道数进行加减，对通道的参数进行设置，此外也可以对刺激器配置进行自定义。

采样模式设置部分，可以设置采样模式为连续采样、刺激触发、程控采样。

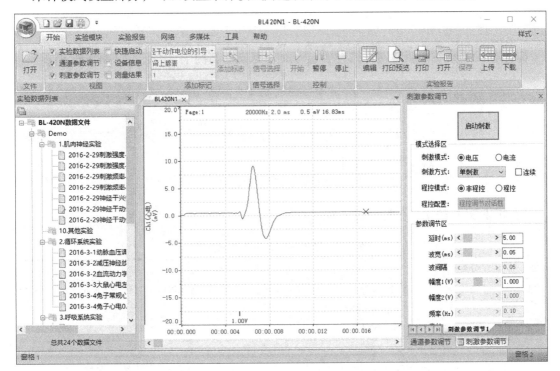

图 2-61 神经干动作电位的引导实验模块

通道参数设置部分，可以对通道的物理通道号、信号种类、量程等参数进行自定义。

刺激器配置部分，可以设置刺激为单刺激、双刺激、串刺激模式。

5. 功能区实验报告栏说明　实验报告栏用于实验报告的配置，包括编辑、报告类型选择和实验基本信息三个分类，参见图 2-62 所示。

需要注意的是，在功能区开始栏下实验报告分类中的"编辑"是指编辑实验报告；而在实验报告栏下的"编辑"分类是指对实验报告模板的编辑。

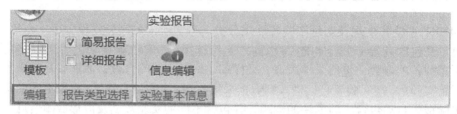

图 2-62　BL-420N 系统功能区实验报告栏

功能区实验报告栏的功能分类见表 2-20。

表 2-20　功能区实验报告栏的功能分类

序号	分类名称	功能说明
1	编辑	编辑实验报告模板，在编辑实验报告时 BL-420N 系统会有默认的模板，如果用户想修改模板内容时就可以使用这里的模板编辑功能
2	报告类型选择	选择简易实验报告模板或详细实验报告模板。简易实验报告模板在一页纸上完成实验报告，是默认的实验报告模板选择
3	实验基本信息	实验基本信息包括学院、院系、课程名称，在编辑实验报告时 BL-420N 软件会自动将这些信息填入到实验报告中

6. 功能区网络栏说明　网络栏包括 Internet、系统更新两个分类，参见图 2-63 所示。

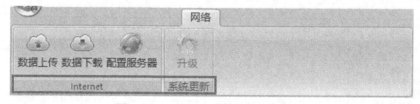

图 2-63　BL-420N 系统功能区网络栏

功能区网络栏的功能分类见表 2-21。

表 2-21　功能区网络栏的功能分类

序号	分类名称	功能说明
1	Internet	实验数据的上传和下载，服务器地址配置等功能；服务器地址可以变化，因此可以在软件中手动配置服务器地址
2	系统更新	BL-420N 软件的在线升级

7. 功能区多媒体栏说明　功能区多媒体栏用于管理系统的多媒体功能。多媒体功能包括：

视频监控和学习中心，参见图 2-64。

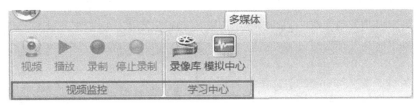

图 2-64　BL-420N 系统功能区多媒体栏

功能区多媒体栏的功能分类见表 2-22。

表 2-22　功能区多媒体栏的功能分类

序号	分类名称	功能说明
1	视频监控	视频监控功能用于实时监控实验操作以及录制实验操作过程视频
2	学习中心	学习中心用于学生观看实验教学视频和实验模拟动画

8. 功能区工具栏说明　工具栏包含 BL-420N 系统中的各种计算工具，包括：数据分析工具、分析工具、硬件工具和扫描速度，见图 2-65。

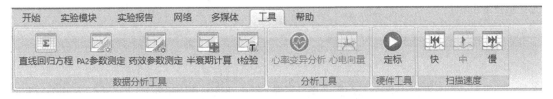

图 2-65　BL-420N 系统功能区工具栏

功能区工具栏的功能分类见表 2-23。

表 2-23　功能区工具栏的功能分类

序号	分类名称	功能说明
1	数据分析工具	BL-420N 系统配置的专业计算工具，根据用户输入的数据计算出相应结果
2	分析工具	BL-420N 系统配置的专业分析工具，可用于心率变异和心电向量的分析
3	硬件工具	可用于对外部传感器进行定标
4	扫描速度	用于实时控制波形扫描速度，快慢各分为五个挡位，点击"中"按钮使扫描速度还原至默认值

9. 帮助栏说明　帮助栏是关于 BL-420N 软件系统的相关帮助信息，点击"帮助"功能可以查看 BL-420N 系统的帮助文档说明书；"关于"是用于查看软件的开发者及版权信息；"反馈"功能可以将用户使用系统过程中出现问题反馈给生产厂家，见图 2-66。

功能区帮助栏的功能分类见表 2-24。

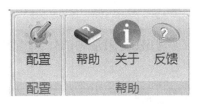

图 2-66　BL-420N 系统功能区帮助栏

表 2-24　功能区帮助栏的功能分类

序号	分类名称	功能说明
1	配置	打开系统配置对话框
2	帮助	BL-420N 系统帮助说明书
3	关于	BL-420N 系统的相关信息
4	反馈	连接 BL-420N 系统反馈服务器，反馈使用问题

在系统配置对话框中，您可以配置、查看刺激器的默认设置，根据复杂性分为简单刺激器信息、简单程控刺激器信息、高级程控刺激器信息。

（四）视图说明

视图是 BL-420N 系统的特定信息显示区或功能操作区。在 BL-420N 系统中包含 7 个视图，分别是波形显示视图、实验数据列表视图、通道参数调节视图、刺激参数调节视图、快捷启动视图、设备信息视图及测量结果视图。

波形显示视图介绍 01

1. 波形显示视图说明

（1）波形显示视图概述：BL-420N 系统软件波形显示视图是采集到生物信号的主要显示区域，该区域主要由 7 个部分组成，分别包括波形显示区、顶部信息区、标尺区、测量信息显示区、时间显示区、滚动条及双视分隔条，参见图 2-67。

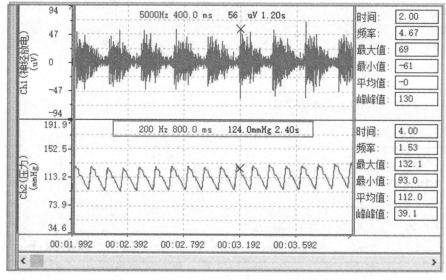

图 2-67　BL-420N 系统软件的波形显示视图

波形显示视图各部分功能说明见表 2-25。

表 2-25　波形显示视图各部分功能说明

序号	区域名称	功能说明
1	波形显示区	以通道为基础同时显示 1～n 个通道的信号波形
2	顶部信息区	显示通道基本信息，包括：采样率、扫描速度和测量数据等

续表

序号	区域名称	功能说明
3	标尺区	显示通道幅度标尺，幅度标尺用于对信号的幅度进行定量标识
4	测量信息显示区	显示通道区间测量的结果
5	时间显示区	显示所有通道的时间位置标尺，以 1 通道为基准
6	滚动条	拖动定位反演文件中波形的位置
7	双视分隔条	拖动双视分隔条可以实现波形的双视显示，用于波形的对比

BL-420N 系统软件波形显示视图中的顶部信息区和测量信息显示区可以通过通道快捷菜单隐藏和显示。

双视分隔条用于打开双视系统，这样同一生物信号不同时期记录的波形可以分别在两套窗口系统中显示便于前后对比。

打开和关闭双视系统的方式：在双视分隔条上按下鼠标左键，然后左右拖动双视分隔条即可打开或关闭双视系统，也可以调节双视系统的宽度占比。

（2）单通道显示和多通道显示切换：BL-420N 系统可以同时记录 $1\sim n$ 通道生物信号，n 的最大值为 128（含分析通道）。

通常情况下，波形显示视图根据用户选择的记录信号数自动设置相应的通道数，当多个通道同时显示时，每个通道平分整个显示区域。

在通道较多的情况下，每个通道的垂直显示方向较窄，不利于波形观察，此时，用户通过在要观察通道上双击鼠标左键的方式在单通道显示方式和多通道显示方式之间切换。

（3）复制通道波形：用户使用 BL-420N 系统完成实验后，要编写论文或实验报告，此时，用户需要将记录的有效生理信号波形复制下来粘贴到自己的论文或实验报告中。

BL-420N 系统可以非常方便地复制用户选择的信号波形。选择信号的步骤如下：

1）在选择区域的左上角按下鼠标左键。

2）在按住鼠标左键不放的情况下向右下方移动鼠标以确定选择区域的右下角。

3）在选定右下角之后松开鼠标左键完成信号波形的选择。

波形选择完成后，被选择波形以及该选择波形的时间轴和幅度标尺就以图形的方式被复制到了计算机内存中。此后，你可以在 Word 文档中或编辑实验报告中粘贴选择的波形。

（4）波形的上下移动：为了便于观察，用户可以在通道中上下移动波形。上下移动波形的步骤：

1）在通道标尺区按下鼠标左键。

2）在按住鼠标左键不放的情况下上下移动鼠标，此时波形会跟随鼠标的上下移动而移动。

3）确认好波形移动的位置后松开鼠标左键完成波形移动。

（5）波形的放大和缩小：为了便于观察，用户可以放大或缩小通道中的波形。放大缩小波形的步骤如下：

1）将鼠标移动到通道标尺区中。

2）向上滑动鼠标滚轮放大波形，向下滑动鼠标滚轮缩小波形。

3）在标尺窗口中双击鼠标左键，波形会恢复到默认标尺大小。

（6）波形的压缩和扩展：为了便于观察，用户可以压缩或扩展通道中的波形。压缩或扩展波形的步骤如下：

1）将鼠标移动到波形显示通道中。

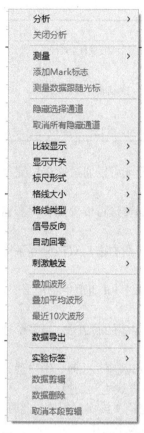

图 2-68　BL-420N 系统波形
显示区的快捷菜单

波形显示视图介绍 02

2）向上滑动鼠标滚轮扩展波形，向下滑动鼠标滚轮压缩波形。

注意：

1）如果在波形通道中向上或向下滑动鼠标滚轮，则只影响该通道的压缩或扩展。

2）如果在所有通道底部的时间显示区中向上或向下滑动鼠标滚轮，则影响所有通道的压缩或扩展。

（7）波形显示区的快捷菜单说明：当在波形通道中单击鼠标右键时会弹出通道相关的快捷菜单，参见图 2-68。

通道快捷菜单中包含有很多与通道相关的命令，如分析、测量、隐藏选择通道、叠加波形及数据导出等。下面就对这些命令做简单介绍。

1）分析：BL-420N 系统软件包含一系列的分析功能，包括：微分、积分、频率直方图、频谱分析、序列密度直方图和非序列密度直方图等。

用户可以通过选择分析子菜单中相应分析命令启动对选择通道的分析，分析通道直接插入在被分析通道的下面。通过在分析通道上选择"关闭分析"命令可以关闭该分析。

2）测量：BL-420N 系统软件包含一系列的测量功能，包括：区间测量、心功能参数测量、血流动力学测量和心肌细胞动作电位测量等。

由于测量的功能非常重要，单独在"（五）数据分析和测量功能说明"中介绍。

3）添加 Mark 标志：Mark 标志用于配套鼠标移动时的单点测量。在数据反演时，鼠标在波形线上移动，当前点的信号值以及相对于屏幕起点的时间被计算出来并显示在通道的顶部信息区。如果通过该命令在波形上添加 Mark 标志，则移动鼠标测量的结果是 Mark 标志和鼠标点之间的幅度差和时间差，此时，顶部显示区显示的幅度值和时间值的前面都会添加一个Δ标志，表示差值。

4）测量数据跟随光标：开启此开关进行数据反演，鼠标在波形线上移动，可以显示当前位置的坐标值。

5）隐藏选择通道：如果用户对某个通道的信息不感兴趣，则可以将鼠标移动至该通道上，点击该选项，该通道便会从当前的所有通道中消失，进入隐藏状态（不能隐藏第一个通道）。

6）取消所有隐藏通道：当用户点击了一次或多次"隐藏选择通道"后，点击此按钮以恢复所有已经隐藏通道为显示状态。

7）比较显示：此功能用于采样或反演状态时，用户对某个通道的波形与另外一个或多个通道的波形的对比情况感兴趣时，将进行对比的几个通道的波形在同一个通道以不同的颜色显示出来，以便用户进行对比。

8）显示开关：在此菜单中，可以切换通道右部/顶部信息区、通道基线、背景格线、记滴信息、实时数据监测、硬件参数调节标志的隐藏和显示。

9）标尺形式：在此菜单中，可以设置标尺为 X 轴基线优先或 Y 轴基线优先。

10）格线大小：在此菜单中，可以设置格线大小为可变或固定。

11）格线类型：在此菜单中，可以选择"通用"格线，也可选择"心电"格线。

12）信号反向：该功能用于将选择通道的波形曲线进行正负反向显示。

13）自动回零：自动回零功能可以使由于输入饱和而偏离基线的信号迅速回到基线上。如果您给 BL-420/820 系统的信号输入接口加入一个很大的输入信号，会引起该通道放大器信号饱和，执行该命令可以立刻消除放大器的零点漂移。

14）刺激触发：在此菜单中，设置刺激触发的开关状态，并且在开状态下，可以设置刺激触发的触发方式：上升沿触发或下降沿触发。

15）叠加波形：以刺激触发方式采样的信号以定长帧的形式存储，每一帧的数据长度和刺激触发点的位置相同，这是信号叠加的基础。

波形显示视图介绍 03

叠加的目的是消除信号中包含的随机干扰信号对有效信号的影响。对于有些生理信号，如刺激、听觉和视觉等诱发电位，其信号非常微弱，这些信号往往被噪声信号所淹没，因此一次刺激得到的信号中往往无法直接观察到这些信号。但这些信号出现的方向和大小是固定的，而随机干扰信号是不确定的，这两种信号的特点决定了有效信号会在累加的情况下逐渐放大，而随机信号在累加的过程中因相互抵消而减小，因此做波形叠加就可以突出有效信号而抑制干扰信号，便于研究者观察分析。

叠加的方式是对采样得到的所有数据帧累加求和。

BL-420N 系统软件支持刺激触发方式采样的波形进行叠加。叠加波形以灰色形式显示。

16）叠加平均波形：叠加波形往往比较大，不易观察，如果对叠加波形进行平均就可以更容易地观察到有效信号。BL-420N 系统软件支持对叠加波形进行平均，平均的次数是信号累加的次数。

17）最近 10 次波形：在刺激触发方式下，数据以帧的方式进行采集和存储，不同帧之间的数据可能存在差异，为了对比最近若干帧数据之间的差异，BL-420N 系统软件支持在通道窗口中同时显示最近 10 帧数据。

最近 10 次波形的同时显示构成一幅伪三维图形，它将有助于您对前后波形的比较。在同时显示的 10 次波形中，最上面的一条波形是时间最近的一条波形曲线，越下面的波形时间越远，每两条波形之间相隔在 10 个屏幕像素值。

18）数据导出：数据导出是指将您选择的一段反演波形或整个文件长度的原始采样数据以文本格式提取出来，并存入相应的文本文件中。文本格式是一种通用的数据格式，采用文本格式的原因之一是方便其他软件读入，如在 notepad 等文本编辑器中查看。

数据导出的目的是在其他分析软件，如 Excel、MatLab、SAS、SPSS 等中对原始数据进行进一步的统计、分析处理。

BL-420N 系统软件中包含 4 种数据导出方式：①导出本通道选择长度的数据。②导出本通道整个记录长度的数据。③导出所有通道选择长度的数据。④导出所有通道整个记录长度的数据。

如果用户在通道中选择了一段区域，则数据导出命令以选择的区域长度为基础；如果用户在执行数据导出命令时未选择区域，则数据导出命令以整个记录文件的长度为导出基础。

执行数据导出命令后生成的原始采样数据以文本形式存入当前目录的 data 子目录下，并以"datan_年_月_日.txt"的形式命名，其中 data 后面的 n 代表通道号，例如，从 1 通道上选择的数据段导出到 data1，如果选择导出"所有通道数据"，那么 data 后面没有 n。

注意：原始数据导出功能只在数据反演时有效。

19）实验标签：在此菜单中，添加、编辑或删除实验标签。

20）数据剪辑：数据剪辑是指将选择的一段或多段反演实验波形的原始采样数据按 BL-420N 的数据格式提取出来，并存入指定名字的 BL-420N 格式文件中。

由于数据剪辑提取的数据格式为 BL-420N 数据格式，所以该剪辑数据可以被 BL-420N 系统所读取，并能继续在该数据上进行分析及数据提取等操作。

这个命令只有在您对某个通道的数据进行了区域选择之后才起作用。

在您停止反演时，一个以"cut.tme"命名的数据剪辑文件将自动生成，您可以按照自己的需要重命名剪辑文件，但命名的文件不能与打开反演文件重名。

21）数据删除：与数据剪辑类似，当对某个通道的数据进行了区域选择之后，可以通过点击此按钮来生成删除选中段数据之后的反演数据。类似的，当停止反演后，一个以"cut.tme"命名的数据剪辑文件将自动生成，您可以按照自己的需要重命名剪辑文件，但命名的文件不能与打开反演文件重名。

22）取消本段剪辑：取消当前的剪辑状态。

实验数据列表视图、通道参数调节视图功能介绍

2. 实验数据列表视图　实验数据列表视图用于列出"当前工作目录\Data\"子目录下的全部原始数据文件，便于快速查看或打开这些文件进行反演。双击文件名称打开文件进行反演，当文件被打开后该视图的文件图标上出现一支铅笔，表示该文件被打开。

在实验数据列表视图中，所有的文件及文件夹以树的形式分级列出。其中　是文件夹图标，图标⊞表示该目录可以扩展，里面有子文件或子文件夹，左键点击扩展。图标⊟表示扩展后的文件夹，点击该图标可以压缩目录。　是文件图标，双击该图标后的名称可打开文件。　是文件打开有的图标，表示该文件被打开了。

在数据列表视图中单击右键会弹出快捷菜单，右键菜单中的刷新功能是指刷新数据里列表视图区，如果用户在 Data\目录下对数据文件进行操作后，BL-420N 系统不会自动刷新数据列表视图。因此我们可以通过使用右键菜单手动刷新数据列表视图，数据列表会自动搜索并重新建立数据列表，前提是 Data\目录没有被用户删除。

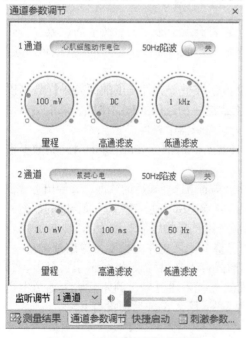

图 2-69　多通道参数调节视图

3. 通道参数调节视图　通道参数调节视图用于在采样过程中调节硬件系统参数，对应于每一个采样通道都有一个参数调节区域，调节该通道的量程、高通滤波、低通滤波和 50Hz 陷波等参数；在参数调节视图区的底部是监听音量调节功能，参见图 2-69。

通道号：通道号信息位于参数调节区的左上角，用于显示用户选择的逻辑通道号。逻辑通道号按照用户的通道选择顺序进行排列。

通道名称：对应通道的信号类型名称。例如，心肌细胞动作电位，心电、血压和呼吸等。在没有选择信号的情况下显示无信号。

量程调节：调节对应通道的放大器量程，例如，1mV 代表放大信号的范围在 $-1\sim1$mV 范围内。根据通道本身的信号类型的不同信号量程会有不同的单位，例如，在心电信号类型时显示单位是"mV"，在压力信号类型时显示"mmHg"。

高通滤波：高通滤波表示高于该频率的信号不被衰减，而低于该频率的信号会快速衰减。高通滤波与传统仪器上的时间常数相对应，频率和时间常数的转换公式：$f=1/（2\times\pi\times\tau）$，其中 f 表示高通滤波频率，而 τ 表示时间常数。在 BL-420N 软件中使用时间常数来表达高通滤波的值，如图 2-69 中的 100ms 时间常数，时间

常数为 DC 代表直流。

低通滤波：低通滤波表示低于该频率的信号不被衰减，而高于该频率的信号会快速衰减。如图 2-69 所示 50Hz 为低通滤波值。

50Hz 陷波：50Hz 信号抑制选择开关。

BL-420N 系统使用直观的旋钮方式调节硬件参数。在该旋钮上单击鼠标左键旋钮逆时针旋转并修改相应参数；单击鼠标右键旋钮顺时针旋转并修改相应参数。

刺激器的设置与使用

4. 刺激参数调节视图

（1）刺激器原理：刺激参数调节区中列举了要调节的刺激参数，在讲解刺激参数调节前，我们应该先了解一下刺激器中各个参数的意义，参见图 2-70。

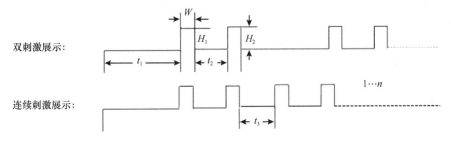

双刺激展示：

连续刺激展示：

图 2-70　刺激器参数分析示意

1）延时（t_1）：刺激脉冲发出之前的初始延时（范围：0～6s，单位：ms）。

2）波间隔（t_2）：双刺激或串刺激中两个脉冲波之间的时间间隔（范围：0～6s，单位：ms）。

3）连续刺激波间隔（t_3）：在连续刺激中，连续刺激脉冲之间的时间间隔（范围：0～6s，单位：ms），在显示中，该参数被换算为频率，对于连续单刺激，频率换算公式如下：

$$f=1/(t_3+W)$$

其中 f 为频率（单位：Hz），t_3 和 W 的单位是 s。

4）波宽（W）：刺激脉冲的宽度（范围：0～2000ms，单位：ms）。

5）幅度 1（H_1）：单刺激、串刺激中的刺激脉冲强度，或双刺激中第一个刺激脉冲的强度（范围–100～100V，单位：V）。如果选择的刺激模式为电流刺激，那么它表示第一个刺激脉冲的电流强度（范围 0～100mA，单位：mA）。

6）幅度 2（H_2）：双刺激中第二个刺激脉冲的强度（范围-100～100V，单位：V）。如果选择的刺激模式为电流刺激，那么它表示第二个刺激脉冲的电流强度（范围 0～100mA，单位：mA）。

（2）刺激参数调节视图介绍：刺激参数调节视图分为 4 部分，包括启动刺激按钮、模式选择区、参数调节区和波形示意区，如图 2-71。

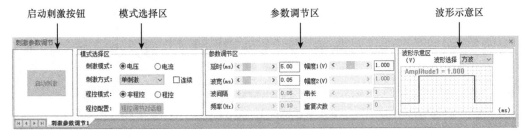

图 2-71　刺激参数调节视图

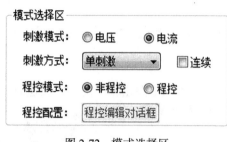

图 2-72　模式选择区

1）模式选择区：模式选择区用于选择刺激模式，参见图 2-72。

刺激模式：有两种刺激模式，分别是电压和电流模式，电压刺激模式下的刺激调节区间为−100～100V，步长为 5mV。当用户调节的刺激强度小于 30V 时系统自动判断为低电压状态；当用户调节刺激强度超过 30V 时系统自动判断为高电压状态，此时，硬件前面板的刺激高电压状态指示灯被点亮（红色）。此外，电流刺激模式的刺激调节区间为−100～100mA，步长为 10μA。

刺激方式：有三种刺激方式可供选择，分别是单刺激、双刺激和串刺激。如果用户选择了刺激方式选择框后面的"连续"复选框，则表示系统会按照选定的刺激方式连续发出刺激脉冲。

程控模式：以程控或非程控模式启动刺激。例如，当用户选择"刺激强度与反应的关系"开始实验后，程控模式自动变为"程控"，并且参数调节区变为无效。若用户想不通过实验模块启动程控时，只需要在开始实验后手动切换程控模式，然后点击"启动刺激"按钮即可启动程控模式。

2）参数调节区：参见图 2-73。

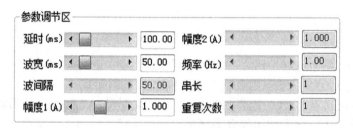

图 2-73　参数调节区

波形参数调节方法：参数调节区显示的元素包括参数名称、单位、参数调节滑动条、参数编辑框。参数调节的方式有多种，用户可以通过拖动滑动块▉的方式来调节参数，也可以点击滑动条的两端三角箭头来精细调节，或点击滑动块左右两边 ▉▉ 来进行粗调。另外，用户还可以直接在参数编辑框 50.00 中直接输入刺激参数值。

3）波形示意区：波形示意区用于直观显示用户调节的刺激参数，参见图 2-74。另外，用户还可以在波形示意区中选择不同的刺激脉冲波形，如方波、正弦波、余弦波和三角波等，默认的刺激波形为方波。

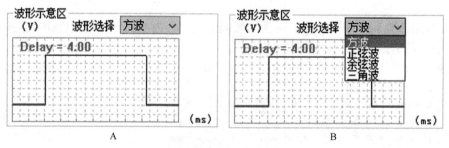

图 2-74　波形示意区

A. 波形示意区；B. 刺激波形选择

波形类型选择方法：波形示意区用来粗略地表达刺激波形，可以在"波形选择" 方波 ▼

下拉框中选择刺激波形的类型，刺激波形的类型有方波、正弦波、余弦波、三角波等波形。当用户改变刺激参数的时候，该区域会用绿色的字样 Delay = 100.00 显示参数值的变化情况。

（五）数据分析和测量功能说明

数据分析和测量是 BL-420N 系统的重要功能之一。数据分析通常是对信号进行变换处理，如频谱分析，是将时域信号变换为频域信号；而数据测量则是在原始数据的基础上对信号进行分析得到某些结果，如心率的计算等。

数据分析和测量功能介绍

1. 数据分析　目前 BL-420N 软件提供的数据分析方法包括：微分、积分、频率直方图、频谱分析、序列密度直方图和非序列密度直方图等。

数据分析都与通道相关，因此使用通道相关的快捷菜单启动分析功能。当在某个数据通道上单击鼠标右键弹出通道快捷菜单之后，就可以选择与该通道相关的分析命令，参见图 2-75。

（1）启动数据分析：所有分析功能的启动方式相同，都是在通道相关的快捷菜单中选择相应的命令后即可启动分析。启动通道分析功能后，系统会自动在该通道下面插入一个新的分析通道来显示对原始分析数据的转换结果。例如，对 1 通道进行积分，在 1 通道相关快捷餐单中选择"积分"命令，系统会自动插入一个灰色背景的积分分析通道，参见图 2-75 和图 2-76。

除频谱分析和非序列密度直方图之外，其余分析通道的放大、压缩、拉伸等操作与数据通道的操作相同。

（2）关闭数据分析通道：在波形显示区的数据分析通道上单击鼠标右键，弹出右键菜单，选择"关闭分析"，即可关闭该选择数据分析通道。

需要注意的是，在其他非数据分析通道上右键点击，弹出的右键菜单的"关闭分析"功能为不可用状态，因为只有分析通道才能被关闭。

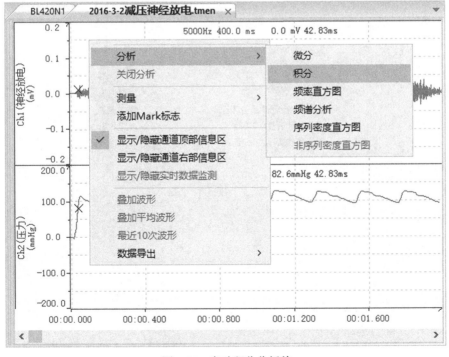

图 2-75　启动积分分析前

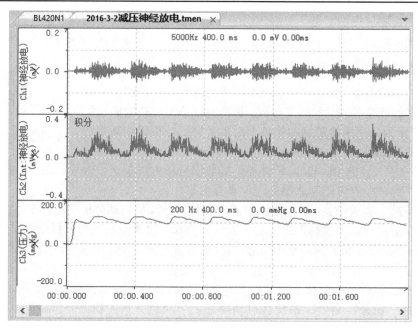

图 2-76　启动积分分析后

2. 数据测量　在 BL-420N 系统中数据测量主要包括区间测量、心功能参数测量、血流动力学测量、心肌细胞动作电位测量和肺功能测量。

与数据分析功能相似，数据测量功能也通过右键点击波形显示区中某个通道，在弹出的快捷菜单中选择相应的"测量"命令启动测量，参见图 2-77。

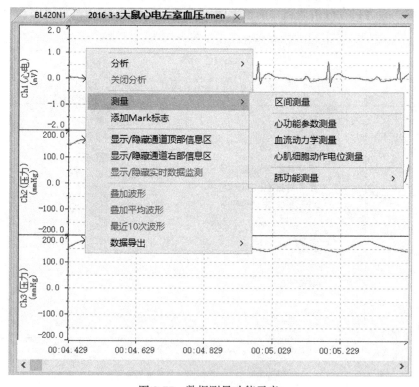

图 2-77　数据测量功能示意

　　每次测量的结果显示在通道右部信息显示区中。单击鼠标右键结束本次所有测量之后本次测量的结果会传递到测量结果视图中。

　　（1）测量步骤：在 BL-420N 系统中所有测量方法的步骤都是一致的，详细的操作步骤如下：

　　1）启动区间测量：右键单击"波形显示区"➔"测量"➔"××测量"启动测量功能。

　　2）选择测量起点：当鼠标在波形显示区中移动时会有一条垂直的直线跟随着鼠标移动。这条直线贯穿所有通道。将鼠标移动到任意通道中需要进行测量的波形段的起点位置，单击鼠标左键进行确定，此时将出现一条短的垂直直线在按下鼠标左键的地方固定，它代表选择测量的起点（图 2-78）。

　　3）确定测量终点：当再次移动鼠标时，另一条垂直直线出现并随着鼠标的左右移动而移动，这条直线用来确定测量的终点。当这条直线移动时，在直线的右上角将动态地显示两条垂直直线之间的时间差，单击鼠标左键确定终点。可以重复 2）、3）步骤进行反复测量。

　　4）退出测量：在任何通道中按下鼠标右键都将结束本次测量。

　　5）查看测量结果：只有退出测量后，在测量结果视图中才会更新所有测量结果。

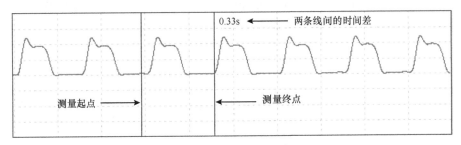

图 2-78　数据测量示意

　　（2）区间测量：区间测量用于测量任意通道波形中选择波形段的时间、频率、最大值、最小值、平均值、峰峰值、面积、最大上升速度（d_{max}/d_t）及最大下降速度（d_{min}/d_t）等参数。

（李国华　唐俊明　吴胜英　黄　武）

第三章　动物实验基本操作技术

第一节　实验动物的抓取与固定

一、蟾　蜍

左手将蟾蜍背部贴紧手掌固定，以中指、无名指、小指压住其左腹侧和后肢，拇指和食指分别压住左右前肢，拉直四肢将肢体固定。若需长时间固定，可在捣毁脑脊髓后，用大头针将四肢分别钉在木板上，或用棉绳捆缚四肢远侧端，然后固定在蛙板上。破坏脑脊髓方法有 3 种：

蛙的捉拿及脑和脊髓的破坏

（一）仰卧捣毁法

将蛙仰卧于蛙板上，拉开下颌，右手持金属探针在颅底两眼之间向前下刺入颅腔，用探针在颅腔内向四周捣毁脑组织，然后将探针退出，针尖向后平行插入脊椎管内以破坏脊髓（图 3-1A）。

（二）俯卧捣毁法

左手握住蟾蜍或蛙，使其腹面朝向手心，左手食指轻压其头部前端使头前屈，拇指按压其背部。右手持金属探针，沿蟾蜍颅顶中线向后划，至略感凹陷处即为枕骨大孔。垂直刺入椎管，向上刺入颅腔左右搅动捣毁脑组织，然后将探针退至枕骨大孔处不拔出，将探针转向后刺入脊椎管内，左右捻动探针破坏脊髓（图 3-1B）。

（三）去头后再捣毁脊髓

左手持蛙，右手执粗剪刀从蛙口裂处，沿两眼后连线剪去头部，继之以金属探针插入脊椎管捣毁脊髓（图 3-1C）。

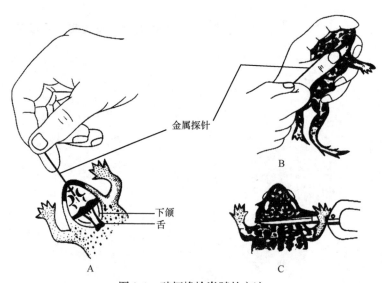

图 3-1　破坏蟾蜍脊髓的方法

A. 仰卧捣毁法；B. 俯卧捣毁法；C. 去头后再捣毁脊髓

脑脊髓破坏彻底的标志：四肢（尤其是下肢）肌紧张消失，并常有尿失禁的情况，如蟾蜍的四肢还在乱动，表明脊髓未彻底捣毁。抓取蟾蜍时，勿挤压双侧耳部毒腺，若不慎毒液射入眼内，需立即用清水冲洗眼球片刻，防止毒液伤害。

实验动物捉拿与固定

二、小　　鼠

用右手捉住鼠尾提起，置于鼠笼或其他粗糙面向后牵拉，在其向前爬行时，用左手拇指和食指抓住两耳及头颈部皮肤（图3-2），再置小鼠于左手心，拉直四肢并用其余三指夹住背部皮肤及尾部，肢体固定，右手可进行注射或其他操作。有经验者可直接用左手小指勾起鼠尾，迅速以拇指、食指和中指捏住其耳后颈背部皮肤。

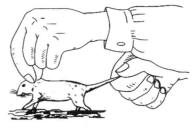

图 3-2　小鼠抓取法

三、大　　鼠

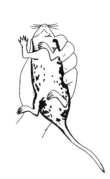

图 3-3　大鼠抓取法

大鼠抓起方法基本上同小鼠，大鼠牙齿锋利，为避免咬伤，操作要轻，不可鲁莽；必要时应戴上棉纱手套。右手轻轻抓住其尾部向后轻拉，左手拇指和食指捏紧鼠两耳或头颈部皮肤，余下三指紧捏大鼠颈背部皮肤，并将其固定在左手掌心中（图3-3），右手即可进行各种实验操作。如果方法掌握不好，或大鼠凶猛，可用卵圆钳夹鼠颈部抓取。长时间固定时，可参照固定兔的方法，在鼠台上加以固定或根据不同实验要求放在特制的有机玻璃罩内。

四、豚　　鼠

豚鼠胆小易惊，性情温和，不咬人。迅速用手抓住豚鼠背部的肩胛上方，轻握其颈部，使其仰卧，可进行注射等操作。体重大的豚鼠，可用另一手托其臀部（图3-4）。长时间固定的方法，可参照固定兔和大鼠的方法，或依实验要求而定。

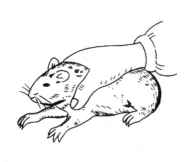
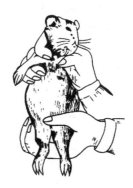

图 3-4　豚鼠抓取法

五、家　　兔

1. 捉起　用右手抓住颈部皮毛提起，左手托住其臀部或腹部，使家兔呈坐位姿势，让体重大部分集中在左手心上（图3-5A）。单手倒提兔臀部、单手提兔背或提兔耳均系错误抓法（图3-5B）。

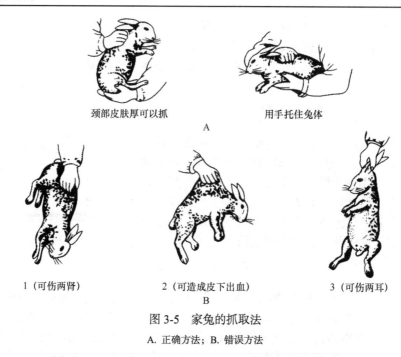

图 3-5 家兔的抓取法

A. 正确方法；B. 错误方法

2. 固定 固定方法可依实验需要而定。一般学生实验多采用卧位固定法。仰卧位时，四肢可用粗布带（或粗棉绳）固定，布带一端缚扎于前后肢的踝关节以上部位（图 3-6A、图 3-6B），两前肢布带在家兔背后交叉穿过，压住对侧前肢后固定在实验台两侧（背位交叉固定）。拉直两后肢左右分开，分别固定在实验台尾端。家兔头部固定，可用特制的兔头夹。固定时，将已麻醉家兔的颈部卡在兔夹的半圆圈内，并把兔嘴部伸入圆形铁圈内，拧紧其固定螺丝。也可用一粗棉绳勾住兔门齿，固定在兔台头端铁柱上。采用俯卧位时（特别是头颅部实验），常采用马蹄形头固定器（图 3-6C）。先剪去两侧眼眶下部的一小块皮毛，暴露出颧骨突。用 1mm 钻头钻一小孔，将固定器两侧的尖头金属棒嵌在两上门齿的齿缝之间。若想使动物头部上仰，可将中间的金属柱上提；若想使动物头部下仰，则可将此柱放低。俯卧位时，前肢不必交叉，其余同仰卧。若兔台附有固定的四肢固定夹，则只需将四肢分开，分别用固定夹夹住。仰卧时，前肢也无须左右交叉。颅部实验的头部固定，将在有关实验或特殊操作技术中介绍。

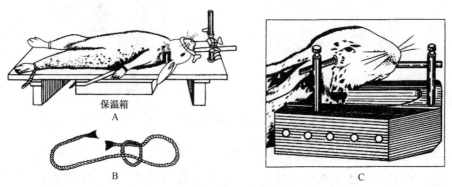

图 3-6 家兔的固定法

A. 兔台及家兔的固定；B. 捆绑打结法；C. 马蹄铁固定法

六、犬

用特制的钳式长柄捕犬夹夹住其颈部并仰卧地上，由助手固定四肢后，即可进行麻醉。将麻醉的犬置于犬台，姿势依实验需要。仰卧或俯卧位时，将犬嘴置于一圆铁圈形犬头固定器内，拉出舌，再将一直铁条穿过上、下颌间，拧紧固定器在鼻上的螺旋棒。固定四肢方法同家兔。

（李国华 吴胜英 张友旺）

第二节 实验动物的给药途径和方法

在动物实验中，为了观察药物对功能、代谢及形态的影响，常需要将药物给入动物体内，特别是在药理学实验中。给药的途径和方法有多种多样，常用有经口（口服、灌胃）、皮下注射、肌内注射、腹腔注射和静脉注射等。需根据实验目的和要求、动物的种属及药物的性质和剂型等情况而定。对于一些临床用药，给药途径应尽量与临床用药方法相一致。现分述如下：

一、蛙（或蟾蜍）淋巴囊注射法

蛙皮下有数个淋巴囊，其中以背、腹部淋巴囊最大。因其皮肤薄，缺乏弹性，注射的药液容易从穿刺孔溢出，故针刺需经肌肉层，然后再至各囊，这样当注射完毕拔出针头时，刺口易于闭塞，可避免药液漏出。

（一）胸淋巴囊注射

蛙捉拿及固定法见前，将 5～6 号针头插入口腔，自舌下刺入，经下颌肌肉层进入淋巴囊，将药液注入。注射量为 0.25～1.0ml/只。

（二）腹、背淋巴囊注射

实验动物给药
途径及方法

针头自股部或臀部皮肤刺入，经肌肉层达腹部或背部淋巴囊，将药液注入。

二、灌 胃 法

（一）小鼠灌胃法

将灌胃针接在注射器上，抽取待灌药物。用左手捉持固定小鼠，口部朝上，使头颈部充分伸展，颈部宜拉直但不宜过紧，以免窒息。右手持注射器，将灌胃针先从小鼠口角插入口腔，轻轻将灌胃针向头部按压，使口腔与食管保持水平，再从舌前紧沿上颚轻轻插入食管内，如灌胃针插入时很通畅且很深，证明它在食管内，此时可将药液注入（图 3-7A）。灌注量：0.005～0.025ml/g，不得超过 1ml/只。

（二）大鼠灌胃法

大鼠灌胃方法基本同小鼠，左手抓起固定大鼠，右手持连有灌胃针的注射器，灌胃针头从其口角处插入口腔，然后再进入食管。灌注

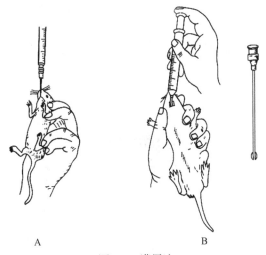

图 3-7　灌胃法

小鼠灌胃法（A）；大鼠灌胃法（B）

量：5.0～20.0ml/kg（图 3-7B）。

（三）豚鼠灌胃法

一个人抓住豚鼠头颈部和四肢，另一人将含嘴放入豚鼠口内旋转一下，使舌压在其下，再将塑料或导尿管从含嘴插入 8～10cm，然后注入药物，因豚鼠上颚近咽部有牙齿，易阻止导管插入，应把豚鼠头部与躯体拉直，便于导管避开阻碍而进入食管。

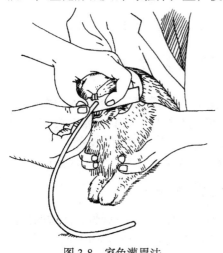

图 3-8　家兔灌胃法

（四）家兔灌胃法

家兔灌胃法需要两人配合完成。一人取矮坐位，双膝固定家兔下半身，两手将兔耳和前肢固定，并使兔头稍向后仰，使其挺直。另一人在家兔的上下齿之间插入开口器，慢慢转动开口器，使舌尖伸出口外并压住，勿使缩回。用导尿管穿开口器中央的小孔沿上咽后壁慢慢插入食管，此时，将导尿管的外端浸入盛水烧杯中，以确定导尿管是否插入胃内，如水中不出现气泡，兔亦不发生呼吸困难或挣扎，则证实导尿管已插入胃中。然后可在导尿管中连接一注射器（或漏斗）将药液灌入胃中。药液灌毕，注入 2～3ml 蒸馏水或适量空气，把胃管中药液全部压入胃内（图 3-8）。注射完毕，用手捏紧导尿管慢慢抽出并移去开口器，以免导尿管被咬断。灌注量：10～25ml/kg。

三、皮下注射法

一般都取背部及后腿皮下，注射时用左手拇指和食指轻轻捏起皮肤，右手将针头刺入，固定后即可进行注射。较大动物的皮肤厚，注射针头不易进入。一般犬、猫多在大腿外侧，豚鼠在后大腿内侧或小腹部；小鼠、大鼠可在背部或大腿外侧。

小鼠的皮下注射用得较多。注射时，用左手拇、食指捉住鼠两耳及头颈部皮肤，腹部向上，左手无名指及小指夹住鼠尾，右手持连有 5 号注射针头的注射器，将注射针头刺入腹部两侧皮下。注意勿将药液注入皮内，以免影响药物吸收。针头不宜过粗，否则药液将会自针头入口流出（图 3-9）。另一方法：将小鼠放在鼠笼上，用左手小指和无名指捏住鼠尾，轻轻向后拉，用拇指和食指捏起背部皮肤，再用右手将注射器针头刺入背部皮下。

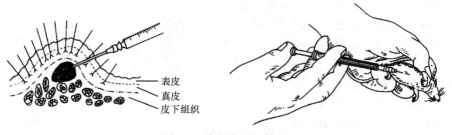

表皮
真皮
皮下组织

图 3-9　小鼠皮下注射法

家兔的背颈部皮肤比较疏松且面积大，适作皮下注射的部位。用左手拇指及中指将颈背部皮肤捏成一皱褶，并用食指按压皱褶的一端，使成一三角体，增大皮下空隙，以利针刺。右手持注射器自皱褶食指下刺入，刺入后即可松开皱褶将药液注入。

四、肌内注射法

肌内注射应选肌肉发达、无大血管通过的部位，一般多选择臀部和大腿。

给豚鼠、家兔、猫和犬进行肌内注射多注入臀部或股部肌肉。小鼠和大鼠肌肉较小，肌内注射不常用，如需肌内注射，也可注入股部肌肉。注射量每侧腿一般不超过 0.2ml。

家兔肌内注射需有助手固定家兔腰髂骨部位，勿使其活动。注射者左手握住后肢之胫部，拉直后肢，右手持注射器，使注射器与肌肉成 60°，一次刺入肌肉中。刺入后须回抽一下注射器，看是否有回血。如有回血，则为刺入血管内，应抽出针头，改变方向重新刺入。若无回血，则可注入药液。注射完毕，用手轻轻揉按注药局部，以助药液吸收。注射量：每侧不超过 2ml。

五、腹腔注射法

大、小鼠腹腔注射法：大、小鼠抓起方法与灌胃法同，将腹部朝上，右手持注射器在下腹左或右侧（避开膀胱）朝头方向将针头刺入皮下，前进少许再以 45°通过腹肌刺入腹腔注射药液。为避免针头刺入内脏，应将鼠头放低使内脏移向横膈膜，同时针头不宜刺入太深、太靠上，避免刺破肝脏。注射量：小鼠 0.1～0.25ml/10g，大鼠 1.0～2.0ml/100g。注药时先将注射器回抽，观察有无回血，以防刺入血管或内脏器官内。

其他动物腹腔注射法与小鼠同。

六、静脉注射法

（一）小鼠尾静脉注射法

鼠尾静脉有 3 根，左右两侧和背侧各一根，左右两侧尾静脉比较容易固定，多采用；背部一根也可采用，但位置不易固定。将小鼠固定在一铁丝笼或特制的筒内，使尾露在外面。用70%乙醇涂擦尾部或浸在 45℃水中，使尾部静脉扩张充血。以左手拇指和食指捏住鼠尾两侧，使静脉充盈，用中指从下面托起尾巴，以无名指和小指夹住尾部末梢，右手持连有 4 号针头的注射器，自鼠尾根部 1/3 处进针，针头与静脉平行（小于 30°）刺入尾静脉，先缓慢注入少量药液，如无阻力，表明针头已进入静脉，且尾部皮肤不肿胀或不冒水滴，静脉呈一条白线。否则说明针头未插入静脉血管（图 3-10）。注射量：0.01～0.02ml/g。

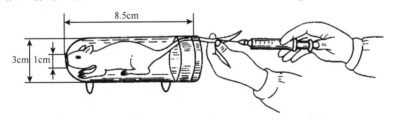

图 3-10　小鼠尾静脉注射法

（二）大鼠静脉注射法

麻醉后将大鼠股部内侧皮肤切开或将腹股沟皮肤切开，暴露股静脉或髂静脉，用 4 号针头刺入给药。麻醉后大鼠亦可从舌下静脉给药。清醒动物则从尾静脉给药，注射方法与小鼠相同。

（三）家兔耳静脉注射法

详见麻醉方法。

（四）豚鼠静脉注射法

从耳静脉注入，方法同家兔耳静脉注射法，但注射有时较难成功。必要时在麻醉状态下作颈外静脉或者股静脉切开注入。

（李国华　吴胜英　张友旺）

第三节　实验动物的麻醉

在动物实验中，掌握正确的麻醉技术与方法对于实验的顺利进行并获取较为准确的实验结果至关重要。根据实验目的，对不同种类的动物采用恰当的麻醉药物和剂量，是麻醉成功的保证。

一、麻醉药品的分类

麻醉药品可分为两类：吸入性麻醉药物和非吸入性麻醉药物。

（一）吸入性麻醉药物

乙醚是最常用的吸入性麻醉药物，一般适用于实验动物的全身麻醉。具有无色透明、极易挥发、具刺激气味的特性。其作用机制为抑制中枢神经系统，使肌肉松弛。具有应用范围广、适合于各种动物、麻醉安全系数较大、麻醉深度易于掌握等优点。缺点是对上呼吸道黏膜有较强的刺激作用，使分泌物增加，易发生呼吸道阻塞。因此，使用中应注意和观察动物呼吸道是否通畅。

其他吸入性麻醉药物包括三氯乙烷、氯仿等，在教学实验中应用较少。

（二）非吸入性麻醉药物

1. 巴比妥类药物　具有镇静及催眠效应。根据其作用时限可分为长、中、短、超短时作用4类。其作用机制主要是阻止神经冲动传入大脑皮层，从而对中枢神经系统产生抑制作用。

2. 氯胺酮　主要阻断大脑联络径路和丘脑反射到大脑皮层各部分的径路，选择性地阻断痛觉，是一种具有镇痛效应的麻醉药物。注射后，可使整个中枢神经系统出现短暂的、由浅到深的轻微抑制，称为浅麻醉。

3. 氨基甲酸乙酯（urethane 乌拉坦）　具有镇静及缓和的催眠作用，多数实验动物都可以使用，尤其适用于小动物。麻醉机制尚待进一步研究和证实。

4. 水合氯醛　为乙醛的三氯衍生物，对中枢神经系统抑制作用类似于巴比妥类药物。

二、常用麻醉药物的选择与方法

在机能学实验的动物实验中，不同动物的全身麻醉药物用量与用法，见表3-1。

表 3-1　不同动物的全身麻醉药物用法与用药剂量

动物	给药途径	盐酸氯胺酮（mg/kg）	戊巴比妥钠（mg/kg）	硫喷妥钠（mg/kg）	水合氯醛（mg/kg）	氨基甲酸乙酯（g/kg）
小鼠	i.v.		35	25		
	i.p.		50	50	400	
	i.m.	22～44				
大鼠	i.v.		25	20		
	i.p.		50	40	300	0.75
	i.m.	22～44				

续表

动物	给药途径	盐酸氯胺酮 （mg/kg）	戊巴比妥钠 （mg/kg）	硫喷妥钠 （mg/kg）	水合氯醛 （mg/kg）	氨基甲酸乙酯 （g/kg）
地鼠	i.v.			20		
	i.p.		35	40	200～300	
豚鼠	i.v.		30	20		
	i.p.		40	55	200～300	1.5
	i.m.	22～44				
家兔	i.v.		30	20		0.75～1.0
	i.p.		40			0.75～1.0
	i.m.	22～44				
猫	i.v.		25	28	300	1.25～1.5
	i.p.					1.25～1.5
	i.m.	15～30				
犬	i.v.		30	25	125	1.0
猴	i.v.		35	25		
	i.p.			60		
	i.m.	15～40				
绵羊	i.v.		30			
山羊	i.v.		30			
猪（<45kg）	i.v.		20～30	9～10		
	i.m.	10～15				
猪（>45kg）	i.v.		15	5		
	i.m.	10～15				

注：i.v.（静脉注射）、i.p.（腹腔注射）、i.m.（肌内注射）

三、麻醉技巧

由于动物的个体差异以及对麻醉药物的耐受性不同，因此，在给动物施行麻醉的过程中，控制麻醉深度和掌握麻醉技巧十分重要。

（一）麻醉的基本原则

不同麻醉药物的作用机制、起效时间、维持时间和药物的毒性作用均不相同。用药前，应详细了解各种麻醉药物的作用机制和特点。同时，根据实验目的及动物种类、品系、年龄、性别、健康状况选择适当的麻醉药物也是不可忽视的因素之一。如对大鼠实施麻醉时，有两种方法可供选择，一是腹腔注射方法；二是肌内注射方法。如果确认用氨基甲酸乙酯进行麻醉时，腹腔注射麻醉起效较快，但是极易出现呼吸、心律不规则的变化；而肌内注射麻醉尽管起效较慢，但是安全系数较大，不易出现呼吸、心律异常的改变。如果用氨基甲酸乙酯与水合氯醛合用，则麻醉效果更佳。

（二）麻醉的基本技巧

1. 给药途径　选择给药途径的原则：可腹腔注射的药物不必通过静脉给药，可肌内注射的药物也应避免腹腔注射。应按肌肉、腹腔、静脉的顺序给药。

2. 给药速度的掌握技巧 静脉注射麻醉药物时，开始给药的速度可略为快些，即先给予总量的 1/3，以求动物能顺利、快速地度过兴奋期。后 2/3 剂量的给入速度宜慢，且边注射边观察动物生命体征的变化（心跳、呼吸等）。当确定已达到麻醉效果时，即可停止给药，不必急于将剩余的麻醉药物全部推入。

3. 动物麻醉效果的判断 动物达到麻醉的基本状态：肢体肌肉松弛，呼吸节律呈现深而慢的改变，角膜反射存在、较为迟钝，躯体呈现自然倒下，此时为最佳麻醉效果。

若麻醉剂量已给足，动物仍有挣扎、兴奋等表现时，应观察一段时间，确认动物是否已度过兴奋期，切不可盲目追加麻醉药物。避免因麻醉过深，抑制心跳呼吸中枢而导致动物死亡。

四、麻 醉 方 法

（一）吸入法

常用乙醚吸入法，各种动物均可用。优点：麻醉深度易掌握，较安全、麻醉后恢复迅速，适用于实验操作时间短，又需要在清醒条件下观察动物整体变化过程的实验。缺点：乙醚局部刺激作用大，它刺激上呼吸道使黏液分泌增加，而且麻醉效果出现快，需密切观察，防止窒息或麻醉过深而致动物死亡。学生实验常用大、小鼠，使用时动物于玻璃钟罩或烧杯中，将浸有乙醚的棉球或纱布放入容器内，让其挥发，然后将待麻醉的动物投入，动物麻醉后立即取出做实验。若在实验操作过程中动物开始苏醒，可用乙醚棉球置于鼻旁以维持麻醉状态。如果效果不好，可再将动物置于容器，按上述方法继续吸入乙醚。麻醉过程中必须随时观察动物变化，

防止麻醉过深而使动物死亡。由于乙醚燃点很低，遇火极易燃烧，所以在使用时要远离火源。

（二）静脉麻醉

静脉麻醉是常用的麻醉方法之一。猫、家兔、犬等均适用。它是通过静脉穿刺给药，犬多用位于前肢上方背侧正前的头静脉（图 3-11A）。家兔多用耳缘静脉（图 3-11B）。

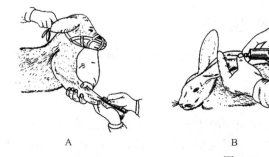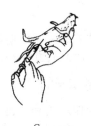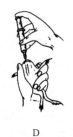

| A | B | C | D |

图 3-11 麻醉方法

A. 犬腿静脉注射法；B. 家兔耳缘静脉注射法；C. 小鼠腹腔注射法；D. 蛙类淋巴囊注射法

麻醉家兔时，一人固定兔身（或用固定器将兔固定），注射前剪去或拔掉耳背面外侧静脉注射部位的被毛，用医用酒精棉球擦兔耳或用手轻搓、手指轻弹兔耳，使血管充血。左手食指和中指夹住耳根部，以阻断静脉回流，拇指、小指夹住耳边缘部分，以无名指垫于血管下方，待静脉充分充盈后，右手持注射器以 30° 刺入静脉，顺血管平行方向推进约 1cm 后，松开食指和中指对耳根处血管的压迫，然后用左手拇指、食指将兔耳和针头一并固定，右手注入药液。注射药液时感到很畅通，无任何阻力，证明针头是在血管内。若针芯推移不顺或局部皮下肿胀

发白，药液不是自血管内呈细流进入时，须抽出针头重新注射。注射药液后，抽出针头，用棉球按压进针部位，轻轻揉压片刻，以防出血。麻醉家兔常用质量浓度为 200g/L 氨基甲酸乙酯（20%乌拉坦），按体重计算剂量为（0.75～1.0）g/kg。麻醉犬常用戊巴比妥钠，其剂量为 30mg/kg。

（三）腹腔麻醉

腹腔麻醉常用于豚鼠、小鼠、大鼠或其他麻醉途径失败者。麻醉时将药物注入左腹或右下腹腔内，注药时需将注射器回抽，观察有无回血，防止损伤内脏及直接将药物注入血液。腹腔麻醉优点是操作简单，缺点是出现麻醉时间长，药量不易控制（图 3-11C）。

（四）蛙类淋巴囊注射法

此法用于蛙类给药，因蛙皮下有几个淋巴囊，注入药物易于吸收。若进行胸淋巴囊注射，可将蛙仰卧持于左手中，右手将注射器的针头插入口腔黏膜，药物经下颌肌层进入皮下淋巴囊。一次可注入 0.25～1ml（图 3-11D）。

五、使用麻醉药物的注意事项

1. 由于动物的个体差异，其对麻醉药的耐受性差别很大。因此，麻醉动物应根据药物的常用剂量和动物的机能状态来决定麻醉药的实际用量，一般说来，衰弱和过胖的动物，其单位体重所需的剂量较小，不可机械地把按体重计算出的用量匆忙注入。动物达到麻醉的基本状态，以呼吸变得深而慢、睫毛反射或角膜反射迟钝、肌肉松弛、躯干自然倒下为度。总的原则：开始给药稍快，以快速度过兴奋期；后大半量药液宜慢，并且边注射边观察动物状态。若已达麻醉状态，要停止给药，不必推入全量。若药物剂量已给足，动物有时处于兴奋状态、挣扎，观察一段时间，看是否兴奋期未过，不可盲目加深麻醉，否则易引起死亡。万一呼吸停止，必须立即施人工呼吸等急救措施，待其恢复自主呼吸后再进行操作。

2. 麻醉药的剂量计算应准确，特别是在静脉注射操作中，漏于皮下、肌肉的量应一并计算，防止麻醉过深。若实验时间过长，麻醉深度变浅，动物挣扎，可酌情补加麻醉药，但一次不能超过总量的 1/5。

3. 乙醚是挥发性很强的液体，极易燃烧，应盖紧瓶塞，使用时要远离火源；储存时避光，不能放在冰箱内，以免遇电火花造成爆炸事故。

4. 动物在麻醉期体温下降，要采取保温措施。如需要观察体温变化，可在动物肛门内插入体温计。在寒冷冬季做慢性动物实验时，应将麻醉药物加热至动物体温，再进行注射。

（李国华 吴胜英）

第四节 实验动物的血液抗凝

一、体 内 抗 凝

体内抗凝常用 1%肝素钠溶液进行静脉注射，用量一般为 500～1250U/kg（4～10mg/kg）。

市售肝素钠注射液规格一般为 12 500U/2ml，相当于 100mg（125U=1mg）。取 1 支肝素钠注射液（含 100mg/2ml），加入生理盐水 8ml 即可配制成 1%肝素钠溶液 10ml。

注意：①不能超量静脉注射肝素钠溶液，否则容易引起出血。②不能用枸橼酸钠溶液或草酸钾溶液作体内抗凝剂，否则会引起低钙血症。

二、体 外 抗 凝

（一）肝素钠溶液

1. 采血试管的抗凝 取 1%肝素钠溶液 0.1ml 于一支干净试管内，80～100℃烘干，每管可使 5～10ml 血液不凝。

注意：①采血注射器和试管必须干净，否则容易引起溶血。②要沿试管壁缓缓注入血液，注完后将试管置于两手掌间，倾斜 45°轻轻滚动试管，使血液和抗凝剂充分混合。

2. 动脉插管的抗凝 取 0.3%～0.5%的肝素钠生理盐水充满压力传感器及连接的动脉插管，用于实验动物的血压测量和动脉放血。

3. 静脉插管的抗凝 用 0.1%肝素钠生理盐水充满压力换能器和连接的静脉插管即可。

（二）枸橼酸钠溶液

1. 采血试管的抗凝 配制成 3.8%的水溶液，0.1ml 枸橼酸钠溶液可使 1ml 血液不凝。

2. 动脉插管的抗凝 兔用 4%～5%的水溶液，犬用 7%～8%的水溶液充满压力传感器及连接的动脉插管，用于实验动物的血压测量。

（三）草酸钾溶液

配制成 2%的水溶液，0.1ml 草酸钾溶液可使 1～2ml 血液不凝。

（四）草酸盐溶液

取草酸铵 1.2g，草酸钾 0.8g，加 4%甲醛溶液 1.0ml，再用蒸馏水加至 100ml。0.5ml 草酸盐溶液可使 5ml 血液不凝。本溶液可供测定血细胞比容用。

（李国华　吴胜英）

第五节　实验动物的常用取血法

在机能学实验中，经常需要采取动物的血液进行检验及分析，因此掌握正确的采血方法很有必要。下面介绍几种常用实验动物的取血法。

一、犬的取血法

（一）后肢小隐静脉或前肢皮下头静脉取血

后肢外侧小隐静脉在后肢胫部下 1/3 的外侧浅表的皮下。前肢皮下头静脉在前肢上方背侧的正前位。抽血时先绑住犬嘴，由助手固定（可用犬钳）住头颈部不让其挣扎，另一手紧抓静脉上端使静脉充盈，也可以用一段胶管在上端结扎阻断静脉血液回流使静脉充盈，取血者用剪刀剪去拟取血部位的被毛（需要防止感染时先用碘酒、乙醇消毒局部皮肤）后，用带有 8 号或 9 号针头的注射器，在血管上以约 45°角刺入皮下，顺着血管轻轻向上，同时稍微用力回抽针栓，如成功刺入血管，血液流入注射器，抽取所需的血量后拔出针头，以干棉球压迫止血。取血的进针部位应从远端开始，如果一次取血失败，可继续向近心端选择进针部位。

（二）颈外静脉或颈总动脉取血

常用于实验中需要多次采血或同时进行手术观察其他项目的动物。动物麻醉固定后，做颈部手术分离出颈外静脉或颈总动脉，进行颈外静脉、颈总动脉插管取血。为保证能够多次顺利取血,颈外静脉的插管最好插入 10～15cm,到达右心房上腔静脉入口,每次取血完毕,用 0.1% 肝素生理盐水或生理盐水充满插管,下一次取血时把插管内生理盐水排净后再取血。也可直接用注射器针头向颈外静脉的头侧或颈总动脉的近心端刺入取血。

（三）股动脉或股静脉取血

首先分离出股动脉或股静脉,再进行股静脉或股动脉插管取血或直接取血,方法同颈外静脉、颈总动脉取血法,也可以不手术分离血管,直接穿刺取血。

（四）心脏穿刺取血

犬麻醉后,固定于手术台上,前肢在背后交叉固定,暴露胸部,在左胸第 3～5 肋间剪去皮毛,触摸心跳位置,取心跳最明显处带有 6 号或 7 号针头的注射器,垂直刺入心脏,当针头顺利进入心脏时,可感觉针头在随心跳搏动,血可自动涌入注射器,如不顺利,可将针头稍微轴向转动或调节刺入的深度,但不可左右摆动太大,以免损伤心肌或造成胸内大出血。

二、家兔取血法

（一）耳缘静脉取血

把家兔固定在箱内或仰卧固定于兔台上,在耳背部找到耳缘静脉拔去取血部位的被毛,用手指轻弹耳廓或用二甲苯或乙醇棉球涂擦局部,使局部血管扩张,用 5 号或 6 号半注射器刺入血管内徐徐抽动针栓取血。取血不多时可以用针头或刀片直接刺破血管后让血液自然流出,用吸管取血,或直接滴入盛器中,采血完毕,用干棉球压迫止血。

（二）耳中央动脉取血

将家兔先固定于兔箱内或固定于兔台上,在兔耳的中央找到一条颜色鲜红、较粗的血管,即中央动脉,用左手固定兔耳,右手持注射器,在其末端沿向心方向刺入动脉可取血,取血后用干棉球压迫止血。注意进针部位一般不选耳根部,因为该处软组织较多,容易穿透血管造成皮下出血,中央动脉容易发生痉挛性收缩,应让其充分扩张后取血。

（三）颈外静脉、颈总动脉、股静脉及股动脉取血

方法同犬颈外静脉、颈总动脉、股静脉、股动脉取血法。

（四）心脏取血

方法同犬心脏取血法。

三、大鼠和小鼠取血法

（一）尾静脉取血

用于小量取血,将鼠身固定或麻醉,鼠尾浸泡在 45℃左右的温水中几分钟,或用二甲苯、乙醇棉球涂擦,扩张尾部血管,擦干后,剪去尾尖 0.3～0.5cm,让血滴入盛器内或用血红蛋白吸管吸取,必要时,可从尾根向尾尖挤压取血。取血结束时,以干棉球压迫止血。此法小鼠每次可取血 0.1ml。

实验动物取血

（二）割（剪）尾尖取血

待动物固定后,用温水擦拭（45～50℃）使尾静脉血管扩张,在采血部位涂上凡士林,用手术刀割破尾静脉或动脉,血液可自行流出。也可在麻醉后,将尾尖剪去 1～2mm（小鼠）或 5～10mm（大鼠）,然后自尾部向尾尖部按摩,使血液自断端流出。用此法每只鼠可采血 10

余次。小鼠可每次采血约 0.1ml，大鼠约 0.4ml。

（三）眶后静脉丛取血

准备好长约 10cm 的玻璃管，一端烧制成直径 1～1.5mm，长约 1cm 的毛细管，另一端渐大呈喇叭形，事先充入 1%肝素溶液浸润内壁并烤干备用。取血时，左手拇指和食指抓住两耳之间的头部皮肤，使头部固定，轻轻压迫动物的颈部两侧，阻断头部静脉血液回流，使眼球充分外突，眶后静脉丛充血，右手持毛细管与鼠面呈 45°，刺入下眼睑与眼球之间，轻轻向眼底方向移动，并向下捻动，大鼠刺入 4～5mm，小鼠刺入 2～3mm 可达眶后静脉丛，稍加吸引，血流入毛细管，达到所需血量时，拔出玻璃管松开左手，自可止血。也可用带有 7 号针头的 1ml 注射器代替玻璃管取血。这种方法小鼠一次可采血 0.1～0.3ml，大鼠可采血 0.5～1ml。

（四）摘眼球采血

此法常用于鼠类大量采血。采血时，用左手固定动物，压迫眼球，尽量使眼球突出，右手用镊子或止血钳迅速摘除眼球，眼眶内会很快流出血液。

（五）断头取血

需血量大，而且不需动物存活时可用此方法。用剪刀剪去鼠头，鼠颈向下，使血流入备有抗凝剂的容器中。注意防止动物毛等杂物流入容器引起溶血。此法小鼠可采血 0.8～1.2ml，大鼠可采血 5.0～10.0ml。

（六）颈静脉、颈动脉、股动脉、股静脉取血

方法同犬颈静脉、颈动脉、股动脉、股静脉取血法，但操作难度较大。

四、豚鼠取血法

（一）耳缘切割取血

用刀片割破耳缘用 1%肝素或 20%枸橼酸钠涂抹切口边缘，血可流出，用吸管吸取血液或直接装入盛器。此法可采血 0.5ml。取血完毕，压迫止血。

（二）心脏取血

同犬心脏取血法。也可在麻醉动物后开胸直接取血。此法可采血 15～20ml。

（李国华　吴胜英　董晓霞）

第六节　实验动物的处死法

动物实验结束后，不需继续观察的动物需要将其处死。另外迅速繁殖的动物，患病的动物，需要摘除某部位器官组织进一步检查的动物等都需要处死。我们应本着人道主义精神去善待动物，要用仁爱之心对待动物。当动物需要为人类医学研究做出牺牲时，我们要尽量减少动物死亡过程的痛苦。正确的处死动物方法以死亡时间短、挣扎少及脏器细胞改变少为原则。处死的方法根据动物种类、大小及实验目的来决定。

一、暴　力　法

（一）打击法

打击法适用于小鼠、大鼠、豚鼠、兔等动物。方法：①手提起大、小鼠尾部，用力摔打，

使头部碰地可立即死亡。②用手或木锤击打头部，使大脑中枢受破坏而死亡；豚鼠、兔等可用此方法。

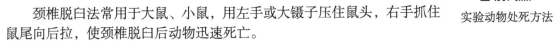

实验动物处死方法

（二）颈椎脱臼法

颈椎脱臼法常用于大鼠、小鼠，用左手或大镊子压住鼠头，右手抓住鼠尾向后拉，使颈椎脱臼后动物迅速死亡。

（三）断头法

断头法适用于大鼠、小鼠、豚鼠，左手拇指和食指夹住鼠的肩部，用利剪在动物的颈部将头剪断，动物断头出血而死。

（四）破坏脑脊髓法

破坏脑脊髓法常用于青蛙和蟾蜍。左手抓住青蛙，背部朝外，拇指按压背部，食指按压头部前端，在鼓膜连线与头正中线的交叉处找到枕骨大孔（可触及凹陷），右手持探针，刺入枕骨大孔，将探针尖端转向头端探入颅脑，捣毁脑组织，再将探针尖端转向尾端刺入椎管，破坏脊髓。如脑和脊髓成功破坏可感觉到动物四肢肌肉完全松弛。操作过程要注意不让分泌物溅入眼内。如不慎溅入应用水冲洗干净。

二、大量放血法

大、小动物均可使用此方法。从颈总动脉或股动脉放血造成大出血休克而致死。实验中已分离出颈总动脉、股动脉的动物常用此法。

三、开放性气胸法

在动物胸壁剪开一个口，造成开放性气胸，肺脏因大气压缩发生萎陷，纵隔摆动，动物发生急性呼吸衰竭而死。

四、空气栓塞法

空气栓塞法适用于较大的动物。从静脉注入一定量的空气，空气随着血流循环到全身，阻塞冠状动脉、肺动脉，导致血液循环障碍而死。一般家兔注入 40～50ml 空气，犬注入 100～200ml 空气，可很快致死。

五、化学药物致死法

此方法适用于各种动物，静脉内注入一定量的氯化钾、过量麻药等可使动物很快死亡。氯化钾使心肌失去收缩能力，心跳停止而死。家兔注入 10%氯化钾 5～10ml，犬注入 20～30ml 可致死。

（李国华　吴胜英　董晓霞）

第七节　机能学实验常用离体标本制备

一、坐骨神经干标本制备

所用动物多为蟾蜍或蛙。

1. 破坏脑脊髓　见本章第一节，常用探针插入枕骨大孔破坏脑、脊髓的方法处死。左手握蛙，用拇指按压背部，食指按压头部前端，

蛙坐骨神经干标本制备

使头前俯；用右手食指的指甲由头端沿正中线向下滑动，至耳鼓膜后缘连线前约 3mm 处可触及一横沟，其中点相当于枕骨大孔位置（图 3-1）。用探针由此处垂直刺入枕骨大孔，折入颅腔，左右捻转探针，以破坏脑组织；其后，将探针退至枕骨大孔，将针头转向后，刺入椎管，以破坏脊髓。此时，如蛙四肢松软，呼吸消失，表明脑和脊髓已完全破坏。

2. 除去躯干上部及内脏　用中式剪刀在骶髂关节水平以上坐骨神经起始处上缘 1cm 处剪断脊柱，左手捏住脊柱下方断端，注意不要损伤腹侧面两侧的坐骨神经干，使蛙头和内脏自然下垂，右手持中式剪刀沿脊柱两侧剪除一切内脏组织及头胸部，留下后肢、骶骨、部分脊柱及紧贴于脊柱两侧的坐骨神经。

3. 剥皮、分离两腿　先剪去肛周一圈皮肤，然后一手捏住脊柱断端，另一只手捏住断端边缘皮肤，向下剥掉全部后肢皮肤。再用粗剪刀将脊柱沿正中线剪开分为两半，将标本放在盛有任氏液的培养皿中。洗净双手及使用过的手术器械。

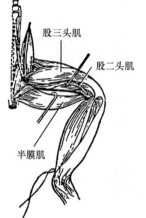

图 3-12　坐骨神经标本背面示意

4. 游离坐骨神经　取一侧下肢标本，腹面朝上置于蛙板上，滴加任氏液于标本上。用大头针固定脊柱和后肢末端，此时清楚可见白色粗大的神经自脊柱侧面发出。用玻璃分针划开神经表面筋膜及坐骨大孔处组织，并于神经近脊柱端穿线结扎，于结扎处近心端剪断神经。手持结扎线轻轻提起神经，用眼科剪靠神经干剪断神经分支，直到腹股沟坐骨神经大孔处。翻转标本背面朝上固定，用玻璃分针在股二头肌与半膜肌之间分离出坐骨神经（图 3-12），从坐骨神经大孔处提起神经，向下分离，剪断分支，游离至腘窝处。在此处坐骨神经分成小腿内侧的胫神经和外侧的腓神经，保留其中较粗的一根，剪断另一根。分离保留的一根至踝关节处，直到足部用线结扎，在结扎处外周端剪断，即可游离坐骨神经干标本，将其放入盛有任氏液的培养皿中备用。标本制成后，浸于任氏液中 10～20min，使其兴奋性相对稳定后即可用于实验。

注意事项：①制备坐骨神经干标本时应作钝性分离，避免过度牵拉或用金属器械、手捏碰神经干；②制备标本时应随时对神经干滴加任氏液，以保持神经湿润。

二、离体骨骼肌标本制备

常用蛙类离体骨骼肌标本。

1. 坐骨神经-腓肠肌标本制备　从破坏脑脊髓至游离坐骨神经等步骤同坐骨神经-腓神经标本的制备。将游离干净的坐骨神经搭于腓肠肌上，在膝关节周围分离并剪掉全部大腿肌肉并用粗剪刀将股骨刮干净，然后在股骨上 1/3 处剪断股骨。用镊子将腓肠肌跟腱分离并穿线结扎，剪断跟腱，左手执线提取腓肠肌，以细剪刀剪去其周围组织，仅保留腓肠肌起始点与骨的联系，在膝关节下将小腿剪去，这样就制成坐骨神经-腓肠肌标本（图 3-13）。

注意事项：①制备过程中，不能使动物的皮肤分泌物和血液等污染神经和肌肉，但也不能用自来水冲洗，以免影响组织的机能；②避免金属器械、手捏碰支配腓肠肌的

蛙坐骨神经-腓肠肌标本制备

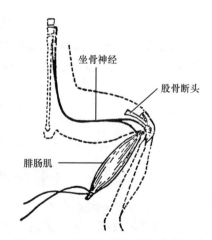

图 3-13　坐骨神经-腓肠肌标本制备法

神经分支；③剪断股骨时，应尽量保留一段较长的股骨，以作固定之用。

2. 离体蛙腹直肌标本制备 破坏蟾蜍脑脊髓，将其仰卧位固定于蛙板上。沿腹正中线剪开皮肤，暴露出自剑突至耻骨联合处的左右两条腹直肌，中间隔有腹白线。用剪刀沿腹白线将两条腹直肌分开，并与两侧腹斜肌分离，在每条腹直肌（宽 0.5cm、长 2～2.5cm）的两端穿线结扎，剪断后浸于任氏液中进行休整备用。

三、离体蛙心脏标本制备

用于离体心脏实验的动物分为冷血动物和温血动物，实验生理科学中较常用冷血动物蛙类的心脏。这里介绍两种方法。

蛙离体心脏标本制备

（一）斯氏（Straub）法的操作步骤

取蟾蜍或青蛙一只，破坏其脑脊髓后仰卧位固定于蛙板上，由剑突处向两锁骨肩峰端呈三角形剪开胸前区皮肤，然后剪去胸骨打开胸腔，暴露心脏。用眼科镊提起心包膜，再用眼科剪在心脏收缩时小心将其剪破，使心脏充分暴露出来。结扎右主动脉，在左主动脉下穿一细线，打一虚结备用。用眼科镊轻提左主动脉，向心方向剪一"V"形切口，右手将装有任氏液的蛙心插管从切口插入主动脉（图 3-14），然后向右主动脉方向移动插管，使插管长轴与心脏一致，当插到动脉圆锥时，再将插管稍向后退，即转向左后方，左手用眼科镊轻提房室沟周围的组织，使插管插入心室，切忌用力过大和插管过深。此时可见插管内任氏液面随蛙心舒缩而上下波动，立即将预先准备好的虚结扎紧，并固定于插管的侧钩上。用吸管吸去蛙心插管内的任氏液及血液，以任氏液冲洗 1～2 次，然后剪断两主动脉弓，轻提蛙心插管，以抬高心脏，在心脏背面静脉窦与腔静脉交界处用线结扎，注意勿结扎静脉窦，在结扎线外侧剪断血管，使心脏与蛙体分离。再用滴管吸取任氏液将蛙心插管内血液冲洗数次，直到插管中灌流液无色后，将蛙心插管固定在铁支架上，以备实验用。

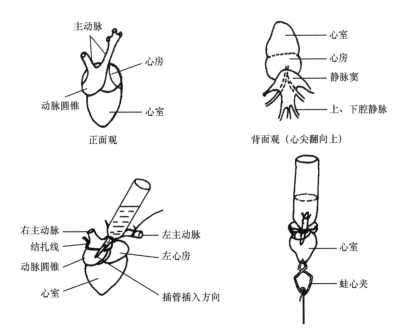

图 3-14 蛙心插管法及装置

注意事项：①在左主动脉剪口前，应先用蛙心插管的细端置动脉球处与动脉平行来选择适宜的剪口，以免剪口过高或过低；②插好插管的蛙心存放在冰箱内，可供数日使用；③保持离体心脏外部湿润。

（二）八木氏法的操作步骤

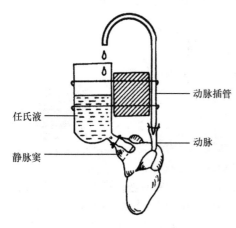

图 3-15　八木氏蛙心灌流装置

同斯氏法打开蛙类胸腔暴露心脏。用眼科镊将已浸湿任氏液的一条线穿过主动脉下面，用另一条线穿过主动脉下面并尽量向远端结扎。结扎除主动脉及腔静脉外的全部血管，用镊子提起后腔静脉，在后腔静脉下用眼科剪剪一切口，把预先装有任氏液的八木氏静脉套管从此口插入（图 3-15），用另一条线结扎固定，冲洗心脏，洗净余血，再翻正心脏，绕主动脉干穿一条线备用。在左侧主动脉上剪一小口，将蛙心动脉套管插入，用线结扎固定，观察心脏每次收缩有无液体从动脉套管内流出，如果能顺利滴出液体，则剪断前后腔静脉和主动脉。使心脏脱离蛙体。将动脉套管与静脉套管合起来，让由动脉流出的液体流入有刻度的静脉套管内，如此形成离体循环系统。用任氏液反复洗换静脉套管内的灌流液，直到将残留的血液洗出、灌流液呈无色透明后，将灌流装置固定在铁支架上，待进行实验。

注意事项：①不要损伤静脉窦；②保持离体心脏外部湿润；③静脉套管内任氏液液面高度应始终保持恒定；④血管不可扭曲，以免阻断血流。

四、离体主动脉条标本制备

大鼠离体血管环标本制备

实验对象多为家兔或大鼠。

取家兔或大鼠一只，猛击其头致死，立即剖开胸腔，分离胸主动脉，尽可能在近心脏处将其切断，迅速置于盛有克氏液并通以 95%氧气及 5%二氧化碳的培养皿中，剔除血管外结缔组织及脂肪，洗去凝血块，轻轻套在较主动脉稍小的玻璃棒上。然后用眼科剪把主动脉作螺旋形剪开，制成宽约 3mm，长 1.5～2cm 的主动脉条，两端分别用线结扎置于盛有克氏液并通以 95%氧气及 5%二氧化碳的恒温 37℃的麦氏浴槽内，平衡 90～120min 后进行实验。也可把胸主动脉剪成一个个宽 2mm 的动脉环代替血管条做实验。

注意事项：①本标本勿用手拿，应以镊子取，不可在空气中暴露过久，以免失去敏感性；②克氏液必须用新鲜蒸馏水配制；③余下的动脉条连同克氏液置于 4℃冰箱中，1～2 天内仍可用于实验；④实验对象为大鼠时，可制成宽 2～2.5mm、长 2～3cm 的主动脉条。

五、离体肠管标本制备

家兔离体肠管标本制备

实验对象为家兔、豚鼠、大鼠等哺乳类动物。

取禁食数小时的动物，用木锤猛击动物头枕部致其昏迷，立即剖开腹腔，找出胃幽门与十二指肠交界处，以此处为起点取长 20～30cm 的肠管；或找出回盲瓣，以此处找出回肠，取长 20～30cm 的肠管。将与该肠管相连的肠系膜沿肠缘剪去，剪取所需肠管，迅速将标本放在 4℃左右的台氏液中，去除附着的脂肪组织和肠系膜，用台氏液冲洗肠腔内容物。待基本冲洗干净后，再用 4℃左右的台氏液浸泡，并将肠管分剪成 2～3cm 长的数段。也可根据实验要求把肠段制成纵肌或环肌标本。

注意事项：①冲洗肠管时，动作要轻柔，不宜高压冲洗以免组织挛缩。②余下的肠段连同台氏液置于4℃冰箱中，12h内仍可使用。

六、离体子宫标本制备

子宫平滑肌标本多取自大鼠。

取 160～240g 健康雌性大鼠，断乳后即与雄性鼠隔离，于实验前 38～42h 皮下注射己烯雌酚 0.4～0.6mg，以促进动物进入动情前期，然后用阴道涂片法选择动情前期动物以供实验用。

小鼠离体子宫标本制备

用击打法或脊椎脱臼法处死大鼠，剖腹取出子宫，立即置于盛有乐氏液的玻璃皿中，玻璃皿内放少许棉花，将子宫平放在浸湿的棉花上，仔细剥离附着于子宫壁上的结缔组织和脂肪，然后将子宫的两角在其相连处剪开，取一条子宫角，两端分别用线结扎，以供实验用。

注意事项：①操作过程避免过度用力牵拉，以免损伤子宫组织，操作时间越短越好；②根据实验要求亦可用雌性未孕豚鼠离体子宫标本。

七、离体气管标本制备

离体气管标本多取自豚鼠。

（一）气管连环标本

豚鼠 1 只，体重 500g，用木锤击毙，立即从正中切开颈部皮肤和皮下组织，细心分离出气管，自甲状软骨下剪下整段气管，置于盛有 Krebs 营养液的培养皿中，剪除气管周围组织。从软骨环之间由前

豚鼠离体气管环标本制备

向后和由后向前进行交叉横切，均不完全切断，保留一小段。从上到下横切 10～15 处。然后两端缝上线，一端固定，另一端拉开，即成气管连环（图3-16）。

（二）气管螺旋条标本

将气管由一端向另一端螺旋形剪成条状，每 2～3 个软骨环剪一个螺旋。亦可用一根直径 2～3mm 的玻璃棒或竹棒，将气管套在其上，用剪刀剪成或用手术刀切成螺旋状。整个螺旋长条可作一只实验标本，也可用半段螺旋条作一只标本（图3-17）。

注意事项：分离气管及制作气管螺旋条标本时，动作要敏捷而轻柔，切勿用镊子夹伤气管平滑肌。

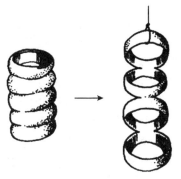

图3-16 气管连环标本制备法

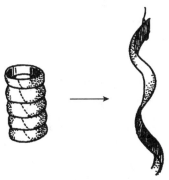

图3-17 气管螺旋条标本制备法

（李国华 郑宏涛 韩 宁）

第八节 哺乳类动物常用手术操作技术

一、动物基本操作技术

家兔颈部备皮、皮肤切
开、筋膜及肌肉分离

（一）备皮

备皮前，先将麻醉动物固定于手术台上，用弯头剪刀剪毛，剪毛时绷紧皮肤，剪刀紧贴皮肤、逆着毛的朝向剪，切忌用手提起被毛，以免剪伤皮肤。剪毛范围应大于切口的长度，剪下的毛随手放入盛水的毛缸里。

（二）切口与止血

用哺乳动物进行实验时，根据实验要求确定切口部位和范围，必要时做出标志。切口的大小要适当，既要便于实验操作，又不可过大。常用切开皮肤方法有剪口法和切口法。

1. 剪口法 用止血钳分别提起待剪处两侧皮肤，用剪刀垂直将皮肤剪开一小口，然后用止血钳紧贴皮肤内侧上下、左右进行钝性分离。最后用剪刀顺剪口的方向，向上、向下分离进行剪切，直至所需长度。

2. 切口法 术者先用左手拇指和另外四指将预定切口上端两侧的皮肤绷紧固定，右手持手术刀，以适当的力度顺着切口方向，一次性切开皮肤和皮下组织，直到浅筋膜。

止血是手术中的重要环节，在手术过程中，必须及时注意止血。微血管渗血，用温热盐水纱布轻压即可止血。干纱布只用于吸血，不可用以揩擦组织，以防组织损伤和血凝块脱落。较大血管出血，需先用止血钳将出血点及其周围的少许部分组织一并夹住，然后用线结扎。更大血管出血，或血管虽不很大，但出血点较多且比较集中（如肌肉的横断面），最好用针线缝合局部组织，进行贯穿结扎，以免结线松脱。大动脉破裂出血时，切不可用有齿的镊子或血管钳直接夹住管壁，而应先用纱布压住出血部位，吸干血后，小心打开纱布，观察出血点位置，迅速用手指捏住动脉破裂处，用动脉夹夹住血管近心端，再作进一步处理。

开颅过程中如果颅骨出血，可用湿纱布吸去血液后，迅速用骨蜡涂抹止血。如遇硬脑膜上的血管出血，可结扎血管断头，或用烧灼器封口。如果是软脑膜出血，应该轻轻压上止血海绵。

在实验间歇期间，应将创口暂闭合，或用温盐水纱布盖好，以防组织干燥和体内热量散失。

（三）肌肉、神经与血管的分离

1. 肌肉分离 分离肌肉时，用止血钳在整块肌肉与其他组织之间，顺着肌纤维方向，将肌肉一块块地分离。绝不能在一块肌肉的肌纤维间任意穿插。如果在肌肉纤维间操作，不仅容易损伤肌纤维而引起出血，并且也很难将肌肉分离。若必须将肌肉切断，应先用两把止血钳夹住肌肉（小块或薄片肌肉也可用两道丝线结扎），然后在两止血钳间切断肌肉。

2. 神经和血管分离 神经和血管都是比较娇嫩的组织，因此在剥离过程中要耐心、仔细、动作轻柔。切不可用带齿的镊子进行剥离，也不许用止血钳或镊子夹持，以免其结构或机能受损。在剥离粗大的神经、血管时，应先用蚊式止血钳将神经或血管周围的结缔组织稍加分离，然后用大小适宜的止血钳将其从其周围的结缔组织中游离出来。游离段的长短，视需要而定。在剥离细小的神经或血管时，要特别注意保持局部的自然解剖位置，不要破坏结构关系，同时需要用眼科小镊子或玻璃针轻轻地进行分离。

剥离完毕后，在神经或血管的下方穿以浸透生理盐水的细线（根据需要穿一根或两根），以备刺激时提起或结扎之用。然后盖上一块浸以生理盐水的棉絮或纱布，以防组织干燥，或在创口内滴加适量温热（37℃左右）液体石蜡，使神经浸泡其中。

二、头部手术

头部手术用于中枢神经系统实验，如去大脑僵直、大脑皮层功能定位及诱发电位等。这里以兔为代表，介绍脑的结构与头部手术操作。

（一）脑结构

兔脑结构分为五部分。

1. 大脑　兔大脑较发达，但表面平滑，很少有脑沟和脑回。大脑半环前方发出很大的椭圆形的嗅叶，从嗅叶发出嗅神经。两大脑半球之间有一深的纵沟，将此沟轻轻剥开，在沟底部可见联络两半球的纤维束，叫胼胝体。

2. 间脑　背面为大脑半球所遮盖。在大脑两半球之间的后缘处，有一具长柄的松果体，一般不易观察到。在腹面有一对白色的视神经交叉，其后方为脑漏斗，漏斗末端是圆形的脑垂体。

3. 中脑　背面亦被大脑半球遮盖，小心地将两大脑半球的后缘分开，可以看到四个圆形突出，叫四叠体。腹面可以看到一对大脑脚，它是大脑梨状叶后方两侧的突起。

4. 小脑　小脑也较发达，有五部分。背面中间是蚓部，其上有横的皱襞；蚓部两侧是一对小脑半球；其侧面有一对向外突出的小脑副蚓。小脑腹面可见到横行的神经纤维束，叫脑桥。

5. 延脑　位于小脑的后面，其背面前半部分为小脑的蚓部所遮盖。延脑之后接脊髓（图3-18）。

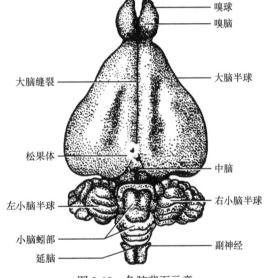

图3-18　兔脑背面示意

图中标注：嗅球、嗅脑、大脑缝裂、松果体、左小脑半球、小脑蚓部、延脑、大脑半球、中脑、右小脑半球、副神经

（二）兔大脑皮层分离术

将麻醉后的兔腹卧位固定于兔台上。用手术刀沿头部眉间至枕部将头皮纵行切开，以刀柄剥离肌肉与骨膜，在距正中线1cm左右的颅骨处用骨钻开孔，勿伤硬脑膜。再以骨钳将创口向前扩大，暴露大脑前端，向后扩展到枕骨结节，暴露双侧大脑半球的后缘。若有出血可用骨蜡止血。在接近头骨中线和枕骨时，要特别注意防止伤及矢状窦与横窦，以免大量出血。由于硬脑膜紧贴在颅骨内面骨膜上，有时易与颅骨同时被取下，用小镊子夹起硬脑膜，仔细剪去。暴露出大脑皮层，即可按实验要求进行操作、观察。

注意事项：暴露皮层后，将37℃左右的液体石蜡滴在皮层表面，以防干燥。

三、颈 部 手 术

颈部手术主要以家兔、犬、猫、大鼠、豚鼠为实验对象。将麻醉后动物仰卧位固定于手术台上，然后进行实验。

（一）颈部切开

剪去颈前皮肤上的毛。自甲状软骨下缘与胸骨上缘之间沿颈腹正中线作一切口。切口的长度：大鼠或豚鼠为 2.5～4cm，家兔、猫为 5～7cm，犬为 10cm，用止血钳分离皮下结缔组织，然后将切开的皮肤向两侧拉开，可见到颈部 3 条浅层肌肉。

1. 胸骨乳突肌 起自胸骨，斜向外侧方头部颞骨的乳突处，在犬称为胸头肌。左右胸骨乳突肌呈"V"形斜向分布。

2. 胸骨舌骨肌 起自胸骨，止于舌骨体，位于颈腹正中线，左右两条平行排列，覆盖于气管腹侧面。

3. 胸骨甲状肌 起自胸骨和第 1 肋软骨，止于甲状软骨后缘正中处。

家兔气管分离与插管

（二）气管切开及气管插管术

气管切开术是哺乳类动物急性实验中常作的手术。一方面切开气管和插入气管插管可保证呼吸道通畅；另一方面为实验要求做准备。

气管位于颈部正中，胸骨舌骨肌和胸骨甲状肌背侧。分开肌肉，用弯止血钳沿气管边缘向对侧和向上下两侧，将气管周围组织分离。气管背侧为食管，注意止血钳勿过深，以防损伤食管及周围小血管。从甲状软骨向下分离气管 2～3cm 长，气管下穿一较粗线备用。左手提起线，右手持手术剪刀于两气管软骨环之间，横向剪

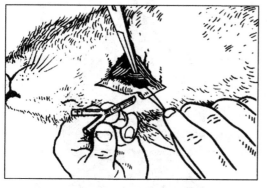

图 3-19 家兔气管切开和气管插管方法

开气管前壁（横切口不宜超过气管直径的 1/2），再在剪口处向头侧剪一 0.5～0.7cm 的纵切口，即在气管上作"⊥"形切口。将"Y"形气管插管由切口向胸骨端插入气管腔内，并用备好线结扎固定气管插管于气管上，然后将其中一根结扎线绕过气管插管分叉处后再结扎固定一次，以防气管插管滑脱。注意插气管插管时，动作要轻柔，若见气管内有血液，应取出插管擦尽血液；如动物气道内有呼噜声，并有呼吸困难时，可用连有细胶管的注射器进行抽吸。然后再重新插管，保证气道畅通（图 3-19）。

颈部手术及其他部位手术一样，应动作轻柔，力戒粗暴操作。不能用止血钳夹血管、神经、皮肤等组织。手术中注意及时止血，若是微血管出血，可用温湿生理盐水纱布压迫止血；小血管出血可用止血钳夹住出血部位止血；较大血管出血，则应结扎血管。

（三）颈部神经、血管分离的基本方法

首先应了解家兔颈部神经、血管分布（图 3-20）。

神经和血管都是比较娇嫩的组织，因此在剥离的过程中应细心，动作要轻柔，切不可用有齿镊子进行剥离，也不可用止血钳或镊子夹持，以免破坏其结构和机能。

剥离颈部较粗大神经和血管时，先用止血钳将神经或血管周围的结缔组织稍加分离，然后在神经或血管附近结缔组织中插入大小适合的止血钳，顺着神经或血管走行方向扩张止血钳，逐渐使其与周围结缔组织剥离。分离细小神经或血管时，要特别注意保持局部的自然解剖位置，先不要破坏正常结构关系。同时，需用玻璃分针轻轻地进行分离，分离组织时的用力方向应与神经或血管的走行方向一致。

分离完毕，在神经或血管的下面穿过浸有生理盐水的细线（根据需要穿一根或两根），以备刺激时提起或结扎之用。然后用一块浸有温热生理盐水的纱布或棉花盖在切口组织上，经常保持组织湿润。

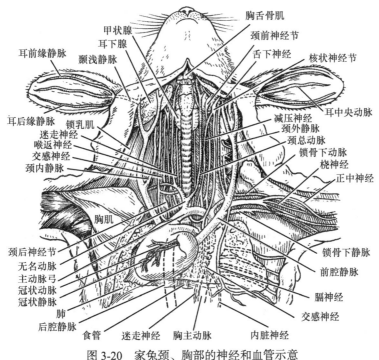

图 3-20　家兔颈、胸部的神经和血管示意

（四）颈外静脉的分离与插管

在急性实验中，颈外静脉插管常用于注射各种药物、取血、输液和测量中心静脉压。

家兔和犬的颈外静脉很粗大，是头颈部的静脉主干。颈外静脉分布很浅，在颈部皮下胸骨乳突肌的外缘。在胸骨切迹至甲状软骨连线的中点，向两端切开皮肤，分离时，用手指在颈皮肤外面向上顶起，即可看到呈暗紫红色的颈外静脉，用钝头止血钳或玻璃分针沿血管走行方向，将静脉周围的结缔组织轻轻分离，见图 3-20。

颈外静脉插管前，首先准备长短适当、内径为 0.1～0.2cm 的塑料管或硅胶管，插入端塑料管要剪成斜面，另一端连接输液或静脉压测量装置。插管时先用动脉夹夹住静脉近心端，待静脉充盈后再结扎远心端。用眼科剪在静脉靠远心端结扎线处，呈 45°剪一马蹄形小口，约为管径的 1/3 或 1/2，插入导管。将备用线打一个结，取下动脉夹，把导管慢慢向右心室方向送至所需长度。测量中心静脉压时，家兔需插入约 5cm，犬插入约 15cm，此时导管口在上腔静脉近右心房入口处，可见到压力随呼吸明显波动，结扎固定导管。如果颈外静脉用作注射输液等，导管一般送入 2～3cm 即可。

家兔选用颈外静脉较好，犬则多用股静脉。

（五）颈总动脉的分离与插管

在急性实验中，颈总动脉插管作测量动脉血压或放血用。

颈总动脉位于气管外侧，其腹面被胸骨舌骨肌和胸骨甲状肌所覆盖。分离两条肌肉之间的结缔组织，可找到呈粉红色较粗大的血管，用手指触之有搏动感，即为颈总动脉。

家兔颈总动脉插管及血压记录

颈总动脉与颈部神经被结缔组织束在一起，称颈部血管神经束。用左手拇指和食指抓住颈部皮肤和肌肉，以中指顶起外翻，右手持蚊式止血钳或玻璃分针，顺血管神经的走行方向分离出颈总动脉。此时应注意：颈总动脉在甲状腺附近有一较大的侧支，为甲状腺前动脉，分离时勿将其切断。分离过程中，应不时地用生理盐水湿润手术野，并拭去附近的血液。为了便于插管或作颈总动脉加压反射等操作，颈总动脉应尽量分离得长些；大鼠、豚鼠2～3cm，兔3～4cm，犬4～5cm。

动脉插管之前，应预先用注射器抽取5%枸橼酸钠溶液，将注射器连接压力换能器侧边三通管，通过改变角度排出套管和压力换能器仓内的空气。

分离所需颈总动脉，长3～4cm，其下穿两根线。先用一根线将远心端结扎，近心端用动脉夹夹住，左手牵拉结扎线，用左手小拇指或食指垫于血管下，在靠近远心端结扎处剪一斜行切口，右手将动脉插管顺血管切口与血管平行的方向插入动脉内，插入深度为1～1.5cm，再用另一根线结扎固定插管。为了防止插管滑脱，可以将结扎线固定在动脉插管的胶布上，如果插管上无胶布，也可用远端结扎线将动脉插管做二次固定，然后小心取走动脉夹，可作动脉血压测定、放血、采血等实验操作。注意：分离动脉时，不要损伤动脉的小分支，以免造成出血。松动脉夹之前先检查动脉插管结扎是否牢固。手术过程中，常用生理盐水湿润并拭去附近的血液。插管方法参照图3-21。

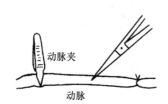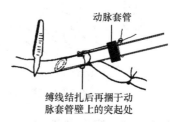

动脉套管

缚线结扎后再捆于动脉套管壁上的突起处

图3-21 动脉套管插管法

（六）颈部神经的分离

1. 颈部迷走神经、交感神经、减压神经的分布情况 见图3-20、图3-22。

颈部神经的分布因动物种类而异：

家兔：在气管外侧，颈总动脉与三根粗细不同的神经在结缔组织的包绕下形成血管神经束。其中最粗者呈白色，为迷走神经；较细者呈灰白色，为颈部交感神经干，交感神经干有分支支配心脏；最细者为减压神经，属于传入性神经（图3-22）。其神经末梢分布在主动脉弓血管壁内。减压神经一般介于迷走和交感神经之间，但其位置常有变异，且变异率很大。

猫：迷走神经与交感神经并列而行，粗大者为迷走神经，较细者为交感神经，减压神经并入迷走神经中移行。

犬：在颈总动脉背侧仅见一粗大的神经干，称为迷走交感神经干。迷走神经的结状神经节与交感神经的颈前神经节相邻。迷走神经于第1颈椎下面进入颈部，与交感神经干紧靠而行，并被一总鞘所包绕，联合而成迷走交感神经干。但进入胸腔后，迷走神经与交感神经即分开移行。

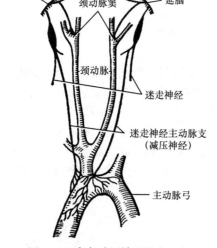

图3-22 家兔减压神经分布示意

家兔颈部神经、颈总动脉分离

2. 家兔颈部神经的分离方法 用左手拇指和食指捏住颈部皮肤与肌肉，用中指顶起外翻，即可见到与气管平行的颈部神经血管束。可根据神经的形态、位置、走行方向等特点仔细辨认。然后，右手用玻璃分针细心顺着神经、血管的走行方向分离颈部神经血管束的包膜，即可见到搏动的颈总动脉和与之伴行的较粗的迷走神经，较细的交感神经和最细的减压神经（在家兔此神经独成一束）。由于减压神经最细、容易损伤，应用玻璃分针首先将其分离出来，穿线打虚结备用。然后，再用同样的方法依次分离出交感、迷走神经。

3. 颈部膈神经的分离方法 切开并分离颈部皮肤，可见气管和胸骨乳突肌，胸骨乳突肌的外侧有紧贴于皮下的颈外静脉。用止血钳在颈外静脉和胸骨乳突肌之间向深处分离，当分离到气管边缘时，可见较粗的臂丛神经从后外方走行，在臂丛神经内侧有一条较细的膈神经，它约在颈部下 1/5 处横跨臂丛并与之交叉，向内、后走行。辨清膈神经后，用玻璃分针小心地将膈神经分出 1~2cm，并在神经下穿一线备用。为使电位记录幅度较大，可小心剥去神经干周围的结缔组织。

四、胸 部 手 术

（一）胸部切开

将兔麻醉后仰卧固定于兔床上，剪毛，沿胸骨正中线切开皮肤直至剑突上，可见胸部肌肉及胸骨。在胸腔的外侧和腹侧壁覆盖着胸肌。该肌分为浅、深两层。

1. 胸浅肌很发达，包括两部分：胸大肌位于后部；胸薄肌位于前部。它们起自胸骨柄，向下至侧面，止于肱骨的内侧面。

2. 胸深肌比胸浅肌厚，也分为两部分，它们直接起自胸骨，向前上方，一部分止于锁骨，另一部分至锁骨下肱骨上缘。

在正中线左缘 1~2mm 处上自第 2 肋骨下至剑突上切开胸肌，可见肋间肌。肋间肌位于肋骨间隙处，分成内、外两层，都是短的肌束，参与吸气、呼气运动。

沿胸骨左缘用手术刀刀刃向上挑断第 2~5 肋软骨，或用剪刀自肋间斜插入胸腔剪断肋软骨。然后用小拉钩或小开胸器牵开胸壁，这时可见心包及跳动的心脏。

注意事项：①为做好开胸切口，首先要求距正中线不得太远，以免伤及胸内动脉；②当向下剪断肋骨时，不要伤及膈肌；③放置拉钩时，在胸壁切口左侧缘垫湿生理盐水纱布防止造成气胸；④肋间动脉分支走行于肋间肌、肋骨和胸膜之间，手术中应避免损伤；⑤分离神经需用玻璃分针，避免金属器械触碰神经。

（二）冠状动脉结扎术

1. 兔心脏的血液供应 兔心脏本身所需要的血液来自左、右冠状动脉。冠状动脉起自主动脉根部，主动脉瓣前方的左右两壁处。其中左冠状动脉主干位于动脉圆锥和左心耳之间，长度一般不超过 3mm。

左冠状动脉下行至冠状沟后即分为三个主要分支。①前降支：下行至心腹侧面、左右心室之间的前纵沟。降支较短，止于前纵沟上 1/3 处占 61%；到达中 1/3 处者占 34%。根据降支发出分支的差异，又分为两型。其中先发出圆锥支为第一型，先发出左室支为第二型。前者前降支细小，而左室前支粗大。左室前支下行至心尖附近。②左旋支：在冠状沟内转向心脏背侧，至心脏背面变细，然后离开冠状沟向下沿前纵沟下行。除发出数个短的左室前支和左室后支及左心房支外，在前面还发出一个粗大的左室支，此支起点在相当于左心耳中 1/3 处，以单支或双支呈反"S"形走向心尖，供应范围包括左心室前后壁及乳头肌。这是兔冠状动脉的一个特点。③左室支：家兔冠状动脉左室支由前降支分出向下走行于浅层心肌内，与左缘静脉伴行不紧密，约经左心耳下缘中点下行，经心外膜可看到通过此部位外膜有明显隆起（图 3-23）。

2. 手术方法 用镊子仔细提起心包膜，用眼科剪小心将其前部剪开，找到前降支及左室支，有的家兔前降支明显；有的前降支不明显，左室支粗大。用包裹湿纱布的左手食指，轻轻

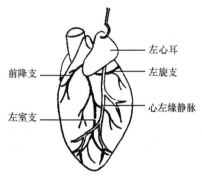

图 3-23　家兔左心血管分布

将心脏向左方翻动一个角度，此时可见一穿行于浅层心肌下、纵行到心尖的较粗大的反"S"形血管，即为冠状动脉左室支。

用止血钳将左心耳轻轻提起，用小号持针器持眼科圆形弯针，在冠状动脉前降支根部下约 1cm 处左侧（或左室支管壁下）刺入，结扎动脉。为减少侧支循环，增加心肌缺血、心肌梗死范围，可在结扎线下约 0.5cm 处再穿线进行第二次冠脉结扎。当结扎完毕后可迅速见到心室前壁、心尖区心肌颜色出现变化、心肌收缩减弱。

注意事项：剪心包膜时不要弄破胸膜。

五、腹 部 手 术

麻醉动物，仰卧位固定于手术台上。

（一）胆总管插管

沿剑突下正中切开长约 10cm 的切口，打开腹腔，沿胃幽门端找到十二指肠，于十二指肠上端背面可见一黄绿色较粗的肌性管道，则为胆总管。

在近十二指肠处仔细分离胆总管，并在其下方置一棉线，于靠近十二指肠处的胆总管上剪一小口，向胆囊方向插入细塑料管结扎固定。塑料管插入胆总管后，立即可见绿色胆汁从插管流出，如不见胆汁流出，则可能是未插入胆总管内，应取出重插。

注意事项：插管应基本与胆总管相平行，才能使之引流通畅。

（二）膀胱与输尿管插管

常用犬、家兔等做膀胱或输尿管插管手术。

1. 膀胱插管　于耻骨联合上方沿正中线作 4～5cm 长切口，再沿腹白线切开腹腔。暴露膀胱，将其上翻，结扎尿道。在膀胱顶部血管较少的部位剪一小口，插入膀胱插管，用线将切口处的膀胱壁结扎固定于插管上。

注意事项：膀胱插管的另一端尿液出口处应低于膀胱水平。

2. 输尿管插管　动物手术基本同膀胱插管。将膀胱翻至体外后，在膀胱底两侧辨认输尿

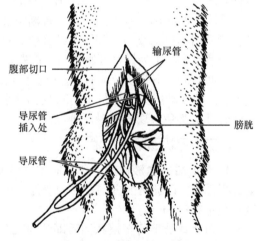

图 3-24　家兔输尿管插管

家兔输尿管插管

雄性家兔尿道插管

管（图 3-24），在输尿管靠近膀胱处，轻轻分离周围组织，从输尿管下方穿线打一松结，用眼科剪于输尿管上剪一小口，将充满生理盐水的细塑料插管向肾脏方向插入，扎紧松结，两侧输尿管均同样插入插管，连接一"Y"形管引出体外（也可插入一侧输尿管）。此时可见尿液从插管中慢慢逐滴流出。将尿滴滴在记滴器上，记滴器输入 BL-420 系统记录尿滴数。

注意事项：①插管要插入输尿管管腔内，不要插入管壁肌层与黏膜之间；②插管方向应与输尿管方向一致，勿使输尿管扭转，以防阻碍尿液的流出；③辨认输尿管需与输精管加以区别；④手术完毕后，用温热的（38℃左右）生理盐水将腹部切口处盖住，以保持腹腔的温度。

六、股部手术

麻醉动物，仰卧位固定于手术台上。

（一）股动脉、股静脉和股神经的分离

股部手术是为了分离股动、静脉并进行插管，供放血、输血、输液及注射药物所用，多用于家兔、犬和猫，其他小动物因插管难度较大故少用。其步骤如下：

家兔股动脉、静脉、神经分离及股动脉插管

仰卧固定，在股三角剪毛。用手触摸股动脉搏动，沿动脉走向在皮肤上作 4～5cm 长切口。用止血钳分离皮下组织及筋膜，可见到股动、静脉和股神经，三者的位置由外向内依次为股神经、股动脉、股静脉，股动脉的位置在中间靠后，恰被股神经和股静脉所遮盖（图 3-25）。用蚊式止血钳小心将股神经首先分出，然后再分离股动、静脉之间的结缔组织，注意勿损伤血管小分支。分离出股动脉段 2～3cm 备用。

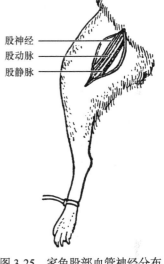

股神经
股动脉
股静脉

图 3-25　家兔股部血管神经分布

（二）股动脉、静脉的插管

其插管方法同颈总动脉、颈外静脉。

如需要从股动脉放血、股静脉输血或注射药物等，也可在血管腔内插入一塑料插管，股动脉插管内先用 20%枸橼酸钠溶液润湿，插管外接一段软质细胶管，便于放血。

七、心导管插管术

心导管插管术的实际意义是测试心脏功能。它在医学基础实验和临床实验中应用较为广泛。

（一）右心导管插管技术

1. 选择手术视野　在家兔下颌至锁骨上缘处范围内剪去动物被毛，用生理盐水纱布清理手术范围。

家兔心室插管

2. 切开颈部皮肤　手持组织镊轻轻提引起两侧皮肤，沿距下颌 2cm 至锁骨上 1cm 处剪开皮肤约 1cm 的小口后，用止血钳贴紧皮下向上钝性分离浅筋膜 3～4cm，再用医用剪刀剪开皮肤。用同样的方法向下分离浅筋膜、剪开皮肤 3～4cm，及时止血或结扎出血点。

3. 暴露颈总静脉　轻轻提起左侧缘皮肤切口，在胸锁乳突肌外缘处可清晰见到颈总静脉的走向。沿血管走向用蚊式止血钳钝性分离浅筋膜，暴露颈总静脉 3～5cm。在靠近锁骨端用动脉夹夹闭近心端颈总静脉，在血管的远心端穿 2-0 手术线，待血管内血液充分充盈后用手术线结扎颈总静脉的远心端。

4. 颈总静脉插管　测量切口到心脏的距离，并在心导管上做好标记，作为插入导管长度的参考。靠近远心端血管处用医用眼科剪成 45°剪开血管直径的 1/3，用弯型眼科组织镊的弯钩插入到血管内轻轻挑起血管，此时可见到颈总静脉血管腔，迅速插入心导管约 2.5cm 后，在近心端结扎血管，放开动脉夹。注意：此时结扎血管的原则是既要保证血管切口处无渗血的现象，又要保证心导管可以继续顺利地插入。

5. 心导管的插入　当将心导管插入到颈静脉时，需要平行地继续推送导管 5～6cm。此时

会遇到（接触锁骨的）阻力，应将心导管提起 45°后退约 0.5cm，再继续插入导管至心导管上所作标记处，插管时出现一种"扑空"的感觉，表示心导管已进入到右心房。此时应借助监视器上图形的变化，证实心导管是否已进入右心房。

6. 心导管的固定 在近心端处重新牢固地结扎血管。在远心端处将结扎血管的手术线再结扎到导管上，起到加固的作用。清理手术视野，缝合皮肤。

7. 心导管位置的判断 将血压换能器与三通管连接好，并确认连接牢靠，然后打开三通管的阀门，依据计算机屏幕显示的图像和波幅的变化，区别心导管所处的位置（图 3-26）。

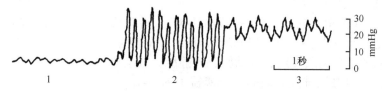

图 3-26　右心插管各部位压力波形图

1. 右心房压；2. 右心室压；3. 肺动脉压

（二）左心导管插管技术

1. 固定动物 同右心导管插管技术。

2. 术前准备 同右心导管插管技术。

3. 分离颈总动脉

（1）选择手术视野：同右心导管插管技术。

（2）切开颈部皮肤：同右心导管插管技术。

（3）颈总动脉分离（前面已介绍）。

4. 颈总动脉插管 在靠近远心端血管结扎处用左手拇指及中指拉住远心端线头，食指从血管背后轻托血管，右手持眼科直剪与血管成 45°剪开血管直径的 1/3。测量切口到心脏的距离，在心导管上作一标记作为插入导管距离的参考依据。用弯型眼科组织镊的弯钩插入到血管腔内轻轻挑起血管，此时可见到颈总动脉血管腔。右手持心导管与动脉平行地向心脏方向插入动脉内，插入心导管约 2.5cm 后用手轻轻捏住血管切口部位，放开动脉夹，防止出血或渗血。

5. 心导管的插入 操作者一手捏住血管切口处，另一手将心导管继续平行地推送到预定部位。及时打开三通管阀门，保持心导管与血压换能器处于相通的状态。通过 BL-420 系统在计算机屏幕上可显示左室压力（LVP）波及其压力微分（±dp/dt）波。当心导管到达主动脉入口处时，即可触及脉搏搏动的感觉，继续推进心导管。若遇到较大阻力，切勿强行推入，此时可将心导管略微提起少许成 45°，再顺势向前推进。如此数次可在主动脉瓣开放时使心导管进入心室。插管时出现一种"扑空"的感觉，表示心导管已进入心室部位。同时，在计算机屏幕上即可出现 LVP 及其±dp/dt（图 3-27）。

6. 心导管的固定 在近心端重新牢固地结扎血管。在远心端将结扎血管的手术线再结扎到导管上，起到加固的作用。清理手术视野，缝合皮肤。

7. 心导管位置的判断 将血压换能器与三通管连接好，并确认连接牢靠，打开三通管的阀门，若心导管进入左心室，从 BL-420 系统的屏幕上可以看到 LVP 和±dp/dt 曲线（图 3-27）。

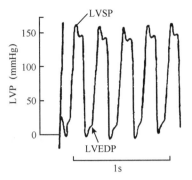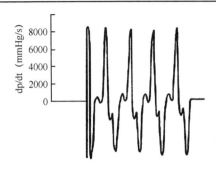

图 3-27　大鼠左室压力及其微分图

LVP. 左室压力波；±dp/dt. 左室压力微分波；LVSP. 左室收缩压；LVEDP. 左室舒张末压

（三）观察指标

LVSP、LVEDP、±dp/dt$_{max}$。

（四）注意事项

1. 要求动物麻醉适度。麻醉过度易造成动物死亡，麻醉过浅常会因动物躁动而影响顺利插管。静脉麻醉时推药的速度要缓慢，随时观察动物生命体征变化，掌握宁少勿多、随时补充、缓慢注入的原则。

2. 手术前注意心导管的肝素化，防止导管内的凝血。

3. 分离血管动作要轻，不可盲目分离。严禁用剪刀等锐利器械分离血管，以防损伤血管。血管切口的大小一般占血管管径的 1/3，切口过大容易造成血管断裂，切口过小导管不易插入。

4. 心导管的尖端必须光滑，不宜制备得太尖，以免进行心导管插管时，刺破血管壁或插入管壁黏膜层中。

5. 心导管的插入有若干步骤，必须按要求一步一步地完成。

6. 进行右心导管插管手术时，必须轻柔地向心脏部位的方向缓慢插入，遇到阻力时需要退回或改变角度重插，切不可硬性插入导管（这样容易插破静脉进入胸腔）。直到达到导管上的距离标记，即说明心导管已达预定的部位。

7. 心导管插管过程中，如果动物出现呼吸困难，应及时行气管切开手术，以便保证动物呼吸道的畅通，避免造成动物窒息死亡。如果动物出现心律失常，则要暂时停止手术，待恢复后再进行手术。

8. 固定心导管插管是一个十分重要的步骤，不能有丝毫的马虎，否则将直接影响实验的结果。

9. 术前调试好计算机软件，对协助心导管插管时位置的判断是十分重要的。应避免在心导管插管时再调试软件，这样会延误实验时间。

10. 进行血压测量时应保持血压换能器与动物心脏呈水平状态，这样才能保证测量血压的准确性。

八、中心静脉压的测定

（一）动物准备

1. 麻醉和固定　家兔耳缘静脉注射 20% 氨基甲酸乙酯溶液麻醉[（0.75～1）g/kg 体重]。兔仰卧固定。

家兔颈外静脉分离、插管及中心静脉压记录

2. 颈部手术和插管

（1）正中切开皮肤 3～4cm，分离皮下组织，找出并分离右侧颈外静脉。在其下方穿两条线，分别置于远心端、近心端备用。

（2）耳缘静脉注射肝素 1000U/kg，进行全身抗凝。

（3）静脉导管接至换能器，并自三通注生理盐水排空换能压力仓和导管内的空气。

（4）用动脉夹夹闭右侧颈外静脉近心端，结扎其远心端。用静脉测定管量取结扎至右心房的距离并标记，并在插管上扎线的尾侧做斜行切口，用眼科镊扩张切口，将静脉导管插入静脉腔，松掉动脉夹，继续沿向心方向插入标记处，固定之。

（二）仪器连接与参数设置

1. YP-500 型压力换能器输入 BL-420 系统相应通道插口，固定于铁支架上，使之与动物右心房在同一平面。

2. 设置生物信号记录系统放大器，"增益"设为 200/div，"时间常数"设为 DC，"高频滤波"设为 30Hz。

（三）观察指标

CVP 波形及压力。

（四）注意事项

颈部静脉的管壁比较薄，位于皮下，分离时要小心，勿损伤之。

静脉导管尖端要光滑，插管时不可用力过猛，当导管插至锁骨下遇到阻力时可将导管稍稍后退，稍提起颈部皮肤再插入。

（李国华　赵相宜　罗　斌）

第四章　实验基本能力训练

实验基本能力包括实验观察与思维能力、实验应具备的基本知识和实验基本技能。第一至三章介绍了这些内容，并讲授了观察与思维方式、方法和有关机能实验的基本知识。这些知识与技能只有通过实践才能掌握和运用。本章教学目的是通过具体实验内容培养实验观察、思维能力，学习机能实验常用的基本知识及操作技能。初步掌握如何运用唯物辩证法的哲学基本观点指导科学实验工作，用逻辑思维方法对实验结果作推理分析。

实验一　哺乳类动物常见手术操作及压力、张力换能器使用训练

【实验目的】

知识目标：能概述生物信号记录原理及记录方法。

技能目标：能操作 BL-420N 生物信号采集与处理系统，放大器的调零、换能器的定标。能描述常用实验动物的抓取、麻醉与固定、常用手术器械使用，以及神经、动脉、静脉、输尿管的分离等基本操作技术和方法。气管、动脉、静脉及输尿管的插管方法。

素质目标：能理解仪器设备的相关准备及调试对顺利开展实验研究的重要性，并给予足够重视。

【材料与方法】

1. 实验动物　家兔。

2. 器材、药品　哺乳类动物手术器械、气管插管、动脉插管、静脉插管、输尿管插管、BL-420N 生物信号采集与处理系统、常用动物手术操作技术 CAI 课件、压力换能器、张力换能器、血压计、砝码、20ml 注射器、5ml 注射器、20%氨基甲酸乙酯、生理盐水、1000U/ml 肝素、5%枸橼酸钠等。

3. 方法与步骤

（1）观看课件及视频，了解常用实验动物抓取、麻醉、固定的操作方法，常用手术器械的使用方法及常用动物手术操作技术。

（2）动物手术

1）家兔的抓取、麻醉、固定：见第三章第一、三节。

2）颈部手术及腹部手术操作要点：见第三章第八节。

（3）换能器及其使用：详见第二章第四节。

【要求与思考】

1. 课前应认真预习第二章第七节"BL-420N 生物信号采集与处理系统"及第二章第六节内容。

2. 请查阅资料后思考：使用生物信号记录系统时，是否需要进行放大器调零和传感器的定标，为什么？

3. 教师应为学生提供力所能及的操作机会。

【作业题】

1. 简述家兔的捉拿方法及耳缘静脉麻醉的基本技巧。

2. 简述颈总动脉插管的手术要点。

3. 说明张力传感器和压力传感器在使用时分别有哪些注意事项？

（李国华　吴胜英）

实验二　刺激诱发肌肉收缩现象的观察与分析

【实验目的】

知识目标：能理解本实验涉及的生理学重要概念及其生理意义；阈刺激、阈上刺激、最适刺激概念。

技能目标：能熟练制作坐骨神经-腓肠肌标本；能理解和分析不同强度和刺激频率对平滑肌收缩的影响，学会用 BL-420N 生物信号采集与处理系统的刺激器引发骨骼肌单收缩、复合收缩的方法。

素质目标：能重视实验现象观察，正确记录实验数据并加以分析。

【实验原理】

如刺激时间不变，刚能引起神经干中兴奋性较高的神经纤维产生兴奋，表现为受这些神经纤维支配的肌纤维收缩，此时的刺激强度即为引起这些神经纤维兴奋的阈强度，具有此强度的刺激称阈刺激。随着刺激强度的不断增加，有较多的神经纤维兴奋，肌肉的收缩反应也相应逐步增强，强度超过阈值的刺激称阈上刺激。当刺激强度增大到某一值时，神经中所有纤维均兴奋，此时肌肉作最大的收缩。再继续增强刺激强度，肌肉收缩反应不再继续增大。具有引起肌肉最大收缩的最小刺激强度的刺激称为最适刺激。

用最适刺激强度，以不同频率的电脉冲刺激神经时，若刺激频率较低，每次刺激的间隔时间超过肌肉一次收缩和舒张时间，则肌肉的反应表现为一连串的单收缩。若刺激频率逐渐增加，刺激间隔逐渐缩短，肌肉的收缩反应的曲线可以融合，开始表现为不完全强直收缩，直至完全强直收缩。

【材料与方法】

1. 实验动物　蟾蜍。

2. 器材、药品　蛙类手术器械 1 套、铁支架、肌动器、三维调节器、双凹夹、BL-420N 生物信号采集与处理系统、张力换能器、任氏液等。

3. 方法与步骤

（1）制备坐骨神经-腓肠肌标本（见第三章第七节"坐骨神经-腓肠肌标本制备"）。

（2）仪器的连接与调试：实验装置连接见图 4-1，将张力换能器固定在铁支架上，标本的股骨插入肌动器固定孔并旋紧固定螺丝，腓肠肌跟腱的结扎线固定在张力换能器弹簧片上，此连线不宜太紧或太松，并应与桌面垂直。

将扎好手术线的坐骨神经轻轻提起，放在肌动器刺激电极上，保证神经与刺激电极的接触良好。

【观察项目】

1. 打开计算机，在桌面上双击 BL-420N 生物信号采集与处理系统进入界面→选择实验项目→肌肉神经实验→刺激强度与反应关系。设置起始刺激强度从 0 开始逐渐增大，找出阈刺激、阈上刺激和最适刺激并记下其强度值。选择"停止键"，输入文件名，保存。

2. 选择实验项目→肌肉神经实验→频率与反应的关系。

（1）以最适刺激强度，用单刺激的方式作用于坐骨神经，记录肌肉单收缩曲线，并测定潜伏期、收缩相、舒张相时程。

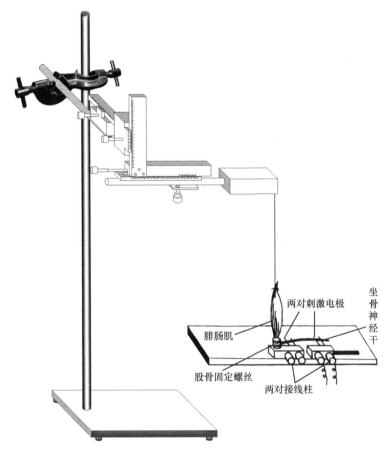

图4-1　实验装置连接示意

（2）将刺激方式改为"连续单刺激"，其余参数不变，改变刺激频率，分别记录单收缩、不完全强直收缩和完全强直收缩曲线，并分别记录其刺激频率和刺激间隔时间。选择"停止"键，输入文件名，保存。

3. 剪辑和打印（方法在第三章已介绍）。

注：①刺激强度与收缩的关系曲线，刺激强度建议从 0 依次递增 50mV，至最适刺激后再继续递增至少 2 次。②刺激频率与收缩的关系是否应固定强度？请同学自己考虑。建议刺激频率依次用 2Hz→8Hz→16Hz→32Hz，刺激功能的使用按第三章讲授的方法自己调用。

【实验结果】

打印曲线，设计表格并将测得的数据填入表内。

【注意事项】

1. 每次刺激之后必须让肌肉有一定的休息间隔时间。

2. 经常用任氏液湿润标本，防止标本干燥。

3. 如果肌肉在未给刺激时即出现挛缩，可能存在仪器漏电或标本污染等原因，注意排除干扰因素。

4. 为了更准确地测量单收缩的三个时相，在 BL-420N 生物信号采集与处理系统界面参数调节区将显速调至最快。

实验流程：

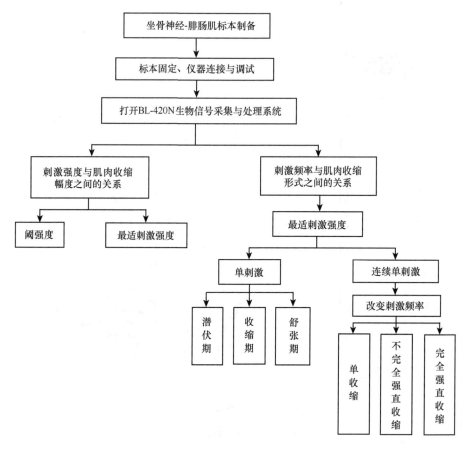

【要求与思考】

1. 课前师生应复习第二章，熟悉使用 BL-420N 生物信号采集与处理系统诱发与记录生物电信号的基本知识与技术，掌握刺激器、放大器各参数设置的方法与要求。

2. 带教老师应通过多媒体网络示教，分别在收缩相和舒张相的早、中、晚期给予最适刺激，同学认真观察肌肉收缩反应有何不同，为什么？

3. 交换刺激电极正负极位置，分别测定刺激阈值和潜伏期有何不同，为什么？

4. 课前复习骨骼肌收缩形式及其力学分析。

5. 弄清楚单收缩、复合收缩、强直收缩的相互关系及其生理意义。

6. 有兴趣的同学可利用本实验条件设计一个实验，观察神经-肌肉标本的疲劳现象，借以探讨疲劳发生的部位。

【作业题】

1. 何谓阈刺激、阈下刺激、阈上刺激和最适刺激？并说明各自引起反应不同的原因。

2. 阐明本实验记录的单收缩潜伏期、收缩相、舒张相产生的机制。

3. 单收缩与双刺激引发的复合收缩强度有何不同？不完全强直收缩与完全强直收缩的收缩曲线有何不同？其产生机制如何？

（李国华　吴胜英）

实验三 蛙心起搏点的观察与分析

【实验目的】

知识目标：能正确认识心脏解剖结构、心脏起搏点。

技能目标：学会蛙心脏暴露方法，运用结扎方法观察、分析蛙心起搏点和心脏不同部位的自律性高低。

素质目标：能重视实验现象观察，比较蛙心不同部位自律性高低。

【实验原理】

哺乳动物心脏的特殊传导系统具有自动节律性，但各部分自律性高低不同，以窦房结自律性最高，心房次之，心室最低。正常心脏每次搏动都从窦房结发出，依次传导至心房、心室，引起收缩，所以窦房结被称为哺乳动物心脏的起搏点。两栖类动物心脏的起搏点是静脉窦。正常情况下，心房和心室在静脉窦起搏细胞发出的冲动作用下顺序搏动，只有当正常起搏点传来的冲动受阻时，"超速抑制"解除，心脏的自律性次之的部位才可能显出其自律性。

【材料与方法】

1. 实验动物 蟾蜍或蛙。

2. 器材、药品 蛙板、金属探针、玻璃分针、眼科剪、眼科镊（直、弯）、手术剪、中式剪刀、组织镊、滴管、丝线、小试管、培养皿、任氏液、小冰块、35～40℃水等。

3. 方法与步骤

（1）破坏脑和脊髓并暴露心脏：取蟾蜍一只，用金属探针刺毁脑和脊髓后，将其仰卧固定在蛙板上，用镊子提起胸骨下皮肤，用手术剪向下颌方向剪开皮肤，呈顶端向下的等边三角形，用镊子夹起胸骨，依序用中式剪刀紧贴胸壁而剪掉胸骨和胸壁以至左右锁骨。用眼科镊提起心包膜，在心脏收缩时用眼科剪剪开心包膜暴露心脏。

（2）观察蛙心脏结构及各部位搏动顺序和跳动频率：从暴露心脏的腹面来看，可见一个心室、左右两个心房、动脉圆锥和左右主动脉干（图3-14）。心房与心室交界处为房室沟，用玻璃分针将心室翻向头侧。可见位于两个心房下端并与之相连的静脉窦（图3-14）。心房与静脉窦之间为半月形白色条纹，称窦房沟。观察蛙心的静脉窦、心房、心室的搏动先后顺序，记录心脏跳动频率（分别由三位同学在同一单位时间内计数三者的跳动频率）。

（3）观察改变心脏局部温度对其自律性的影响：分别用盛有35～40℃水的小试管（或用热水加温小刀柄代替）和小冰块（可用输液管装上冰水代替）分别接触心室、心房和静脉窦约30s，用只改变其中某一局部温度的方法，分别观察和记录心脏跳动频率（分别计数每一局部温度改变时心脏三个部位的频率变化，可由上述三位同学在统一号令下在同一单位时间内计数）。

（4）结扎法观察心脏各部位的自律水平：待心跳次数恢复后，用眼科镊在主动脉干下穿一线备用，用玻璃分针穿过心脏后面，将心尖翻向头端，暴露心脏背部，然后将主动脉干下的那条线用于结扎窦房沟。待心房、心室恢复跳动后记录频率，并观察它们跳动是否一致。在房室沟穿线，结扎房室沟，观察心房和心室及静脉窦跳动情况，计数静脉窦、心房、心室三者的频率。本实验先结扎房室沟还是窦房沟，请同学思考，自行设计方案。

实验流程：

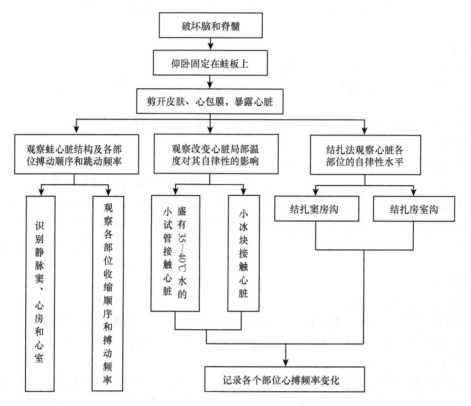

【实验结果】

设计三线表格，将实验结果填入表内。

【注意事项】

1. 剪胸骨和胸壁时，伸入胸腔的剪刀要紧贴胸壁，以免损伤心脏和血管。

2. 提起和剪开心包膜时要细心，避免损伤心脏。

3. 实验过程中，要经常用适宜温度的任氏液湿润标本，以保持组织的兴奋性。

4. 在改变心脏某局部温度操作中，试管的温度不能太高，否则会损伤组织；所接触的局部位置要准确，接触面不能过大，接触时间不能过长，并可暂不滴任氏液，尽量减少该局部温度过快波及其他部位而影响观察效果。

5. 每次结扎不宜扎得过紧过死，以能刚阻断兴奋传导为适宜。

6. 计数静脉窦、心房及心室的跳动频率时必须同时进行，以取三次计数的平均值为宜，以免造成误差。

【要求与思考】

1. 复习生理学心脏自律性产生机制及影响自律性因素的相关内容。

2. 证明蛙心起搏点，除本实验方法外，你认为是否还有别的方法也可证明，有哪些？

【作业题】

观察分别改变静脉窦、心房、心室局部温度所引起的心率变化，结合结扎的结果，推理分析得出结论。

（李国华　吴胜英）

实验四 脊髓反射的观察与反射弧分析

【实验目的】

知识目标：能明确反射的概念及过程，分析反射弧的组成部分。

技能目标：能学会如何观察总和及后放等现象。

素质目标：培养实验观察与推理思维的方法和科学品质。

【实验原理】

在中枢神经系统参与下，机体对刺激发生反应的过程称为反射。它是神经活动的基本过程。反射的结构基础是反射弧，包括五个基本环节：感受器、传入神经、神经中枢、传出神经和效应器。要发生反射，必须有完整的反射弧。反射弧的任何一部分发生功能障碍或结构破坏，这一反射就不能进行。

兴奋在反射弧中枢部分传布时会耗费比较长的时间（中枢延搁），并会产生总和及后放等现象。从刺激开始到反射活动出现消耗的时间为反射反应的潜伏期。该潜伏期长短除与突触接替的中枢延搁有关外，还与刺激强度有关。在一定条件下，刺激越强潜伏期越短。

【材料与方法】

1. 实验动物 蟾蜍或蛙。

2. 器材、药品 蛙类手术器械 1 套、血管钳 1 把、铁支架、三维调节器、双凹夹、刺激器、刺激电极、秒表、烧杯、玻璃平皿、滤纸片、纱布、棉球、1%和 2% H_2SO_4 溶液、1%普鲁卡因等。

3. 方法与步骤

脊动物准备：脊髓与高位中枢离断的动物称脊动物。制备时将粗剪刀伸入蟾蜍口腔，沿口角处剪去蟾蜍脑部，保留下颌及脊髓。用铁夹夹住下颌，悬挂于铁支架上，开始实验观察。

（1）脊髓屈肌反射中枢部分兴奋传布特征观察

1）测定反射反应的潜伏期：将蟾蜍的脚趾尖浸入盛有 1%H_2SO_4 溶液的玻璃培养皿中，用秒表记录从趾尖浸入至腿开始屈曲所需的时间。换用清水清洗皮肤并用纱布擦干净。重复 3次，求得平均值即为反射反应的潜伏期。

换用 2%H_2SO_4 溶液重复上述实验，求得平均值有无改变？

2）总和现象：将两对刺激电极分别接 2 台刺激器，两电极尖端相互靠近并接触蟾蜍同一后肢皮肤。先用一个刺激电极给予单个阈下刺激，不引起收缩反应；保持刺激强度不变，两个电极同时给予单个阈下刺激，出现反射反应。

改用一个刺激电极，采用阈下刺激强度的重复电刺激，调节连续刺激的频率，随着频率的增加，观察结果如何？

3）后放现象：用适宜强度的重复电刺激作用于蟾蜍的后肢皮肤，以引起蟾蜍的反射活动。观察每次刺激停止后，反射活动是否立即停止。如不停止，则用秒表测算自刺激停止时起到反射动作结束共持续了多长时间，并观察用强刺激与弱刺激时结果有无差别。

（2）反射弧分析

1）将蟾蜍的脚趾尖浸入盛有 1%H_2SO_4 溶液的玻璃培养皿中，出现屈膝反应后，在左侧后肢踝关节上方处，将皮肤做一环形切口，剥掉足趾皮肤，再将蟾蜍的脚趾浸入 1%H_2SO_4 溶液中，观察有无屈膝反应。

2）将右侧大腿后面的皮肤沿坐骨神经走行切开，在股二头肌和半膜肌之间暴露坐骨神经并在其下穿一根线。将神经提起，在神经下面放一小块浸有 1%普鲁卡因溶液的棉球。每过

1min 用硫酸刺激该腿，重复进行直到坐骨神经内的传入神经纤维被麻醉（传入纤维比传出纤维先被麻醉），反射不再出现；立即换用浸有 $2\%H_2SO_4$ 溶液的滤纸片贴在蟾蜍背部皮肤上，可引起该腿的屈膝反射，说明坐骨神经传出纤维尚未麻醉。当传出神经纤维也被麻醉时，刺激任何部位都不会出现屈膝反射。

该项实验也可用电刺激观察：找出坐骨神经后穿两根线并结扎，在两结扎线之间剪断，用 $1\%H_2SO_4$ 溶液浸该侧脚趾，观察结果如何。用中等强度的电刺激刺激右侧坐骨神经的中枢端，观察同侧及对侧后肢活动有何不同。

3）用探针彻底捣毁脊髓后，重复"（2）反射弧分析"之步骤"1）"，观察结果如何。

实验流程：

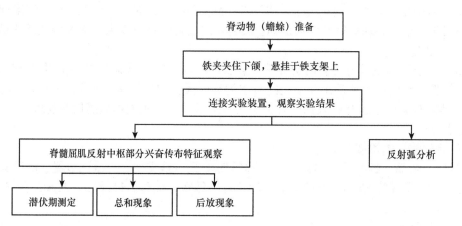

【注意事项】

1. 毁损脑时，切勿损伤脊髓，以免破坏反射中枢。

2. 用硫酸刺激蟾蜍后肢皮肤时间不宜过长（几秒钟内），刺激后立即洗去硫酸，以免损伤化学感受器。

3. 每次浸入硫酸的面积尽量保持一致，以保证刺激范围不变。

【要求与思考】

1. 课前复习第一章第三节内容"实验观察与思维能力的培养"。

2. 课前复习生理学神经系统，明确反射的概念及过程。

【作业题】

1. 何谓反应？何谓反射？何谓脊反射？

2. 在脊蛙反射中，为什么会有总和、扩散、后放和抑制现象？

3. 通过本实验说明反射弧各部分起什么作用？

（李国华　吴胜英）

实验五　小肠平滑肌生理特性的观察与分析

【实验目的】

知识目标：通过本实验的学习，理解小肠平滑肌的一般生理特性。

技能目标：能熟练完成平滑肌离体标本的制作和平滑肌灌流方法，并能结合所学知识，对一些现象做出分析。

素质目标：学生能综合分析、解决问题，能加强团队的协作。

【实验原理】

消化道平滑肌和骨骼肌、心肌一样，也具有兴奋性、传导性和收缩性，有些也具有自律性。相比之下消化道平滑肌的兴奋性低，收缩慢，伸展性大，具有紧张性收缩，对化学物质、温度变化及牵张刺激较敏感等特性。小肠离体后，置于适宜的溶液中，观察其收缩活动及环境变化对小肠生理特性的影响。

【材料与方法】

1. 实验动物　家兔，体重 2～2.5kg。

2. 器械、药品　BL-420 生物信号采集与处理系统、HW200S/HW201S 恒温平滑肌系统、张力换能器（量程为 25g 以下）、L 形通气管、注射器、温度计、培养皿、烧杯、螺丝夹、三维调节器、台氏液、0.01% 去甲肾上腺素、0.01% 乙酰胆碱、1mol/L NaOH 溶液、1mol/L HCl 溶液、2%CaCl$_2$ 溶液等。

3. 方法与步骤

（1）标本制备：用手提起家兔，用木锤猛击家兔头枕部，使其昏迷，立即剖开腹腔，找出胃幽门与十二指肠交界处。由此取长 20～30cm 的肠管。先将与该肠管相连的肠系膜沿肠缘剪去，再将拟取肠管两端分别用线结扎，于结扎两端内侧剪断，取出肠段置于台氏液中轻轻漂洗，当肠内容物基本洗净后，将肠管分成数段，每段长 2～3cm，两端各系一条线，保存于供氧的 38℃左右的台氏液中（若不供氧，则应保存于室温台氏液中，同时肠管的一半暴露于空气中）。

（2）仪器连接与调试：实验装置连接（图 4-2）。将 HW200S/HW201S 恒温平滑肌系统温度设定在 38℃左右。实验前将台氏液加入预热管及实验管（灌流浴槽）高度的 2/3 处，打开电源开关，使其加热，同时指示灯亮（若恒温控制失灵，需用温度计随时探测灌流浴槽中的温度）。熟悉更换液方法。将肠段一端系在 L 形通气管底端固定钩上，另一端与张力换能器相连，保持

离体平滑肌浴槽使用及注意事项

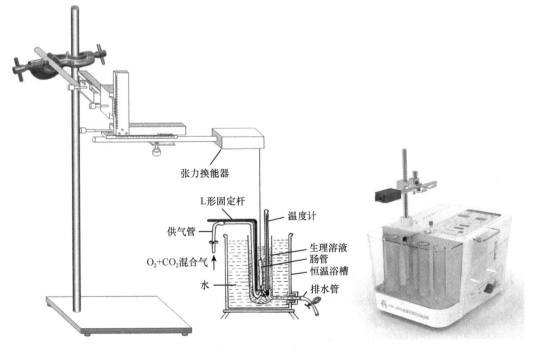

图 4-2　标本连接示意

连线垂直，并不得与浴槽管壁接触，以免摩擦影响记录，将换能器连接于 BL-420 生物信号采集与处理系统的输入端口。调节 HW200S/HW201S 恒温平滑肌灌流系统空气旋钮，控制通气量，使空气从通气管前端呈单个而不是成串逸出，以免振动悬线影响记录。

BL-420 生物信号采集与处理系统的使用：

1）选择"实验模块"中的"消化实验"，选中"消化道平滑肌生理特性"。也可以在输入信号中选择张力换能器所连接的通道，在信号选择上，选择张力信号，然后开始实验。

2）相关参数设置的参考值：时间常数（τ）→DC，高频滤波（f）→30Hz，显速→4.00s/div，增益→100g。

3）用鼠标左键单击工具条上的"开始"按钮，调节参数至波形幅度、密度适当，待收缩曲线稳定后，单击记录按钮。

4. 观察指标 观察小肠平滑肌自动收缩曲线节律、频率、波形和幅度。

【观察项目】

1. 记录对照收缩舒张曲线 待标本稳定 10～30min 后，记录小肠平滑肌收缩舒张的对照曲线。

2. 乙酰胆碱的作用 用滴管吸入 0.01%乙酰胆碱溶液，向灌流浴槽内滴 1～2 滴。观察到明显效应后，立即从排水管放出浴槽内含乙酰胆碱的台氏液，加入新鲜预热台氏液，由此反复冲洗 2～3 次，以洗涤或稀释残留的乙酰胆碱，使之达到无效浓度，待小肠运动恢复后进行下一项。

3. 去甲肾上腺素的作用 按上述方法将 0.01%去甲肾上腺素加入浴槽内 1～2 滴，观察给药后小肠平滑肌运动曲线。当效果明显后，立即更换台氏液。

4. 氯化钙的作用

（1）用 37℃无 Ca^{2+} 的台氏液冲洗肠管 2～3 次，换上新鲜 37℃无 Ca^{2+} 的台氏液，观察小肠平滑肌运动曲线有何变化。

（2）更换掉无 Ca^{2+} 的台氏液，恢复含 Ca^{2+} 台氏液，观察小肠平滑肌运动曲线变化。

（3）用吸管加 2% $CaCl_2$ 溶液 2～3 滴入灌流浴槽内，观察其反应，效果明显后迅速冲洗 2～3 次。

5. 盐酸的作用 加 1～2 滴 1mol/L HCl 溶液入浴槽内，观察小肠运动的变化。

6. 氢氧化钠的作用 在上一步基础上加等容量的 1mol/L NaOH 溶液入浴槽内，观察小肠运动的变化。按上述方法更换台氏液，反复冲洗。

7. 温度的影响 将浴槽内台氏液放出，注入 25℃台氏液，观察平滑肌收缩有何改变，当效应明显后再换入 38℃台氏液，持续一段时间后，再换入 42℃台氏液，观察收缩活动的变化（亦可根据室温的具体情况选做其中的一项）。

【实验结果】

测量实验结果，剪辑打印曲线，自行设计表格填入实验结果。

【注意事项】

1. 实验过程中必须保证标本的供氧（通气）及浴槽内台氏液的恒温（38℃），以维持标本活性。

2. 灌流浴槽内的液面高度应保持恒定。

3. 放大器零点调好后不要再移动旋钮，以免影响基线。

4. 上述各药液加入的量系参考数据，效果不明显者可以添加。

5. 每次实验效果明显后立即放掉含药液的台氏液，并冲洗多次，以免平滑肌出现不可逆反应。

6. 各项处理必须有处理标记。

实验流程：

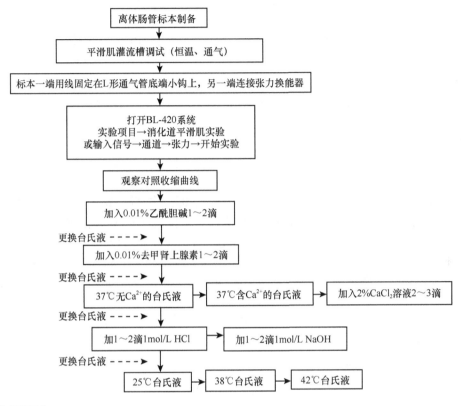

【要求与思考】

1. 课前复习生理学"消化道平滑肌生理特性"理论教学内容和台氏液的成分、酸碱度及用途。

2. 预测观察项目中各项处理的预期结果。

3. 取肠管时为什么采用击昏家兔而不在麻醉下进行？

4. 分别打印自主活动和化学因素影响下肠肌收缩曲线，以便观察分析。

5. 制备小肠平滑肌标本时，为什么要取小肠上段，尤其是十二指肠段的平滑肌？

6. 结合你对本实验方案的理解和机能实验室条件，你认为本实验中应观察哪些指标？

7. 如何从记录曲线中观察分析小肠平滑肌的生理特性？若出现非预期现象分析其原因。

【作业题】

1. 从记录曲线中观察比较小肠平滑肌与心肌、骨骼肌的收缩特性有何不同，说明其原理。

2. 通过观察分析记录曲线变化，阐明各项处理引起的收缩频率、收缩强度和张力变化的机制。

3. 结合本章的实验内容，谈谈观察与思维在实验研究中的作用与体会。

（李国华　吴胜英）

第五章 基础性实验

实验六 痛阈测定及镇痛药对痛阈的影响

【实验目的】

知识目标：通过本实验的学习，能描述痛觉的症状，能分析致痛及镇痛的原理，叙述镇痛药物的分类。

技能目标：能熟练完成大鼠致痛模型，并学会痛阈的检测方法。

素质目标：通过本实验，培养学生小组协作能力，仔细观察能力，不怕脏累的奉献精神。

【实验原理】

疼痛是临床常见的病症之一。它除了表现为痛觉，即由伤害性刺激引起的一种主观感受外，还经常在痛觉的基础上伴发并表现出各种痛反应如自主神经反应、躯体防御反应和心理情感及行为反应等。从而，对于疼痛的观察和描述也就包含了痛觉、痛反应这两种基本的成分。其中，痛觉不仅存在个体差异，而且同一个体在不同条件下痛觉也不同；这样，为客观地对痛觉做出描述，在痛觉的研究中痛反应重复性好，常用痛反应作为衡量痛觉敏感性的指标，即痛觉阈值或简称痛阈。

为减轻疼痛而在临床上应用的镇静（催眠）药、镇痛药和麻醉药等，一般就是通过提高痛觉阈值来达到镇痛目的。本实验则在于应用电刺激法、热板法和化学刺激法，观察镇痛药吗啡或哌替啶对大鼠、小鼠痛觉阈值的影响及其表现。

一、电 刺 激 法

【材料与方法】

1. 实验动物 大鼠，18～22g，雌雄不限。

2. 器材、药品 大鼠固定器、铁支架、三维调节器、剪刀、双凹夹、冷凝夹、6 号针头（2 个）、烧杯（500ml）、注射器（1ml）、脱脂棉、75%乙醇、氯化钾（KCl）饱和溶液、0.1%盐酸吗啡溶液、生理盐水、张力换能器、BL-420 生物信号采集与处理系统等。

3. 方法与步骤

（1）动物的固定：将大鼠装入大鼠固定器中，用冷凝夹夹牢并一起固定于铁支架上。

（2）仪器的连接与调试

1）刺激电极的安放：用 75%乙醇擦拭鼠尾，在刺激电极安放部位涂以 KCl 饱和溶液，将与 BL-420 生物信号采集与处理系统刺激输出线相连的注射针头刺入鼠尾末端皮下约 1/3 处，随后在鼠尾系一根丝线；其中，丝线与张力换能器相连，张力换能器再通过三维调节器固定于另一铁支架上。

2）打开 BL-420 生物信号采集与处理系统，在"实验项目"菜单中选择"肌肉神经实验"模块。然后再选定"痛觉实验"，出现"参数设置对话框"后作如下设置。①起始电流[mA]：0；②阶梯宽度[s]：2；③阶梯高度[mA]：0.05～0.1；④停止阈值：必须略大于基础张力。

（3）单击"开始实验"按钮，系统将持续给出设定幅度的刺激；而在达到实验动物的痛阈时，停止第一次实验。然后再多次重复进行，以分别得到多个痛阈。

（4）算出多个痛阈的平均值即实验动物的基础痛阈，同时绘出基础痛阈曲线。

（5）算出基础痛阈后给大鼠腹腔注射生理盐水 1ml/kg，然后测定 10min、20min、30min、

40min 的痛阈，以作为下一步药物实验的对照。

（6）给大鼠腹腔注射 0.1%盐酸吗啡 10mg/kg，然后再次测定 10min、20min、30min、40min 的痛阈，并记录改变情况。

（7）汇总实验结果，用下列公式计算痛阈改变百分率：

痛阈改变百分率=（用药后平均痛阈−用药前平均痛阈）/用药前平均痛阈×100%

（8）将给药前、后大鼠痛阈和痛阈改变百分率记入表 5-1。以横坐标表示时间、纵坐标表示痛阈改变百分率，绘出用药后 10min、20min、30min、40min 大鼠的痛阈改变百分率时效曲线（图 5-1）。

表 5-1 给药前、后大鼠痛阈和痛阈改变百分率

动物只数	给药前痛阈（mA）	给药后痛阈（mA）				痛阈改变百分率（%）			
		10min	20min	30min	40min	10min	20min	30min	40min
实验组									
对照组									

【注意事项】

1. 预习 BL-420 生物信号采集与处理系统中"痛觉实验"项目的操作。

2. 实验装置，尤其是刺激电极应固定牢固；而换能器与鼠尾间连线可松一些，一般以鼠尾甩动时有张力反应的显示为宜。

二、热 板 法

【材料与方法】

1. 实验动物 雌性小鼠，18～22g。

2. 器材、药品 Woolfe 热板（恒温水浴、控温计、铜板等）、天平、1ml 注射器、注射针头、鼠笼、秒表、0.1%盐酸吗啡或 0.4%盐酸哌替啶、生理盐水等。

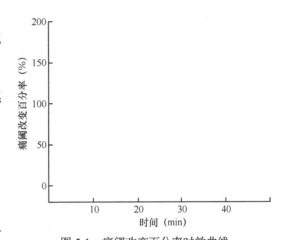

图 5-1 痛阈改变百分率时效曲线

3. 方法与步骤

（1）筛选实验动物

1）将浴槽加满水并使水面接触 Woolfe 热板，通过控温仪装置使热板表面温度维持在（55±1）℃，然后将小鼠置于 Woolfe 热板上，密切观察它的活动；在正常情况下，大多数小鼠在热刺激下出现不安的表现，如举前肢、抬后肢、跳跃等。但以上指标不稳定而不宜作为痛阈指标，若将舔后爪出现的时间作为疼痛反应的指标，则更具客观性。

2）当小鼠出现舔后爪时，立即记录时间并同时将其取出（以免烫伤足部），该时间即为小鼠的痛阈。用此法筛选痛阈在 30s 以内的小鼠以供实验用。

（2）取已选出的小鼠 4 只称重，随机分为两组，即对照组和实验组（每组 2 只），按上述方法分别测定给小鼠注射药物或生理盐水前的痛阈。

（3）实验组小鼠腹腔注射 0.1%盐酸吗啡 10mg/kg（0.1ml/10g）或 0.4%盐酸哌替啶 40mg/kg（0.1ml/10g）、对照组小鼠腹腔注射等容量生理盐水，并于注射后 15min、30min、45min 分别再次测定小鼠痛阈。其中，对于 60s 不舔后爪的小鼠，痛阈按 60s 计算。

（4）汇总实验结果，用下列公式计算痛阈改变百分率：

痛阈改变百分率=（用药后平均痛阈–用药前平均痛阈）/用药前平均痛阈×100%

（5）将给药前、后小鼠痛阈记入表5-2。并计算各时间点的痛阈改变百分率。

表5-2 给药前、后小鼠痛阈

	动物只数	给药前痛阈（s）	给药后痛阈（s）		
			15min	30min	45min
实验组					
对照组					

【注意事项】

1. 热板法个体差异大，实验动物应预先筛选。一般以疼痛反应在 30s 以内者为敏感鼠，可供实验用。

2. 小鼠应选雌性，因雄性小鼠遇热阴囊松弛，易与热板接触而影响实验结果。

3. 用药后小鼠痛阈超过 60s 者应立即取出，以防止烫伤足部而影响实验结果，其痛阈按 60s 计算。

三、化学刺激法

【材料与方法】

1. 实验动物 小鼠，18～22g，雌雄不限。

2. 器材、药品 天平、1ml 注射器、注射针头、鼠笼、0.4%盐酸哌替啶、生理盐水、0.6% 乙酸或 1%酒石酸锑钾溶液等。

3. 方法与步骤

（1）取体重相近的小鼠 4 只称重，随机分为 2 组，即实验组和对照组（每组 2 只），并观察每组动物的活动情况。

（2）实验组小鼠腹腔注射 0.4%盐酸哌替啶 40mg/10g（0.1ml/10g）、对照组腹腔注射等容量的生理盐水。

（3）20min 后，两组小鼠均腹腔注射 1%酒石酸锑钾 0.1ml/10g 或 0.6%乙酸 0.1ml/10g，并观察 15min 内各组出现扭体反应的动物数。如在注射药物之后，小鼠会因腹膜受刺激而持续出现强烈的腹痛，进而外在地表现为扭体反应（腹部内凹、躯干和后腿伸张、臀部抬高等）。此时将给药组与对照组相比，若前者使扭体反应发生率减少 50%以上，即可认为哌替啶产生了镇痛作用。

（4）汇总实验结果，将各组发生扭体反应和未发生扭体反应的小鼠数记入表 5-3，并计算药物镇痛百分率。

表5-3 小鼠发生和未发生扭体反应数目的统计

	动物数（只）	扭体反应数（只）	无扭体反应数（只）
实验组			
对照组			

药物镇痛百分率=（实验组无扭体反应数–对照组无扭体反应数）/对照组扭体反应数×100%

实验流程：

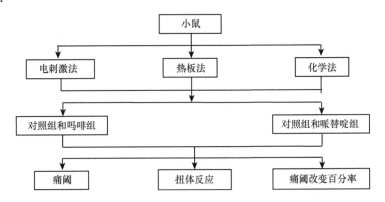

【注意事项】

1. 酒石酸锑钾或乙酸需临用时配制，若存放过久作用会明显减弱。

2. 哌替啶给药剂量要准确，否则剂量过大会造成呼吸抑制，剂量过小则不出现作用。

【要求与思考】

1. 结合本实验，尝试设计一种新的痛阈测定方法。

2. 根据你对人体内源性镇痛系统的认识与理解，尝试寻求一种新的提高痛阈的方法和途径。

【作业题】

1. 吗啡为什么能产生镇痛作用？临床可用于哪些方面？

2. 哌替啶在药效学和药动学上与吗啡有何相似性和差异性？

（张秋芳　吕艳霞）

实验七　家兔减压神经放电及其影响因素

【实验目的】

知识目标：通过本实验的学习，能概述影响血压的生理及药理因素。

技能目标：能熟练掌握相应的手术操作及血压记录方法。

素质目标：通过本实验，培养学生小组协作能力、仔细观察能力及科学的实验设计能力。

【实验原理】

减压反射具有稳定动脉血压的作用。当动脉血压波动时，压力感受器的传入冲动也随之增减，通过减压反射，可以保持动脉血压的相对稳定。主动脉弓血管壁的外膜下有极丰富的传入神经末梢，其分支末端呈卵圆形，称为主动脉弓压力感受器。当动脉内血压升高时，血管壁被扩张，外膜下的神经末梢受到机械牵引，压力感受器兴奋，产生的神经冲动经传入神经进入脑干。家兔的主动脉弓神经在颈部自成一束，称为减压神经，其神经纤维是传入纤维，神经冲动的频率随血压的变化而改变。当主动脉的压力升高时，管壁被扩张的程度加剧，减压神经传入冲动的频率增加；反之，减压神经传入冲动的频率减少。因此，减压神经传入冲动的频率在心脏收缩期血压升高时增加；在心脏舒张期血压下降时减少。

【材料与方法】

1. 实验动物　家兔。

2. 器材、药品　BL-420 生物信号采集与处理系统、音箱、压力换能器、电热恒温水浴箱、哺乳类动物手术器械、兔手术台、铁支架、引导电极三维调节器、双极引导电极、气管插管、动脉夹、动脉套管、股静脉及股动脉套管、注射器（20ml、2ml、1ml）、滴管、液体石蜡（38～40℃）、输液装置、20%氨基甲酸乙酯溶液、肝素（1000U/ml）、0.01%去甲肾上腺素、0.01%乙酰胆碱、生理盐水等。

3. 方法与步骤

（1）动物准备

1）麻醉、固定：用20%氨基甲酸乙酯溶液，按0.75～1.0g/kg体重，自耳缘静脉注射。待动物麻醉后将其仰卧位固定于兔手术台上。

2）手术

A. 颈部手术：剪去颈前部兔毛，自喉头后缘向胸骨前端作一正中切口，长约10cm。用止血钳分离皮下组织后，可看到胸锁乳突肌及其内侧的气管。分离气管并插管。在一侧颈动脉旁的神经鞘中找到神经束，此时可用左手拇指和食指捏住颈部切口缘，其余几指从颈部外面将该部组织向上顶起，使内面翻向上，在此向上隆起的部位可清楚地看到有三条并行的神经，其中最细的一条为减压神经。在右手食指上套上一层生理盐水纱布，轻轻地用纱布擦去神经表面的纤维膜，清除神经干上附着的脂肪和结缔组织，仔细找出减压神经。用玻璃分针游离出一段（约3cm）减压神经、颈动脉，分别穿线备用。用同样的方法分离另一侧减压神经、颈动脉，注意避免损伤神经。随之用温热生理盐水纱布覆盖神经，以防干燥。

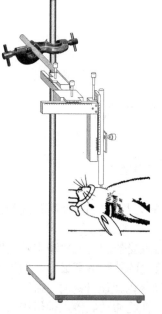

图 5-2　减压神经放电装置

B. 股部手术：在一侧腹股沟处分离股动脉和股静脉，将股静脉套管插入股静脉，连通输液装置徐徐输液，股动脉留着放血用。

C. 颈动脉插管：见第三章第八节。

（2）仪器连接和调试

1）实验装置连接（图 5-2）：将神经引导电极输入 BL-420 生物信号采集与处理系统第1通道，压力换能器输入第2通道，"监听输出"连接音箱。

用止血钳夹住颈部切口皮肤，向外上牵拉固定，使之形成一皮兜。将减压神经用玻璃分针钩起并固定在三维调节器的引导电极上。调节三维调节器，使记录电极悬空，避免触及周围组织。

注意神经不可牵拉过紧。在皮兜内靠近减压神经处滴入38～40℃的液体石蜡保温，防止神经干燥。

2）生物信号采集处理系统参数选择：在 BL-420 生物信号采集与处理系统主界面，用鼠标左键单击菜单条的"实验项目"菜单项，弹出下拉式菜单，移动鼠标至"循环实验"，选择"减压神经放电"，用鼠标左键单击该项，系统自动进入该实验记录存盘状态。

4. 观察指标　减压神经放电的频率、幅度；动脉血压（收缩压、舒张压、平均压）。

【观察项目】

1. 观察、记录减压神经放电、动脉血压对照曲线及数据。

2. 由股静脉注入 0.01%去甲肾上腺素 0.3ml，观察上述指标的变化。

3. 由股静脉缓慢注入 0.01%乙酰胆碱 0.1～0.2ml，观察上述指标的变化。

4. 用动脉夹夹闭右侧颈总动脉 15～20s，观察上述指标的变化。

5. 牵拉左侧颈总动脉远心端的结扎线，观察上述指标的变化。

6. 插股动脉套管进行放血，使动脉血压迅速降至 6.65kPa（50mmHg）左右，观察上述指标的变化。然后通过股静脉迅速输血和补液，观察上述指标的变化。

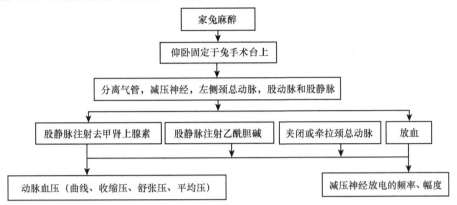

【注意事项】

1. 实验过程中，切勿损伤减压神经，并防止神经干燥。

2. 减压神经非常细，要尽量减少对神经的牵拉，以免损伤神经。

3. 各项处理前必须有对照。

【要求与思考】

1. 预习减压反射的生理机制及其意义。

2. 血压正常时，减压神经是否有传入冲动？有何特点？

3. 血压升高时，减压神经放电有何变化？其生理意义如何？

4. 减压神经放电与动脉血压有何内在联系？

【作业题】

1. 说明减压反射的反射过程及减压神经群集放电的原理。

2. 阐明各项处理引起血压和减压神经放电的生理、病理及药物变化的机制。

（吴 艳 吕艳霞）

实验八 红细胞渗透脆性测定、影响血液凝固的因素及血型鉴定

一、红细胞渗透脆性的测定

【实验目的】

知识目标：通过本实验的学习，能描述红细胞正常形态及功能、细胞外液的渗透张力对红细胞形态与功能的影响。

技能目标：能熟练掌握相应的手术操作及测定红细胞渗透脆性的方法。

素质目标：通过本实验，培养学生小组协作能力及医学判断能力。

【实验原理】

将红细胞悬浮于等渗 NaCl 溶液中，其形态不变。若置于低渗 NaCl 溶液中则发生膨胀破裂，此现象称为红细胞渗透脆性。但红细胞对低渗盐溶液具有一定抵抗力，其大小可用 NaCl 溶液浓度的高低来表示。将血液滴入不同浓度的低渗 NaCl 溶液中，开始出现溶血现象的 NaCl 溶液浓度为该血液红细胞的最小抵抗力（正常为 0.42%～0.46%NaCl 溶液）。出现完全溶血现象时的 NaCl 溶液浓度为该红细胞的最大抵抗力（正常为 0.28%～0.32%NaCl 溶液）。前者代表

红细胞的最大脆性（最小抵抗力），后者代表红细胞最小脆性（最大抵抗力）。生理学上将能使悬浮于其中的红细胞保持正常形态的溶液称为等张溶液，是不能跨过细胞膜的微粒所形成的力。但等渗溶液并不一定是等张溶液，如 1.9%的尿素溶液是等渗溶液，因尿素分子可自由跨细胞膜扩散，故不是等张溶液。

【材料与方法】

1. 实验动物　家兔。

2. 器材、药品　试管架、小试管、载玻片、盖玻片、注射器、8 号注射针头、棉签，1%NaCl 溶液、0.85% NaCl 溶液、蒸馏水，1.9%尿素溶液等。

3. 方法与步骤

（1）配制不同浓度的低渗 NaCl 溶液：取口径相同的干洁小试管 12 支，分别编号排列在三个试管架上，按表 5-4 分别向各试管内加入 1%NaCl 溶液和蒸馏水并混匀，配制从 0.24%～0.68%12 种不同浓度的 NaCl 低渗溶液，每管总量均为 2.5ml。

表 5-4　不同浓度低渗 NaCl 溶液的配制试管编号

试剂	试管编号											
	1	2	3	4	5	6	7	8	9	10	11	12
1%NaCl（ml）	1.7	1.6	1.5	1.4	1.3	1.2	1.1	1.0	0.9	0.8	0.7	0.6
蒸馏水（ml）	0.8	0.9	1.0	1.1	1.2	1.3	1.4	1.5	1.6	1.7	1.8	1.9
NaCl 浓度（%）	0.68	0.64	0.60	0.56	0.52	0.48	0.44	0.40	0.36	0.32	0.28	0.24

另取 3 支小试管，在 3 个试管架中分别编号 13～15，分别加入 0.85%NaCl 溶液、1.9%尿素和蒸馏水 2.5ml。

（2）采集标本：家兔麻醉后，仰卧固定于兔手术台上，行一侧颈总动脉或股动脉插管，备取血用（具体方法参见第三章）。依次向 15 支试管内各加 1 滴全血，轻轻颠倒混匀，切忌用力振荡。先观察 13、14、15 管的变化，其他 12 管在室温下放置 1h。

4. 观察指标　血液溶血情况，其现象可分为以下几种：

（1）试管内液体完全变成透明红色，说明红细胞完全破裂，称为完全溶血。

（2）试管内液体下层为浑浊红色，上层浅红色透明，表示部分红细胞没有破坏，称为不完全溶血。

（3）试管内液体下层为浑浊红色，上层无色透明，说明红细胞完全没有破坏。

【观察项目】

1. 观察不同浓度低渗 NaCl 混合液的颜色和透明度。

2. 比较 1～12 号管及第 13、14、15 管的溶血情况并分析其原因。

【实验结果】

设计三线表格，将实验结果填入表内。

【注意事项】

1. 每支试管内血液滴入量应准确无误（只加 1 滴）。

2. 确保每支试管 NaCl 溶液的浓度准确、容量相等。

3. 试管必须清洁、干燥。

4. 观察结果时应以白色为背景。

【要求与思考】

1. 实验前要预习实验内容。

2. 复习和掌握生理学教材有关血液凝固、渗透压的概念以及红细胞的形态、可塑变形性等基本知识。

3. 何谓等渗、等张溶液，红细胞的最大脆性、最小脆性、最大抵抗力和最小抵抗力？

【作业题】

1. 为什么红细胞在等渗的尿素溶液中迅速发生溶血？

2. 测定红细胞渗透脆性有何临床意义？

3. 同一个体的红细胞的渗透脆性不一样，为什么？

二、影响血液凝固的因素

【实验目的】

知识目标：通过本实验的学习，能描述血液凝固的影响因素及其与疾病的相关关系。

技能目标：能熟练完成相应的手术操作及凝血时间测定。

素质目标：通过本实验，培养学生小组协作能力及血液凝固时间在生理与病理情况下作用的分析能力。

【实验原理】

血液流出血管后很快就会凝固。血液凝固分为内源性凝血系统与外源性凝血系统。后者是指在组织因子的参与下的血液凝固过程。本实验直接从动物动脉放血，由于血液几乎没有和组织因子接触，其凝血过程主要由内源性凝血系统所发动。血液凝固受许多因素的影响，凝血因子可直接影响血液凝固过程。温度、接触面的光滑程度等也可影响血液凝固过程。

【材料与方法】

1. 实验动物　家兔。

2. 器材、药品　小烧杯、带橡皮刷的玻璃棒或竹签（或小号试管刷）、清洁试管、秒表、水浴装置、冰块、棉球、液体石蜡、肝素或草酸钾、生理盐水等。

3. 方法与步骤

（1）动物准备：家兔麻醉后，仰卧固定于兔手术台上，行一侧颈总动脉或股动脉插管，备取血用。

（2）试管的准备：取 8 支干净的小试管，按表 5-5 准备各种不同的实验条件。

表 5-5　影响血液凝固的因素

实验条件	实验结果（凝血时间）
不加其他物质	
放棉球少许	
用液体石蜡润滑试管内表面	
保温于 37℃水浴槽中	
冰水中	
加肝素 8 单位	
加草酸钾 1~2mg	

【观察项目】

1. 取家兔动脉血 10ml，注入两个小烧杯内，一杯静置，另一杯用带有橡皮刷的玻璃棒或竹签（也可用小号试管刷）轻轻搅拌，数分钟后，玻璃棒或竹签上结成红色血团。用水冲洗，观察纤维蛋白形状。然后比较两杯的凝血情况。

2. 准备好的每支试管中滴入兔血 1ml，观察血液是否发生凝固及发生凝固的时间。

【实验结果】

将结果填入表 5-5。

【注意事项】

1. 加强分工合作，计时须准确。最好由一位同学负责将血液加入试管，其他同学各掌握 1～2 支试管，每隔半分钟观察一次。

2. 试管、注射器及小烧杯必须清洁、干燥。

3. 每支试管加入的血液量要力求一致。

【要求与思考】

1. 复习《生理学》教材有关血液凝固的基本理论知识。

2. 弄清楚血液凝固对机体的利弊关系。

3. 试分析在本实验中有哪些因素可能影响实验结果。如何克服这些因素？

【作业题】

1. 肝素和草酸钾皆能抗凝，其机制一样吗？为什么？

2. 如何加速或延缓血液凝固？试阐明机制。

3. 分析上述各因素影响凝固时间的机制。

4. 正常人体内血液为什么不发生凝固？

5. 如何认识纤维蛋白原在凝血过程中的作用？

三、血型鉴定

【实验目的】

知识目标：通过本实验的学习，能描述 ABO 血型的分型及输血原则。

技能目标：能熟练完成 ABO 血型鉴定检测并能够准确分析出血型。

素质目标：充分认识输血时血型不合所造成的严重后果。

【实验原理】

临床输血时，可因血型不合而引起红细胞凝集，从而使红细胞的功能丧失，危及患者的生命。血型鉴定是将单克隆抗 A 抗体和抗 B 抗体与受试者红细胞分别混合，观察有无凝集反应，从而判断出受试者红细胞膜上有无凝集原及其类型，确定受试者的血型。

【材料与方法】

1. 实验对象　人。

2. 器材、药品　采血针、玻片、玻璃棒、医用酒精棉球、干棉球、碘酒棉球、抗 A 抗体、抗 B 抗体等。

3. 方法与步骤

（1）滴加和标记抗体：在玻片的两端分别滴加抗 A 抗体、抗 B 抗体各一滴，并用红蓝铅笔在玻片上进行标记。

（2）采血：用碘酒棉球消毒指端或耳垂，再用医用酒精棉球消毒，待局部皮肤晾干后，用采血针刺破皮肤，轻轻挤压使少量血液流出。用洁净玻璃棒两端分别蘸取少量血液，分别加入两种抗体中，并用玻璃棒轻轻搅动片刻或摇动混匀，静置 5min 以上观察。

采血后用消毒干棉球按压伤口 2～3min。

【实验结果】

先用肉眼观察有无红细胞凝集，可参考图 5-3 进行判断。如果不能做出明确判断，可在显微镜下进行仔细观察，并画出所观察到的血型结果图。

【注意事项】

1. 玻璃棒的一端用于接触抗 A 抗体,另一端用于接触抗 B 抗体,不能混用,以免影响结果的观察。

2. 每个人专用一根玻璃棒和一个采血针,不能混用。

【作业题】

1. 如何鉴定并判断受检者的血型?

2. 经血型鉴定后,若是同型血,是否可直接输血?为什么?

3. ABO 血型系统与 Rh 血型系统各有何特点?

（吴　艳　张秋芳）

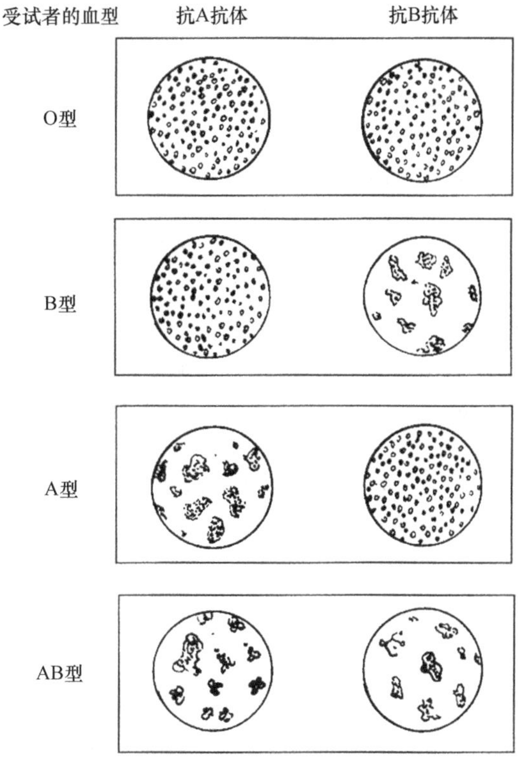

实验九　生物活性物质及药物对气管螺旋条舒缩的影响

图 5-3　血型结果的判断

【实验目的】

知识目标:通过本实验的学习,能描述气管收缩舒张的影响因素。

技能目标:能熟练完成豚鼠离体气管条标本制备及气管条收缩舒张功能检测。

素质目标:通过实验培养小组团队的协作能力。

【实验原理】

不同的药物通过直接或间接激动不同的受体,使离体气管螺旋条产生收缩或松弛作用。在麻醉状态下某些药物和生理活性物质对气道平滑肌的作用可影响麻醉过程中的肺通气。

【材料与方法】

1. 实验动物　豚鼠,以 300g 体重为宜。

2. 器材、药品　BL-420 生物信号采集与处理系统,张力换能器（量程 0~50g）,恒温灌流槽,三维调节器,铁支架,双凹夹,道氏气袋（95%O_2+5%CO_2）,哺乳类动物手术器械、培养皿、注射器（1ml）、量筒（50ml）。1×10^{-3}mol/L 硫酸异丙肾上腺素、1×10^{-2}mol/L 氨茶碱、1×10^{-3}mol/L 氯化乙酰胆碱、1×10^{-3}mol/L 硫酸阿托品、克氏液等。

3. 方法与步骤

（1）标本制备。氧饱和克氏液的制备:将储液瓶内的克氏液充以 95%O_2 和 5%CO_2 混合气体 10min 备用。

参照第三章第七节（图 3-16 和图 3-17）,取豚鼠 1 只,用棒击头部致死。从颈部正中切开皮肤,轻剥周围组织,取出气管,置于盛有氧饱和克氏液的平皿中,用眼科剪刀将气管剪成宽 4mm、长 3~4cm 的螺旋条。

（2）仪器的连接与调试:将气管螺旋条一端固定于通气钩上,另一端用线连于生物信号采集与处理系统的换能器上,换能器固定在三维调节器上。麦氏浴槽内盛有 30ml 克氏液（用自动恒温装置保持 37℃恒温）,并不断通以氧气。

实验装置连接参照第四章实验五（图 4-2）。

BL-420 生物信号采集与处理系统参数设置：G→500，T→DC，F→30Hz，显速→16s/div。

4. 观察指标　气管螺旋条的收缩张力。

【观察项目】

离体气管螺旋条静止负荷为 2g。标本在恒温灌流槽中稳定约 30min 后，按下列顺序给药：

1. $1×10^{-3}$mol/L 硫酸异丙肾上腺素 0.2ml。

2. $1×10^{-2}$mol/L 氨茶碱 0.2ml。

3. $1×10^{-3}$mol/L 氯化乙酰胆碱 0.2ml。

4. $1×10^{-3}$mol/L 氯化乙酰胆碱 0.2ml。待作用达高峰后，加入 $1×10^{-3}$mol/L 硫酸异丙肾上腺素 0.2ml。

5. $1×10^{-3}$mol/L 氯化乙酰胆碱 0.2ml，待作用达高峰后，加入 $1×10^{-2}$mol/L 氨茶碱 0.2ml。

6. $1×10^{-3}$mol/L 氯化乙酰胆碱 0.2ml。待作用达高峰后，加入 $1×10^{-3}$mol/L 硫酸阿托品 0.2ml。

加入一种药物，观察 5min，记录药物反应后，用 37℃克氏液冲洗 3 次，待基线基本恢复正常后再给另一种药物。

实验流程：

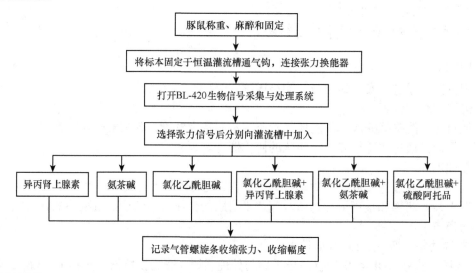

【实验结果】

剪辑、测量、打印记录曲线，设计三线表格，将测量结果填入表内。

【注意事项】

1. 气管游离后即刻置入氧饱和的克氏液中，将气管表面组织剥离干净，分离时应避免过度牵拉。

2. 必须用新鲜蒸馏水配制克氏液，实验前用氧饱和。

3. 每项处理必须有相应处理标记。

【要求与思考】

1. 课前学生应复习麻醉生理和药理学的相关内容，对实验结果做出预测。

2. 预习第三章第七节，了解气管螺旋条标本制备方法。

3. 课前明确克氏液的成分及用途（第二章第三节表 2-10）。

【作业题】

1. 上述药物哪些可引起气管螺旋条收缩？哪些引起松弛？其机制是什么？

2. 支气管扩张药的作用机制与临床应用是什么？

（张秋芳　吴胜英）

实验十　生理因素及药物对呼吸运动及膈神经放电的影响

【实验目的】

知识目标：通过本实验的学习，能描述呼吸运动的影响因素及肺牵张反射。

技能目标：能熟练完成膈神经放电和呼吸肌运动的记录。

素质目标：通过实验培养小组团队的协作能力。

【实验原理】

呼吸运动能够有节律地进行，并能适应机体代谢的需要，有赖于呼吸中枢的调节作用。体内外各种刺激可以直接作用于呼吸中枢或通过不同的感受器反射性地作用于呼吸中枢，由此调节呼吸运动的频率和深度，使肺通气能适应机体代谢需要。

【材料与方法】

1. 实验对象　家兔。

2. 器材、药品　哺乳类动物手术器械一套、兔手术台、气管套管、注射器（20ml、5ml）、30cm 长的橡皮管、纱布、线、引导电极固定架、三维调节器、玻璃分针、输液架、压力换能器或张力换能器、BL-420 生物信号采集与处理系统、20%氨基甲酸乙酯溶液、3%乳酸溶液、生理盐水和液体石蜡（38～40℃）、10%尼可刹米注射剂、氮气、CO_2 等。

3. 方法与步骤

（1）动物准备

1）麻醉与固定：20%氨基甲酸乙酯耳缘静脉缓慢注射（0.75～1.0g/kg 体重），麻醉完成后背位交叉固定于兔手术台上。

2）气管插管术：见第三章第八节。

3）分离膈神经：在颈外静脉与胸锁乳突肌之间向纵深分离直至脊柱肌，透过脊柱肌表面浅筋膜可见到颈椎发出的第 3、4、5 颈神经丛。由颈 3、4、5 发出的分支汇合成如细丝大小的神经分支，紧贴前斜方肌的腹缘并于肌纤维平行走向胸腔，此即为膈神经。用玻璃分针将其分离，1.5～2cm 引线备用。最后用热生理盐水纱布覆盖手术野。

4）膈神经放电的记录：用止血钳夹住切口皮肤及组织，向上方牵引固定，使之形成皮兜。在皮兜内分离神经处滴加 40℃液体石蜡保温防干燥。然后用玻璃分针将膈神经轻轻挑入引导电极上，通过三维调节器调节紧张度，神经不可牵拉过紧，记录电极应悬空，避免接触周围组织。在颈部皮肤切口处用导线使动物接地。

5）膈肌放电：将两根记录电极从剑突下插入使其接触膈肌以记录膈肌放电。

6）描记呼吸运动的方法：描记呼吸运动方法很多，本实验指导主要介绍下列几种方法：

A. 气管插管描记法：在颈部插入气管套管后，"Y"形管的一侧管与大气相通，另一侧管用硅胶管与压力换能器相连。

B. 呼吸肌运动描记法：膈肌运动描记：在颈部插入气管套管后，切开胸骨下端剑突部位的皮肤，再沿腹白线切开 2cm 左右，打开腹腔，小心地将剑突表面组织剥离，暴露出剑突软骨和胸骨柄，使剑突完全游离，此时可以观察到剑突软骨跟随膈肌收缩而自由移动，用一根长线穿过剑突软骨并结扎，或用一穿线的铁钩挂住软骨，线的一端则连接张力换能器。胸壁运动描记：在胸廓运动明显的部位切开皮肤 1～2cm，用手术弯针在肋间肌上缝合丝线连接张力换能器。

C. 其他描记方法：如胸膜腔内压描记法、体容积描记法、口罩或鼻孔插管法等。

（2）仪器的连接及调试：在桌面上双击 BL-420 生物信号采集与处理系统进入界面，用鼠标左键单击菜单条的"实验项目"菜单项，弹出下拉式菜单，移动鼠标至"呼吸实验"，选择"膈神经放电"，用鼠标左键单击该项，系统自动进入该实验记录存盘状态。在这个实验模块中，1 通道记录膈神经放电，2 通道记录呼吸运动，3 通道记录膈肌放电，时间常数、高频滤波设置参见第二章第七节表 2-14 中的参数值。

（3）观察指标：呼吸的频率和幅度，膈神经放电或膈肌放电的频率和幅度。

【观察项目】

1. 描记对照曲线　待动物呼吸等功能状态稳定后，同步描记呼吸及膈神经放电、膈肌放电曲线。并观察正常膈神经（或膈肌）放电及其与呼吸运动的关系。膈神经放电的特点是伴随呼吸节律呈群集性发放，电位幅度为 $100\mu V$ 左右，通过监听器可听到与呼吸一致的节律性放电声。

2. 增加吸入气中 CO_2 浓度　将充有 CO_2 的道氏袋通气管上的注射针头斜对着气管插管，打开气量调节夹，气袋加压，使家兔吸入气中 CO_2 浓度升高，观察膈神经放电或膈肌放电及呼吸运动变化。

3. 降低吸入气中 O_2 浓度　将充有 N_2 的道氏袋通气管上的注射针头斜对着气管插管，打开气量调节夹，气袋加压，使家兔吸入 O_2 浓度降低，观察膈神经放电及呼吸运动变化。

4. 增大呼吸无效腔　将气管插管的一侧管夹闭，把 30cm 长的橡皮管连在气管插管的另一侧上，动物通过此橡皮管进行呼吸。观察对膈神经放电或膈肌放电及呼吸运动的影响。

5. 应用呼吸兴奋剂　由耳缘静脉注入 10% 尼可刹米（50mg/kg 体重），观察膈神经放电或膈肌放电及运动变化。

6. 增加血液酸碱度　自家兔耳缘静脉注入 3% 乳酸 1~2ml，观察膈神经放电或膈肌放电及呼吸运动变化。

7. 颈迷走神经在呼吸运动调节中的作用　记录一段对照呼吸曲线后，先切断一侧迷走神经，观察呼吸运动的变化。再切断另一侧迷走神经，观察呼吸运动的变化（包括频率和深度）。然后，以电刺激（刺激参数：连续刺激、强度 3V 左右、波宽 1~2ms），刺激一侧迷走神经的中枢端 10s 左右，观察刺激期间呼吸运动的变化。

8. 肺扩张反射现象观察　在家兔自主呼吸末用注射器快速推入 10~20ml 空气，使肺过度扩张，观察呼吸运动变化。若进行此项实验，呼吸记录最好用膈肌运动法或胸膜腔内压记录法。

实验流程：

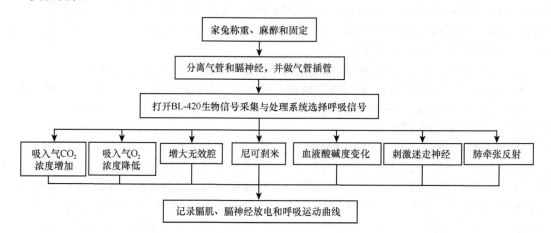

【注意事项】

1. 静脉注射乳酸溶液时速度要慢，总剂量不超过 2ml，以防动物挣扎或酸中毒死亡。

2. 分离膈肌条，不能太向上，以免造成气胸。

3. 分离膈神经时，要细心，动作要轻，避免牵拉。

4. 每项实验后，均需待神经放电基本恢复、呼吸运动平稳后再进行下项实验。

5. 所描记的各项的呼吸曲线前后均要有正常对照曲线。

【要求与思考】

1. 课前复习呼吸运动的发生过程和呼吸运动的调节。

2. 给家兔吸入高浓度 CO_2 气体持续 10min 以上，呼吸运动可能会出现哪些变化？

3. 假如摘除或麻醉家兔颈动脉体后，给家兔吸入含高浓度 CO_2 的气体或低浓度 O_2 的气体，家兔呼吸运动各有何变化？为什么？

4. 为什么要分别观察切断和刺激迷走神经前后呼吸运动的变化？试着用不同频率的刺激刺激迷走神经中枢端，观察呼吸运动有何变化？为什么？

5. 本实验过程中，在没有给处理因素的情况下，如呼吸突然变得深快急促，最可能的原因是什么？如何解决？

【作业题】

1. 试述呼吸运动的发生过程。

2. 仔细观察切断迷走神经后呼气相与吸气相变化有何不同？由此可得出何结论？

3. 写出肺牵张反射的反射弧，人和家兔的肺牵张反射有何不同？

4. 阐明各项处理引起呼吸变化的特点及机制。

（吴　艳　张秋芳）

实验十一　电刺激及化学因素对心脏活动的影响

【实验目的】

知识目标：通过本实验的学习，能描述心脏活动的特点及影响因素。

技能目标：能熟练完成蛙心灌流及蛙心活动的记录，并能够分析心脏功能变化及其与疾病的相关关系。

素质目标：通过实验培养小组团队的协作能力。

【实验原理】

心脏具有自律性，离体心脏在模拟其内环境条件下，在一定时间内仍具有节律性舒缩活动，而人为地改变其环境因素，会影响心脏的活动。

心肌在一次兴奋过程中，其兴奋性会发生一系列周期性变化。心肌兴奋性的特点是兴奋的有效不应期特别长，约相当于整个收缩期和舒张早期，在此期中，任何强大的刺激均不能引起心肌兴奋和收缩。而相对不应期及超常期均发生在舒张期内，所以在心室舒张中、晚期内给心室一次适宜刺激，可在正常节律性兴奋到达心室之前，引起一个提前出现的兴奋和收缩，称为期前收缩。期前收缩也有自己的有效不应期，因此当窦房结（两栖类为静脉窦）下传的正常节律性兴奋传至心室肌时正好落在这个有效不应期之中，这时心室就不能兴奋及收缩，心室仍处于舒张状态，必须等到再下一次正常节律的兴奋到达时才产生兴奋及收缩。所以，在一次期前收缩之后，往往有一较长的心室舒张期，称为代偿间歇。

【材料与方法】

1. 实验动物　蟾蜍或蛙。

2. 器材、药品 蛙类手术器械一套、眼科手术剪、蛙心夹、蛙心插管、铁支架；三维调节器、试管夹、双凹夹、滴管、棉线、小烧杯、传感器、BL-420 生物信号采集与处理系统、任氏液、低钙任氏液（所含 $CaCl_2$ 为一般任氏液的 1/4，其他成分不变）、0.65%NaCl 溶液、1%$CaCl_2$ 溶液、2%$CaCl_2$ 溶液、3%乳酸溶液、2.5%$NaHCO_3$ 溶液、0.01%肾上腺素、1%KCl 溶液、0.001%乙酰胆碱等。

3. 方法与步骤

（1）标本制备：破坏蟾蜍脑和脊髓，背位固定在蛙板上，暴露心脏，识别心脏的各个解剖部位。参照图 3-14 制备离体蛙心并作蛙心插管。在主动脉根部和左侧主动脉下各穿一线。将主动脉根部下的线 1 打一松结备用，将左侧主动脉下的线 2 结扎。用左手提起结扎线，视蛙心插管尖段长度，用眼科剪在左侧主动脉距分叉部的适宜处剪一小斜口，右手将盛有少量任氏液的蛙心插管由此口插入动脉圆锥，然后稍后退，使尖端沿着动脉圆锥后壁向心室中央方向经主动脉瓣插入心室腔内。进入心室的标志是随着心室搏动，均有血液喷入插管，插管的液面随着心搏而升降。将主动脉的松结扎紧，并固定在蛙心插管的玻璃钩上。用滴管吸去插管中的血液，更换新鲜任氏液。剪断左主动脉，轻轻提起插管和心脏，在心脏的下方绕一线，将右主动脉、左右肺静脉、前后腔静脉一起结扎（切勿损伤静脉窦）。于结扎线的下方剪去所有牵连的组织，将心脏摘出。保持灌流液面高度恒定，即可进行实验。

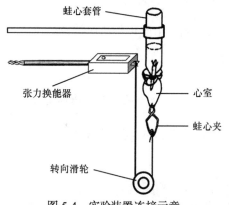

图 5-4 实验装置连接示意

（2）仪器安装调试：用试管夹将蛙心插管固定在铁支架上，将系有丝线的蛙心夹于心室舒张末期夹住蟾蜍心尖部，丝线另一端经过转向滑轮垂直连接于张力换能器悬梁臂上，用三维调节器调节丝线的松紧（图 5-4）。

BL-420 生物信号采集与处理系统：进入 BL-420 软件主界面，用鼠标左键单击菜单条的"实验项目"→"循环实验"→"蛙心灌流"，系统自动进入该实验记录存盘状态。在这个实验模块中，1 通道记录蛙心收缩曲线。根据曲线具体情况，调节基线及下列参数：显速→1.00～2.00s/div、G→100、T→DC、F→30Hz，使曲线达到理想状态。

（3）观察指标：心肌收缩强度和心搏频率（收缩曲线的幅度反应强度，密度反应频率）

【观察项目】

1. 描记正常心搏曲线 曲线的规律性代表心搏的节律性；曲线的幅度代表心室的收缩强弱；曲线的顶点水平代表心室收缩的程度；曲线的基线代表心室舒张的程度。

2. 把蛙心插管内任氏液全部吸出，换入 0.65%NaCl 溶液，观察曲线的变化。待效应明显后，换入新鲜任氏液使心跳恢复正常。

3. 加入 2%$CaCl_2$ 溶液 1～2 滴，观察曲线的变化，换液同上。

4. 加入 1%KCl 溶液 1～2 滴，观察曲线的变化，换液同上。

5. 加入 0.01%肾上腺素 1～2 滴，观察曲线的变化。待效应明显后，将灌流液全部吸出，换入新鲜任氏液，使心跳恢复正常。

6. 加入 0.001%乙酰胆碱 1～2 滴，观察曲线的变化。待效应明显后，将灌流液全部吸出，换入新鲜任氏液（如果加入乙酰胆碱后心脏已停于舒张状态，换液后，可用滴管插至插管底部，将灌流液挤入心室，反复数次，将心室内乙酰胆碱完全清洗出）。

7. 加入 3%乳酸溶液 1 滴于灌流液中，观察曲线的变化。待作用明显后，再加入

2.5%NaHCO₃溶液 1～2 滴，观察心跳恢复过程。

8. 标本功能状态恢复稳定后，分别在收缩和舒张的早、中、晚期给心室单次阈上刺激，观察记录心搏曲线的变化。

实验流程：

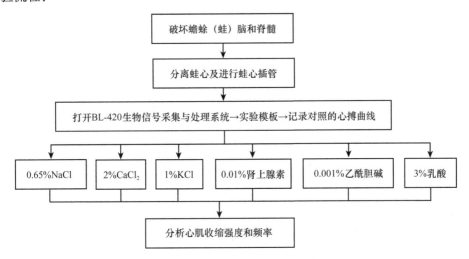

【实验结果】

按实验结果的处理及表示要求，整理、剪辑、打印心搏曲线。

【注意事项】

1. 蛙心插管的尖端实验前要检查，不可过于尖锐锋利，否则易损伤血管及心脏组织。

2. 制备蛙心标本时，勿伤及静脉窦。

3. 各种液体的滴管要专用，不可混用。

4. 蛙心插管内液面应保持相对稳定的高度。

5. 每加一种溶液要用滴管混匀，以免所加溶液浮在上面，不易进入心脏。

6. 滴加试剂后，一旦出现作用应立即用新鲜任氏液换洗，以免心肌受损，而且必须待心脏活动恢复正常稳定后方能进行下一步实验，以形成前后对照。

7. 滴加药品和换取新鲜任氏液时，须及时在曲线下标记，以便观察分析。

8. 化学药物作用不明显时，可再适当滴加，密切观察药物剂量添加后的实验结果。

9. 随时用任氏液润湿蛙心表面。

【要求与思考】

1. 课前复习心肌的生理特性。

2. 掌握《生理学》教材各种离子（尤其是钾、钙、钠）、酸碱环境、肾上腺素、乙酰胆碱对心肌活动的影响。

3. 分析高钾对机体有何影响。

4. 本实验中有无出现与预期不符的结果，原因何在？

5. 复习期前收缩和代偿间歇的产生机制。

6. 如何证实心肌有较长的不应期？心肌的较长不应期有何生理意义？

7. 明确绝对不应期、有效不应期、相对不应期、超常期、低常期等概念。

【作业题】

1. 怎么判断蛙心插管插入心脏。

2. 在任氏液中加入不同试剂灌注蛙心时，心搏曲线分别发生什么变化？

3. 观察 2%CaCl$_2$、0.01%肾上腺素对蛙心收缩曲线的影响有何不同？为什么？

4. 滴加乙酰胆碱后，离体蛙心活动有何变化，机制如何？

5. 以本实验为例，说明内环境相对稳定的意义。

6. 心肌能否像骨骼肌那样受连续刺激而发生强直收缩？

7. 心肌兴奋过程中，兴奋性变化对心泵功能有何意义？

8. 心率过快或过缓时期前收缩后是否会出现代偿间歇？为什么？

（吴　艳　张秋芳）

实验十二　各种因素对药物作用的影响

【实验目的】

　　知识目标：通过本实验的学习，能描述药物作用的影响因素及与临床用药的关系。

　　技能目标：能熟练完成小鼠常用给药方法及中枢兴奋或抑制的判断。

　　素质目标：通过实验培养小组团队的协作能力及临床用药的能力。

一、不同剂量对药物作用的影响

【实验原理】

　　戊巴比妥钠是一种中枢抑制药，其随着剂量由小到大，中枢抑制作用由浅入深，依次表现为抗惊厥、镇静、催眠、麻醉直至延髓麻痹。

　　本实验使用的戊巴比妥钠剂量大小的不同，不仅使其中枢抑制作用强度不同（量效关系），而且其在血浆中达阈浓度、达峰浓度、达峰时间、有效浓度及其维持时间的长短都有明显的差异（时量关系）。

【材料与方法】

　　1. 实验动物　小鼠，18～25g，雌雄不拘。

　　2. 器材、药品　1ml 注射器，5 号针头，250ml 烧杯，天平，0.2%、0.4%、0.8%戊巴比妥钠溶液等。

　　3. 方法与步骤

　　（1）取小鼠 3 只，称重、编号（或标记），观察和记录正常活动情况。

　　（2）甲、乙、丙三只小鼠分别腹腔注射（i.p.）0.2%、0.4%、0.8%戊巴比妥钠溶液 0.1ml/10g。

　　（3）给药后继续观察各鼠的活动变化，记录翻正反射消失与恢复时间，以此计算作用的潜伏期和持续期。即：潜伏期（min）=翻正反射消失时间-给药时间；持续期（min）=翻正反射恢复时间-翻正反射消失时间。

【实验结果】

　　设计三线表格，将实验结果填入表内。

【注意事项】

　　1. 翻正反射（righting reflex）　正常小鼠轻轻用手将其侧卧或仰卧会立即恢复正常姿势即翻正反射。翻正反射消失是小鼠产生睡眠作用的客观指标，具体操作过程：用手将小鼠轻轻侧卧或仰卧超过 1min 即为翻正反射消失。

　　2. 各项实验用的注射器及针头应注意区分，每次注射之前应洗净注射器，以免影响实验结果。

　　3. 注意记录给药时间、翻正反射消失及恢复时间。

二、溶解度对药物作用的影响

【实验原理】

钡盐分可溶性钡盐和不溶性钡盐。钡盐的毒性与其溶解度有关。可溶性钡盐如氯化钡等，口服（p.o.）后可迅速被吸收，有剧毒，可引起实验动物中毒死亡。不溶性钡盐如硫酸钡等不溶于水，口服不吸收，故无毒，对实验动物正常活动无影响。

钡是一种肌肉毒，过多的钡离子被吸收入血后，可对骨骼肌、平滑肌等各种肌肉组织产生过度的刺激和兴奋作用（肌肉中分布最多）。严重中毒出现低血钾症候群，可导致四肢瘫软、心肌受累、呼吸麻痹而死亡。

本实验观察溶解度对药物作用的影响。

【材料与方法】

1. 实验动物 小鼠，18～25g，雌雄不拘。

2. 器材、药品 1ml 注射器、小鼠灌胃针头、250ml 烧杯、5% $BaSO_4$ 溶液、5% $BaCl_2$ 溶液等。

3. 方法与步骤

（1）取体重相近的两只小鼠，观察其正常活动。

（2）给甲鼠灌胃 5% $BaSO_4$ 溶液 0.5ml（摇匀后使用），乙鼠灌胃 5% $BaCl_2$ 溶液 0.5ml，然后注意观察比较两鼠呼吸及肌张力等有何不同。

【实验结果】

设计三线表格，将实验结果填入表内。

【注意事项】

1. 注意动物的编号（标记）。

2. 各项实验用的注射器及针头应注意区分，每次注射之前应洗净注射器，以免影响实验结果。

3. 灌胃器插入长度 2～3cm。

三、不同给药途径对药物作用的影响

【实验原理】

硫酸镁口服不易吸收而产生下泻。注射给药可使血中 Mg^{2+} 增加，可使骨骼肌松弛。同时对中枢神经及心血管系统产生抑制作用，因此产生抗惊厥及降压效果。

本实验观察不同给药途径对硫酸镁作用性质的影响。

【材料与方法】

1. 实验动物 小鼠，18～25g，雌雄不拘。

2. 器材、药品 1ml 注射器、小鼠灌胃针头、5 号针头、250ml 烧杯、20%硫酸镁溶液等。

3. 方法与步骤

（1）取体重相近的两只小鼠，观察其正常活动。

（2）甲鼠腹腔注射（i.p.）20%硫酸镁溶液 0.5ml，乙鼠灌胃 20%硫酸镁溶液 0.5ml，观察并比较两鼠的肌张力、呼吸频率和排便情况。

【实验结果】

设计三线表格，将实验结果填入表内。

【注意事项】

1. 注意动物的编号（标记）。

2. 各项实验用的注射器及针头应注意区分，每次注射之前应洗净注射器，以免影响实验结果。

3. 灌胃方法要正确。一旦刺破食管和胃壁，药物进入胸腹腔，其作用与腹腔注射相同，使实验失败。

四、合并用药对药物作用的影响——药物的相互作用

【实验原理】

两个或两个以上的药物合用时，往往在药效学或药动学上产生相互作用，导致药物作用发生变化而产生协同作用或拮抗作用。利用地西泮和戊巴比妥钠合用可观察到中枢抑制作用增强，同时观察到地西泮拮抗中枢兴奋药二甲弗林的作用。

【材料与方法】

1. 实验动物 小鼠，18～25g，雌雄不拘。

2. 器材、药品 1ml 注射器、5 号针头、250ml 烧杯、天平、0.1%地西泮溶液、0.2%戊巴比妥钠溶液、0.04%二甲弗林溶液等。

3. 方法与步骤

（1）取性别相同、体重相近的小鼠 5 只，编号（标记）、称重，观察其正常活动。

（2）给药顺序：①甲鼠腹腔注射（i.p.）0.1%地西泮溶液 0.2ml/10g。②乙鼠皮下注射（i.h.）0.2%戊巴比妥钠溶液 0.2ml/10g。③丙鼠先腹腔注射 0.1%地西泮溶液 0.2ml/10g，10min 后再皮下注射 0.2%戊巴比妥钠溶液 0.2ml/10g。④丁鼠皮下注射 0.04%二甲弗林 0.2ml/10g。⑤戊鼠先腹腔注射 0.1%地西泮溶液 0.2ml/10g，10min 后再皮下注射 0.04%二甲弗林 0.2ml/10g。

（3）各鼠给药后均应及时记录时间，观察并比较所出现的药物反应情况（如翻正反射存在与否、有无惊厥等）及最终结果。

实验流程：

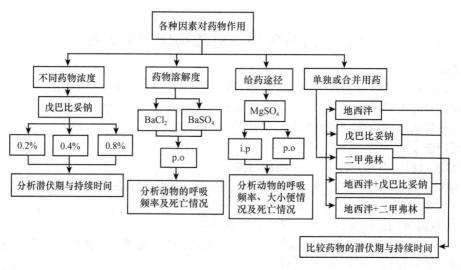

【实验结果】

设计三线表格，将实验结果填入表内。

【注意事项】

1. 注射药物种类较多，每次注射之前应充分洗净注射器，以免影响药效。

2. 实验环境需安静，室温以 15～20℃为宜。

3. 注意记录时间。

【要求与思考】

1. 药物剂量与药物作用的关系及其临床意义。

2. 药物的溶解度与药物作用的关系及其临床意义。

3. 给药途径与药物作用的关系及其临床意义。

4. 药物相互作用的类型有几种？其可能产生的后果及临床意义是什么？

【作业题】

1. 影响药物作用的因素有哪些？

2. 何谓药物相互作用？有何临床意义？

3. 不同给药途径对药物作用有哪些影响？试举例说明。

4. 硫酸镁中毒可采用何药解救？

（张秋芳　吴　艳）

实验十三　药物 ED_{50} 和 LD_{50} 的测定

【实验目的】

知识目标：通过本实验的学习，能描述 ED_{50} 和 LD_{50} 的定义及意义。

技能目标：能陈述小鼠的编号方法及随机分组方法，并能够完成 ED_{50} 和 LD_{50} 的计算。

素质目标：通过实验培养小组团队的协作能力及药物安全性的评价能力。

【实验原理】

LD_{50} 是指能使半数动物死亡的剂量，是以动物死亡与否为指标；ED_{50} 是指能使半数动物或标本产生反应的剂量，是以动物出现某种反应为指标，均属质反应量效关系，二者均可绘出质反应量效曲线，即以对数剂量为横坐标，以反应百分率为纵坐标，可绘制出一条对称的 S 形曲线。曲线两端较平而中间部分斜率较大，在其反应为 50%处斜率最大，说明此处剂量稍有变动即会出现反应率明显差异。LD_{50} 及 ED_{50} 作为衡量药物作用的主要指标。

【材料与方法】

1. 实验动物　小鼠，体重 18～22g，雌雄兼用。

2. 器材、药品　浓度分别为 0.20%、0.25%、0.31%、0.39%、0.49%、0.77%、0.96%、1.2%、1.5%和 1.9%的戊巴比妥钠、小动物天平、1ml 注射器、鼠笼等。

3. 方法与步骤

（1）动物准备

1）分组、编号及称重：取健康小鼠 50 只称重、编号，随机（随机数字表中的数字必须连续使用）分为 5 组，每组 10 只（表 5-6）。准备做 ED_{50} 实验。随机数字表及动物随机分组方法见第八章第一节。

如组内动物数不均匀，须调整至相等（接续随机数字，除以组内不均匀动物数，依余数调出该动物）。

表 5-6　动物随机分组方法举例

动物编号	1	2	3	4	5	6	7	…	50
随机数字	68	34	30	13	70	55	74	…	74
除以组数	5	5	5	5	5	5	5	…	5

动物编号	1	2	3	4	5	6	7	...	50
余数	3	4	0	3	0	0	4	...	4
组别	3	4	5	3	5	5	4	...	4

2）另取 50 只小鼠，按上述称重、编号，随机分为 5 组，每组 10 只。准备做 LD_{50} 实验。

（2）观察指标

1）ED_{50} 的测定观察指标：动物翻正反射。

2）LD_{50} 的测定观察指标：呼吸停止。

（3）给药及观察方法

1）ED_{50} 的测定：5 组动物给药剂量分别为 20mg/kg、25mg/kg、31mg/kg、39mg/kg 和 49mg/kg，其相应浓度为 0.20%、0.25%、0.31%、0.39%、0.49%，每鼠腹腔注射药物均为 0.1ml/10g，给药后立即记下时间，严密观察 20～30min 内动物翻正反射消失情况。

2）LD_{50} 的测定：另 5 组动物剂量分别为 77mg/kg、96mg/kg、120mg/kg、150mg/kg 和 190mg/kg，其相应浓度为 0.77%、0.96%、1.2%、1.5% 和 1.9%，每鼠腹腔注射药物均为 0.1ml/10g，给药后最初 15min 内严密观察，准确结果以 24h 内为准。整个实验过程中，小鼠按正常生活条件喂养一天。

【实验结果及处理方法】

将 ED_{50} 和 LD_{50} 测定的结果分别填入表 5-7、表 5-8。

表 5-7　戊巴比妥钠 ED_{50} 的测定结果

组别	动物数（只）	剂量（mg/kg）	翻正反射消失动物数（只）	有效率（%）
1	10	20		
2	10	25		
3	10	31		
4	10	39		
5	10	49		

表 5-8　戊巴比妥钠 LD_{50} 的测定结果

组别	动物数（只）	剂量（mg/kg）	翻正反射消失动物数（只）	死亡率（%）
1	10	77		
2	10	96		
3	10	120		
4	10	150		
5	10	190		

数据处理按 Karber 法公式计算：

$$公式\ ED_{50}=\lg^{-1}[X_m-i(\sum p_i-0.5)]$$
$$LD_{50}=\lg^{-1}[X_m-i(\sum p_i-0.5)]$$

式中，X_m：最大剂量的对数；i：相邻两对数剂量之差（取绝对值）；$\sum p_i$：各级反应率（即有效率或死亡率）的总和。

根据计算出的 ED_{50}、LD_{50} 的值，可计算出该药物的治疗指数（TI）即 LD_{50} 与 ED_{50} 的比值。治疗指数大，药物的安全度就大；反之则小。

$$TI=\frac{LD_{50}}{ED_{50}}$$

实验流程：

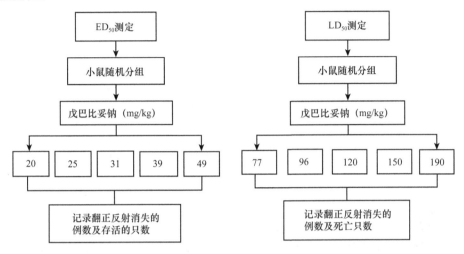

【注意事项】

1. 实验时，要小心、仔细，不要把各级剂量搞混，腹腔注射剂量要准确。

2. 注射部位要正确，勿将药物注入肠腔或膀胱内。

【要求与思考】

药物的量反应和质反应有何不同？从其量效曲线中可以看出哪些特定位点？

【作业题】

如何评价药物的安全性？

（张秋芳 陈德森）

实验十四 药物血浆浓度的测定及$t_{1/2}$、V_d等参数的计算

【实验目的】

知识目标：通过本实验的学习，能描述药物代谢动力学过程中的参数（$t_{1/2}$和V_d）定义及意义。

技能目标：能熟练完成血浆浓度测定及半衰期和表观分布容积等药动学参数的计算。

素质目标：通过实验培养小组团队的协作能力及分析药物代谢动力学参数的能力。

【实验原理】

磺胺类药物能与某些试剂发生反应生成有色物质，通过比色可以对磺胺类药物血浓度进行定量分析。磺胺类药物是在苯环上有游离氨基的化合物（对氨基苯磺酰胺），在酸性环境中与亚硝酸钠发生重氮化反应，生成重氮盐，此盐在碱性溶液中与酚类物质（如麝香草酚）起偶联反应，生成橙红色偶氮化合物。可在480mm波长下进行比色测定。其光密度与磺胺类药物浓度成正比。其化学反应式如下：

【材料与方法】

1. 实验动物 家兔，体重 2kg 左右，雌雄不拘。

2. 器材、药品 哺乳类动物手术器械一套、5ml 注射器、10ml 试管、2ml 和 10ml 刻度吸管、肝素管、试管架、吸球、漏斗、滤纸、722 S 型分光光度计、婴儿磅秤、20%氨基甲酸乙酯溶液、4%磺胺嘧啶（SD）、5%三氯醋酸、5%亚硝酸钠（NaNO₂）、2mol/L 盐酸（HCl）、0.5%麝香草酚[用 20%氢氧化钠（NaOH）溶液新鲜配制]、肝素（heparin）。

3. 方法与步骤

（1）动物准备：动物的麻醉、手术：取家兔 1 只，称重，用 20%氨基甲酸乙酯溶液 600～1000mg/kg（3～5ml/kg）耳缘静脉缓慢注射麻醉。麻醉后将家兔仰卧固定于兔台上。分离股动脉，行股动脉插管术。插管前耳缘静脉注射肝素（1000U/kg）抗凝。

（2）仪器连接与调试：应用 Microsoft Excel 或计算器（Casiofx-180p 或 fx-3600p）的直线回归程序进行计算。

（3）测量参数：测定药物的光密度。

1）取血：先从股动脉插管取血 1ml，置于预先放有肝素的干燥试管中，作对照用。然后从耳缘静脉注射 4% SD 100mg/kg，分别于给药后第 3min、10min、30min、45min、60min、90min 和 120min 以同样方法从股动脉插管取血 1ml 测定 SD 含量用。

2）去蛋白与测定：从每份血样中取血 0.5ml 置于干燥试管中，加入 5%三氯醋酸 5.5ml，充分振摇后过滤。取滤过液 1.5ml 置于干燥试管中，依次加入 2mol/L 盐酸 0.25ml 和 5%亚硝酸钠 0.3ml，充分振摇后静置 5min，再加入 0.5%麝香草酚 0.3ml，振摇后呈橙红色。以给药前血样作空白对照，用 722S 型分光光度计在 480nm 波长下进行比色，测定各时间点的光密度。

3）制作标准曲线：配制不同浓度的 SD 溶液，进行重氮化及偶联反应，分别测定光密度，以浓度为横坐标，光密度为纵坐标，绘制标准曲线，并求出标准曲线回归方程。

【实验结果】

实验结果处理：将光密度值代入标准曲线回归方程，求出不同时间 SD 的血药浓度，根据公式 $\lg C_t = \lg C_0 - kt/2.303$，回归求出 k 和 C_0，再代入 $t_{1/2} = 0.693/k$ 和 $V_d = D/V$，求出 $t_{1/2}$ 和 V_d。数据处理，应用 Microsoft Excel 或计算器（Casiofx-180p 或 fx-3600p）的直线回归程序进行计算直线回归方程式：$Y = a + bx$。用 Microsoft Excel 的具体操作方法步骤如下：

1. 求 a 值 在"插入"中选择"函数"，在"函数分类"中选择"intercept"（截距），

计算出 a 值。

2. 求 b 值 在"插入"中选择"函数"，在"函数分类"中选"slope"（斜率），计算出 b 值。

3. 求 k（消除速率常数） $k=-2.303b$（/min）。

4. 求 C_0（初始浓度） $C_0=\lg^{-1}a$（mg/ml），插入函数"power"计算。

5. 计算 $t_{1/2}$ $t_{1/2}=0.693/k$（min）。

6. 计算 V_d $V_d=D_0/C_0$（ml）（D_0 为给药剂量）。

7. 计算 CL $CL=V_d \cdot k$（ml/min）。

8. 计算 AUC $AUC=C_0/k$[mg/（min·ml）]。

实验流程：

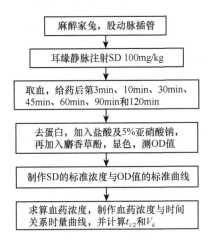

【注意事项】

1. 本实验系定量测定，故每次容量必须准确，否则将影响实验结果。

2. 亚硝酸钠要放在棕色瓶子避光保存。

3. 在取血样之前，要将残留在动脉套管中的血液放掉，以免影响实验结果。

4. 重氮化及偶联反应过程各试剂要按顺序加入。

【要求与思考】

1. 什么是药物代谢动力学？为何要研究药物代谢动力学？

2. 反映药动学特点的参数有哪些？

【作业题】

简述 $t_{1/2}$、V_d、CL、AUC、C_0 等药动学参数有何意义。

（张秋芳　陈德森）

实验十五　竞争性拮抗药 pA$_2$ 值的测定

【实验目的】

知识目标：通过本实验的学习，能描述竞争性拮抗药的定义及 pA$_2$ 的意义。

技能目标：能熟练掌握量效曲线的制作方法和蟾蜍腹直肌的离体方法。

素质目标：通过实验培养小组团队的协作能力。

【实验原理】

乙酰胆碱作用于蟾蜍腹直肌的 N$_2$ 受体，引起收缩效应。根据给予拮抗剂前后，乙酰胆碱量效曲线和最大反应高低的情况，可判断所给拮抗剂的性质。pA$_2$ 值是反映竞争性拮抗药作用强度的指标,其意义是:在竞争性拮抗药存在时,激动剂浓度需加倍才能达到原来浓度的效应,此时竞争性拮抗药浓度(mol/L)的负对数值即 pA_2。其值越大,拮抗作用愈强。

【材料与方法】

1. 实验动物 蟾蜍。

2. 器材和药品 蛙类手术器械一套、细丝线、培养皿、吸管、恒温水浴槽、铁支架、通气钩、氧气袋、张力换能器、BL-420 生物信号采集与处理系统、注射器(0.25ml)、烧杯(250ml)、任氏液、氯化乙酰胆碱溶液($1×10^{-6}$~1mol/L)、哌库溴铵溶液($5×10^{-3}$mol/L)等。

3. 方法与步骤

(1)制备标本:见第三章第七节"离体蛙腹直肌标本制备"。

(2)固定标本:将腹直肌的一端系在通气钩上,置于盛有 10ml 任氏液的恒温玻璃浴槽内,另一端连于张力换能器上,通入 $95\%O_2$ 和 $5\%CO_2$ 的混合气体(通气钩尖端小孔每秒逸出 1~2 个气泡)。调节换能器高度,使标本负荷为 1g,平衡 20~30min,其间更换任氏液 1~2 次。

(3)仪器连接与调试

1)仪器连接(参见第四章实验五图 4-2)。

2)仪器调试与参数设置

A. 进入 BL-420 生物信号采集与处理系统界面,选择实验项目→药理学实验→竞争性拮抗药 pA_2 值的测定,用鼠标左键单击该项,系统自动进入该实验记录存盘状态。

B. 参数设置。测定蟾蜍腹直肌收缩的参数一般设定为:增益(G)50~100、时间常数 DC、高频滤波 30Hz、记录速度 64s/div。

【观察项目】

1. 不同浓度的氯化乙酰胆碱所致的收缩反应:描记一段基线后,用累积法按下表顺序依次加入不同浓度的氯化乙酰胆碱,每次当前一剂量达到最大效应(即曲线不再升高)时,立即加入下一浓度的氯化乙酰胆碱,直至加药后收缩反应不再增加,即达最大效应。然后弃去浴槽内的溶液,用任氏液浸泡 3 次,每次 5~10min,待标本基线恢复到给药前水平。

2. 加入哌库溴铵溶液 $5×10^{-3}$mol/L 0.1ml 孵育 10min 后,重复给予氯化乙酰胆碱(给药方法同 1)。观察不同浓度的氯化乙酰胆碱所致的收缩反应。

【实验结果】

1. 记录加哌库溴铵前后的实验结果 见表 5-9。

表 5-9 加哌库溴铵前后的实验结果

氯化乙酰胆碱浓度(mol/L)	$1×10^{-6}$	$1×10^{-5}$	$1×10^{-4}$	$1×10^{-3}$	$1×10^{-2}$	$1×10^{-1}$	1
加入量(ml)	0.1	0.09	0.09	0.09	0.09	0.09	0.09
浴槽氯化乙酰胆碱浓度(mol/L)	10^{-8}	10^{-7}	10^{-6}	10^{-5}	10^{-4}	10^{-3}	10^{-2}
收缩幅度 1(g)							
最大反应百分率 1(%)							
收缩幅度 2(g)							
最大反应百分率 2(%)							

注:收缩幅度 1 为加哌库溴铵前的收缩幅度,收缩幅度 2 为加哌库溴铵后的收缩幅度。

2. 绘制两次给予氯化乙酰胆碱收缩反应的量效曲线 首先测量氯化乙酰胆碱每一剂量的收缩反应幅度,以给药后最大反应幅度(效能)为百分之百,按公式:各剂量反应的百分率=每一剂量收缩幅度/最大收缩幅度×100%,求出各剂量收缩反应占最大反应的百分率,以此为纵坐标,以氯化乙酰胆碱浓度的对数值为横坐标作图,绘制量效曲线。制图方法:在统计软件中对散点绘制非线性回归图（图 5-5A）。

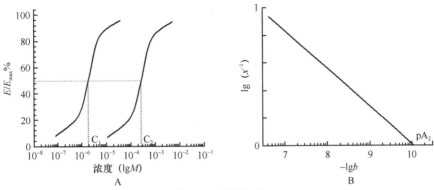

图 5-5 量效曲线

3. 计算 pA_2 值（Shild 法，图 5-5B） 从量效曲线上分别求出加入哌库溴铵前后氯化乙酰胆碱的 ED_{50} 值，然后代入下列公式计算 pA_2 值。计算公式：

$$pA_2=pA_x+lg（X-1）$$

pA_x：竞争性拮抗药哌库溴铵摩尔浓度的负对数；$X=C_2/C_1$；C_1：未加哌库溴铵时氯化乙酰胆碱的 ED_{50} 值；C_2：加入哌库溴铵后氯化乙酰胆碱的 ED_{50} 值。

实验流程：

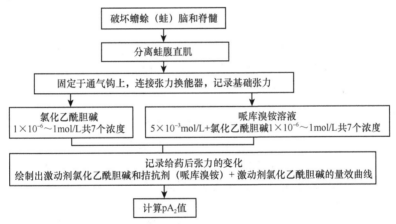

【注意事项】

1. 手术动作轻柔，勿用力牵拉标本。标本不得在空气中暴露过久。

2. 标本固定要牢固，以免松动而改变负荷。

3. 每次加药时，微量注射器针头应接触液面，做到加药准确及时，并且不能碰标本线和通气钩。

4. 不得用力牵拉换能器应变梁。

【要求与思考】

1. 何谓量效曲线？从量效曲线可以反映出哪些指标？有何临床意义？

2. 效能和效价强度在临床用药时有何意义？

【作业题】

竞争性和非竞争性拮抗药对激动剂的量效曲线的影响有何差异？

（张秋芳 彭吉霞）

第六章 提高性实验

实验十六 有机磷农药中毒及其解救

【实验目的】

知识目标：通过本实验的学习，能描述有机磷中毒时的症状，能分析中毒症状产生的原因，能选用合适药物进行抢救。

技能目标：能熟练完成家兔的灌胃操作，根据家兔中毒现象判断中毒程度，并沉着冷静快速用药物进行抢救。

素质目标：通过本实验，培养学生小组协作能力、仔细观察能力、不怕脏累的奉献精神。

【实验原理】

有机磷农药（有机磷酸酯类）为持久性抗胆碱酯酶药，主要用作农业杀虫剂和化学战争毒剂。进入体内后能抑制胆碱酯酶活性，造成乙酰胆碱在体内大量堆积而产生一系列中毒症状（包括 M 样、N 样及中枢神经系统症状）。阿托品为 M 受体阻断药，能迅速解除 M 样症状及部分中枢症状。碘解磷定为胆碱酯酶复活药，可恢复胆碱酯酶水解乙酰胆碱的活性，也可直接与游离的有机磷农药结合成无毒的物质，从尿排出，从而解除有机磷酸酯类中毒症状。

【材料与方法】

1. 实验动物 家兔，2.0～2.5kg，雌雄不拘。

2. 器材、药品 家兔开口器，胃管，1ml、5ml、20ml 注射器，250ml 烧杯，婴儿秤，瞳孔测量尺，滤纸，5%敌百虫，2.5%碘解磷定，0.2%阿托品等。

3. 方法与步骤

（1）动物准备：取家兔（禁食 24h），称重。

（2）观察指标：呼吸、瞳孔、唾液、大小便、肌震颤、肌张力。

1）按上述观察指标，观察和记录家兔的正常活动情况。

2）5%敌百虫 500mg/kg 给家兔灌胃。

3）观察并记录上述指标的变化，及时发现中毒症状。

4）待一系列症状出现后，特别是瞳孔明显缩小时，立即耳缘静脉注射 0.2%阿托品 2mg/kg，观察中毒症状缓解情况，5min 后再耳缘静脉注射 2.5%碘解磷定 50mg/kg，观察中毒症状消除情况。

实验流程：

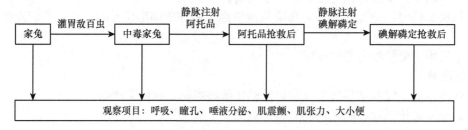

【实验结果】

设计三线表格，将实验结果填入表内。

【注意事项】

1. 敌百虫可以从皮肤吸收，手接触后应立即用自来水冲洗，且勿用肥皂，因其在碱性环境中可转变为毒性更大的敌敌畏。

2. 灌胃时勿将胃管插入气管（若插在气管中，其外露部分置于水中有气泡，或动物有呛咳、发绀），应确证胃管在胃中时再给予敌百虫。

3. 灌胃完毕后，应注入空气使导管内药物全部注入胃中，然后先抽出胃管，再取下开口器，以防家兔咬断胃管。

4. 实验完毕时，再耳缘静脉注射一次碘解磷定 2.5mg/kg。

【要求与思考】

1. 根据所学理论知识，分析实验中观察到有机磷酸酯中毒的症状。

2. 阿托品和碘解磷定为什么能解救有机磷酸酯类中毒？

3. 能否以血压的改变来判断中毒的程度，为什么？

【作业题】

1. 有机磷酸酯中毒症状中哪些是 M 样症状？

2. 有机磷酸酯中毒症状中哪些是 N 样症状？

3. 阿托品能缓解什么症状，为什么？

4. 碘解磷定能缓解什么症状，为什么？

（龚应霞　潘龙瑞）

实验十七　低温、局麻药对蟾蜍坐骨神经干动作电位传导速度和不应期的影响

【实验目的】

知识目标：通过学习本实验，能陈述生物电记录的一般原则和方法。

技能目标：能熟练应用细胞外电刺激诱发神经干动作电位，并正确应用 BL-420 生物信号采集与处理系统记录神经干复合动作电位。

素质目标：提高学生综合分析、解决问题的能力和实践动手的能力，增强学生团队协作能力。

【实验原理】

神经纤维静息时，处于细胞内负外正的电位差，即静息电位。将两个刺激电极与神经干接触，当刺激器发出脉冲刺激时，负电极处发生去极化，去极化达阈电位时爆发动作电位，使负电极处发生内正外负的反极化，已兴奋的电极处电位低于邻近未兴奋处而出现电位差，产生局部电流。此局部电流依次扩布引起整个神经纤维的兴奋。依据这样的原理推论，发出刺激脉冲时，细胞膜发生去极化兴奋的部位在负电极处，而正电极处则发生膜的超极化。这样就造成两电极间存在电位差。而且随着兴奋在神经干的扩布，放置在膜外的两电极可记录出电位差的动态变化。如图 6-1 所示，本实验方法为细胞外记录法。若把微电极插入细胞内可记录下单细胞动作电位，此法叫细胞内记录法。两种方法记录下的动作电位的波形有所不同。

本实验对象是蟾蜍离体坐骨神经干。它由众多的神经纤维组成。因此，当给予神经干一个电刺激时，刺激强度不同会引起一个至多个纤维兴奋，记录电极会把多个动作电位同时记录下来，形成的动作电位图形，称为复合动作电位。复合动作电位表现出许多不同于单纤维动作电

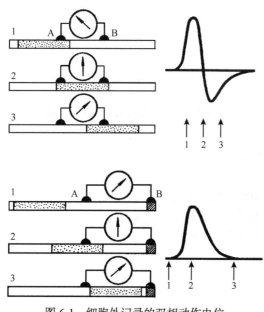

图 6-1 细胞外记录的双相动作电位

位的特点，它可作为神经干兴奋的标志。

【材料与方法】

1. 实验动物 蟾蜍（身长约 15cm）。

2. 器材、药品 蛙类手术器械一套，神经标本盒、滴管、培养皿、任氏液、丝线，BL-420生物信号采集与处理系统等。

3. 方法与步骤

（1）坐骨神经干标本制备（见第三章第七节"坐骨神经干标本制备"）。

（2）准备好神经标本屏蔽盒，向盒内注入少量任氏液，将神经搭载于盒内电极上，神经中枢端置于刺激电极一侧，外周端置于引导电极一侧，神经干应与每个电极密切接触，神经和电极上不能有液滴。然后盖好盒盖，使神经封闭，防止神经干燥。

（3）仪器连接如图 6-2 所示。

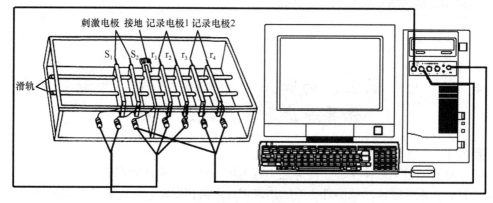

图 6-2 仪器连接示意

（4）测量指标：阈刺激强度、动作电位潜伏期、时程，峰-峰值、不应期。

（5）动作电位的诱发、记录及参数测量方法。

1）引导、记录及观察坐骨神经干复合动作电位。

A. 将 1 通道的输入线连接神经标本盒的 r_1、r_2 及接地接线柱，进入 BL-420 生物信号采集与处理系统界面，按以下提示操作：

用实验模块时：实验项目→神经-肌肉实验→神经干动作电位引导。

不用实验模块时：输入信号→1 通道→动作电位。

手工设置刺激参数见表 6-1。

表 6-1　手工设置刺激参数

刺激波宽	刺激时间间隔	起始刺激强度	刺激强度增量
0.05ms	1s	0.00mV	50mV

B. 记录复合动作电位波形。

C. 实验结果存盘后反演，测量动作电位潜伏期，时程及正、负双相波幅和峰-峰值（每一参数值取 10 个以上计算平均值）。

2）测量神经干动作电位的传导速度。

A. 用身长约 15cm 的蟾蜍制备坐骨神经干标本。

B. 在步骤 1 基础上，添加一对引导电极（r_3、r_4），r_3、r_4 与 S_1、S_2 刺激电极间距离尽量远一些。输入信号→1 通道→动作电位；输入信号→2 通道→动作电位。

C. 在 BL-420 生物信号采集与处理系统界面上，按以下提示操作：

用实验模块时：实验项目→神经-肌肉实验→神经兴奋传导速度测定。

不用实验模块时：根据实验原理，分别测定电极 r_1～r_3 之间的距离（S）和兴奋从 r_1 传导到 r_3 需要的时间（T），求得传导速度 $v=S/T$。

D. 增快显速，仔细观察是否能出现多个动作电位。

3）测量坐骨神经干兴奋性恢复周期，按以下提示操作：

A. 在记录电极 r_1、r_2 之间用组织镊夹伤神经干。

用实验模块时，实验项目→神经-肌肉实验→神经干兴奋不应期测定。

不用模块时，刺激参数设置见表 6-2。

表 6-2　不用模块时刺激参数

刺激方式	刺激时间间隔	起始波间隔	波间隔递减量
连续程控双刺激	2s	7ms	0.05ms

B. 分别测量不同波间隔时，AP_1 与 AP_2 幅值，测出不应期。

【实验结果】

1. 剪辑、打印记录曲线。

2. 绘三线表填入刺激器、放大器、显速等参数及阈刺激、最适刺激、动作电位幅度、时程、传导速度、不应期等数据。

【注意事项】

1. 制作标本过程中，应尽量减少对神经的牵拉，以免损伤神经。

2. 实验过程中，要保持标本湿润，不时向神经干上滴任氏液，但要用任氏液棉球吸掉过多的水珠，以防电极短路。

3. 始终保持神经干与电极密切接触。

4. 有交流干扰时，应注意使用 BL-420 生物信号采集与处理系统提供的 50Hz 抑制功能。

5. 实验结束后，应清洗、擦干标本盒及电极，防止电极腐蚀。

实验流程：

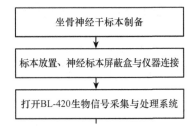

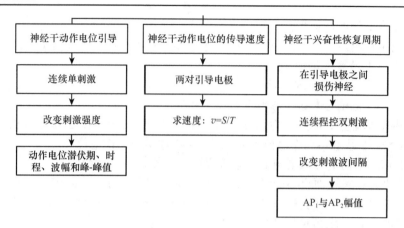

【要求与思考】

1. 课前应熟悉第二章第七节内容。

2. 复习相关的基本名词、概念（时值、强度、时间关系曲线等）。

3. 若加大记录电极与刺激电极间距离，BL-420生物信号采集与处理系统显速足够快时，可记录出相继的数个动作电位，试说明其原因和意义？

4. 刺激电极的正负极哪一个应靠引导电极一侧？你可以交换刺激电极正负极位置重复实验，观察阈刺激和潜伏期有无差别，为什么？

5. 根据所学的电生理实验基本知识，若神经干燥、受牵拉对实验结果的影响及其机制。

6. 本实验测得的不应期是绝对不应期还是有效不应期？为什么？本实验方法能否测得相对不应期、超常期？为什么？

7. 参阅第二章第四节，了解乏极化电极的制作。

【作业题】

1. 如何鉴别生物电信号与干扰信号？

2. 阐明神经干双相动作电位产生的原理。

3. 分析比较神经干的复合动作电位与微电极细胞内记录的单根神经纤维动作电位的区别与相互关系。

4. 总结利用刺激器诱发组织兴奋的一般方法。

5. 比较利用刺激器诱发神经干复合动作电位与单纤维动作电位的刺激方法有何不同。

（吴　艳　龚应霞）

实验十八　不同肌松药对家兔胫前肌的影响

【实验目的】

知识目标：通过本实验学习，能比较并辨别除极化肌松药和非除极化肌松药的作用特点，及新斯的明对两种肌松药的影响。

技能目标：能熟练制备家兔腓神经-胫前肌标本，并将此标本熟练应用于肌松药的研究。

素质目标：提高学生解决问题的能力和实践动手的能力，增强学生对麻醉药品的安全管理意识和正确使用的意识。

【实验原理】

除极化型肌松药琥珀胆碱和非除极化型肌松药筒箭毒碱的作用机制不同。抗胆碱酯酶药新期的明对二者肌松作用影响也不同，新斯的明能抑制血浆假性胆碱酯酶活性而使前者灭活减少，而肌松作用增加；新斯的明能抑制乙酰胆碱酯酶，使接头处乙酰胆碱失活减慢，可与后者竞争受体，对其引起的肌松作用有拮抗作用。

【材料与方法】

1. 实验动物　家兔（2.0～2.5kg）。

2. 药品、器械　20%氨基甲酸乙酯、0.05%筒箭毒碱溶液、0.05%琥珀酰胆碱溶液、0.05%新斯的明溶液、婴儿秤、兔手术台、哺乳类动物手术器械一套、"Y"形气管插管、人工呼吸机、BL-420N 生物信号采集与处理系统、铁支架、双凹夹、保护电极、滑轮、注射器（1ml、20ml）、针头、丝线等。

3. 方法与步骤

（1）动物准备

1）取家兔两只，称体重，以 20%氨基甲酸乙酯耳缘静脉注射麻醉，仰位固定于兔台上，剪去颈部及一侧下肢膝外侧兔毛。正中切开颈部皮肤，分离气管，插入气管套管，将套管连接于人工呼吸机，调节呼吸频率每分钟 30 次，潮气量 24～26ml。

2）分离胫前肌：沿一侧胫骨切开皮肤做长约 4cm 的纵行切口，下方暴露出踝关节横韧带。分离皮下组织，切断横韧带，用镊子挑起外侧最上一根肌腱，穿一丝线结扎，在结扎线远端的 3mm 处剪断肌腱，向上分离以暴露部分胫前肌，将丝线水平穿过滑轮再垂直连于 BL-420N 生物信号采集与处理系统的张力换能器。

3）分离腓总神经：于膝关节中点外侧下 1.0～1.5cm 处做一长约 5cm 的纵行切口，同方向剪开肌腱膜，向外牵拉肌层，暴露、分离腓总神经，穿线备用，将与刺激电极连接的保护电极挂于腓总神经干上。

4）确定超强刺激：将灵敏度调至适当水平，从小电压开始刺激，直至肌缩曲线不再增加时的电压为强刺激，在此电压基础上增加 50%即为超强电压。按此刺激条件记录正常肌缩曲线（参考刺激参数：连续单刺激、波宽 5～10ms、频率 1Hz、超强电压）。

（2）仪器连接调试：见第二章第七节"BL-420N 生物信号采集与处理系统"。

（3）观察指标：给药前后肌肉收缩振幅。

【观察项目】

1. 一只家兔耳缘静脉注射 0.05%筒箭毒碱 0.2ml/kg,待肌肉收缩曲线振幅下降 50%时立即从耳缘静脉注射 0.05%新斯的明 0.2ml/kg。

2. 另一只家兔耳缘静脉注射 0.05%琥珀酰胆碱 0.2ml/kg，待肌肉收缩曲线振幅下降 50%时，立即从耳缘静脉注射 0.05%新斯的明 0.2ml/kg。

实验流程：

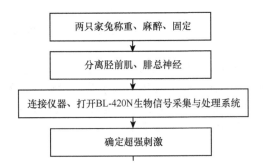

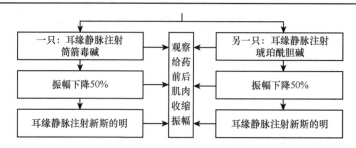

【实验结果】

药物	肌肉收缩振幅（mm）	
	给药前	给药后
筒箭毒碱		
筒箭毒碱+新斯的明		
琥珀酰胆碱		
琥珀酰胆碱+新斯的明		

【注意事项】

1. 分离腓总神经时切勿损伤，暴露神经后给予电刺激，若胫前肌收缩即证明该神经为腓总神经。

2. 药物作用不明显时可追加剂量，同时仔细观察动物的呼吸情况以免由于动物个体差异引起死亡。

【作业题】

非除极化与除极化肌松药的作用特点及其机制，新斯的明对其影响的机制。

（龚应霞　吴胜英）

实验十九　大鼠主动回避反应的建立和消退以及某些因素的影响

【实验目的】

知识目标：通过本实验学习，能阐述条件反射的基本活动规律和生物学意义。

技能目标：能运用穿梭箱和爬杆箱进行小动物的学习和记忆实验，能进行侧脑室埋管和注射的操作。

素质目标：提高学生实践动手的能力，增强学生对神经系统行为学实验的初步认识。

【实验原理】

当无关刺激（如灯光）与非条件刺激先后作用于动物，并重复多次后，皮层上相应的两个兴奋灶之间，由于兴奋的扩散，在功能上逐步形成了暂时接通，无关刺激逐渐变成了非条件刺激的信号（条件刺激），能代替非条件刺激引起机体相应的反射活动即形成条件反射。本实验以穿梭箱和爬杆箱两种模型来建立主动回避反应。

【材料与方法】

1. **实验动物**　大鼠。

2. **器材、药品**　穿梭箱或爬杆箱，调压变压器，微量进样器，不锈钢导管，牙托粉，滂胺天蓝，加压素，秒表，生理盐水等。

3. 方法与步骤

（1）实验准备

1）穿梭箱（shuttle-box）的结构：穿梭箱（46cm×29cm×18cm）分隔为 A、B 两室（结构一样），由拱形小门（6cm×8cm）沟通，箱底由铜棒组成，可通交流电（50Hz，20～30V）产生足电震（footshock），以此作为非条件刺激（unconditioned stimulation）。两室各装一只小灯泡，以灯光为条件刺激（conditioned stimulation）。

2）爬杆箱（pole-jump box）的结构：箱子大小为 30cm×30cm×30cm，中央有一有机玻璃圆柱，箱底由许多平行的不锈钢棒组成，间隔 1cm，可通电进行电击，以灯光（25W）为条件刺激，电击为非条件刺激，电压为 20～30V。

3）侧脑室埋管及注射：参照图 6-3 大鼠脑定位图谱中侧脑室（V）的位置（A：1.0，L：1.5，H：3.0）埋置不锈钢导管（外径 0.7mm，内径 0.4mm），以牙托粉固定于颅骨上。术后恢复 3～5 天开始实验。进行微量注射时，将清醒大鼠固定于自制的装置上，在导管中插入注射内管，其下端超出套管 0.5mm，另一端经塑料管与微量进样器连接，注射时间不少于 2min。实验结束后，注入 20g/L 滂胺天蓝，核对给药部位。

（2）穿梭箱的训练方法

1）主动回避反应（AAR）的习得（acquisition）：先将大鼠置于 A 室内适应 5min，然后灯亮持续 10s（此时 B 室灯不亮），若大鼠不逃至 B 室，则后 5s 同时给予电击，使动物逃到 B 室。15～30s 后，B 室灯亮（此时 A 室灯不亮），训练方法一样，以灯亮后大鼠自动跑至暗室为 AAR。每天训练 20 次，以正确反应率连续 3d 达到 80%以上为 AAR 习得标准。

2）AAR 的消退（extinction）：在 AAR 习得即条件反射形成以后，只给予 CS（灯光），而不给予 UCS（电击），记录大鼠在第几次单独灯光刺激时完全不引起阳性反应，即出现了条件反射的消退。休息一段时间后，再给灯光，条件反射可能恢复，也可能要用电击强化后，已消退的条件反射才又重新出现。"假条件反射"（pseudoconditioning）组，动物分别接受同样强度的灯光和电刺激，但两种刺激之间没有配对。

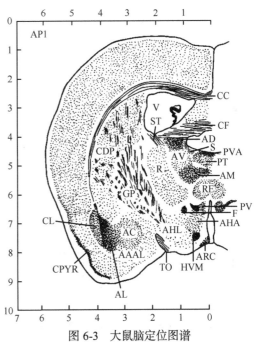

图 6-3 大鼠脑定位图谱

AC：前皮质杏仁核；AD：丘脑前背侧核；AV：丘脑前腹侧核；AM：丘脑前内侧核；AAAL：杏仁前区前部；AHA：下丘脑前区；AHL：下丘脑外侧；AL：豆核袢核；ARC：弓状核；CC：胼胝体；CDP：尾状核；CPYR：皮质梨形细胞层；CL：丘脑中央外侧；F：福雷尔区核；GP：苍白球；HVM：下丘脑腹内侧；TO：嗅结节；PT：丘脑带旁核；PVA：丘脑室旁核；PV：丘脑室旁核；V：侧脑室；R：红核；RE：丘脑连接核；S：下托；ST：终纹

（3）爬杆箱的训练方法

1）AAR 的习得：第一次训练时，先将大鼠置于箱内适应 1～2min，然后灯亮 5s 后给予电击，在头 3 次训练时，如果电击后 5～10s 内大鼠不爬到杆上，则轻轻将鼠放置杆上，使大鼠学会爬杆。在随后的训练中，如果电击 5s 内大鼠不爬杆，则持续电击 30s，30s 内大鼠都不爬杆则由实验者放到杆上。每次训练的间隔时间为 30～60s。以灯亮 5s 后大鼠自动爬杆为 AAR。

如果大鼠爬到杆上 30s 仍不下来，实验者轻轻将大鼠拿下来。每天训练 20 次。以正确反应率连续 3d 都在 80% 以上为习得标准。

2）AAR 的消退：条件反射形成以后，只给予 CS，而不给予 UCS，记录大鼠在第几次单独灯光刺激完全不引起阳性反应，即出现了条件反射的消退。休息一段时间后，再给灯光，条件反射可能恢复，也可能要用电击强化后，已消退的条件反射才又重新出现。

（4）观察加压素对 AAR 习得和消退的影响

1）加压素对 AAR 习得的影响：任选穿梭箱或爬杆箱，在每天训练前，通过侧脑室埋管注射加压素 1μl（100pg/μl），连续 5d，对照组注射生理盐水，比较两组 AAR 习得的差别。

2）加压素对 AAR 消退的影响：选择穿梭箱或爬杆箱，在大鼠 AAR 习得达标以后，通过侧脑室埋管注射加压素 1μl（100pg/μl）连续 5d，对照组注射生理盐水，比较两组 AAR 消退的差别。

实验流程：

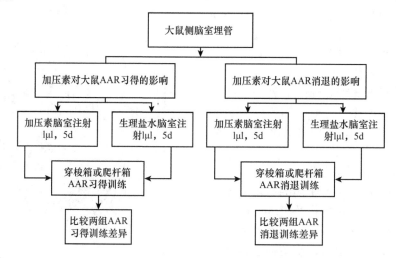

【注意事项】

1. 保持环境安静、清洁，严格按照建立条件反射的要求操作，不可逗弄实验动物；多次实验后，要给动物一定的休息时间。

2. 刺激强度要适宜，不可太强和连续刺激，以免伤害动物或引起超限抑制。如动物暴跳，可让它休息片刻，把刺激强度减弱再做实验。

3. 侧脑室注射速度一定要均匀、缓慢，注射时间不少于 2min。

4. 随时注意清除箱底金属棒之间大鼠的粪便，防止短路。

（龚应霞　吴　艳）

实验二十　大鼠体外海马脑片的制备及 CA1 区突触后电位的观察

【实验目的】

知识目标：能阐述兴奋性突触后电位和群体峰电位产生及意义。

技能目标：能熟练制作大鼠海马脑片，能有效组装连接记录装置并记录场兴奋性突触后电位。

素质目标：提高学生实践动手的能力，激发学生对未知领域的探索精神。

【实验原理】

脑片是用相应的脑组织、神经核团在特制的切片机上切制而成。切制好的脑片放在通有混合气体的人工脑脊液中孵育，能活数小时至数日。脊髓、延髓、杏仁核、小脑、视皮质等均可根据研究的需要制成体外的脑片，其中海马脑片的应用最为普遍。因为海马解剖结构边界清楚，易于剥离；海马组织为层状结构，其主要细胞和传入、传出纤维排列密集、规整，纤维走行与海马纵轴大致成直角，如切片的角度合适，可制出含有相当高比例的各种投射纤维和联系的脑片；海马脑片在解剖显微镜直视下，可见脑片上颜色较暗的神经元带的分布和走行，所以在镜下容易确定要观察的脑片区域，并将电极插入特定的区域。

传入纤维 Schaffer 侧支与海马脑片 CA1 区锥体细胞的树突形成突触联系，而锥体细胞自身的轴突则形成传出纤维沿海马槽向海马以外的脑区投射。因此，当刺激 Schaffer 侧支时，可在 CA1 区锥体细胞的胞体或树突区记录到细胞同步兴奋时所产生的场兴奋性突触后电位（field excitatory postsynaptic potential，fEPSP）和群体峰电位（population spike，PS）。如果刺激锥体细胞的轴突，则可在上述区域记录到一个逆向诱发场电位，这些场电位能可靠地反映出神经元群的电活动状况。

大量的实验研究表明：离体脑片上出现的现象与整体情况类似，而且离体脑片不易受到全身复杂因素的影响。脑片的这些优势使其成为神经生物学研究的有用工具，脑片技术已广泛地应用到神经科学研究的许多领域。

【材料与方法】

1. 实验对象 体重 100g～200g 健康大鼠。

2. 器材、药品 BL-420 生物信号采集与处理系统，微电极操纵器，微电极放大器，脑片浴槽，脑切片机，玻璃微电极，金属刺激电极，控温仪，95%O$_2$ 和 5%CO$_2$ 混合气，哺乳类动物手术器械（粗、细剪刀，咬骨钳），细软毛笔，玻璃培养皿，双目解剖显微镜，乙醚，人工脑脊液等。[人工脑脊液成分：NaCl（124mmol/L），KCl（5mmol/L），NaH$_2$PO$_4$（1.25mmol/L），MgSO$_4$（2mmol/L），CaCl$_2$（2mmol/L），NaHCO$_3$（24mmol/L），GS（10mmol/L），pH 7.35～7.4]。

3. 方法与步骤

（1）海马脑片的制备方法：将大鼠用乙醚麻醉，断头。开颅，取出全脑，立即放入冰的氧合人工脑脊液中。浸泡片刻，取出，沿大脑正中裂切成左右两半，取其一半剥离海马放在切片台上，沿海马槽纤维的走向，用切片刀将海马连续切成 400μm 的脑薄片 4～5 片。用毛笔将它们移入浴槽进行孵育，浴槽外的温度通过控温仪维持在[（36±0.5）℃]，脑片表面连续充灌温热、湿润的混合气体，人工脑脊液的灌流速度为 1～2ml/min。孵育 1h 左右便可开始实验观察。

（2）仪器连接与记录：将表面涂有绝缘漆、直径 100μm 不锈钢丝制成的双极刺激电极一端与计算机的程控刺激器输出相连，其另一端置于脑片表面辐射层或室床层（脑片标本置于浴槽的尼龙网面上，浸在人工脑脊液内）；尖端约 1μm、阻抗 5～15MΩ 的玻璃微电极内充灌 3mol/L NaCl，一根细的乏极化银丝插入玻璃微电极，另一端与微电极放大器的探头正极相连，无关电极与标本槽内人工脑脊液相通并连接到微电极放大器探头的负极。生物信号经微电极放大器的输出连接到计算机的生物电输入通道，记录电极引导的生物电信号输入计算机电位通道接口，经程控生物放大器放大，A/D 转换，计算机处理，显示器显示。

（3）观察项目

1）海马脑片 CA1 区锥体细胞层顺向诱发场电位：解剖显微镜直视下，刺激电极置于 CA1 区辐射层，用波宽 200μs，2～3V 的单脉冲刺激激活 Schaffer 侧支（CA1 区锥体细胞的传入纤维）时，可在 CA1 区记录到顺向诱发场电位。它们是：①场兴奋性突触后电位，FEPSP 是在刺激伪迹后约 2ms 出现的一个缓慢正向波,是 CA1 区锥体细胞树突产生的兴奋性突触后电位;②群体峰电位,PS 为重叠在正向 fEPSP 之上的较尖锐的负波,是许多锥体细胞所产生的动作电位。PS 的振幅随刺激强度的增加而增大,但当刺激强度增大到某一值时,波形不变,潜伏期缩短(图 6-4、图 6-5)。

2)海马脑片 CA1 区锥体细胞层逆向诱发场电位:将刺激电极置于室床层(海马槽)近下脚处,用波宽 200μs,2～3V 的单脉冲刺激激活 CA1 区锥体细胞的轴突时,可在 CA1 区锥体细胞层记录到逆向诱发场电位。它是由于 CA1 区锥体细胞轴突被激活,动作电位逆向传导到胞体所产生的一个尖锐的负向 PS,振幅及波宽随刺激强度的改变而变化,但潜伏期变化不大。

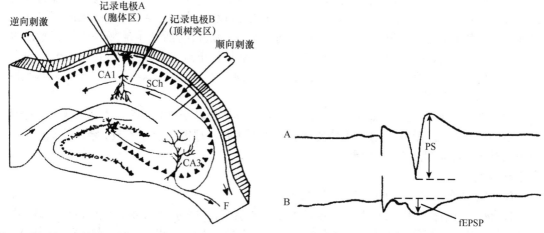

图 6-4 海马脑片结构及刺激电极、记录电极放置示意　　图 6-5 海马 CA1 区顺向诱发 fEPSP 和 PS

实验流程:

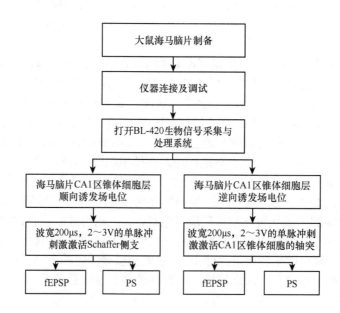

【注意事项】

1. 脑片制备的操作要求迅速,3～5min 要完成断头、取脑、切制成片的全部过程,以减少脑组织的损伤及缺氧。

2. 一般孵育 1h 左右开始实验，过早记录可能会因组织的功能状态尚未恢复而观察不到所需要的指标。

3. 灌流速度不要过快，以免脑片漂浮。

（龚应霞 李 莉）

实验二十一 抗心律失常药对蟾蜍心肌动作电位时程与不应期的影响

【实验目的】

知识目标：能陈述心肌单相动作电位与体表心电图的关系，并能解释 ERP/APD 比值的变动在评价抗心律失常药物疗效中的应用价值。

技能目标：学会蟾蜍体表心电图和心室肌单相动作电位同步记录的方法，能学会测定心肌动作电位时程与有效不应期的方法。

素质目标：通过本实验的学习，学生能学会独立思考能力，进一步学习由现象探寻本质的科学思维方法。

【实验原理】

心电图波形是心室细胞发生兴奋的综合电变化在体表的反映，同步记录心肌单相动作电位（MAP）与体表心电图（ECG），有利于观察 MAP 与 ECG 的关系。心肌细胞发生兴奋时，其膜电位和兴奋性会发生一系列的周期变化。依次经历有效不应期（ERP），相对不应期（RRP），超常期（SNP）。在心肌缺血等病理情况下和某些药物作用下，心肌电生理特性会发生变动，ERP 和动作电位时程（APD）也将发生变化。ERP 的缩短或相对缩短（ERP/APD 比值减小）或不均一（离散度增加）都具有致心律失常作用，反之则具有抗心律失常作用。心肌 ERP/APD 比值的变动是评价抗心律失常药物疗效和心肌缺血病理因素对心肌电生理特性影响的重要指标，具有重要的应用价值。

【材料与方法】

1. 实验动物 蟾蜍。

2. 器材、药品 蛙类手术器械一套、心电图引导电极、AgCl 接触电极、利多卡因或奎尼丁、BL-420 生物信号采集与处理系统、任氏液等。

3. 方法与步骤

（1）动物手术：破坏蟾蜍的脑和脊髓，仰卧位固定于蛙板上。剪除胸骨，暴露心脏。

（2）仪器连接：见图 6-6。

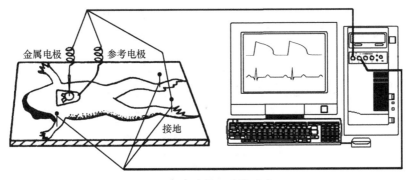

图 6-6 实验装置连接示意

（3）观察指标：一般应测取 MAP 的振幅（APP）、APD、ERP 及观察 MAP 的各期与心电图之间时相关系，学生也可依据自己要说明问题增设合适的指标，教师在实验时予以引导。

（4）记录方法

1）用 AgCl 接触电极接触心室肌表面或金属针刺入蟾蜍左心室肌，作为 MAP 引导电极，参考电极连接伤口组织，输入一通道（G: 20～100, T: DC, F: 30～100Hz, 速度: 800ms/div），记录 MAP。

2）二通道记录标准 II 导联心电图（ECG II）（G: 1000, T: 5s, F: 30～100Hz, 速度: 800ms/div），动物接地。

（5）选定舒张阈：鼠标左键单击"打开刺激器设置对话框"按钮，将"设置"属性页中的"模式"选"粗电压"，"方式"选"单刺激"；"延时"为"0.005ms"；"波宽"为"1～2ms"；用"强度 1"，测试选定舒张阈：鼠标光标移至"启动刺激器"按钮，在 MAP 复极 4 期末（即舒张晚期）施一单脉冲刺激，单击左键，观察刺激后是否产生期前 MAP，若无，则增加刺激强度，直至出现 MAP 时的刺激强度，即为舒张阈。然后，采用程控双刺激，其中 S_1 为条件刺激（起搏刺激），S_2 为测试刺激（期外刺激）。

（6）APD 和 ERP 的测量

1）APD 的测量：起搏刺激引发的 MAP 的上升支至复极 4 期终末的时间间隔即为 APD。MAP 终末点以其与基线的交点为标志。

2）ERP 的测量（有两种方法）

A. 增频起搏法：将刺激器"设置"属性页中的"方式"选"双刺激"；"波间隔"略短于 APD 为宜，"S_1"较自主心率快 10%左右，其他参数同上。将"程控"属性页中的"程控方式"设为"自动间隔"；"程控刺激方向"设为"减小"；"增量"设为"5ms"；"主周期"设置为能完全控制自主心律的刺激频率作为起搏频率。然后改变主周期，使 S_2 落在 MAP 复极 4 期末引发期前兴奋即 S_2 引发的动作电位（AP），随着"波间隔"的减小，S_2 逐渐前扫。当 S_2 引发的 MAP 刚刚消失处即为 ERP 的后缘，S_1 刺激标记或 MAP 的升支或同步记录的 ECG 的 R 波峰均可作 ERP 的前缘，前后缘之间的时间即为 ERP，即此时的"波间隔"时间为 ERP。

也可将"波间隔"设置短于不应期，用后扫的方法测出 ERP。

B. 破坏静脉窦起搏法：也可用 10%甲醛破坏静脉窦，采用人工起搏心脏。

C. 手动双刺激法：设置刺激方式为"双刺激"，"波间隔"略短于 APD，在自主心搏之前给予双刺激，逐次减小波间隔，每间隔 8～10 个自主心动周期施加一次双刺激，直至 S_2 不能引发动作电位，此时的波间隔即为 ERP。

（7）计算 ERP 与 APD 比值（ERP/APD）：用前述方法测得的 ERP 和 APD 值代入式中计算。

（8）抗心律失常药对上述电生理参数的影响：淋巴囊或静脉注射利多卡因或奎尼丁，用药剂量由同学参阅第二章第二节人和各类实验动物给药剂量进行计算。

实验流程：

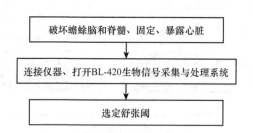

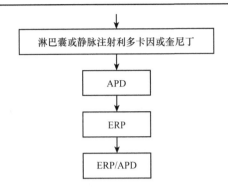

【注意事项】

1. 确保引导电极、参考电极、刺激电极与相应部位接触良好。

2. 每隔数分钟给心脏滴一次任氏液，以防干燥。

3. 用程控双刺激测量时，刺激输出突然停止，则为刺激输出次数到达"停止次数"设定值，增设此值，便可继续输出刺激。

【要求与思考】

1. 查阅参考文献了解心肌不应期测定的方法及应用价值。

2. 课前预习 BL-420 生物信号采集与处理系统刺激器功能，了解本实验刺激器参数设置要求。

3. 细胞外与细胞内记录的 MAP 有何异同。为什么？

4. 利用本实验方法，请用哺乳动物设计抗心律失常药物筛选实验方案或心肌缺血对 ERP/APD 影响的实验方案。

【作业题】

1. 分析体表心电图与 MAP 产生原理及内在联系。

2. 何谓有效不应期？测定有效不应期有何意义？

3. 何谓有效不应期延长和相对延长？ERP 延长或相对延长有何意义？

（龚应霞　何华琼）

实验二十二　强心苷对在体豚鼠心脏的作用

【实验目的】

知识目标：通过本实验学习，能分析强心苷在整体动物上对豚鼠心脏的影响。

技能目标：能成功制备豚鼠心力衰竭的模型。

素质目标：通过本实验的学习，学生能学会动手、独立思考能力。

【实验原理】

用药物（大剂量戊巴比妥钠静脉注射）或用机械方法增加心脏负荷等，均可造成实验性心力衰竭模型。强心苷能轻度抑制心肌细胞膜上的 Na^+/K^+-ATP 酶活性，使心肌细胞内 Ca^{2+} 增多，心肌收缩性增强，能改善心功能不全症状。大剂量强心苷也可引起心脏毒性反应。

【材料与方法】

1. 实验动物　豚鼠，350～450g，雌雄不拘。

2. 器材和药品　小手术台、哺乳类动物手术器械一套、BL-420 生物信号采集与处理系统、张力换能器、小动物人工呼吸机、婴儿秤、开胸器、气管插管、蛙心夹、注射器，20%氨基甲酸乙酯溶液、6%戊巴比妥钠溶液、0.025%毒毛花苷K等。

3. 方法与步骤

（1）动物准备：取豚鼠一只，称重，用20%氨基甲酸乙酯0.75～1.0g/kg腹腔注射（i.p）麻醉。麻醉后仰卧固定于手术台上，剪去颈、胸部毛，切开颈部皮肤，分离颈外静脉，插入预先充满生理盐水的静脉插管，供给药用。

（2）仪器连接与调试：分离气管并插管，将人工（小动物）呼吸机与气管插管相连（呼吸频率30～40次/min，呼吸量50ml左右）。沿正中线切开胸部皮肤至剑突，将二层肌肉分别逐层剥离，露出肋骨后，在心脏搏动最明显处，紧靠胸骨左缘剪断3～4根肋骨，暴露心脏，并立即开启人工呼吸机，用开胸器或相应器材使心脏完全暴露，小心剪开心包膜，用蛙心夹夹住心尖处，并将连接蛙心夹的线绕过滑轮与张力换能器相连，张力换能器连接于BL-420生物信号采集与处理系统。

（3）BL-420生物信号采集与处理系统参数设置

1）选择"输入信号"菜单中的相应通道，在"实验项目"中选择"张力"。

2）时间常数（τ）选择DC，高频滤波（F）选择30Hz，选择扫描速度为50ms/div，根据波形大小调节增益（G）。

（4）观察指标：心脏收缩幅度与心率。心力衰竭指标：收缩幅度降至正常的1/2以下或肉眼观察心收缩力明显减弱，心率减慢。

（5）给药及观察方法：待稳定5～10min后，描记一段正常收缩曲线。然后按下列顺序给药：①6%戊巴比妥钠溶液缓慢静脉注射，每次0.5ml，每隔3min注射1次，总量约3～4ml，直至心脏出现衰竭为止；②0.025%毒毛花苷K（2ml/kg）静脉注射；③0.025%毒毛花苷K（6ml/kg）静脉注射。

【实验结果】

测量和计算每次给药前后心脏收缩幅度和心率等指标并进行比较分析，将每次用药后的数值填入三线表。

实验流程：

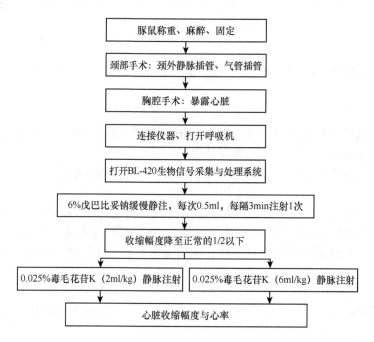

【注意事项】

1. 静脉注射戊巴比妥钠总量达 4ml 后仍未出现明显心力衰竭时，可按每次 0.3ml 继续给药。

2. 记录收缩力时，使心尖端离开胸腔，以免受呼吸干扰，影响结果的准确性。

【要求与思考】

1. 比较强心苷和肾上腺素对心脏的作用有何差异？为什么？

2. 充血性心功能不全可以用哪些药物治疗？并分析其作用机制。

【作业题】

强心苷中毒时，可采用哪些抢救措施？

（龚应霞 潘龙瑞）

实验二十三 垂体后叶素对小鼠离体子宫的作用

【实验目的】

知识目标：能描述子宫平滑肌兴奋药的作用特点，能解释不同剂量垂体后叶素对子宫平滑肌的不同作用。

技能目标：能熟练分离小鼠子宫平滑肌，能学会离体标本的实验方法。

素质目标：通过本实验学习，能培养学生认真观察能力和独立思考能力，对动物的尊重和保护的意识。

【实验原理】

小剂量的垂体后叶素可加强子宫的节律性收缩，使收缩的幅度加大，张力稍增加，其收缩的性质与正常分娩相似；随着剂量的加大可致强直性收缩；子宫平滑肌对垂体后叶素的敏感性与体内雌、孕激素的水平有关，雌激素可提高敏感性，孕激素相反。

【材料与方法】

1. 实验动物 未孕雌性小鼠（体重 30～40g，雌二醇预处理）。

2. 器材和药品 哺乳类动物手术器械一套、张力换能器、恒温浴槽、铁支架、双凹夹、试管夹、充气球胆（混合气袋）、培养皿、温度计、BL-420 生物信号采集与处理系统、垂体后叶素（0.2U/ml，2U/ml）、0.1%雌二醇、乐氏液等。

3. 方法与步骤

（1）动物准备：取体重 30～40g 未孕雌性小鼠，腹腔注射 0.1%雌二醇 0.1mg/kg，使动物处于动情期。24h 后将小鼠颈椎脱臼处死，从腹正中线剖开下腹部，用镊子轻轻将脂肪及大网膜拨向两侧，在膀胱和直肠之间找到 "V" 形子宫，其颜色偏红，在两侧子宫顶端与卵巢相连，"V" 形子宫汇合处连接阴道。确定子宫后，从子宫汇合处剪断，注意不要剪下阴道，将两侧子宫顶端游离并立即置于装有乐氏液的培养皿中。

（2）固定标本：取子宫的一侧，将一端固定于标本板的小钩上，另一端连接在张力换能器应变小梁小孔上，置于含 20ml 乐氏液（pH 7.3～7.5）恒温浴槽内[温度恒定于（30±1）℃]，在乐氏液中不断的通入 95%O_2 和 5%CO_2 的混合气体（1～2 气泡/s），为了保证子宫处于比较稳定的活动状态，给标本加 1g 前负荷，平衡 30min（其间换液 1～2 次）。

（3）仪器连接与调试：参见第四章实验五中图 4-2。

（4）观察指标

1）收缩张力：以每次舒张的最低点表示。

2）收缩强度：以每次收缩所达到的最高点表示。

3）收缩频率：以每分钟收缩的次数来表示。

4）子宫活动力：以收缩强度和频率的乘积表示。

【观察项目】

1. 记录正常的收缩曲线，测定观察指标。

2. 加入 0.2U/ml 垂体后叶素 0.2ml 观察各指标的变化。

3. 5 分钟后再加入 2U/ml 的垂体后叶素 0.2ml，观察上述指标的变化。

实验流程：

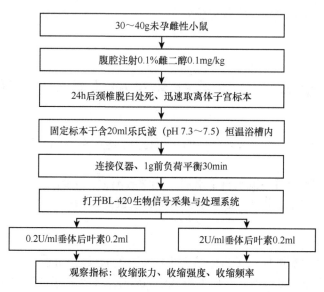

【实验结果】

设计三线表格，将实验结果填入表内。

【注意事项】

1. 避免标本的用力牵拉或过度刺激。

2. 乐氏液的 pH 与浴槽的温度要正确，否则影响标本活性。

【要求与思考】

1. 根据垂体后叶素的作用特点，分析其临床应用及注意事项有哪些？

2. 缩宫素、麦角新碱、前列腺素对子宫的作用有何区别？有何临床意义？

【作业题】

根据实验结果分析缩宫素对子宫平滑肌的作用特点及临床应用。

（龚应霞　彭吉霞　韩　宁）

实验二十四　高钾血症对心电活动的影响

【实验目的】

知识目标：能清晰描述高钾血症对心肌电生理特性影响以及高血钾不同阶段对心肌细胞的毒性作用，列举高钾血症的抢救措施。

技能目标：能有效制备高钾血症动物模型，熟练掌握在体心电活动的记录与测定方法，观察高血钾时心肌单相动作电位与体表心电图变化的特征。设计对高钾血症的抢救治疗方案。

素质目标：能提高学生分析问题、解决问题的能力，锻炼学生团队协作能力。

【实验原理】

高钾血症对心肌生理特性的影响：

1. 心肌兴奋性　高钾血症时，细胞内外的 K^+ 浓度差变小，按 Nernst 方程，静息膜电位负值变小，与阈电位的差距缩小，兴奋性升高。但当静息膜电位达到 $-55mV$ 至 $-60mV$ 时，快 Na^+ 通道失活，兴奋性反下降。

2. 传导性　由于静息膜电位的绝对值减少，0 相去极化的速度降低，传导性下降。且当快 Na^+ 通道失活，而由 Ca^{2+} 内流来完成动作电位的 0 相去极化时，传导性下降会相当严重。

3. 自律性　细胞外液 K^+ 浓度升高使膜对 K^+ 的通透性升高，因此，4 相的 K^+ 外向电流增大，延缓了 4 相的净内向电流的自动除极化效应，则自律性下降。

4. 收缩性　细胞外液 K^+ 浓度升高干扰 Ca^{2+} 内流，Ca^{2+} 内流延缓，兴奋-收缩耦联受到一定影响，心肌收缩性下降。

高钾血症对机体的主要危险是重症高钾血症引起的心室纤颤和心跳停止。当血钾浓度急剧增高时，心肌传导性降低可引起传导缓慢同时有效不应期缩短，因而易形成兴奋折返并进而引起包括心室纤颤在内的心律失常。严重高钾血症时可因重度传导阻滞或心肌兴奋性消失而引起心搏骤停。心电图是心脏电活动在体表的表现，同步观察心肌单相动作电位（MAP）与心电图（ECG），有助于理解正常和异常 ECG 产生的原理。通过实验观察急性高钾血症对心脏的影响，并了解抢救高钾血症的治疗原则。

一、豚鼠高钾血症

【材料与方法】

1. 实验对象　豚鼠。

2. 器材、药品　5ml 注射器，BL-420 生物信号采集与处理系统，10%氨基甲酸乙酯溶液，5%氯化钾溶液等。

3. 方法与步骤

（1）麻醉与固定：用 10%氨基甲酸乙酯 1ml/100g 体重，将小儿头皮针从左或右下腹部插入腹腔注射麻醉，并保留头皮针以备注射药用。仰卧固定。

（2）仪器连接与调试

1）将电极分别插入四肢踝部及胸部心前区皮下。导联线连接参见第二章第六节心电图标准导联部分。

2）BL-420 生物信号采集与处理系统连接及软件使用

A. 将全心导联插头连到相应通道的输入插座。

B. 单击"实验项目"菜单栏，选择循环实验中的"全导联心电"。

C. 选择导联：1 通道为 II 导联，2 通道为 aVF 导联，3 通道为 I 导联，4 通道为 V_1 导联。用头胸导联可描记出比普通导联更为高大清晰的心电图波形。方法是将右前肢电极插在下颌部皮下，左前肢的电极插在胸壁相当于心尖部位的皮下，在第三通道观察头胸导联波形，这样高血钾心电图的异常波形出现早而清楚。

D. 在控制参数调节区，调节扫描速度至 50ms/div。

E. 单击鼠标器右键弹出对话框，选择平滑滤波。

F. 在增益、标尺调节区，调节增益使标准电压波到 1mV/div。

（3）观察指标：P 波、R 波和 T 波幅度，P—R 间期、QRS 波宽、T 波波宽、Q—T 间期，记录各导联心电图，测取上述指标对照值，各项指标均取 5 个心动周期算术平均数。

【观察项目】

1. 记录各导联心电图。注入 5%氯化钾 1ml，观察屏幕上的心电波形。

2. 从首次推注氯化钾起，每 5min 再注射氯化钾 0.5ml，观察心电波形。

3. 观察到明显的高钾血症心电图后，同学们可运用理论知识，自行设计抢救治疗方案，以小组为单位根据现有条件试行治疗。观察心电图改变是否恢复正常。

4. 注入氯化钾。发生心室纤颤或心跳停止时，立即开胸观察心脏停搏的状态。

实验流程：

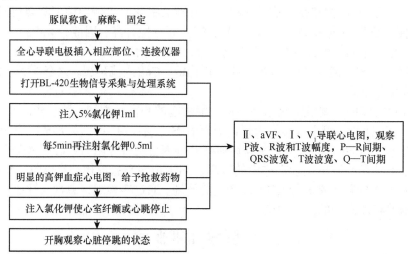

【实验结果】

剪辑、打印 ECG 曲线，绘制三线表填入所测各项指标的数据。

【注意事项】

1. 动物对注入氯化钾的耐受性有个体差异。有的动物注入较多的氯化钾才出现异常心电图改变。

2. 若记录心电图时出现干扰，在排除仪器本身故障及交流电和肌电干扰，接好地线，检查各导联线有无脱落，并尽量避免导联线纵横交错的现象。动物固定台上要保持干燥。

3. 每次使用针形电极时，要用医用酒精或生理盐水擦净，并及时清除电极和电线周围的血和水，以保持良好的导电状态。

【思考题】

1. 高血钾对心肌有哪些影响？其机制如何？

2. 注射氯化钾后，观察到哪些异常心电图改变？其心电图改变的电生理机制如何？

3. 最后出现心室纤颤或心跳停止时，开胸看到心脏停搏在何种状态？是什么缘故？

4. 你设计的抢救治疗方案是什么？理论根据是什么？观察到哪些效果？

二、蟾蜍高钾血症

【材料与方法】

1. 实验动物　蟾蜍（100～130g）。

2. 器材、药品　蛙类手术器械一套，体表心电图引导电极、MAP 引导电极、BL-420 生物信号采集与处理系统，任氏液、10% KCl 等。

3. 方法与步骤

（1）动物准备：破坏蟾蜍的脑和脊髓，仰卧位固定于蛙板上。剪除胸骨，剪开心包，暴露心脏。沿腹白线剪开腹壁，暴露下腔静脉备用。

（2）仪器安装调试：见实验二十一的图 6-6。

（3）观察指标

1）ECG 指标：心率（HR）、P—R 间期、QRS 波宽、Q—T 间期、T 波幅值（mV）及波宽（ms）等。

2）MAP 指标：单相动作电位幅值（MAPP）、时程（MAPD）、有效不应期（ERP）、ERP/MAPD 比值等。

【观察项目】

1. KCl 对蟾蜍 MAP 和 ECG 的影响 颌下淋巴囊注射 10% KCl 0.5ml，连续观察 MAP 和 ECG 的变化。

2. 抢救 当出现 ECG 明显异常，如 T 波明显升高、P—R 间期延长时，同学们采用课前拟定的抢救方案进行抢救。经下腔静脉注射抢救药物，待效果明显后重复测取上述指标。

3. 再次颌下淋巴囊注射 10% KCl 0.5ml，连续观察 MAP 和 ECG 的变化。直到出现心室纤颤或心跳停止时，观察动物心脏停搏于何种状态。

【实验结果】

打印同步记录的 MAP 和 ECG 曲线，绘制三线表填入所测各项指标的数据。

【注意事项】

1. 淋巴囊注射时，不能过深或过浅。

2. 在实验过程中，要经常用任氏液湿润心脏。

【要求与思考】

1. 学生课前应复习高钾血症对心肌电生理特性影响的有关内容，以及抢救措施的有关知识，并拟定抢救方案。

2. 注意观察记录各项处理前后 MAP 和 ECG 的变化，各项指标均取 5 个心动周期算术平均数，计算各项指标的变化率。

【作业题】

1. 分析蟾蜍心室肌 MAP 与蟾蜍心电图 ECG 时相关系，深入说明高钾血症时 MAP 和 ECG 改变的电生理基础。

2. 心室纤颤或心跳停止时，观察到心脏停搏在何种状态（收缩相/舒张相）？试述其机制。

3. 你设计的抢救治疗方案是什么？理论根据是什么？

（吴胜英 龚应霞）

实验二十五 缺氧及影响缺氧耐受性因素

一、几种类型的缺氧

【实验目的】

知识目标：能列举缺氧的类型及特点，能分析缺氧的影响因素及相应抢救措施。

技能目标：能复制低张性、CO 中毒性、亚硝酸盐中毒性缺氧的动物模型，能仔细观察并描述缺氧时呼吸和血液颜色的变化。

素质目标：能锻炼学生应用已学的理论知识分析并处理问题的能力，认识氧在生命活动中重要性。

【实验原理】

氧为生命活动所必需。当组织得不到充足的氧，或不能充分利用氧时，组织的代谢、功能，甚至形态结构都可发生异常变化，这一病理过程称为缺氧。本实验将小鼠放入密闭的缺氧瓶内，小鼠不断消耗氧气，瓶内氧分压不断下降，复制低张性缺氧。CO 与 Hb 结合形成 HbCO，使血红蛋白失去携带氧的能力，本实验将 CO 通入缺氧瓶内，复制 CO 中毒性缺氧。亚硝酸钠可使二价铁的血红蛋白氧化成高铁血红蛋白，高铁血红蛋白与羟基牢固结合而失去携带氧的能力，本实验将亚硝酸钠注射入小鼠腹腔，复制亚硝酸钠中毒性缺氧。

【材料与方法】

1. 实验动物 小鼠。

2. 器材、药品 缺氧瓶、注射器、天平、剪刀、储气袋、钠石灰、5%亚硝酸钠、1%亚甲蓝、生理盐水等。

3. 观察指标 观察动物的一般情况，呼吸频率（次/10s）及深度，皮肤和口唇的颜色。

【观察项目】

1. 低张性缺氧

（1）取钠石灰少许（约 5g）及小鼠一只放入缺氧瓶内。观察动物的一般情况，呼吸频率（次/10s），深度，皮肤和口唇的颜色，然后塞紧瓶塞，记录时间，然后每 3min 重复观察上述指标一次（如有其他变化则随时记录）直到动物死亡为止。

（2）动物尸体留待 2、3 实验做完后，再依次打开腹腔，比较血液或肝脏颜色。

2. CO 中毒性缺氧

（1）取小鼠一只放入缺氧瓶中，观察其正常表现。

（2）用注射器抽 CO 2～4ml，缓慢注入瓶中。

（3）观察指标与方法同 1。

3. 亚硝酸钠中毒性缺氧

（1）取体重相近的两只小鼠，观察正常表现后，分别向腹腔注入 5%亚硝酸钠 0.3ml，其中一只注入亚硝酸钠后，立即再向腹腔内注入 1%亚甲蓝 0.3ml，另一只再注入生理盐水 0.3ml。

（2）观察指标与方法同 1。

实验流程：

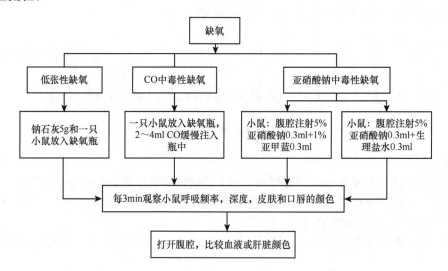

【注意事项】

1. 低张性缺氧实验，缺氧瓶一定要密闭。

2. 小鼠腹腔注射，应稍靠左下腹，勿损伤肝脏，但也应避免将药物注入肠腔或膀胱。

3. CO 已于实验前制备完毕，装于储气袋。

二、影响缺氧耐受性的因素

【实验目的】

了解条件因素在缺氧发生中的重要性，临床应用冬眠和低温治疗的实用意义。

测氧仪使用方
法及注意事项

【实验原理】

病因是疾病发生所必须并决定疾病的特异性的因素。疾病发生还取决于机体所处的内部与外部条件，条件可通过增强或削弱病因的致病性，改变机体对疾病病因的耐受性，促进或延缓疾病的发生。本实验通过改变机体的内部与外部条件，观察小鼠对缺氧耐受性的变化。

【材料与方法】

1. 实验动物　小鼠。

2. 器材、药品　缺氧瓶、测氧仪、天平、注射器、温度计、烧杯、碎冰块、钠石灰、1%咖啡因、0.25%氯丙嗪、生理盐水等。

3. 观察指标　存活时间、耗氧量、耗氧率。

【观察项目】

1. 环境温度变化对缺氧耐受性的影响

（1）取缺氧瓶 3 支，各放入钠石灰少许。

（2）取 500ml 烧杯两只，一只加入碎冰块和冷水，将杯内水温调到 0~4℃，另一只加入热水，将温度调到 40~42℃。

（3）取体重相近的小鼠 3 只，称重后分别装入缺氧瓶中，其中的两只分别放于盛有冰水或热水的烧杯内，另一只置于室温中，塞紧瓶塞后开始计时。

（4）持续观察各鼠在瓶中的活动情况，待小鼠死亡后，计算存活时间（t），并立即从烧杯内取出缺氧瓶，置于室温中平衡 15min。

（5）用测氧仪测定瓶内空气的剩余氧浓度，方法见附 1。或用测耗氧量装置测定总耗氧量（A），方法见附 2。然后再用测瓶内气体容积装置测出瓶内空气的容积（B），方法见附 3。

（6）如有血气分析仪，可直接测定瓶内空气的氧含量。

（7）根据小鼠体重（W），存活时间（t），总耗氧量，计算小鼠耗氧率（R）ml/（g·min）。

计算方法：

1）由测氧仪测得瓶内空气的剩余氧浓度（C）和用测瓶内气体容积装置测出瓶内空气的容积（B），求总耗氧量（A）

$$A（ml）=（20.94\%-C）\times B$$

2）小鼠耗氧率（R）

$$R[ml/（g·min）]=A\div 体重（g）\div 存活时间（min）$$

2. 机体状况不同对缺氧耐受性的影响

（1）取体重相近的小鼠 3 只，分别作如下处理：

甲鼠，腹腔注射 1%咖啡因 0.1ml/10g 体重。

乙鼠，腹腔注射 0.25%氯丙嗪 0.1ml/10g 体重，待动物安静后，全身浸入冰水 5~10min。

丙鼠，腹腔注射生理盐水 0.1ml/10g 体重。

（2）15～20min 后，将 3 只小鼠分别放入有钠石灰的缺氧瓶内，密闭后开始计时。

（3）以下步骤同 1 的（5）～（7）步骤。

实验流程：

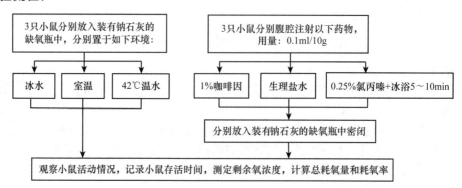

【实验结果】

绘制三线表填入所观察各项指标的数据。

【注意事项】

1. 必须保证缺氧瓶完全密闭。

2. 测剩余氧浓度前，做高、低温实验的两只缺氧瓶必须放在室温平衡 15min 左右。

【要求与思考】

学生课前应复习缺氧的内容，依据缺氧的理论联系实验内容，分析思考实验结果。

【作业题】

1. 低张性缺氧、血液性缺氧对呼吸有何影响？为什么？

2. 低张性缺氧、CO 中毒性缺氧、亚硝酸钠中毒性缺氧血液颜色有何不同？为什么？

3. 亚甲蓝为什么使亚硝酸钠中毒小鼠存活时间延长？

4. 当外界环境温度逐渐降低时，小鼠对缺氧的耐受性有何变化？为什么？

5. 神经系统处于兴奋或抑制状态对小鼠的缺氧耐受性产生何种影响？为什么？

附 1　氧电极法测定瓶内空气氧浓度（%）的方法

1. 原理　氧电极法测定的原理是利用溶解的氧分子在一定的极化电压下被还原而产生电流。

$$O_2 + 4H^+ + 4e^- \longrightarrow 2H_2O$$

当测定系统将电极与被测溶液用仅能通过气体分子的聚乙烯薄膜隔开时，在一定极化电压下，电极中测出的电流量将只反映被测系统中弥散过来的氧分子，并与被测溶液中的氧分压成正比。

2. 方法与步骤

（1）按测氧仪说明书安装电极，检查电池电压，调整极化电压和调节零点。

（2）将已装好的氧电极插入仪器的"输入"孔，进行电极的灵敏度调节；先用新鲜配制的无氧水，以缓慢的速度从电极进样管，注入样品池内，校正零点。然后用已知氧浓度的混合气体，调节灵敏度至刻度。重复以上操作 1～2 次，使重现性误差小于读数误差的 2.5%。

（3）将缺氧瓶塞上的一个橡皮管同测瓶内空气容积装置相接，装置内的水即因负压而进入缺氧瓶内。然后将另一橡皮管同测氧仪的电极进样管相连，并从电极出样管缓慢抽气，使缺氧瓶内气体缓慢进入测氧仪的测量池。待测氧仪的读数稳定后，直接读出瓶内空气剩余氧浓度（C）。

附 2　用测耗氧量装置测定小鼠的总耗氧量

1. 原理　小鼠在密闭的缺氧瓶内，不断消耗氧气而产生的 CO_2 又被钠石灰吸收，瓶内氧分压逐渐降低而产生负压，当缺氧瓶与测耗氧量装置相连时，装置的移液管内液面因瓶内负压而上升，量筒内液面下降的毫升数即为消耗氧的总量。

2. 方法与步骤

（1）向量筒内充水至刻度，然后将玻璃管接头与缺氧瓶塞上的一个橡皮管相连。

（2）打开上述橡皮管上的螺旋夹，待移液管内水平面上升稳定后，从量筒上读出液面下降的毫升数，即为小鼠的总耗氧量（*A*）。

附3 测缺氧瓶内空气容积的方法

（1）将测瓶内空气容积装置的全部系统内充满水，并向量筒内加水至刻度。

（2）将缺氧瓶塞上的两橡皮管全部打开，其中之一与装置相连。

（3）装置内水因虹吸作用进入缺氧瓶内，待瓶内全部充满水时立即夹紧装置上的弹簧夹。

（4）读出量筒上液面下降的毫升数，即为缺氧瓶内空气的容积。

（吴胜英 龚应霞）

实验二十六 血浆渗透压和毛细血管壁通透性改变在水肿发生中的作用

【实验目的】

知识目标：能阐述毛细血管血压、血浆胶体渗透压、微血管壁通透性的改变以及淋巴回流受阻等因素在水肿发生中的意义。

技能目标：能熟练制备蟾蜍整体灌注标本和复制蟾蜍水肿模型。

素质目标：能锻炼学生应用已学的理论知识分析并处理问题的能力。

【实验原理】

水肿的发生与血管内外液体交换的因素（流体静压、胶体渗透压及血管壁通透性）之改变有关，如血管内流体静压升高、胶体渗透压降低及血管壁通透性增高均可促使水肿发生。

实验是在破坏脑脊髓的蟾蜍或青蛙身上进行的。为了能建立对组织液生成的客观定量指标，在动物身上制备成动静脉灌流系统，即通过从主动脉灌入的液体量和由心房流出的液体量的比较，间接反映组织液在体内的潴留量。通常影响血管内外液体交换的因素是很多的。采用降低或提高血浆蛋白质浓度，虽然能观察到胶体渗透压的改变对组织液生成的影响，但不如应用右旋糖酐升高血浆胶体渗透压方便、经济，而且后者结果也显著可靠。组胺是引起炎症性水肿的一种重要化学介质，具有扩张血管和增加血管壁通透性的作用。应用此制剂灌注动物，显然也能促使组织液生成增加。因此在灌注液中分别加入右旋糖酐和组胺，流经全身循环系统后回到心房的液体量，也会相应地增加或减少。本实验采用丝线适当地结扎动物躯干，压迫血管和淋巴管，造成血液和淋巴回流障碍，导致组织液积聚过多。与此同时，若灌注等渗液（如任氏液），则由心房流出的液体量也会减少。

【材料和方法】

1. 实验动物 蟾蜍或青蛙。

2. 器材、药品 50ml 输液瓶（或 50ml 注射器），蛙类手术器械一套，蛙心灌流装置，1% 肝素溶液，0.1%组胺溶液，中分子右旋糖酐溶液，任氏液等。

3. 方法与步骤

（1）安装蛙心灌流装置：将 50ml 输液瓶挂在输液架上，输液瓶高度距蟾蜍约 25cm。向输液瓶中加入约 25ml 任氏液，待充满输液管道，并驱尽莫非氏滴管以下部分的气泡后，旋紧

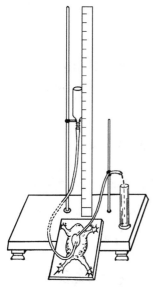

图 6-7 在体蛙心灌流装置

调节器（图 6-7）。

（2）动物手术

1）破坏蟾蜍的脑和脊髓，仰卧位固定于蛙板上。

2）将蟾蜍仰卧固定于蛙板上，沿正中线剪开胸腔，并将胸锁关节剪断，再用眼科剪剪开心包，辨认心脏各部和进出心脏的主要血管。

3）分离左侧主动脉，在其下方穿两根丝线，将近心端结扎。用1ml 注射器向结扎的主动脉上方注射 1%肝素 0.2ml，然后在注射部位用眼科剪剪一小口，将缓缓滴流之细塑料管向头端方向插入0.5～0.8cm，结扎固定。此时让任氏液缓慢滴注（10 滴/分以下）。

4）在心脏收缩时，用蛙心夹夹住心尖部，上翻心脏。在心房壁上（近房室交界处）剪一小口，待流出一些血液后，将另一根较粗的塑料管插入至静脉窦。当塑料管内有液体连续流出时（如无液体流出可用 5ml 注射器抽吸），用一丝线在切口紧下方环绕心房结扎固定，此时心室搏动停止。塑料管另一端垂于蛙板下，使流出的回心液体全部收集在量杯中。打开调节器，使灌注速度为 25～30滴/min，待流出量等于或接近流入量、灌注瓶内任氏液液面降至 2ml 时开始灌流实验。另在蟾蜍背部穿过一根丝线，作为阻断淋巴和浅表静脉之用。

【观察项目】

1. 量取任氏液 8ml 加入输液瓶中，同时用另一量筒接取心房导管流出液。当输液瓶内任氏液液面降至 2ml 处，记录收集量。

2. 将背部的丝线在切口下方结扎躯干，并迅速向输液瓶中加入 8ml 任氏液，待液面降至2ml 处，记录流出量。结扎时不宜过紧也不宜太松。记录流出量后将丝线松开。

3. 将已备好的 8ml 中分子右旋糖酐加入输液瓶中，用同法记录收集量。然后再加入 5ml任氏液，记录流出量。

4. 向输液瓶中加入 2ml 0.1%组胺，待其流至 2ml 处，加入已备好的 8ml 任氏液，记录液面降至 2ml 处的流出量。然后取 5ml 任氏液加入输液瓶中，记录收集量。

如有时间，可反复每次取 5ml 任氏液加到输液瓶内记录每次收集量，并观察蟾蜍的全身情况。

实验流程：

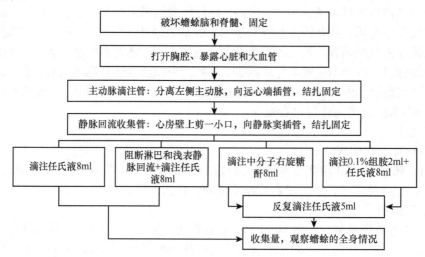

【注意事项】

1. 安装灌流装置时，要使灌流系统的莫非氏滴管以下部分全部充满任氏液，不能留有气泡，否则会影响灌流效果。

2. 手术切口不要过大，以能充分暴露心脏为宜，否则将会有较多的液体经切口丢失。

3. 导管头部不要剪得太锐利，以避免对血管的损伤；插入主动脉和心房的导管也不能过深，否则极易戳穿血管。

4. 要始终保持进出管通畅。当滴速过慢或不滴时，可调整动脉插管的位置，将其用胶布固定在使流速最快的状态，然后调节输液夹。

5. 量取各种试剂的量筒在加过一种试剂后，要用清水洗净，以免影响下一步骤的灌流效果。每次需用的试剂都应事先用量筒取好，防止液体流过 2ml 基线处。

【要求与思考】

学生课前应复习《病理生理学》"水肿"的教学内容，预测各项处理可能出现的结果。

【作业题】

1. 用不同的液体灌流后，流出液的量有何不同，试分析其发生机制。

2. 能否先灌注组胺溶液，然后再灌注其他溶液？为什么？

（吴胜英　龚应霞）

实验二十七　人体中枢神经系统实验：意念控制、生物反馈、视觉诱发电位

一、意念控制（脑机接口）

【实验目的】

知识目标：理解人体脑电的记录方法及生理意义，并能够阐释脑电波特征。

技能目标：能利用 HPS-100 开展脑电波功能检测。学会脑机接口实验方法。

素质目标：通过本实验的学习，体会大脑中枢在生命活动中重要性，通过意念控制，让运动功能障碍患者重新活动起来，回归正常的生活。

【实验原理】

脑机接口（brain computer interface，BCI）是一种计算机科学和生物科学等多学科相结合的新兴研究领域，意在人脑与计算机等电子设备间建立相互通信的系统（图 6-8）。它不依赖于外周神经系统和肌肉组织，通过记录并分析大脑皮层的 EEG 信息来了解人体的思维活动，并以此来控制计算机达到操控设备的目的（如按下遥控器键、敲击打字机键盘、移动屏上光标等）。脑机接口作为一种全新的信息交换和控制技术，为瘫痪患者，特别是那些丧失了基本肢体运动功能但思维正常的患者，提供了一种与外界进行信息交流和控制的新途径，正受到越来越多的重视。目前，BCI 研究主要集中在国外，如美国、西欧、澳

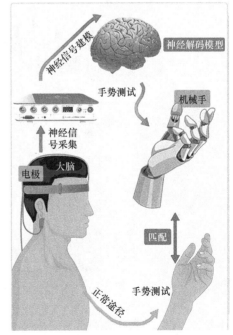

图 6-8　人脑与计算机间建立相互通信的系统

大利亚等，虽然取得了一些阶段性成果，但离实际应用还有很大距离。国内也有少数院校开始此领域研究，目前尚处于起步阶段。其推广应用的关键主要在于易操作性和时效性。

【材料与方法】

1. 实验对象 健康成年志愿者。

2. 实验器材与药品 HPS-100 人体生理实验系统，脑电帽，贴片电极，生理盐水（或导电膏），医用酒精等。

3. 方法与步骤

（1）设备连接

1）连接脑电帽：将脑电帽的插头与 BL-420 生物信号采集与处理系统的 CH1 通道连接。

2）连接贴片电极：将脑电帽的纽扣式接口与贴片电极背侧相连接。

（2）受试者准备

1）受试者全身放松，舒适地坐在背靠椅上，于受试者左或右额叶处、枕叶处及一侧耳垂用医用酒精脱脂，并涂抹少许生理盐水。

2）撕下贴片电极表面保护膜，将贴片电极分别放置于左或右额叶、枕叶处，收紧脑电帽，使电极与受试者大脑皮肤接触良好。脑电帽接地电极涂抹生理盐水后夹在受试者耳垂上。

（3）启动 HPS-100 软件：在"首页"中选择"中枢神经系统实验"→"脑机接口"→"实验项目"。

【观察项目】

1. 检查波形是否有干扰 受试者准备好后，闭上双眼，全身放松，观察软件波形区中的"频谱分析"通道，如果"50Hz"附近有明显的能量频谱，表明脑电波干扰大，需要调整脑电电极位置，以免影响实验结果（图 6-9）。

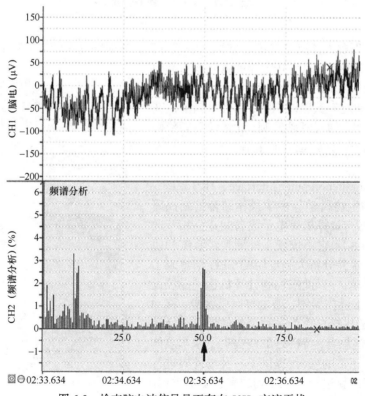

图 6-9 检查脑电波信号是否存在 50Hz 交流干扰

2. 闭眼安静　受试者闭上双眼，安静并保持全身放松，准备好后，实验者在意念控制区点击"开始"按钮，观察小球滚动情况。

3. 闭眼思考　受试者闭上双眼，提示受试者在心里从"100"开始默数，但逢"3"或"3"的倍数时需要跳过该数字。受试者准备好后，点击"开始"按钮，观察小球滚动情况。

4. 睁眼安静　受试者睁开双眼，安静并保持全身放松，准备好后，点击"开始"按钮，观察小球滚动情况。

5. 睁眼思考　受试者睁开双眼，并提示受试者要集中注意力盯着小球，并在心里从"100"开始默数，但逢"3"或"3"的倍数时需要跳过该数字。受试者准备好后，点击"开始"按钮，观察小球滚动情况。

6. 结果测量与分析　辨认 α 波，打开"双视"，截取目标波形，分别点击"数据测量结果表格"中的"α 频率"、"α 振幅"等单元格后，将鼠标移动到"波形测量区"中波形上，进行相关测量操作（图 6-10）。

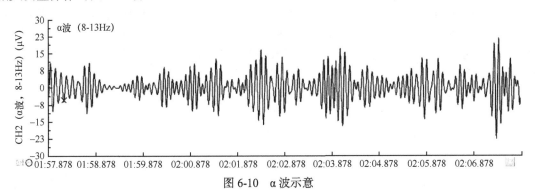

图 6-10　α 波示意

【注意事项】

1. 对于有心肺功能疾病史者，不建议作为受试者参加此实验，防止意外发生。

2. 实验过程中应尽量保持安静，排除皮肤干燥、电源等对脑电波记录的干扰。

3. 受试者在安放枕骨隆凸处电极时，保持清洁，避免头发夹杂在其中。

【要求与思考】

1. 了解 BCI 的记录方式及其产生机制。

2. 了解 α 波代表意义。

3. 与临床如丧失了基本肢体运动功能但思维正常的瘫痪病例相结合，分析运用意念控制技术促进康复的可能机制。

二、人体脑电的记录与观察（生物反馈）

【实验目的】

知识目标：理解人体脑电图的生理意义，并能够阐释脑电图特征。

技能目标：能利用 HPS-100 记录脑电图。学会分析脑电图。观察 α 波以及 α 波的阻断现象。

素质目标：通过本实验的学习，根据脑电波的改变特征，并结合临床资料，用于疾病的判断。

【实验原理】

大脑皮层存在着不同频率、幅值和波形的自发电活动。将引导电极安置在头皮固定位置，通过放大器将微弱的脑电信号滤波放大后，在计算机上可显示并记录到大脑皮层的电位变化，称为脑电图（electroencephalogram，EEG）。目前认为，脑电波是由大量神经元同步发生的突触后电位经总和后形成的，其基本波形有 δ、θ、α 和 β 波四种。一般情况下，频率较低的脑电波幅度较大，而频率较高的脑电波幅度较小。脑电波形可因记录部位及人体所处状态不同而有明显差异。如在睡眠时脑电波呈高幅慢波，称为脑电的同步化，而在觉醒时呈低幅快波，称为脑电的去同步化。在临床上，癫痫患者或皮层有占位性病变（如脑瘤等）的患者，其脑电波可出现棘波（频率高于 12.5Hz，幅度 50～150μV，升支和降支均极陡峭）、尖波（频率为 5～12.5Hz，幅度为 100～200μV，升支极陡，波顶较钝，降支较缓）等变化。因此，可根据脑电波的改变特征，并结合临床资料，用于肿瘤发生部位或癫痫等疾病的判断（图 6-11）。

1. δ 波的频率为 0.5～3.9Hz，幅度为 20～200μV，常出现在成人入睡后，或处于极度疲劳或麻醉时，在颞叶和枕叶比较明显。

2. θ 波的频率为 4.0～7.9Hz，幅度为 100～150μV，是成年人困倦时的主要脑电活动表现，可在颞叶和顶叶记录到。

3. α 波的频率为 8.0～13.9Hz，幅度为 20～100μV，常表现为波幅由小变大、再由大变小，反复变化而形成 α 波的梭形。α 波在枕叶皮质最为显著。成年人在清醒、安静并闭眼时出现，睁眼、思考或受外界刺激（如声音、光线等）时立即消失，这一现象称为 α 波阻断（alpha block）。

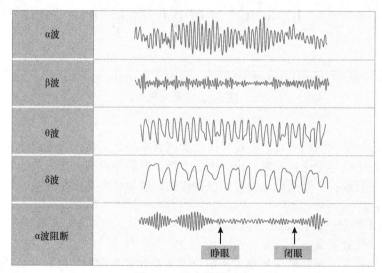

图 6-11 脑电分类示意

4. β 波的频率为 14～30Hz，幅度为 5～20μV，在额叶和顶叶较显著，是新皮层处于紧张活动状态的标志。

【材料与方法】

1. 实验对象 健康成年志愿者。

2. 实验器材与药品 HPS-101 人体生理实验系统，脑电帽，贴片电极，生理盐水（或导电膏），医用酒精等。

3. 方法与步骤

（1）设备连接

1）连接脑电帽：将脑电帽接入 HPS-101 人体生理实验系统的 CH1 通道（图 6-12）。

2）连接贴片电极：将脑电帽上的纽扣式接口与贴片电极背侧铜扣相连。

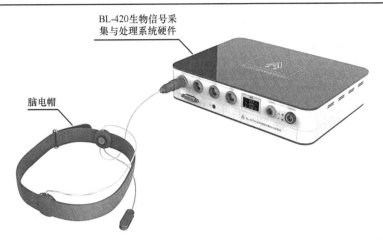

BL-420生物信号采集与处理系统硬件

脑电帽

图 6-12　脑电帽连接示意

（2）受试者准备

1）皮肤处理：受试者呈坐位，用医用酒精棉球擦拭安放电极处皮肤，鼻根凹陷向上 2cm 处、枕骨隆凸向上 2cm 处以及耳垂处，去除皮肤表面的灰尘和油脂，并在耳垂处涂抹少量的生理盐水。

2）电极的处理和安放：撕下贴片电极表面保护膜，将前、后两个电极分别贴在受试者额叶和枕叶头部皮肤上。用脑电帽将电极固定，确保电极与皮肤完全接触。将耳夹夹在受试者耳垂处（图 6-13）。

（3）启动 HPS-101 软件：在"首页"中选择"中枢神经系统"→"人体脑电的记录与观察"→"实验项目"。

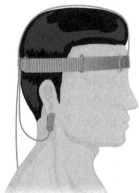

图 6-13　脑电帽佩戴示意

【观察项目】

1. 脑电图的记录

（1）记录脑电图：受试者保持安静，全身放松，不断睁眼、闭眼，记录一段脑电波形。

（2）分析：注意观察受试者在睁眼、闭眼时，不同频率能量带高低的变化。

2. α 波和 α 波阻断

（1）闭眼：受试者安静闭目，全身放松，不思考问题，记录一段 α 波形。

（2）睁眼：请受试者睁眼，可见 α 波立即消失。其频率加快呈快波。再闭目，α 波又重现。如此反复 3～5 次。在波形旁添加"睁眼"标签。

（3）声音刺激：在受试者出现 α 波的情况下给予受试者声音刺激，如大声说话、唱歌、拍手等。观察 α 波有何变化。在波形旁添加"声音刺激"标签。

（4）思维活动：在受试者出现 α 波的情况下要求受试者心算数学题，如用 100 连续减 7，也可由实验者提问算术题，观察 α 波有何变化。在波形旁添加"思维活动"标签。

3. 测量和分析

（1）打开双视。

（2）截取波形：先在"波形测量区"视图中单击"截图"按钮，然后在左视中选择目标波形段，截取的波形段自动进入到"选择波形列表"和"波形测量区"视图中。

（3）数据测量：在"数据测量结果表格中"单击"α 波 RMS"单元格，移动鼠标到"波形测量区"，选择一段闭眼状态下的脑电波进行测量操作，依次在起点、终点单击鼠标左键。

此段波形的 α 波 RMS 自动显示在对应单元格中。以同样的测量方式，找到各生理指标对应的波段，完成睁眼、声音、思维活动的测量（表 6-3）。

表 6-3　在闭眼、睁眼及刺激条件下 α 波和 β 波频段脑电波的变化情况记录表

序号	受试者状态	α 波 RMS	α 波频率	β 波 RMS	β 波频率
1	闭眼				
2	睁眼				
3	声刺激				
4	思维活动				

4. 脑电常见干扰分析

（1）记录正常脑电图：请受试者安静闭目，单击"开始"按钮，记录 30s 正常的脑电图。

（2）快速眨眼：请受试者快速眨眼，同时记录脑电图，观察眨眼时脑电图的变化。

（3）转动眼睛：请受试者在安静、闭眼的状态下，转动眼球，观察转动眼睛时脑电图的变化。

（4）咬牙：请受试者在安静、闭眼的状态下，用力咬紧牙齿，观察咬牙时脑电图的变化。

（5）分析：观察眨眼、转动眼球、咬牙时脑电图的变化，学习脑电图常见的伪迹特点，以及排除伪迹的方法。

【注意事项】

1. 受试者在实验过程中保持安静状态。

2. 受试者在安放枕骨隆凸处电极时，保持清洁，避免头发夹杂在其中。

【要求与思考】

1. 课前复习 EEG 的电生理特性，了解 EEG 的记录方式及每个波的产生机制。

2. 了解 δ、θ、α 和 β 波代表意义。

3. 与临床如睡眠障碍相结合，分析和判断 δ、θ、α 和 β 波变化与疾病之间的关系。

【作业题】

1. α 波有何特点？如何识别 α 波形？

2. 与闭眼时相比，睁眼时 α 波形发生了怎样的变化？

3. 声刺激和思维活动对 α 波有何影响？

4. 眨眼、转动眼球、咬牙时产生的脑电伪迹有何特点？它们是如何产生的？

三、视觉诱发电位

【实验目的】

知识目标：理解视觉诱发电位产生的生理基础。

技能目标：能利用 HPS-101 记录视觉诱发电位以及学会波形分析方法。观察刺激频率、方格大小变化对波形的影响。

素质目标：通过本实验的学习，应用于临床检测神经系统及眼科系统病变。

【实验原理】

视觉诱发电位（visual evoked potential，VEP）是对眼睛进行光刺激时，诱发产生的头皮枕叶处电活动。按照光刺激的不同形式，可将 VEP 分为模式翻转视觉诱发电位（pattern reversal visual evoked potential，PRVEP）和闪光视觉诱发电位（flash visual evoked potential，

FVEP）。PRVEP 常用黑白棋盘格图形翻转刺激
（图 6-14）。PRVEP 波形稳定、易于分析、可
重复性高，因此在临床上使用较多。PRVEP 属
于三相复合波，按各自潜伏期时长（ms）分别
命名为 N75、P100 和 N145。正常情况下 P100
潜伏期最稳定且波幅高，是分析 VEP 时最常用
的波形。VEP 的波幅很小，常常被湮没在自发
脑电活动或各种伪迹之中，因此，为了记录到
VEP，通常需要使用计算机叠加处理，在叠加
过程中，与光刺激有固定时间关系的同相 VEP

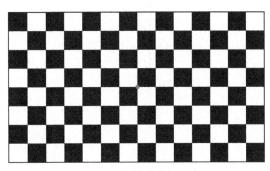

图 6-14 翻转棋盘格示意

信号被逐渐增强，而同时记录到的随机干扰由于相位差异在叠加过程中则逐渐减弱，最终使得
VEP 可见。VEP 作为一项客观的电生理学指标，已被广泛应用于临床检测神经系统及眼科系
统病变，尤其是眼、视神经、视交叉、视放射、视皮质等视觉传导通道的改变。由于神经递质
缺乏或受体阻滞引起的递质失调，均可引起 VEP 改变。由视觉传导通路结构受损或递质失调
等所致 VEP 改变大多为 VEP 潜伏期延长、波幅降低或消失。而某些引起视皮质或视觉联合皮
质高度兴奋的疾病，VEP 可呈现波幅异常增高的改变。在弥漫性神经系统病变，如脊髓小脑
变性、肾上腺皮质营养不良、Huntington 舞蹈症、肌萎缩侧索硬化等多种病变，均有 VEP 呈
异常改变。尽管 VEP 是一项非特异性检查手段，但在对视觉系统病变的辅助诊断中颇有价值。

【材料与方法】

1. 实验对象 健康成年志愿者。

2. 实验器材与药品 HPS-101 人体生理实验系统，脑电帽，贴片电极，生理盐水（或导
电膏），医用酒精等。

3. 方法与步骤

（1）设备连接

1）连接脑电帽：将脑电帽接入 HPS-101 人体生理实验系统的 CH1 通道（图 6-12）。

2）连接贴片电极：将脑电帽上的纽扣式接口与贴片电极背侧铜扣相连。

（2）受试者准备

1）皮肤处理：受试者呈坐位，用医用酒精棉球擦拭安放电极处皮肤，鼻根凹陷向上 2cm
处、枕骨隆凸向上 2cm 处以及耳垂处，去除皮肤表面的灰尘和油脂，并在耳垂处涂抹少量的
生理盐水。

2）电极的处理和安放：撕下贴片电极表面保护膜，将前、后两个电极分别贴在受试者额
叶和枕叶头部皮肤上。用脑电帽将电极固定，确保电极与皮肤完全接触。将耳夹夹在受试者耳
垂处（图 6-13）。

（3）启动 HPS-101 软件：在"首页"中选择"中枢神经系统"→"人体脑电的记录与观
察"→"实验项目"。

【观察项目】

1. 记录视觉诱发电位

（1）参数设置：在软件界面上设置棋盘方格视角 1°，棋盘翻转频率 2Hz，翻转次数 100
次。请受试者注视屏幕中央红色固视点，单击"开始刺激"按钮开始实验。在完成指定次数的
翻转刺激后，实验会自动停止。软件对波形完成叠加、平均计算并显示最终的结果（图 6-14、
图 6-15）。

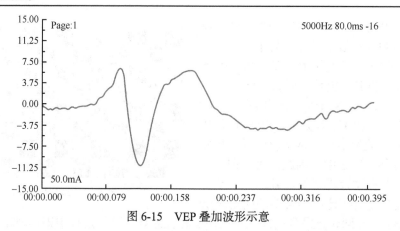

图 6-15　VEP 叠加波形示意

（2）测量和分析

1）截取波形：先在"波形测量区"视图中单击"截图"按钮，然后选择目标波形。截取的波形段自动进入"选择波形列表"和"波形测量区"视图中。

2）数据测量：在"数据测量结果表格"中单击"N75 潜伏期"单元格，移动鼠标到"选择波形列表"视图，在刺激标记处单击鼠标左键选择测量起点，移动鼠标至 N75 处单击左键确定测量终点，潜伏期的测量结果自动记录在"数据测量结果表格"对应单元格中。以同样的方式测量 VEP 三个主要波形（表 6-4）。

表 6-4　视觉诱发电位相关参数记录表

序号	视角（°）	频率（Hz）	N75 潜伏期（ms）	P100 潜伏期（ms）	P100 幅值（μV）	N145 潜伏期（ms）
示例	1	2	82.0	109.2	12.4	184.3
1						
2						
3						

2. 方格视角对 VEP 的影响

（1）参数设置：设置方格视角 15°，翻转频率 2Hz，翻转次数 100 次。请受试者注视屏幕中央红色固视点，单击"开始刺激"按钮。

（2）测量与分析：测量 VEP 相关参数，参见观察项目 1。

3. 刺激频率对 VEP 的影响

（1）设置参数：设置方格视角 15°，翻转频率 3Hz，翻转次数 100 次。请受试者注视屏幕中央红色固视点，单击"开始刺激"按钮。

（2）测量与分析：测量 VEP 相关参数，参见观察项目 1。

【注意事项】

1. 受试者应佩戴平时所用的眼镜。

2. 检查前一天洗头，不要使用发蜡或头发定型剂等。

3. 由于眼科检查等原因，使用散瞳药后 12h 内不宜进行该实验。

4. 受试者坐在电脑前，眼与屏幕的距离限制在 70～100cm，且与电脑中心位置在同一水平面。

【思考题】

简述方格视角和刺激频率对视觉诱发电位的影响。

（陈德森　赵　丹　吴胜英）

实验二十八　人体感官系统：人体眼动电位的记录、反射与反应时间

一、人体眼动电位的记录

【实验目的】

知识目标：能够描述人体眼电的产生原理、理解眼电图的意义。

技能目标：能够记录并分析眼球角偏移时的眼电信号并分析角偏移与眼电信号幅度的关系；能够记录并分析眼球跟随缓慢移动物体时的眼电信号。

素质目标：通过本次实验，学生能够根据眼球跟随缓慢移动物体时的眼电信号，分析眼睛平稳跟踪的临床意义。

【实验原理】

人体眼电反映的是人眼运动时与人体皮肤表面电极电势之间存在的关系。眼球是双极性球体，视网膜的代谢较快，因此在角膜和视网膜上产生不同的电势，该电势起源于视网膜色素上皮细胞和光感受器细胞，被称为静息电势。静息电势的正极位于光感受器一侧，负极位于视网膜色素上皮一侧，此电势所产生的电流由视网膜一侧不断流向角膜一侧，故而形成一个角膜端为正极，视网膜端为负极的电场（图 6-16）。当

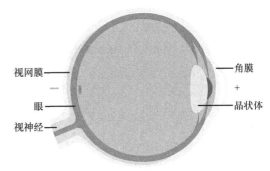

图 6-16　眼电势分布示意

眼球转动时，靠近角膜的一侧呈现高电位，靠近视网膜的一侧呈现低电位，且该电位可以被贴在眼眶周围的皮肤电极所记录，在眼球两侧各放置一个电极，当眼球运动时，角膜与视网膜之间的电势差会随眼球的运动而不断变化，微小的电位变化经过放大器放大和生物信息采集与分析系统处理后即为眼电信号，这种被记录到的因眼球转动而引起的电位改变就称为眼动电图，也称为眼电图（electrooculogram，EOG）。

传统电生理检查有视网膜电图、视诱发电位和眼电图。眼动是视眼动系统和视前庭反射系统共同作用的结果，前者包括扫视系统、视跟踪系统和视动系统，其中，扫视系统和视跟踪系统主要反映中枢神经系统之视动通路的功能。扫视系统的作用是使一个新出现的感兴趣的物像在黄斑部位准确成像。

扫视试验即视线固定在某一目标光点后，转移固定到另一目标光点，如出现视线超过后一目标光点或落后于后一目标光点的急速眼球运动，称之为过射（over shoot）或欠射（under shoot），均属视辨距障碍，多提示小脑和脑干的病变，对临床医师评价帕金森病患者的扫视运动很有帮助。平稳跟踪试验又称眼跟踪试验，主要测试对慢速持续移动的物体在黄斑部位准确成像的能力，检查受试者跟踪连续慢速运动视觉目标的能力，从而评估跟踪系统神经传导通路的功能及鉴别前庭系统的病理过程是否属于中枢性的（图 6-17）。

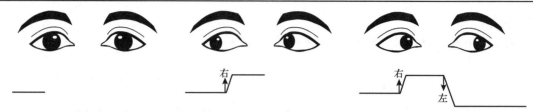

图 6-17　由基线向上移动表示瞳孔向右移位，由基线向下移动表示瞳孔向左移位

【材料与方法】

1. 实验对象　健康成年志愿者。

2. 器材与药品　BL-420 生物信号采集与分析系统、信号输入线、贴片电极、软尺、医用酒精（图 6-18）、光学显微镜等。

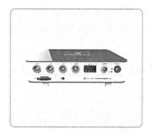
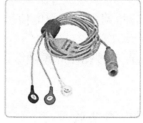
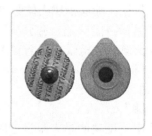

BL-420生物信号采集与分析系统　　　　信号输入线　　　　　　贴片电极

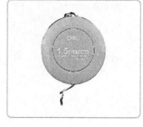
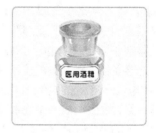

软尺　　　　　　　医用酒精

图 6-18　常用器材与药品

3. 仪器连接　信号输入线插入 BL-420 生物信号采集与分析系统 1 通道，另一端纽扣式接口与贴片电极连接。

4. 受试者准备

（1）实验前：受试者所处实验环境需要安静，全身放松，取下身上的手机、金属物品等，对受试者说明实验的流程以及实验情况，让受试者熟悉实验过程，配合眼电图记录。

（2）皮肤处理：用棉签蘸取少量医用酒精轻轻擦拭双眼外眦角的皮肤（约 1.5cm² ）和前额正中部位的皮肤，以清洁皮肤并去除皮肤表面油脂，再用干燥的棉签擦干相应部位的皮肤水迹。

注：人体皮肤表面是一层厚度为 0.04～0.2mm 的角质层，角质层的电阻率最大可达到 1MΩ。眼电图记录时要求皮肤电阻＜40kΩ，最好低于 10kΩ。在表面电极贴放之前，首先应对贴放电极的表面皮肤进行医用酒精擦拭，目的是擦掉皮肤上的油脂、污物及皮肤碎屑，去除角质层以便采集到质量更好的信号。

医用酒精有刺激性，蘸取的医用酒精量尽量要少，避免擦拭受试者时医用酒精以液体形式在皮肤表面流动对受试者眼睛造成损伤。

（3）电极安放：接地电极安放至前额正中部位，电极的正极安放至右眼外眦角部皮肤，负极安放至左眼外眦角部皮肤。

　　将设备连接至受试者时，应先连接接地线。解除受试者和设备的连接时，应最后断开设备的接地线。

　　电极尽量靠近外眼角，不影响受试者正常眨眼且不能导致过度眨眼，电极粘贴部位离眼外眦越近，角膜-视网膜电位越大。电极应接触良好，否则会带来干扰。电极连接部位与平视时的眼球应在同一水平线上。电极的正极距离右眼球的距离应与负极距离左眼球的距离尽量相同（图6-19）。

　　（4）姿势准备：受试者身心放松，安静端坐在电脑屏幕前（图6-20）。

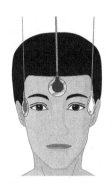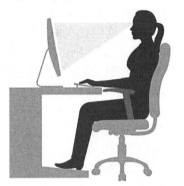

图6-19　电极安放　　　　　　　　　　　图6-20　受试者坐姿

【观察项目】

　　本实验将观察和记录眼睛的水平扫视运动和视跟踪运动，请按照实验步骤完成实验操作。

1. 识别伪迹　观察和记录眼动电记录中常见的眨眼和咬牙产生的伪迹干扰信号。

　　（1）受试者准备：受试者采用双眼固视方法，正视前方电脑屏幕上的视靶，眼睛与电脑之间的距离以双眼视野刚好看到电脑屏幕的两侧为宜，建议距离电脑保持在30～50cm（图6-21）。

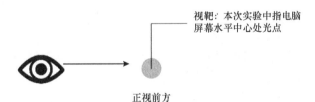

图6-21　双眼与视靶测试距离

　　（2）观察和记录眨眼伪迹：实验者添加"眨眼"标签，受试者眼睛正视前方视靶处，正常眨眼3次，每次眨眼间隔2～3s。

　　（3）观察和记录咬牙伪迹：实验者添加"咬牙"标签，受试者眼睛正视前方视靶处，咬牙2s。单击"暂停"键暂停波形记录。

2. 眼球角偏移　眼球的电轴会跟随眼球的转动而改变，你将观察和记录眼球跟随视靶移动时的电势差变化。

　　测量距离，设置视靶。

　　受试者头部不动，眼睛正视前方视靶，实验者测量中心视靶与受试者双眼中点的垂直距离，将此距离输入电脑中，点击"开始"按钮，开始波形记录（图6-22）。

　　受试者视线开始跟随视靶移动（视线移动时可以正常眨眼，但不要预估视靶的运动轨迹）。视靶停止移动后，实验者单击"暂停"键暂停波形记录。

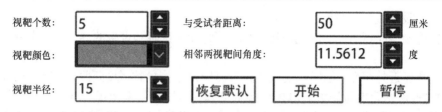

视靶个数:	5	与受试者距离:	50	厘米
视靶颜色:		相邻两视靶间角度:	11.5612	度
视靶半径:	15	恢复默认	开始	暂停

图 6-22 中心视靶与受试者双眼中点的垂直距离

3. 平稳跟踪 将观察和记录眼球跟随视靶缓慢移动时的电势差变化。

观察和记录平滑跟踪运动的波形：

受试者头部不动，眼睛正视前方视靶，实验者单击"开始"按钮，开始波形记录。实验者单击眼电设置框中"开始"按钮，受试者视线开始跟随视靶移动（视线移动时可以正常眨眼，但不要预估视靶的运动轨迹）。视靶停止移动后，实验者单击"暂停"键暂停波形记录。

4. 扫视 观察扫视最直观简单的方式是阅读文字时记录 EOG。你将阅读一段文字，观察和记录眼球快速追踪物体时的眼电信号。

观察和记录扫视运动的波形，受试者眼睛正视前方电脑屏幕的文字，实验者调整文字格式到受试者认为适宜的状态，单击"开始"按钮，开始波形记录。

受试者保持头部不动，不可做随意眼球运动。实验者单击"开始阅读"按钮，受试者以正常速度阅读一段文字，阅读完毕后告诉实验者已阅读完成。实验者单击"停止阅读"按钮。

实验者单击"暂停"按钮暂停波形记录。此时，受试者已完成实验波形记录。

点击下一步，电脑屏幕将恢复正常显示状态，请"测量和分析"本次实验记录的波形。

5. 测量和分析

（1）打开双视：将鼠标移动到左右视分隔条上，当鼠标变为标有左右箭头的双竖线时，按住鼠标左键向右拖动至中央位置松开左键，双视打开。

注：在实时记录过程中，双视打开有利于前后波形进行对比。双视中右视用于显示当前实时记录波形，左视用于显示历史波形数据。实验需要在左视中选择目标波形以进行测量，并对测量结果进行分析，因此测量前需先打开左视。

（2）截取波形：观察受试者的眼电波形，先在"波形测量区"视图中单击"截图"按钮，然后在左视中选择"识别伪迹"实验项目中一段进行"眨眼"和"咬牙"动作时的波形，截取的波形段自动进入到"选择波形列表"和"波形测量区"视图中。

以同样的方式，分别截取进行其他三个实验项目的波段，截取的波段为：眼球角偏移、平稳跟踪和扫视实验的波段。

选择波形方法：在选择波形段的左上角按下鼠标左键，向右下方拖动，当选择区域以反色显示，表示目标波形段选取成功。

（3）识别伪迹-测量和分析：实验过程中，受试者的眨眼动作、不自觉的咬牙等面部肌肉的动作是不可避免的，这会改变眼电信号，需要把眨眼、咬牙引起的波形改变鉴别出来。

1）眨眼信号分析：移动鼠标到"选择波形列表"视图，选择识别伪迹实验项目中进行"眨眼"动作时记录的波形图，在"记录表格"中单击"波幅"单元格，移动鼠标到"波形测量区"视图，测量"眨眼"波形的波幅，测量结果自动进入到"记录表格"对应单元格中，以同样的方式测量"时程"。

眨眼运动分为内源性眨眼、反射性眨眼和主动眨眼。眨眼动作是垂直方向的眼动，涉及上直肌、上斜肌、下直肌和下斜肌对眼睛运动过程的控制，会对眼睛水平方向移动时角膜与视网膜之间电势的测量结果产生干扰。

2）咬牙信号分析：单击"记录表格"中"咬牙信号"，选择识别伪迹实验项目中进行"咬牙"动作时记录的波形图，移动鼠标到"波形测区"视图，"记录表格"中自动显示所截波形对应的测量结果。

咬牙产生的信号伪迹为肌电干扰，频率较快。受试者不经意的咬牙动作会对眼电信号的记录产生一定的干扰。

（4）眼球角偏移测量和分析：移动鼠标到"选择波形列表"区域，选择眼球角偏移实验项目中记录的波形图，在"记录表格"中输入视靶偏移角度，单击"眼动幅度"元格，移动鼠标到"波形测量区"视图，单击左键选择眼睛正视前方中心视靶时的波形为起点，视靶移动不同位置时的波形为终点，测量视靶不同偏移角度时对应眼动幅度，测量结果自动进入"记录表格"对应单元格中。

当表格中显示视靶偏移角度和眼动幅度时，点击"统计"统计视靶偏移角度和眼动幅度的电势差变化，观察眼球随视靶移动不同偏移角度时，角膜视网膜电位差的变化。

（5）平稳跟踪测量和分析：选择平稳跟踪实验项目中记录的波形图，在"记录表格"中自动显示受试者眼睛跟随视靶运动的速度、视靶运动速度和增益。测量过程中，波形和数据自动实时同步到实验报告中。通过观察平稳跟踪波形和分析增益指标，理解人体眼睛水平平稳跟踪眼动。

平稳跟踪信号分析：正常人的水平平滑追随眼动波是正弦形，对称且光滑，在一定条件下能追随视靶运动。增益值是最常被用来评价水平平稳跟踪眼动的指标之一。增益值正常范围为0.6～1.1。

（6）扫视测量和分析：选择扫视实验项目中记录的波形图，在"记录表格"中输入偏移角度，单击"波幅"单元格，移动鼠标到"波形测量区"视图，单击左键选择每行开头时的电位最低点为测量起点，再次单击选择每行末尾时的电位最高点为测量终点，测受试者从左向右阅读每行文字时对应波形的波幅，测量结果自动进入到"记录表格"对应单元格中，以同样的方式测出阅读每行所用的时程。

扫视信号分析：双眼在阅读文字时，视线由一个观察目标突然快速地变化到同一条直线上的另外一个观察目标。当读完一行字的末尾、又开始读下一行的开头时，眼球进行跳跃跟踪运动。当眼球扫视到某一角度时有短暂停留，此时眼球基本保持在原位，波形中出现"平台"，整个波形表现为矩形波。

正常的成人阅读时，注视持续时间通常在100～800ms之间变化，平均约为250ms。当读者将眼睛从一个字移动到下一个字时，眼跳的持续时间通常在10～20ms。当出现较大的扫视，例如从一行的末端移动到下一行的开始，持续时间将更长。

（7）编辑报告。

【实验讨论】

1. 为什么眼球要运动？如果眼球不能运动将会出现什么后果？

2. 眼电信号的记录中，为什么需要识别信号伪迹？影响眼电信号不稳定的因素有哪些？

3. 若左眼外眦连接电极正极，右眼外眦连接电极负极，当眼球向右移动时，电势差如何变化，眼球向右移动的角度越大时，电势越高还是越低，当眼球向左移动时，电势差又是如何变化？

4. 电势差与眼球角偏移度数是否呈比例关系，如果不是，请给出理由。如果是，电势差会一直随着眼球角的偏移保持同样的比例关系吗，为什么？

5. 平稳跟踪和扫视均是双眼的视线由一个观察目标变化到同一视线上的另外一个观察目标，两者有什么区别？

二、反射与反应时间

【实验目的】

知识目标：能够认识反射是人体神经调节的基本方式，能够描述膝反射的反射弧结构及传导途径。

技能目标：能够描述膝反射及听觉、视觉反应时间的测量方法，并能够与同学合作测量反应时间。

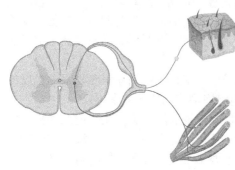

图 6-23　反射弧

素质目标：能够分析患者膝反射减退或亢进可能的原因，结合临床表现初步分析患者受损部位，树立医生关爱患者的意识。

【实验原理】

反射（reflex）是神经调节的基本形式，反射活动的结构基础为反射弧（reflex arc），它由五个基本成分组成，即感受器（sensory receptor）、传入神经（afferent nerve）、中枢（center）、传出神经（afferent nerve）和效应器（effector）（图 6-23）。反射弧任何一个部分受损，反射活动将无法进行。

反射的基本过程是刺激信息经感受器、传入神经、中枢、传出神经和效应器 5 个环节依次传递的过程。中枢是反射弧中最复杂的部位。不同反射的中枢范围可相差很大。传入神经元和传出神经元之间，在中枢只经过一次突触传递的反射，称为单突触反射（monosynaptic reflex）。腱反射（包括反射弧、跟腱反射等）是体内唯一仅通过单突触反射即可完成的反射（图 6-24）。

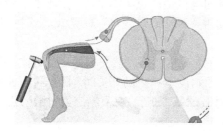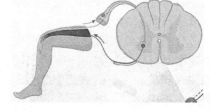

图 6-24　腱反射

【材料与方法】

1. 实验对象　健康成年志愿者。

2. 器材与药品（图 6-25）

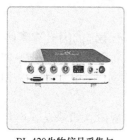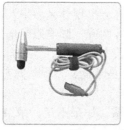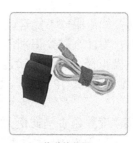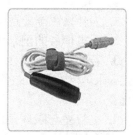

BL-420生物信号采集与　　　　肌腱锤　　　　位移换能器　　　　事件开关
分析系统

图 6-25　常用仪器设备

3. 实验准备

（1）仪器准备：将肌腱锤连接至 BL-420 生物信号采集与分析系统 1 通道，位移换能器连接至 2 通道，事件开关连接至 3 通道。

（2）受试者准备

1）受试者呈坐位，小腿自然松弛下垂，与大腿呈直角（或将一侧小腿放在另一侧腿上）。

2）将位移换能器缠在受试者小腿上，调整位置，使凸起部分位于小腿侧面，连接线方向与小腿抬起方向相反。

【观察项目】

1. 膝反射

（1）诱发膝反射：添加实验标签"膝反射"。

实验者手持肌腱锤，轻叩受试者膝盖下股四头肌肌腱，诱发一次膝反射。重复数次，直到成功诱发五次膝反射。点击"暂停"按钮（如图 6-26）。

注：如果受试者紧张或注意力集中于反射部位，可能使反射受抑制，这时可与受试者交谈以分散注意力。

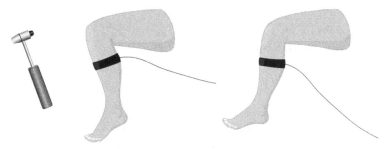

图 6-26　诱发膝反射

（2）观察波形：记录结果应如图 6-27 所示。

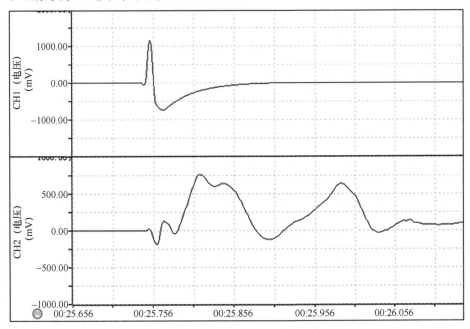

图 6-27　记录反射活动曲线

打开"双视系统",定位至第一次膝反射。点击"截图"按钮,截取一段完整的测量波形,保存到记录窗口。连续记录 5min 左右的波形,点击"暂停"按钮。

(3)测量反射时:在"数据测量结果表格"中单击"反射时"单元格,测量从一通道脉冲波波峰到二通道位移换能器开始大幅度偏转的时间,即为膝反射的反射时(图 6-28)。

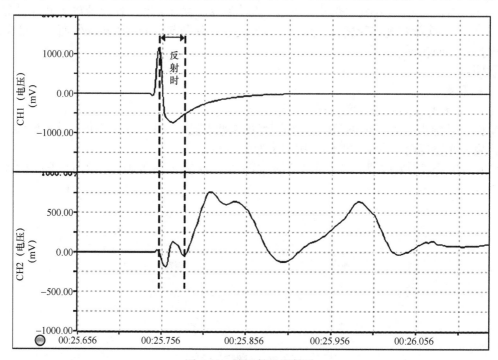

图 6-28 膝反射的反射时

(4)计算平均反射时:重复上述步骤,测量 5 组数据,计算平均反射时。

(5)高级中枢对膝反射的控制:嘱咐受试者有意识控制小腿的肌肉,实验者轻叩受试者膝盖下股四头肌肌腱,观察能否诱发膝反射。

2. 听反应时间

(1)听反应时间记录:添加实验标签:听反应时间。点击"开始"按钮。受试者手握事件开关,背对实验者。实验者以肌腱锤敲击桌面。受试者听到声音后立即按压事件开关。重复十次记录后,点击"暂停"按钮。

(2)观察波形:记录结果如图 6-29 所示。

打开"双视系统",定位至第一次听反应时间记录。点击"截图"按钮,截取一段完整的测量波形,保存到记录窗口。

(3)测量听觉反应时间:在"数据测量结果表格"中单击"听反应时间"单元格,测量从一通道脉冲波波峰到二通道事件开关开始偏转的时间,即受试者的听反应时间(图 6-30)。

(4)计算平均值:重复上述步骤,测量 10 组数据,系统自动计算受试者的平均反应时间。

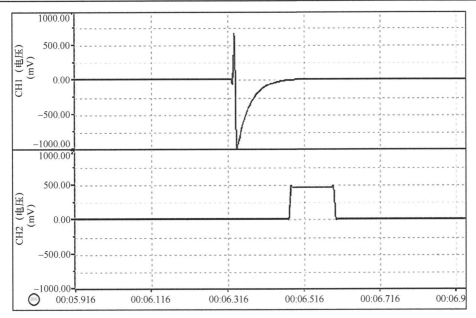

图 6-29 记录听反应时间波形

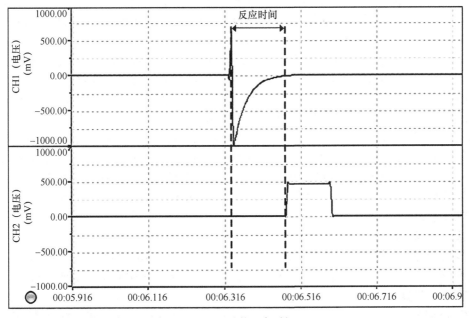

图 6-30 听觉反应时间

3. 视觉反应时间 测量视觉反应时间：点击"开始"按钮，在实验开始后，受试者注视屏幕，手握事件开关，当看到红色小球出现时，立即按下事件开关，测得反应时间。连续测量多次，系统将会自动计算平均值。点击"实验开始"按钮，实验开始后，小球将在 1～4s 内出现，小球出现后立即按下事件开关，即可测得反应时间。

【实验讨论】

1. 请分析膝反射的反射弧组成。

2. 若受试者有意识控制小腿的肌肉，是否能诱发膝反射？为什么？

3. 听觉、视觉反应时间是否存在差异？请分析差异产生的原因。

（赵　丹　吴胜英）

实验二十九　人体神经-肌肉系统实验

【实验目的】

知识目标：能够区分和解释骨骼肌单收缩、不完全强直收缩及完全强直收缩现象，理解肌肉反应对刺激强度反应的生理意义。

技能目标：能够掌握神经-肌肉系统实验的电刺激方法，并对记录结果如神经传导速度、刺激强度对肌肉收缩反应及刺激频率与骨骼肌收缩类型进行观察与分析。

素质目标：通过本实验的学习，进一步了解动物实验的"3R"原则，并树立善于思考、勇于创新和探索的科学精神。

一、尺神经传导速度的测定

【实验原理】

运动神经传导速度（motor nerve conduction velocity，MNCV）的测定是进行神经电图常规无损检测的一项诊断技术，可用于评定周围神经传导功能。运动神经的病变常会导致其相应的运动传导速度减慢及具体病变部位的传导时间延长。正常情况下，四肢周围神经的传导速度一般为 40～70m/s，神经损伤时传导速度减慢。

神经纤维具有高度兴奋性和传导性，外界刺激如电流可引起神经冲动，使肌肉收缩。通过表面刺激电极在尺神经的行程上（刺激点的近端或远端）先后给予适当的刺激，即可采用记录电极在其远端所支配的同一肌肉表面上分别记录到两个诱发产生的复合肌肉动作电位（compound muscle action potential，CMAP），两个电位的波形基本一致，最大波幅差别不大，通过测量两个刺激点间的距离以及峰潜伏期差，即可计算出神经兴奋在尺神经上两个刺激点间的传导速度。

在本次实验中，我们采用表面刺激电极刺激肘部和腕部尺神经，记录尺神经支配的小指展肌的 CMAP。由于刺激肘部引起反应的峰潜伏期比刺激腕部引起反应的潜伏期长，通过分别测量刺激肘部和腕部诱发的 CMAP 的潜伏期，根据潜伏期的差异计算出尺神经的传导速度。

【材料与方法】

1. 实验对象　健康成年志愿者。

2. 器材与药品　HPS-100 人体生理实验系统、BL-420 生物信号采集与分析系统、人体神经-肌肉刺激器、刺激电极、信号输入线、贴片电极、尺子、医用酒精、生理盐水等。

3. 方法与步骤

（1）仪器连接：信号输入线插头端插头插入 BL-420 生物信号采集与处理系统 1 通道，另一端纽扣式接口与贴片电极连接。刺激器控制线插头插入 BL-420 生物信号采集与处理系统刺激输出口，另一端插槽处插入刺激电极控制线插头（图 6-31）。

（2）受试者准备

1）实验前准备：室温保持在 24℃以上，让受试者身心放松，安静坐好，腿自然伸直放松，手臂自然放在桌上，手心朝上，让受试者取下所佩戴的

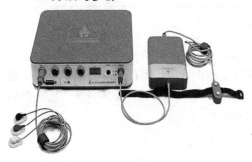

图 6-31　仪器连接示意

手表、戒指、手链、手镯等金属物品并让受试者熟悉实验过程。

2）皮肤处理：受试者身心放松，安静坐好，腿自然伸直放松，手臂自然放在桌上，手心朝上，实验过程中肘部位置保持一致。用棉签蘸取少量医用酒精，按照表格所示擦拭前臂皮肤。

医用酒精处理皮肤的位置：Rr示小指基底部指关节处肌腱；Ra示小指展肌肌腹；G示手腕尺侧腕横纹处皮肤；S_2示腕部尺神经干体表投射部位；S_1示肘部尺神经沟体表投射部位。

3）贴片电极处理和安放：贴片电极用于记录肌电，撕开电极片表面的保护膜，按照下表将电极片粘贴在相应的皮肤位置（表6-5）。

表6-5　贴片电极安放

记录电极	电极安放位置	电极极性
参考电极—Rr	置于小指基底部指关节处肌腱处	红色：正极"+"
主极电极—Ra	置于小指展肌肌腹，即腕横纹和第五掌指关节连线中点小鱼际肌最隆起处	白色：负极"−"
接地电极—G	置于手腕尺侧腕横纹处皮肤	接地"⊥"

4）刺激电极处理：清洁刺激电极片正负极，并用棉签蘸取少量生理盐水，涂抹于刺激电极片上（图6-32）。

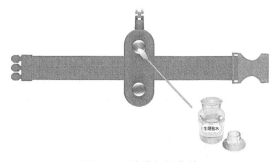

图6-32　贴片电极安放

5）连接示意见图6-33。

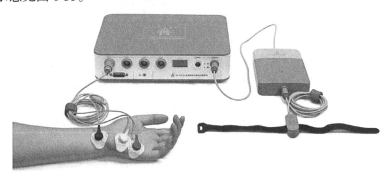

图6-33　连接示意

（3）观察指标

S_1（mm）：近心端刺激点S_1负极电极到主极记录电极Ra处的距离。

S_2（mm）：远心端刺激点S_2负极电极到主极记录电极Ra处的距离。

T_1（ms）：近心端潜伏期。

T_2（ms）：远心端潜伏期。

【观察项目】

1. 仪器连接并打开电源。

2. 打开 HPS-100 人体生理实验系统软件→神经-肌肉实验→神经传导速度的测定→实验项目→开始实验→按提示步骤依次进行实验。

3. 观察和记录刺激腕部尺神经引起的肌电 CMAP。

4. 观察和记录刺激肘部尺神经引起的肌电 CMAP。

5. 测量与分析神经传导速度。

通过测量肘部和腕部刺激部之间的距离（S_1-S_2），以及在肘部和腕部诱发的 CMAP 之间的潜伏期差值（T_1-T_2），计算神经传导速度（图 6-34、图 6-35）。

$$速度=距离/时间=（S_1-S_2）/（T_1-T_2）$$

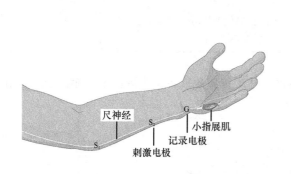

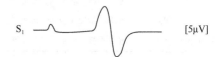

S_1波形：表示刺激肘部尺神经沟S_1点处，诱发尺神经支配的小指展肌产生CMAP波形

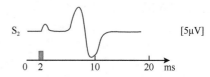

S_2波形：表示刺激腕部尺神经干S_2点处，诱发尺神经支配的小指展肌产生CMAP波形

图 6-34　近端和远端刺激部位之间的神经传导

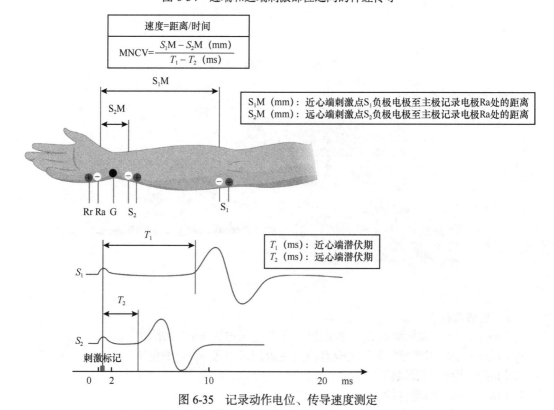

$$速度=距离/时间$$

$$MNCV=\frac{S_1M-S_2M\ （mm）}{T_1-T_2\ （ms）}$$

S_1M（mm）：近心端刺激点S_1负极电极至主极记录电极Ra处的距离
S_2M（mm）：远心端刺激点S_2负极电极至主极记录电极Ra处的距离

T_1（ms）：近心端潜伏期
T_2（ms）：远心端潜伏期

图 6-35　记录动作电位、传导速度测定

【注意事项】

1. 佩戴心脏起搏器或患有神经或心脏疾病的患者不得作为受试者。如果受试者在练习时感到明显不适，立即停止实验。

2. 受试者准备时，请受试者处于完全放松状态，肌肉的任何紧张都会干扰实验。

3. 皮肤处理时，蘸取的医用酒精量应以擦拭皮肤时不会以水珠形式流淌为宜。

4. 贴片电极安放要正确，否则若记录肌电的主极和参考电极位置相反，会造成潜伏期计算错误。

5. 刺激电极处理时，生理盐水用于增加皮肤导电性，涂抹于电极的生理盐水应刚好覆盖电极接触面即可。

【思考题】

1. 为什么要在进行该实验时要让受试者取下身上所佩戴的手表、戒指、手链、手镯等金属物品？

2. 为什么在刺激电极安置到人身上之前，要对受试者进行医用酒精棉擦拭清洁皮肤？

3. 为什么刺激腕部和肘部尺神经后的潜伏期会有差异？

二、刺激强度及频率与人体肌肉收缩反应的关系

【实验原理】

在本次实验中，我们通过采用表面刺激电极刺激前臂正中神经，记录正中神经支配的拇指、食指或中指肌肉的收缩反应，观察肌肉组织的兴奋与兴奋性、传导性以及刺激与肌肉收缩等基本生理现象和过程（图 6-36）。

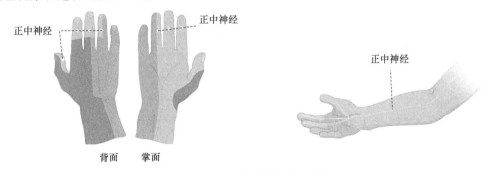

图 6-36 正中神经控制肌肉示意

1. 人体神经组织和肌肉组织都是可兴奋组织，运动神经的兴奋可引起骨骼肌细胞的兴奋和收缩。不同组织的兴奋性有差异，同一组织中不同细胞的兴奋性也不尽相同。由一根运动神经纤维及其所支配的骨骼肌细胞组成的功能单位称为运动单位。给运动神经一个适宜的刺激可产生一个可传导的动作电位，引起其所支配肌肉的收缩。

在保持刺激时间（即脉冲宽度）足够长的情况下，如施加的刺激强度过小，将不引起肌肉收缩反应；如使刺激强度增加到某一临界值，将可引起少数兴奋性较高的神经纤维兴奋，从而引起它们所支配的骨骼肌细胞的微小收缩，此临界刺激强度即为阈强度，具有阈强度的刺激称为阈刺激；如刺激强度继续增大，将有更多的运动单位兴奋，肌肉的收缩幅度或张力将不断增加，此时的刺激均称阈上刺激；但当刺激强度增大到某一临界值时，肌肉中所有的运动单位都被兴奋，肌肉收缩的幅度或张力将达到最大；此后，如再增大刺激强度，骨骼肌收缩的幅度或张力将不会继续增大。一般把引起神经或肌肉出现最大反应的最小刺激强度称为最适刺激强度，该刺激称最大刺激（或最适刺激）（图 6-37）。

2. 保持刺激的持续时间不变，当给予肌肉一个有效的单刺激时，肌肉发生一次收缩反应，称为单收缩。骨骼肌单收缩的总时程包括潜伏期、收缩期和舒张期。若给予神经一定频率的连续刺激，使相邻两次刺激的时间间隔小于该肌肉收缩的总时程，则可出现收缩总和，这种收缩形式称复合收缩。若相邻两个刺激的时间间隔短于该肌肉收缩总时程，而长于肌肉收缩的潜伏期和收缩期时程，致后一刺激落在前一刺激引起的肌肉收缩的舒张期内，则肌肉尚未完全舒张又可产生新的收缩，这种收缩形式称为不完全强直收缩，其收缩的幅度高于单收缩的幅度；若相邻两次刺激的时间间隔短于肌肉收缩的潜伏期和收缩期时程，致后一刺激落在前一刺激引起的收缩的收缩期内，则肌肉收缩尚未结束就又开始新的收缩，这种收缩形式称为完全强直收缩，其收缩的幅度高于不完全强直收缩的幅度。引起完全强直收缩所需的最低刺激频率称为临界融合频率。收缩可以融合，但兴奋不可以融合，是一串各自分离的动作电位。临界融合频率与单收缩的收缩时间成反比。根据上述原理，若给予神经一连串比最适刺激稍大的刺激，则因刺激频率不同会观察到不同形式的肌肉收缩（图 6-38）。

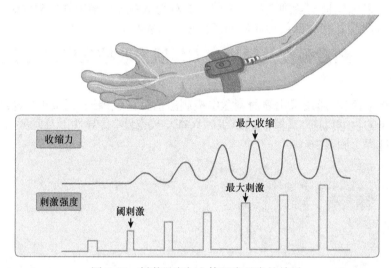

图 6-37 刺激强度与人体肌肉反应的关系

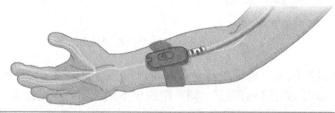

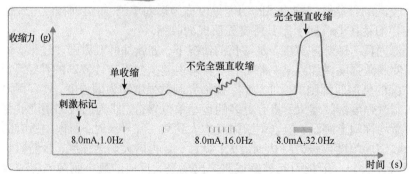

图 6-38 刺激频率与人体肌肉反应的关系

【材料与方法】

1. 实验对象　健康成年志愿者。

2. 器材与药品　HPS-100 人体生理实验系统、BL-420 生物信号采集与分析系统、人体神经-肌肉刺激器、刺激电极、指力传感器、医用酒精、生理盐水等。

3. 方法与步骤

（1）仪器连接

1）指力传感器的连接：指力传感器控制线插头插入 BL-420 生物信号采集与分析系统的 CH1 通道。

2）人体神经-肌肉刺激器的连接：刺激器控制线插头插入 BL-420 生物信号采集与分析系统刺激输出口，另一端插槽处插入刺激电极控制线插头。

3）仪器连接示意图（图 6-39）。

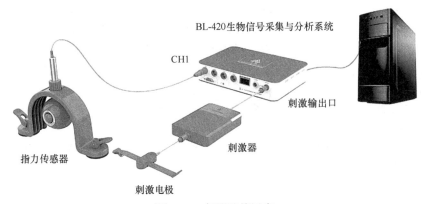

图 6-39　仪器连接示意

（2）受试者准备

1）实验前准备：受试者身心放松，安静坐好，腿自然伸直放松，手臂自然放在桌上，手心朝上，让受试者取下所佩戴的手表、戒指、手链、手镯等金属物品并让受试者熟悉实验过程。请受试者处于完全放松状态，肌肉的任何紧张都会干扰实验。

2）皮肤处理：用棉签蘸取少量医用酒精擦拭前臂皮肤。蘸取的医用酒精量应以擦拭皮肤时不会以水珠形式流淌为宜。目的是擦掉皮肤上的油脂、污物及皮肤碎屑，减小基线飘移，以免阻抗太大影响波形记录。

3）刺激电极处理和安放：用棉签蘸取少量生理盐水，涂抹于绑带式电极片上，让受试者用另一只手拿稳电极，电极负极朝向远心端，正极朝向近心端，将刺激电极沿前臂长轴方向置于距离腕横纹不超过 6cm 的正中神经体表投射部位。生理盐水用于增加皮肤导电性，涂抹于电极片上的生理盐水应适量，使之刚好覆盖电极接触面即可，过多可能会导致电流短路。电极安放时，应对电极施加中等程度的压力，使电极和皮肤表面接触良好。本次实验以正中神经为例，也可寻找其他前臂神经进行刺激，观察刺激强度与肌肉反应的关系。

4）连接示意见图 6-40。

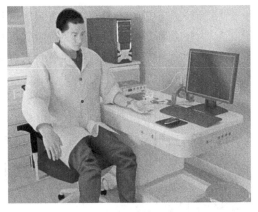

图 6-40　连接示意

【观察项目】

1. 刺激强度与人体肌肉反应的关系

（1）仪器连接并打开电源。

（2）打开 HPS-100 人体生理实验系统软件→神经-肌肉实验→刺激强度与人体肌肉反应的关系→实验项目→开始实验→按提示步骤依次进行实验。

（3）神经刺激并记录阈强度和最大刺激强度：逐渐增加输出电流强度，并观察肌肉收缩变化，当刚开始有收缩曲线出现时，对应刺激强度即为阈强度。当肌肉收缩幅度变为最大时，对应的刺激强度为最大刺激强度。

2. 刺激频率与人体肌肉反应的关系

（1）打开 HPS-100 人体生理实验系统软件→神经-肌肉实验→刺激频率与人体肌肉反应的关系→实验项目→开始实验→按提示步骤依次进行实验。

（2）神经刺激并记录不完全强直收缩对应频率及完全强直收缩对应刺激频率：逐渐增加电流输出频率，并观察肌肉收缩变化，记录刚出现不完全强直收缩（部分融合）图形时对应的频率和刚出现完全强直收缩（完全融合）图形时对应的刺激频率。

1）单收缩：用最适刺激强度当给予神经频率很低的有效单刺激时，肌肉发生一次收缩反应，记录刺激频率和刺激间隔时间。

2）不完全强直收缩：增大刺激频率，使后一刺激落在前一收缩的舒张期时，肌肉出现总和，记录刺激频率和刺激间隔时间。

3）完全强直收缩：继续增大频率，使后一刺激落在前一收缩的收缩期，此时肌肉处于完全收缩状态，记录刺激频率和刺激间隔时间。

【注意事项】

1. 佩戴心脏起搏器或患有神经或心脏疾病的患者不得作为受试者。如果受试者在练习时感到明显不适，立即停止实验。

2. 受试者准备时，请受试者处于完全放松状态，肌肉的任何紧张都会干扰实验。

3. 皮肤处理时，蘸取的医用酒精量应以擦拭皮肤时不会以水珠形式流淌为宜。

4. 刺激电极处理时，生理盐水用于增加皮肤导电性，涂抹于电极的生理盐水应刚好覆盖电极接触面即可。

【思考题】

1. 在对正中神经进行刺激时，拇指、食指或中指肌肉发生收缩反应，其对应的生理过程有哪些？

2. 为什么一开始随着刺激电流强度的增加，肌肉收缩的幅度会增加？

3. 为什么刺激强度达到最大刺激强度后，肌肉收缩的幅度不再增加？

4. 为什么骨骼肌受高频电刺激会有强直收缩现象发生？

（张志锋　吴胜英）

实验三十　人体呼吸系统实验：肺功能测定、人体呼吸运动描记及影响因素

【实验目的】

知识目标：陈述呼吸运动过程及呼吸运动的生理意义，分析呼吸运动的调节及影响因素。

技能目标：描述人体呼吸运动描记方法及肺功能测定方法，并能够独立操作。

素质目标：结合对于呼吸骤停者施行人工呼吸急救是一切急救的开始和基础，抓住黄金急救时间，可及时挽救生命。树立"医者仁心，医德无私"的职业精神。

一、人体肺通气量的测定

【实验原理】

肺通气（pulmonary ventilation）是指肺与外界环境之间的气体交换过程，它能稳定肺泡中气体成分以保证肺换气的正常进行，维持机体正常新陈代谢的需要。肺通气是呼吸的一个重要环节，应用肺量计进行测定，可得到肺容积曲线。所得到的肺容积量及肺通气量等指标临床上可作为衡量患者肺通气功能的重要指标。常用肺通气功能测定指标包括：潮气量、补吸气量、补呼气量、用力肺活量和肺活量等（图6-41）。

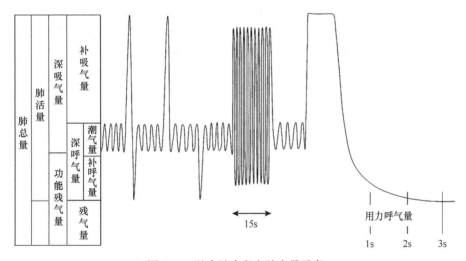

图6-41 基本肺容积和肺容量示意

体育锻炼可以明显提高肺功能，如中长跑运动员和游泳运动员的肺活量可达6000ml以上。因为体育锻炼可以明显增加呼吸肌的力量，提高肺弹性，使呼吸的深度加大、加深，提高和改善肺呼吸的效率和机能。需要注意的是不管采用哪一种锻炼方法，都要持之以恒经常锻炼才能有效。

【材料与方法】

1. 实验对象 健康成年志愿者。

2. 器材与药品 BL-420 生物信号采集与分析系统、无线信号采集器、无线信号接收器、呼吸面罩、过滤器、呼吸流量传感器、绑带、气道阻塞模拟器、一次性纸质吹嘴等（图6-42）。

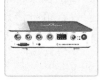
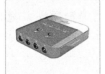

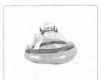
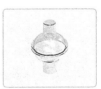

BL-420生物信号采集　　　无线信号采集器　　　无线信号接收器　　　呼吸面罩　　　过滤器
与分析系统

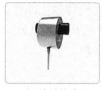 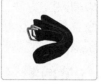 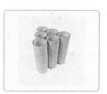

| 呼吸流量传感器 | 绑带 | 气道阻塞模拟器 | 一次性纸质吹嘴 |

图 6-42　常用器材

3. 方法与步骤

（1）连接无线信号接收器：将无线信号接收器与 BL-420 生物信号采集与分析系统的 CH1 通道连接，待无线信号接收器指示灯常亮时，表明 BL-420 生物信号采集与分析系统对其识别成功。

（2）启动无线信号采集器：长按电源键，在听到"嘀"声后松开，待主机"电量"指示灯常亮，"通信中"指示灯闪烁，表明无线信号采集器与无线信号接收器通信成功。

（3）连接呼吸流量传感器：依次将呼吸面罩、过滤器、呼吸流量传感器相连，同时将呼吸流量传感器信号输入线插头与无线信号采集器的 CH1 通道相连接。

（4）点击"开始实验"，开始波形记录。

【观察项目】

记录正常和气道阻塞状态下潮气量、肺活量、用力肺活量、最大通气量变化（表 6-6）。

表 6-6　正常和气道阻塞状态下肺通气功能比较

观察项目	潮气量	肺活量	用力肺活量	最大通气量
正常通气				
气道阻塞				

二、人体呼吸运动描记及其影响因素

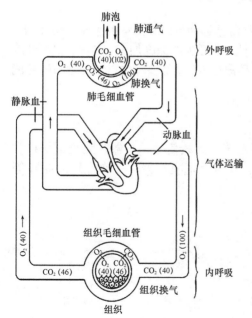

图 6-43　呼吸的全过程

【实验原理】

呼吸（respiration）是指机体与外界环境之间的气体交换过程。通过呼吸，机体能够从大气中摄取新陈代谢所需的 O_2，并排出产生的 CO_2。正常状态下机体内储存的氧含量很少，成年人约为 1500ml，而维持基础代谢所需的 O_2 消耗约为 250ml/min，体内储存的氧量仅能维持机体数分钟的代谢，可见呼吸必须不断进行，这是重要的生命体征。

呼吸过程由三个相互衔接并同时进行的环节来完成：外呼吸（包括肺通气和肺换气）、气体在血液中的运输、内呼吸。可见呼吸的过程不仅要依靠呼吸系统，还需要血液循环系统的配合，这种协调配合与机体代谢水平相适应，受神经和体液因素调节（图 6-43）。

【材料与方法】

1. 实验对象　健康成年志愿者。

2. 器材与药品　BL-420 生物信号采集与分析

系统、围带式呼吸换能器、呼吸面罩、无效腔管、指脉换能器、保鲜膜等。

3. 方法与步骤

（1）仪器连接

1）连接围带式呼吸换能器：将围带式呼吸换能器与 BL-420 生物信号采集与分析系统的 CH1 通道连接。

2）连接指脉换能器：将指脉换能器与 BL-420 生物信号采集与分析系统的 CH2 通道连接。

（2）受试者准备

佩戴围带式呼吸换能器：呼吸围带可以隔着受试者衣服绑定，但如受试者穿着较厚如羽绒服等影响记录的外套时，需要将外套脱掉或绑定于外套里面。使用时将围带式呼吸换能器绑定在受试者胸大肌呼吸明显处，松紧度以传感器上指示灯变为绿色为宜（部分受试者可能腹式呼吸更为明显，此时可将呼吸围带绑定于受试者腹部位置）（图 6-44）。

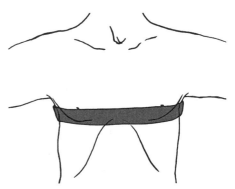

图 6-44 围带式呼吸换能器绑定示意

（2）点击"开始实验"，开始波形记录。

【观察项目】

1. 正常呼吸运动描记。

2. 过度通气对呼吸运动的影响。

3. 增大无效腔对呼吸运动的影响。

4. 运动后对呼吸运动的影响。

【注意事项】

心肺功能不良以及不能耐受实验过程者禁止参与实验。

【要求与思考】

慢性阻塞性肺疾病患者常出现呼吸困难，为什么？

【作业题】

1. 结合本实验，阐述肺功能各项指标的生理意义？

2. 肺通气量检测的方法？

3. 人体呼吸运动的描记方法？

4. 正常情况下，过度换气、无效腔等因素对呼吸运动有何影响？

三、人体肺通气功能测定与临床评价

【实验原理】

肺的主要功能是进行气体交换以维持正常的新陈代谢。为此，肺必须与外界大气不断进行通气，故肺通气功能的测定是评定肺功能的指标之一。

【材料与方法】

1. 实验对象 健康成年志愿者。

2. 器材、药品 肺量计、橡皮吹嘴、鼻夹、记纹鼓、间隔计时器，医用酒精棉球等。

3. 方法与步骤

（1）肺量计的构造和使用方法：肺通气功能可用肺量计来测定。它由两个圆筒组成，下筒内装满水，筒的中央有两个通气管与外界相通，管的上口露出水面。上筒倒浸于水中，该筒的重量与滑轮对侧的平衡锤保持平衡。通气管的下端有三通活门。当活门开放时，呼吸气可经通气管进出肺量计,上筒即随之上下移动,这时对侧平衡锤上的指针便可指出筒内的气体容量。若在指针上按一杠杆,杠杆末端的黑水笔尖与描记器鼓面接触,也可记录出呼吸气量变化的曲线。此曲线称为肺通气曲线图,可用于测算各种呼吸情况下的肺通气容量。此时描笔向上表示吸气,描笔向下表示呼气,根据所使用的肺量计可定出描笔上下1mm相当于多少毫升的气体出入。此曲线图的横坐标可根据记纹鼓转动速度定出时间标记。肺量计的结构及肺通气功能指标曲线见图6-45。

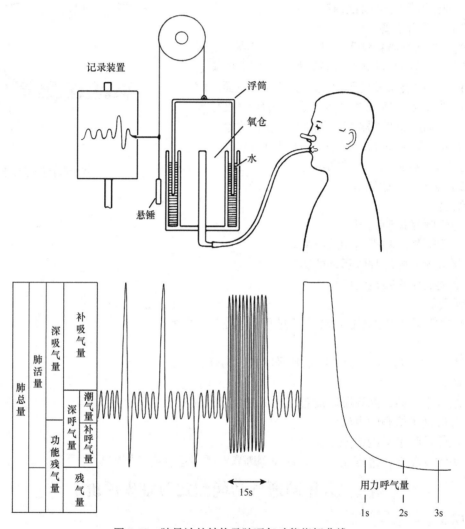

图6-45 肺量计的结构及肺通气功能指标曲线

（2）潮气量、补吸气量、补呼气量和肺活量的测定

1）打开活门,将肺量计的上筒提起,使筒内充满空气4～5L,然后关闭两侧活门。在指针上安一杠杆,连接好描记装置。

2）受试者闭眼静坐,衔好用医用酒精消毒过的橡皮吹嘴,先用鼻作平静呼吸。

3）受试者用鼻夹夹鼻,用口通过活瓣呼吸。先关闭肺量计的两活门,不使与气筒相通。待受试者习惯用口呼吸后,打开肺量计的活门,并开动慢鼓。这时随着受试者呼吸而将呼吸气量的变化描记在鼓面上。描记3～4次平静呼吸曲线之后,让受试者在一次平静吸气之末,继续做一次最大限度的吸气。随后，在一次平静呼气之末，继续做一次最大限度的呼气。最后再让受试者做一竭力的深吸，继之以竭力的深吸。根据上述各种情况下呼吸曲线变化的高度，即可计算出潮气量、补吸气量、补呼气量和肺活量。如图所示，潮气量可取 5 次描记的平均值。

（3）用力呼气量

1）肺量计内重新装满新鲜空气 4～5L。在描记器的支架上装一电磁标记录走纸时间。

2）受试者口衔橡皮吹嘴，鼻夹夹鼻，用口呼吸。开动快速慢鼓（提起速度调节钮），记录平静呼吸 3～4 次后，令受试者作最大限度的吸气，在吸气之末屏气 1～2s，然后用最快的速度作用力深呼气，直到不能再呼气为止。从记录纸上读出第 1s、2s、3s 末呼出的气量，计算其占全部呼出气量的百分数。正常人分别占呼出气量的 83%、96% 和 99%。

（4）最大通气量：仪器装置和方法同上。测试时受试者站立先进行平静呼吸，记录一段平静呼吸的通气曲线。然后按主试者口令在 15s（或 12s）内尽力作最深最快的呼吸，根据曲线高度和次数，15s（或 12s）内的呼出或吸入气总量，再推算出每分钟的最大通气量。

【注意事项】

1. 每次使用肺量计前，应检查肺量计是否漏气漏水，平衡锤的重量是否合适。肺量计中水温应与室温平衡。

2. 测定时应防止从鼻孔和口角漏气。

3. 肺量计两活门关闭时，切勿压上筒，以免将下筒内的水压入通气管，堵塞管道。

4. 肺量计外接通气管的内径应接近人体气管的内径（约 2.2cm），以免影响通气阻力。同时应避免通气管过长而增加无效腔。

5. 测定最大通气量受试者可预先加以练习，如何进行最深、最快的呼吸。

【思考题】

1. 按上述项目测定描记出自己的肺量图，按要求填写报告单。

2. 掌握肺量图的阅读和分析方法。

3. 阐明肺功能测定各项指标的意义。

4. 如何根据肺量图综合评定肺通气功能。

【肺功能的临床评价】

肺通气功能测定是临床应用最普遍的一种呼吸功能测定方法。肺通气功能是指由于呼吸运动气体进入或呼出肺的过程。

评定肺功能不能偏重数据分析，依值定诊，要注意原始曲线和数据的综合分析。

肺量测定资料分析：

1. **肺活量**　健康人肺活量描图陡落，幅度大，吸气和呼气呈尖峰。肺活量除有较大个体差异外，还受体力、呼吸肌强度、胸肺弹性、呼吸通道畅程度等因素的影响，但同一人重复测定多次，误差一般不超过 5%，以个人肺活量为标准，定期进行动态观察，肺活量改变提示呼吸器官病理或呼吸肌强度的变化。平静呼气基线应位于肺活量中下 1/3 交界位置，即深吸气量约为补呼气量的 2 倍（图 6-46），深吸气量是组成最大通气量的主要部分，可认为是最大通气潜力的指标，深吸气量减少常见于胸廓畸形、胸膜腔积液、气胸、胸膜粘连、增厚、肺组织纤维化等限制性通气障碍及呼吸肌麻痹或体力衰竭等患者。补呼气受到呼气末横膈位置、胸廓收缩阻力、小气道陷闭倾向等因素影响。肥胖者、孕妇、腹水、肠胀气、阻塞性肺疾患者补呼气多会不同程度的减少，肺量计阻力增加可使平静呼气基线上移，补呼气量相应增加。

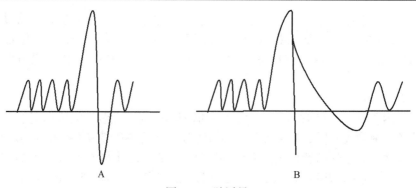

图 6-46　肺活量

A. 正常人肺活量；B. 阻塞性肺疾病患者肺活量

　　补吸气后呼气曲线后段下降速度减慢，提示呼气困难，主要是由于气道陷闭而使补呼气量减少，是阻塞性肺疾病的诊断依据。可由深吸气曲线峰点沿呼气线段作垂线，呼气线段偏离此垂线越早，提示呼气越困难（图 6-46）。

　　肺活量值与分期肺活量值的对照可作为阻塞性肺疾患的诊断依据，阻塞性肺疾患者一次肺活量的补呼气容易受气道陷闭而减少，故肺活量明显小于分期肺活量（图 6-47）。

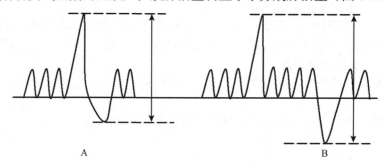

图 6-47　阻塞性肺疾病患者肺活量

A. 一次肺活量；B. 分期肺活量

　　2. 每分通气量　由潮气量和呼吸频率即可计算每分通气量，潮气量与年龄、性别、体表面积、呼吸习惯、运动锻炼、情绪等都有关系，并有较大个体差异，平静潮气量的 25% 来自胸廓肋间外肌的收缩，75% 来自膈肌运动。限制性通气障碍呼吸往往浅而快，故潮气量偏小，阻塞性通气障碍则呼吸相对深慢，呼气时间延长，潮气量偏大（图 6-48）。

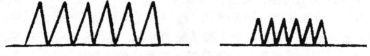

图 6-48　阻塞性（左）和限制性（右）潮气量比较

　　测定每分通气量时，如果在肺量计内放入 CO_2 吸收剂，可清除呼出气中 CO_2。

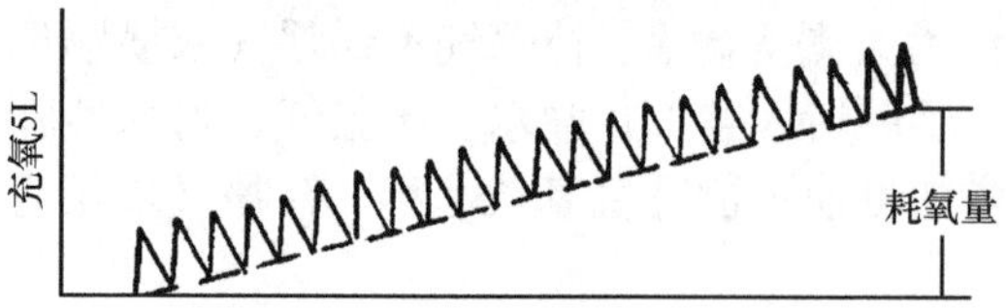

充氧5L

耗氧量

图 6-49　每分耗氧量曲线

　　根据平静呼气基线上升斜率可以计算耗氧量（图 6-49），记录曲线越长、耗氧量计算越可靠。肺量计的最初设计是用于新陈代谢的测定。如果取出肺量计内二氧化碳吸收器。则重复呼吸将使肺量计内存气 CO_2 浓度逐渐升高，故配合气体分析，每分通气量与吸入气 CO_2 浓度的关系可作为中枢及外周化学感受器敏感性的指标。随 CO_2 浓度升高呼吸应加强加快。

肺量计不能测定肺泡通气量，但从描图分析可以看出，在相同肺通气量时，潮气量的增加，肺泡通气量相应增加。

3. 用力呼气量（FEV）的分析　可取得用力呼气量及其百分数和最大呼气中期流速两项指标。

（1）用力呼气量及其百分数：常用 FEV_1、FEV_2、FEV_3 及其各占肺活量的百分数。用力呼气量除受到影响肺活量各种因素的影响外，更取决于受检者的合作程度，特别是呼气前段用力呼气量，按等压点呼气流速自我控制的理论，它取决于呼气力量和大气道阻力，而呼气后段用力呼气量则反映小气道的阻塞程度而与呼气用力大小无关。用力呼气量的前段快速容积接近于最大通气量的潮气量（图 6-50）故根据 FEV_1 可计算最大通气量（$MVV=FEV_1 \times 35$）。

阻塞性肺疾患者主要表现为呼气困难，故用力呼气量百分数减小，曲线坡度平坦，用力呼气量通常明显小于肺活量（图 6-50B）。限制性肺疾患者用力呼气量与肺活量相等，但用力呼气量百分数可正常（图 6-50C）。

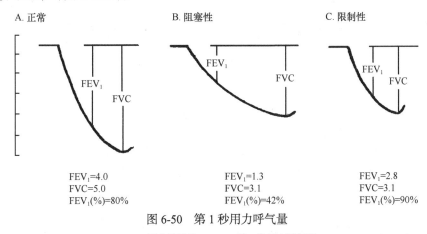

图 6-50　第 1 秒用力呼气量

FVC：用力肺活量；FEV_1：第 1 秒用力呼气量

肺活量较大的健康人，由于肺量计气道阻力相对增加，故用力呼气量百分数低于正常。

（2）最大呼气中期流速：MFR 是指用力呼气量中段 1/2 的平均流速。由于弃去呼气初始与呼气用力有关的肺活量，故它与小气道特异性测定方法所得结果一致。

4. 最大通气量　MVV 的潮气量和呼吸频率由受检者自己选择，以其二者的乘积达最大为原则。MVV 的潮气量应与肺活量曲线的呼气速度较快的容积（呼气呈直线的容量）相近，如大小悬殊说明受检者未能理解。呼吸频率一般选择在 10～12 次/min，频率过快、过慢，也常是不了解测定要求的缘故，年老体衰者呼吸频率多较缓慢。

限制性通气障碍患者，由于吸气总量小，MVV 潮气量偏小，只能多使用补呼气部分，故 MVV 基线下移明显低于平静呼吸基线，呼吸频率偏快（图 6-51B）；阻塞性通气障碍时，为争取呼吸频率，MVV 潮气量多避免使用吸气总量的后段，故 MVV 通气量基线明显上升，而呼吸频率接近正常或稍有减少（图 6-51C），严重呼气阻塞患者，MVV 潮气量有逐次减少，基线相应上升的特点（图 6-51D）。

MVV 虽然是一项通气功能测验，但从呼吸生理的观点，它反映了呼吸动力学的综合情况，包括呼吸肌和体力的强弱、肺弹性回缩力、气道阻力等，因此，临床上常作为外科手术指征的可靠指标。

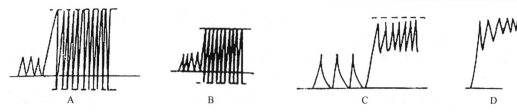

图 6-51　正常与通气功能障碍时最大通气量曲线的特征

A. 正常；B. 限制性通气障碍；C. 阻塞性通气障碍；D. 严重阻塞性通气障碍

MVV 预计值公式：男：[86.5–（0.522×年龄）]×体表面积（m²）

女：[71.3–（0.47×年龄）]×体表面积（m²）

5. 通气储备百分比　正常值＞93%，＜86%表示通气储备不足，＜90%提示呼吸功能障碍。

（范金明　李国华）

实验三十一　人体循环系统实验：人体体表心电描记、人体血压测量及影响心电和血压的因素

一、人体体表心电描记

【**实验目的**】

知识目标:在理解心电图记录的基本原理上,能够说出心电图的组成成分及其代表的意义,并分析各成分的时程、电压、形态等。

技能目标：描述人体体表心电图的引导和描记方法，并能够独立操作。

素质目标:结合心电图在临床疾病诊断中应用,学生认识到正确进行心电图操作及识别的重要性,树立精业敬业的职业精神。

【**实验原理**】

当心肌兴奋时发生的电位变化通过心脏周围组织和体液可传导到全身。心脏各部分的兴奋按一定的先后顺序进行，因此其电位变化也有规律性。在体表，按一定的引导方法把这些电位变化记录下来，所得到的图形称为心电图（electrocardiogram，ECG）。临床上利用 ECG 可以方便地进行心起搏点的分析、传导功能的判断以及房室肥大、心肌损伤等的诊断。

【**材料与方法**】

1. 实验对象　健康成年志愿者。

2. 实验器材、药品　卧具，心电图机，导电膏等。本实验可用 BL-420 生物信号采集与处理系统，出于安全考虑，必须用人体心电图机的导联及其放大器，不能直接用多功能放大器来描记人体的心电图。

3. 方法与步骤

（1）心电图操作技术　见第二章第六节"心电图机及其使用"。

（2）心电图记录的操作步骤。

1）仪器准备及预热：接好心电图机的电源线、地线和导联线。打开电源开关，预热 3～5min。

2）正确连接导联线：受试者仰卧、安静、放松肌肉。分别在手腕、足踝和胸前壁放置引导电极，胸前壁电极放置的部位见图 2-16，涂少量导电膏，安放好引导电极，接上导联线。

3）定标及记录：调整心电图机的放大倍数，使 1mV 标准电压推动描笔 10mm。然后依次

记录Ⅰ、Ⅱ、Ⅲ、aVR、aVF、aVL、V_1、V_2、V_3、V_4、V_5、V_6导联的心电图，剪下心电图记录纸进行分析。

（3）心电图分析（图6-52）

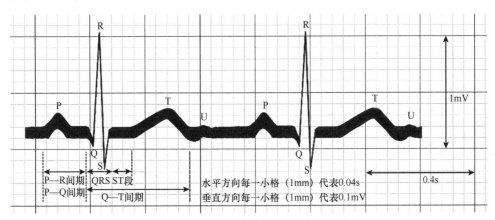

图6-52 正常心电图各波幅及间期的测定

1）波幅和时间的测量：

A. 波幅：当1mV的标准电压使基线上移10mm时，纵坐标每一小格（1mm）代表0.1mV。测量波幅时，凡向上的波形，其波幅应从基线的上缘垂直测量至波峰顶点；凡向下的波形，其波幅应从基线的上缘垂直测量至波峰顶点；凡向下的波形，其波幅应从基线的下缘垂直测量至波谷的底点。

B. 时间：常用的心电图机走纸速度为25mm/s，这时心电图上横坐标的每一小格（1mm）代表0.04s。

2）在心电图上辨认出P波、QRS波群、T波和P—R间期和Q—T间期的水平位置，然后进行下列项目的分析。

A. 心率的测定：如果心律整齐，则测量相邻的两个心动周期中的P波与P波的间隔时间或R波与R波的间隔时间，按下列公式进行计算：

$$心率(次/min) = \frac{60}{P—P间期或R—R间期(s)}$$

如果P—P间期或R—R间期不等，可将5个P—P间期或R—R间期相加后取其平均值。

B. 心律的分析：①主导节律的判定；②心律是否规则整齐；③有无期前收缩或异位节律出现。

窦性心律的心电图表现是：P波在Ⅰ、Ⅱ、aVF导联中直立，aVR导联中倒置；P—R间期0.12～0.20s。如果心电图中最大的P—P间期和最小的P—P间期相差0.12s以上，称为心律不齐。成年人正常窦性心律的心率为60～100次/min。

C. 心电图各波段的分析：按图6-52所示，测量Ⅱ导联中P波、QRS波群、T波的时间和电压。并测定P—R间期和Q—T间期的时间。

【实验结果】

设计三线表格，将测量结果填入表内。

【注意事项】

1. 记录前，心电图机必须良好接地，电极和皮肤要紧密接触，以防干扰；开始记录时要等待基线平稳后再记录。

2. 描记心电图时，受试者肌肉要放松，冬季注意保暖，避免肌电干扰。

【要求与思考】

1. 课前预习心电图机的工作原理及使用方法（第二章第六节"二"）。

2. 心电图的形成机制如何？

3. 心肌细胞动作电位与心电图的波形有何异同？（来源、记录对象、表达的意义等）。

4. 病案解析：患者，男，22岁，因"心悸3天"就诊，门诊心电图检测医师发报告为：窦性心动过速。在医嘱指示下患者未行治疗回家观察。就诊后第2天，患者再次因心悸发作到急诊科就诊，复查心电图提示"室性心动过速"，给予抢救治疗过程中，患者心电图转为心室纤颤，患者离世。请分析讨论：①窦性心动过速的特点是什么？②请根据上述案例写50字以上的感受。

【作业题】

1. 用标准Ⅱ导联记录时，正常心电图可见到哪几个波？各有何意义？

2. 正常心电图的主要间期各为多少？有何意义？

3. 在不同的导联上，为什么心电图各波的大小和方向不同？

二、人体血压测量及影响心电和血压的因素

【实验目的】

知识目标：理解间接测定血压的原理及收缩压与舒张压产生机制。

技能目标：能够独立正确完成人体肱动脉收缩压与舒张压的测量操作。

素质目标：通过本实验的学习，以"健康中国行"为切点，学生能够主动参与社会实践，树立社会责任感及职业认同感。

【实验原理】

人体的动脉血压是用血压计与听诊器间接加以测定的。血压计的结构原理如图6-53所示，测量部位通常为上臂的肱动脉。平常血液在血管内流动并没有声音，如果血流经过狭窄处形成涡流，则可发出声音。当用充气球将空气打入缠缚于上臂的袖带内，使袖带内压超过收缩压时，肱动脉的血流就被完全阻断了，此时用听诊器扁形听诊头置于被压的肱动脉远端，既听不到任何声音，也触不到桡动脉的脉搏（图6-53中1）；如徐徐放气减低袖带内压，使其刚等于或略小于收缩压，即当收缩压达峰值时，小量血液挤过被压迫的狭窄部位，可听到很微弱的、与心搏一致的血管涡流声（图6-53中2）；继续放气，当袖带内压低于收缩压而高于舒张压时，血液将因断续地流过受压的血管而形成涡流，在被压的肱动脉远端即可听到断续的声音。随着袖带内压力降低，此断续声由弱到强，又逐渐减弱，此时亦可触到桡动脉脉搏（图6-53中3）；如果继续放气，使外加压力等于舒张压时，血管内血流由断续变成连续，声音突然由强变弱或消失（图6-53中4）。因此动脉内血流刚能发出声音时的最高压力相当于收缩压，而动脉内血流的声音刚发生突变或消失时的外加压力相当于舒张压。

【材料与方法】

1. 实验对象 健康成年志愿者。

2. 实验器材 听诊器，水银血压计。

3. 方法与步骤

（1）辨认水银血压计的结构：血压计由检压计、袖带和充气球三部分组成。检压计是一个标有0～260mm（或0～300mm）刻度的玻璃管，现在生产的血压计，其刻度一边是以mmHg为单位，另一边是以kPa为单位进行标度，上端通大气，下端和水银槽相通。袖带是一个外包布套的长方形橡皮囊，借橡皮管分别和检压计的水银槽及充气球相通。充气球是一个带有螺丝帽的橄榄球状橡皮囊，螺丝帽的拧紧和放松分别用于充气或放气（图6-53）。

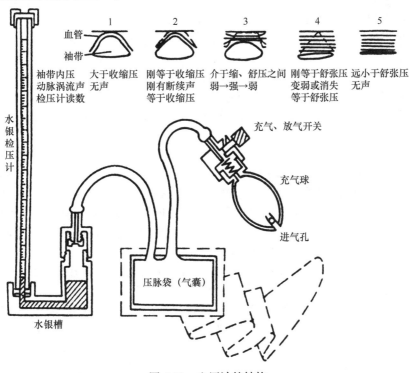

图 6-53　血压计的结构

（2）测量肱动脉血压的方法（图 6-54）

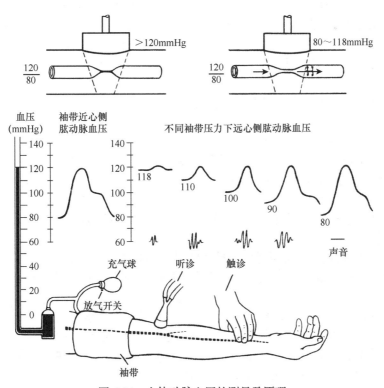

图 6-54　人体动脉血压的测量及原理

1）让受试者脱去一臂上衣，静坐桌旁 5min 以上。

2）松开充气球的螺丝帽，驱出袖带内的残留空气后，将螺丝帽旋紧。

3）让受试者一侧前臂平放于桌上，手掌向上，使前臂与心脏位置等高。将袖带缠在该侧上臂，袖带下缘至少位于肘关节上方 2cm，松紧以能容纳一手指为适宜。

4）将听诊器两耳塞塞入外耳道，务必使耳塞的弯曲方向与外耳道一致。

5）在肘窝内侧，测量者先用手指触及肱动脉脉搏所在，将听诊器听诊头放于上面。

【观察项目】

1. 用充气球将空气打入袖带内，使血压计上水银柱逐渐上升，直到听诊器内已听不到声音后，再继续充气使水银柱上升 2.66kPa（20mmHg），一般充气至 19.95～23.94kPa（150～180mmHg）。随即松开充气球螺丝帽，徐徐放气，减少袖带内压力。在水银柱缓慢下降的同时仔细听诊，当开始听到"嘣嘣"样的第一声动脉音时，此时检压计上所示刻度即代表收缩压。

2. 继续缓慢放气，这时声音有系列的变化，先由低到高，而后由高突然变低，最后完全消失，此时血压计上所示水银柱刻度即代表舒张压。

3. 重复测定三次，误差不超过 6mmHg 或 0.798kPa，血压记录常用收缩压/舒张压 kPa（或 mmHg）表示（如 15.96/9.31～9.975kPa（120/70～75mmHg），15.96kPa（120mmHg）代表收缩压值，9.975kPa（75mmHg）代表声音由强变弱时的舒张压值，9.3kPa（70mmHg）代表声音消失时的舒张压值）。血压的国际单位为 kPa，1mmHg=0.133kPa。故上述例子可写为 15.96/9.31～9.975kPa。

4. 触诊法 按触桡动脉脉搏来测定肱动脉的收缩压。操作与听诊法基本相同，所不同处系以手指按触桡动脉脉搏，再用充气球充气使袖带充气，压迫肱动脉，直到桡动脉脉搏消失为止。然后缓慢放气至开始出现脉搏时，检压计上所示的刻度即代表收缩压。按触桡动脉脉搏测得的收缩压要比听诊法稍低，且此法仅能测出收缩压，不能测出舒张压。

5. 观察运动后的血压变化 把连在橡皮囊上的橡皮管的接头拆开，令被检查者就地做立正一下蹲同时两手向前平伸一立正的反复动作。按每秒下蹲一次的速度，蹲 50 次左右。运动完毕后立即坐定，迅速测量血压，与运动前的血压比较，有何差别？

【实验结果】

设计三线表格，将运动前后实验结果填入表内。

【注意事项】

1. 室内必须保持安静，以利听诊。

2. 上臂位置应与心脏同高。血压计袖带应缚在肘窝以上，袖带不宜太紧或太松。听诊器听诊头应放在袖带下方有肱动脉搏动的位置上，不能放在袖带底下进行测量，放置不宜太紧或太松。

3. 发现血压超出正常范围时，应让受试者休息 10min 后复测。

【要求与思考】

1. 看图 6-54 掌握肱动脉血压间接测量法的原理和方法。

2. 这样测出的血压值与实际值和动脉插管测得的血压值有无差别？为什么？

【作业题】

1. 说出动脉血压的概念，简述动脉血压的形成及其影响因素。

2. 轻度运动后血压发生什么样的变化？分析这些变化的机制。

3. 每位同学参加一次血压测量实践（可以是社区活动，也可以在校园内、宿舍楼内等），实践完成后书写 50 字以上的血压测量实践心得体会。

（吴　艳　何华琼）

实验三十二 人体食管内心脏电生理检查测定窦房结功能

【实验目的】

知识目标：理解体表心电图的波形及生理意义，并能够阐释不同食道电极位置记录的食管心电图 P 波、QRS 波形特征。

技能目标：能利用多功能心脏电生理程控刺激系统开展窦房结功能检测。

素质目标：通过本实验的学习，体会生命不息、奋斗不止的心脏精神，树立关爱心脏、敬畏生命的医者仁心情怀。

【实验原理】

食管和心脏都位于纵隔内，心脏在前，食管在后。食管前壁与左心房后壁紧密相邻，向下则靠近左心室。利用这种解剖关系放置食管电极，可记录到 P 波高大易于辨认的食管心电图，可以间接起搏左心房和左心室，分析同步记录的体表心电图可以对心脏的电生理特性和心律失常机制做出分析，或诱发和终止心律失常。

经食管心脏电生理检查是一种无创性临床电生理诊断和治疗技术，包括经食管心房调搏和经食管心室调搏。

1. 人体食管内心脏电生理检查的适应证、禁忌证、并发症及不良反应

（1）适应证

1）窦房结功能评价（严重窦性心动过缓，原因不明的黑矇、头晕、晕厥）。

2）房室传导功能评价（安装永久性心脏起搏器前需了解房室传导功能者）。

3）需了解预激综合征旁道电生理特性及阵发性室上性心动过速分型者。

4）预防性心房起搏治疗窦性心律失常、抢救心脏骤停患者及终止阵发性室上性心动过速等。

5）射频消融术前筛选及术后判断疗效。

6）筛查室上性心动过速。

7）研究和解释心电图现象，如隐匿传导、超常传导、房室结双径路及裂隙现象等。

8）复杂心律失常标测及分析。

9）研究抗心律失常药物。

10）快速起搏做心脏负荷试验。

11）刺激心室测定室房逆传情况。

（2）禁忌证

1）心电图呈严重心肌缺血性改变、不稳定心绞痛或心肌梗死患者。

2）急性心肌炎、心内膜炎、心包炎以及肥厚型心肌病有流出道梗阻患者等。

3）严重心律失常如高度房室传导阻滞，频发多源室性早搏、室性心动过速等。

4）各种疾病引起的严重心脏扩大、重度心功能不全者。

5）严重电解质紊乱、心电图 QT 间期明显延长，易诱发扭转型室性心动过速者。

6）重度高血压患者收缩压≥200mmHg 或舒张压≤110mmHg。

7）严重肝肾功能不全。

8）心房颤动者因无法起搏心房不能进行检查。

9）食管疾患如食管癌症、食管静脉曲张、狭窄、灼伤等。

10）不同意此项检查者。

（3）并发症

1）插管时引起鼻黏膜损伤出血。

2）食管痉挛。出现胸骨后疼痛，但心电图正常，与冠脉痉挛相鉴别（伴有心电图改变）。

（4）不良反应

1）插管反应：如恶心、呕吐、呛咳、流泪。

2）调搏反应：如胸前区针刺样疼痛、灼热感、撞击感、起搏阈值增高，少数患者难以忍受，甚至拒绝检查。

3）心脏病患者，会诱发心绞痛或心肌缺血性心电图改变。

4）病态窦房结综合征患者会造成晕厥、黑矇。

5）部分受检者会诱发心房颤动或心房扑动等房性心律失常。

6）个别受检者会诱发室性心动过速以及完全性房室阻滞。

2. 窦房结功能检查

（1）窦房结功能主要为起搏功能及传导功能。测量窦房结功能以测量窦房结的起搏功能为主。

1）窦房结起搏功能：窦房结恢复时间（SNRT）（＞2000ms）。

2）窦房结传导功能：正常值＜300ms（体表检查不可靠，很少采用）。

（2）窦房结功能检查常应用于病态窦房结综合征。病态窦房结综合征分结内病态窦房结综合征及结外病态窦房结综合征。

1）结外病态窦房结综合征（结外病窦）：由于窦房结内含有丰富的迷走神经和交感神经网，若迷走神经张力过高，可造成功能性的窦房结功能不全，表现为窦性心动过缓、窦房阻滞、快慢综合征等，但并非真正意义上的窦房结病变。

2）结内病态窦房结综合征（结内病窦）：用阿托品阻断迷走神经后，仍表现为以窦性心动过缓为主的窦房结功能不全者。

【材料与方法】

1. 仪器和设备

（1）多功能心脏电生理程控刺激系统（带电脑存储、打印等）（图6-55）。

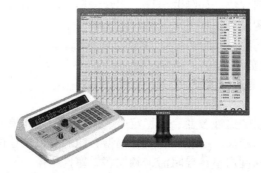

图6-55　DF-5A多功能心脏电生理程控刺激系统

（2）食管电极导管与连接线（图6-56）

1）食管电极导管，可用二极、四极、六极或八极导管，最经济实用的是四极导管。

2）导管延长线（红端正极，黑端负极）。

3）电极导管连接线（两端为鳄鱼夹）。

（3）抢救设备和药品：氧气、抢救复律药品、心脏除颤器等。

2. 方法与步骤

（1）同步描记12导联心电图以备对照。

（2）插管

1）麻醉：进行食管调搏检查时，先给患者喉头喷盐酸丁卡因液体麻醉，再用液体石蜡浸沾导管插管，以保障麻醉和润滑作用。

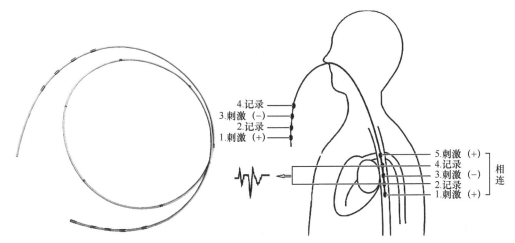

图 6-56　食管电极导管及插入示意

2）插管：插管时导管呈适当弯度，一手执管，一手慢慢拨动导管进入，动作要轻、慢、稳，不能用力，电极导管进入鼻腔近上腭部时将鼻腔外电极导管抬向头顶部，可顺利通过该生理弯曲。如遇鼻中隔弯曲插入困难时，可改用另一侧鼻腔插入。到达咽部有阻力时，可稍许旋转导管以改变导管顶端方向，同时嘱患者做吞咽动作，顺势将导管插入食管。一旦导管误入气管，患者会出现剧烈咳嗽或气急，此时应将电极导管退出后重新插入。

（3）定位（确定最佳起搏点）

1）经验法：根据身高定位，男性：35～40（37cm），女性：33～37（35cm）。

2）耳剑距法：患者的耳剑间距（耳垂至剑突）加 8cm。

3）看食管心电图定位：P 波波形高大、呈正负双向或直立形态时为最佳心房电位。

（4）食管导联连接

1）单极食管导联心电图连接：将心电图某一胸导联与食管电极导管的尾端电极连接，录得单极食管导联心电图，根据导管电极在食管内的深度不同，通常分为四个区域和四种图形（表 6-7，图 6-57）。

2）双极食管导联心电图连接

A. 将某肢体导联（如 I 导联）的正、负极分别用连接线与一对食管导管尾端电极相连接，或将正极与食管导管尾端电极某一极相连接，记录到的即是双极食管导联心电图。

B. 具有 P 波明显高大、振幅接近或高于 QRS 波群的特点，适用于普通心电图机记录双极食管导联心电图（图 6-58）。

表 6-7　不同食管电极位置记录的心电图特点

电极导管位置	深度	P 波形态	QRS 波形态
心房上部	25～30cm	负向为主	rS 型
心房中部	30～35cm	尖锐的正负双相波	Rs 或 RS 型
心房下部	35～40cm	高大尖锐的正向波	qR 或 QR 型
心室上部	40～50cm	正向圆钝，振幅低	qR 或 R 型

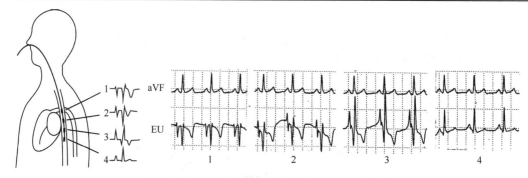

图 6-57　食管内电极深度与单极食管导联心电图

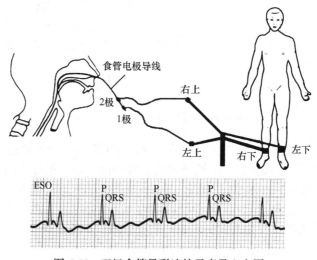

图 6-58　双极食管导联连接示意及心电图

3）滤波双极食管导联心电图连接

A. 现设备检查可描记出滤波双极食管导联心电图，食管 P 波呈双相或三相（图 6-59）。

B. 较上述两种更具有起止明确，振幅高大，基线稳定的特点，能清楚显示 P 波，尤其在宽 QRS 波群心动过速的鉴别诊断中优于上述两种（图 6-59、图 6-60）。

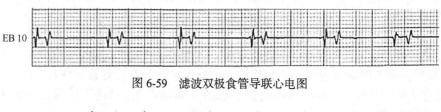

图 6-59　滤波双极食管导联心电图

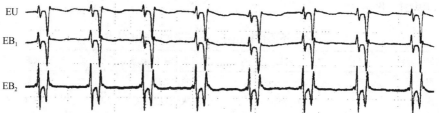

图 6-60　单极（EU）、双极（EB$_1$）、滤波双极（EB$_2$）食管导联心电图

（5）测定起搏阈值

1）起搏阈值：以快于自身心率 5~10 次/min 的频率刺激，从低起搏电压调至心房稳定起搏的最低电压数值。

2）一般 5~25V。

3）阈值越低，刺激越小，反之越大。阈值增高时患者会感到灼热痛、撞击感。

（6）实际起搏电压：指高于起搏阈值 2~5V 的电压。无效与有效起搏见图 6-61。

有效起搏：在每个刺激信号（S）后跟有相应的 QRS 波，S 与 QRS 波关系固定。

无效起搏：S 与自身 QRS 波无固定关系，调搏前、后 R—R 间隔不变，S 和 QRS 波可相互重合形成假融合波。

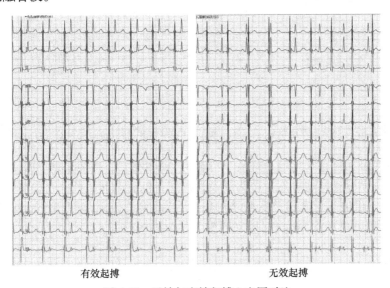

有效起搏　　　　　　　　　　　　无效起搏

图 6-61　无效与有效起搏心电图对比

（7）刺激方法

1）基础刺激（S_1S_1 刺激法）：①S_1S_1 连续刺激；②S_1S_1 定数、定时刺激；③S_1S_1 频率递增、递减刺激。

2）程控刺激：①S_1S_2；②$S_1S_2S_3$；③$S_1S_2S_3S_4$；④$S_1S_2S_3S_4S_5$。

【观察项目】

1. SNRT 检查　用分级递增 S_1S_1 法，用较患者自身窦性心率快 10 次的频率起搏心房，每次刺激 15~30 秒后停止起搏，待心率恢复后，再按每级递增 10 次的频率进行下次起搏一直持续到 SNRT 不再延长且逐渐缩短为止。SNRT 数值由小变大再变小呈抛物线型。

2. SNRT 测定　从每一次刺激的最后一个脉冲信号开始，至恢复后的第一个窦性 P 波开始之间的时距，即为 SNRT（图 6-62），取多次刺激的最大值。

3. 结果判断

（1）正常值：800~1500ms，>1500ms 为阳性（老年人>1600ms），>2000ms 可诊断为病态窦房结综合征。

（2）当窦房结自律性明显下降低于房室交界区，或窦房有传出阻滞时，可出现房室交界区逸搏，甚至成逸搏心律。此时交界区恢复时间一般在 1500ms 以内，如交界区恢复时间>2000ms，或当窦房结恢复时间>2000ms 仍无交界区逸搏出现，提示双结病变。

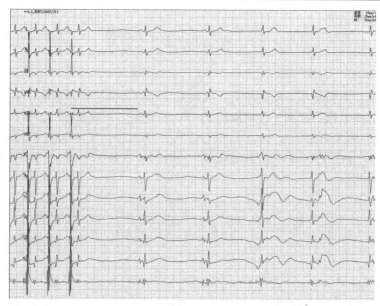

图 6-62　SNRT 测定示例（刘某，女，44 岁，S_1S_1 100bpm，SNRT 1912ms）

（3）部分患者在停止起搏后，最长 PP 间期出现在第二、三甚至是第四、五个心动周期，并可持续 10 个周期以上，这种现象称为继发性窦房结恢复时间延长，是窦房结功能受损特异性高的一项指标，价值高于窦房结恢复时间（故停止起搏后应记录 10 个以上心动周期）。当窦房结恢复时间超过 4000～5000ms 时应立即给予起搏治疗。

【注意事项】

1. 患者准备　检查前患者必须停用影响心脏电生理特性的心血管药物 72h，餐前餐后均可检查。

2. 患者沟通　向患者解释检查目的和过程，指导吞咽动作；向患者及其家属交代可能发生的不良反应，必要时医生与患者家属双方签字，以免引起医疗纠纷。

3. 仪器准备　检查食管电极导管有无破损，检查心脏刺激仪、记录器及各连接线是否完好。当基线漂移时，可令患者屏气后描记。

实验流程：

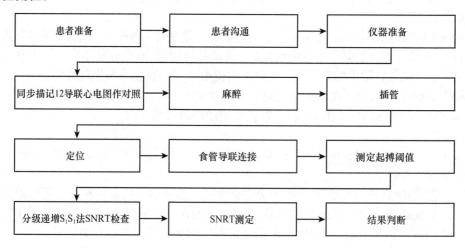

【要求与思考】

1. 课前预习心电图机的工作原理及使用方法（第二章第六节）。

2. 心电图记录的原理如何？

【作业题】

1. 阐释经食管心房调搏和心室调搏单极食管导联心电图的波形特征。

2. 描述多功能心脏电生理程控刺激系统开展窦房结起搏功能检测的操作流程及注意事项。

（李国华　吴胜英）

实验三十三　音乐对人体生理指标的影响

一、音乐对心电的影响

【实验目的】

知识目标：通过本实验的学习，学生能够掌握无线测量人体心电的原理及方法。

技能目标：学生能够通过实验原理解释不同种类音乐对人体心电的影响。

素质目标：学生能够通过认识到正确进行心电图操作的重要性，提高综合分析、解决问题及实践能力，学生能够更注重创新意识和思想品德的培养。

【实验原理】

音乐疗法是一门集艺术、医学、心理学于一体的交叉学科，作为一种辅助疗法，在临床中得到广泛应用。现代生理学证实，音乐有助于改善人体神经系统、心血管系统、内分泌系统和消化系统的功能，维持正常的生理平衡。如轻音乐、古典乐可以有效地降低人的焦虑和紧张感，稳定心率，提高应激能力；而金属乐、女高音等富含高频声音的音乐可以兴奋交感神经，使血压升高，心率加快。

【材料与方法】

1. 实验对象　健康成年志愿者。

2. 实验器械　BL-420 生物信号采集与处理系统、人体无线采集系统、人体无线接收器、血压传感器、心电信号输入线、贴片电极等。

3. 方法与步骤

（1）受试者准备

1）实验选择在上午进行，受试者前夜睡眠充足（8h）。

2）实验前无剧烈运动和情绪波动。

3）实验前禁烟 8h，禁酒 12h，8h 内未用心血管活性药物（包括茶和咖啡）。

4）实验前让受试者熟悉实验过程。

5）实验环境安静，受试者身心放松。

（2）仪器连接与调试

1）连接无线接收器：将无线接收器连接到 BL-420 生物信号采集与处理系统的任意通道上，待接收器上指示灯常亮，示采集系统对其识别成功。

2）启动无线采集系统主机：长按电源键，听到"嘀"声后松开，待主机"电量"指示灯亮起，"通信中"指示灯闪烁，表明无线采集系统主机与接收器通信成功。

3）连接心电传感器：将心电信号输入线的插头与无线人体生理信号采集系统的主机相连。

4）连接贴片电极：将心电信号输入线的纽扣式接口与贴片电极背侧相连（图 6-63）。

5）安放贴片电极：撕下贴片电极表面保护膜，按照下图方式，将贴片电极贴在受试者胸部皮肤（图 6-64）。

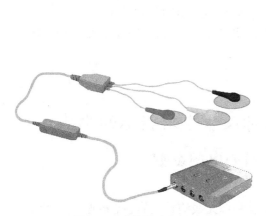

图 6-63　连接贴片电极

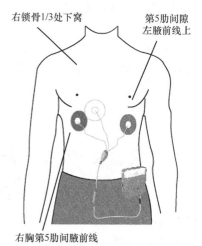

右锁骨1/3处下窝

第5肋间隙
左腋前线上

右胸第5肋间腋前线

图 6-64　电极的安放

6）点击工具条上的"开始" 按钮开始实验。

【观察项目】

1. 受试者全身放松，平躺于检查床上，保持安静。记录 1min 心电，点击"添加标记"按钮标记"姓名 +正常心电"。

2. 戴上耳机，播放节奏舒缓的轻音乐，受试者紧跟音乐节拍，连续记录 5min，点击"添加标记"按钮标记"姓名+轻音乐"。

3. 待受试者平静后，播放欢快、激昂的金属乐，受试者紧跟音乐节拍，连续记录 5min，点击"添加标记"按钮标记"姓名+金属乐"。

4. 待受试者平静后，播放低沉、忧伤的音乐，受试者紧跟音乐节拍，连续记录 5min，点击"添加标记"按钮标记"姓名+伤感音乐"。

5. 点击"停止"按钮停止实验并保存数据，观察受试者心电变化。

【注意事项】

1. 实验环境尽可能保持安静，减少外界因素对受试者心电图的影响。

2. 在给受试者播放不同节奏音乐时，间隔时间要足够长，保证受试者情绪充分恢复平静。

3. 各观察指标测量时需注意标准规范。

【要求与思考】

1. 课前复习心肌的电生理特性，了解心电图的记录方式及每个波的产生机制。

2. 托马提斯三定律是什么？

3. 音乐治疗作用的机制是什么？

【作业题】

1. 正常心电图一个心动周期有哪些波？其意义是什么？

2. 如何利用心电图快速估算心率？

3. 正常心电图具有哪些特点？

4. 何为心律失常？按其发生的原理分为几类？

5. 窦性心动过速的心电图具有哪些特点？

二、 音乐对血压的影响

【实验目的】

知识目标：通过本实验的学习，学生能够掌握无线测量人体血压的原理及方法。

技能目标：学生能够通过实验原理解释不同种类音乐对人体血压的影响。

素质目标：学生能够通过认识正确的血压测定方法提高综合分析、解决问题及实践培养的能力，学生能够更注重创新意识和思想品德的培养。

【实验原理】

同"音乐对心电的影响"实验原理。

【材料与方法】

1. 实验对象　健康成年志愿者。

2. 实验器械　BL-420 生物信号采集与处理系统、人体无线采集系统、人体无线接收器、血压传感器、心电信号输入线、贴片电极等。

3. 方法与步骤

（1）受试者准备

1）实验选择在上午进行，受试者前夜睡眠充足（8h）。

2）实验前无剧烈运动和情绪波动。

3）实验前禁烟 8h，禁酒 12h，8h 内未用心血管活性药物（包括茶和咖啡）。

4）实验前让受试者熟悉实验过程。

5）实验环境安静，受试者身心放松。

（2）仪器连接与调试

1）连接无线接收器：将无线接收器连接到 BL-420 生物信号采集与处理系统的任意通道上，待接收器上指示灯常亮，示采集系统对其识别成功。

2）启动无线采集系统主机：长按电源键，听到"嘀"声后松开，待主机"电量"指示灯亮起，"通信中"指示灯闪烁，表明无线采集系统主机与接收器通信成功。

3）连接血压传感器：将人体血压传感器的信号输入线连接到无线人体生理信号采集系统的任意通道上。

4）受试者绑定袖带：将袖带里的气体用挤压袖带的方式排出后，把袖带平整地缠在上臂，袖带下端在肘窝上方 2～3cm 处，松紧度以能够往里面放入一指为宜。

5）点击工具条上的"开始"按钮开始实验。

【观察项目】

1. 正常血压　受试者采取坐位，全身放松，手臂平放，手心向上，上臂与心脏保持同一水平。

2. 开始测量　按下人体血压传感器上的"ON/OFF"按钮，开始测量，记录数据。点击"添加标记"按钮标记"姓名+正常"。重复 3 次，每次间隔 1min。

3. 戴上耳机，播放节奏舒缓的轻音乐，受试者紧跟音乐节拍，5min 后，记录受试者血压。点击"添加标记"按钮标记"姓名+轻音乐"，重复 3 次。

4. 待受试者平静后，播放欢快、激昂的金属乐，受试者紧跟音乐节拍，5min 后，记录受试者血压，点击"添加标记"按钮标记"姓名+金属乐"，重复 3 次。

5. 待受试者平静后，播放低沉、忧伤的音乐，受试者紧跟音乐节拍，5min 后，记录受试者血压，点击"添加标记"按钮标记"姓名+伤感音乐"，重复 3 次。

6. 点击"停止"按钮停止实验并保存数据，观察受试者心电变化。

【注意事项】

1. 实验环境尽可能保持安静，减少外界因素对受试者血压的影响。

2. 在给受试者播放不同节奏音乐时，间隔时间要足够长，保证受试者情绪充分恢复平静。

3. 各观察指标测量时需注意标准规范。

【要求与思考】

1. 课前复习血压的形成过程及血压的调节。

2. 托马提斯三定律是什么？

3. 音乐治疗作用的机制是什么？

【作业题】

1. 为什么每次测量的血压数值不一样？

2. 测量操作中有哪些因素会造成血压测量的误差？

3. 高血压有什么危害？

（袁美春 吴胜英）

实验三十四 人体基础代谢实验

【实验目的】

知识目标：理解基础代谢生理意义及影响基础代谢的因素。

技能目标：能熟练运用间接测热法的方法测定基础代谢。

素质目标：通过本实验的学习，认识基础代谢的重要性，其是维持生命活动的最低能量，通过严格控制饮食来达到减肥目的是不可取的。

【实验原理】

基础代谢（basal metabolism）是指处于基础状态下的能量代谢。所谓基础状态是指人处于清醒而又非常安静、不受肌肉活动、环境温度、食物及精神紧张等因素影响时的状态。这时人体各种生理活动和代谢都比较稳定，代谢率比一般安静时的代谢率低 8%～10%，能量消耗仅限于维持体温、心跳、呼吸、肠蠕动及其他基本生命活动的需要。

基础代谢率（basal metabolic rate，BMR）是指单位时间内的基础代谢，通常以每小时每平方米体表面积的产热量作为衡量指标，即 $kJ/(m^2 \cdot h)$。

基础代谢的测量方法包括直接测热法、间接测热法以及公式预测法。

1. 直接测热法 是测定整个机体在单位时间内向外界环境发散的总热能。这种方法设备复杂，操作烦琐，现已极少应用（图 6-65）。

2. 间接测热法 是利用定比定律，查出一定时间内整个人体内氧分解的糖、脂肪、蛋白质各有多少，然后据此算出该时间段内整个机体所释放的热量的测热方法。定比定律是指在一般化学反应中，反应物的量与产物量之间呈一定的比例关系。因此，只要测得机体单位时间内的耗氧量和二氧化碳产生量，便可计算产热量。测量耗氧量和二氧化碳产生量的方法包括：闭合式测定法和开放式测定法。

（1）闭合式测定法：将受试者置于一个密闭的能吸热的装置中，通过气泵将定量的氧气送入装置，根据装置中氧气的减少量算出耗氧量。二氧化碳由二氧化碳吸收剂来吸收，再根据重量差算出二氧化碳的产量（图 6-66）。

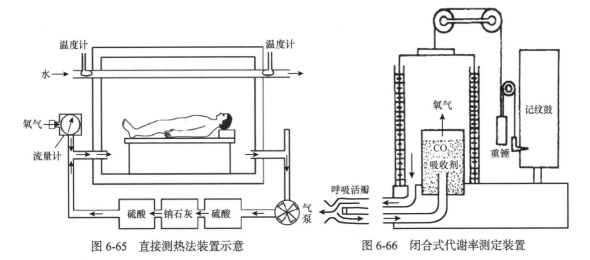

图 6-65　直接测热法装置示意　　　　　图 6-66　闭合式代谢率测定装置

（2）开放式测定法：它是机体呼吸空气的条件下测定耗氧量和二氧化碳产生量的方法，所以称为开放式测定法。其原理是，收集受试者一定时间内的呼出气体中氧和二氧化碳的容积百分比。根据吸入和呼出气体中氧和二氧化碳容积百分比的差值，可以算出该时间段内的耗氧量和二氧化碳产生量。

3. 公式预测法　公式预测法比较简单，不依赖于特殊仪器。通过性别、年龄、身高和体重等基本信息及一些经验公式，计算出正常人基础代谢率（如表 6-8）。

表 6-8　基础代谢率公式预测法

性别	Harris and Benedict 公式 （单位 kcal/d）	Schofield 公式 （单位 kcal/d）	Mifflin 预测公式 （单位 kcal/d）
男	66.47+13.75×体重（kg）+5.00× 身高（cm）−6.76×年龄	17.5×体重（kg）+651（10～17 岁） 15.3×体重（kg）+679（18～29 岁）	9.99×体重（kg）+6.25×身高（cm） −4.92×年龄+5
女	655.101+9.46×体重（kg）+1.85 ×身高（cm）−4.68×年龄	12.2×体重（kg）+746（10～17 岁） 14.7×体重（kg）+496（18～29 岁）	9.99×体重（kg）+6.25×身高（cm） −4.92×年龄−161

【材料与方法】

1. 实验对象　健康成年志愿者。

2. 器材、药品　BL-420 生物信号采集与分析系统、代谢仪、代谢面罩、代谢流量传感器等。

3. 方法与步骤

（1）仪器连接

1）连接代谢仪主机：将代谢仪主机的插头与 BL-420 生物信号采集与处理系统的 CH1 通道连接，此时仪器处于预热状态，当"运行"指示灯由红色变为绿色时（4～5min），表明设备预热结束可正常使用。

2）连接代谢流量传感器。

3）连接代谢仪面罩：将代谢仪面罩与代谢流量换能器连接，顺时针旋转呼吸面罩即可，连接时注意面罩的方向。

4）校准：在代谢仪主机上短按"M"键，当听到"嘀"的一声，且"设置"指示灯点亮时，设备开始自动校准，待"设置"指示灯重新熄灭时，表明设备校准成功。

（2）受试者准备

1）受试者平躺休息：实验前受试者平躺于检查床上，并保持安静休息 30min。

2）佩戴呼吸面罩。

3）适应呼吸面罩：受试者佩戴好呼吸面罩后，应适应性呼吸 2min，避免受试者由于戴上呼吸面罩后不适应，而影响实验结果。

4）点击"开始实验"，开始波形记录。

【观察项目】

观察基础代谢指标见表 6-9。

表 6-9　观察基础代谢指标

观察项目	实验说明
基础代谢	掌握基础代谢间接测热法的原理和方法
实验步骤	1. 设置数据分析时间
	2. 基础代谢
	3. 结果分析
	4. 求均值

【注意事项】

1. 清晨空腹，即距前次进食 12～14h 及以上，以排除食物的特殊动力效应影响。

2. 测试前不应做剧烈的活动，必须静卧半小时以上，保持清醒安静、肌肉放松，以避免肌肉活动的影响。

3. 排除紧张、焦虑和恐惧心理，以避免精神紧张等因素的影响。

4. 保持室温在 20～25℃，以排除环境温度的影响，受试者体温也要正常。

5. 测定 BMR 的前一晚必须保证足够的睡眠。

【要求与思考】

说明各种能量代谢测定方法的原理和特点。

【作业题】

简述间接测热法的原理和方法。

（范金明　吴胜英）

实验三十五　人体测谎实验

【实验目的】

知识目标：通过本实验的学习，学生能够掌握人体皮电测谎实验的原理。

技能目标：学生能够利用生物信号采集与处理系统记录皮电。

素质目标：学生能够体会到情绪、情感的变化，才使得人们的生命活动丰富多彩；正确认识生活中遇到的得失、顺逆、荣辱、美丑等各种情境，从而产生喜、怒、哀、惧等情绪和情感反应。根据受试者生理指标的变化可反映出其情绪的变化，从而推测受试者是否说谎。

【实验原理】

情绪是人脑的高级功能，它对个体的记忆、学习、决策有着重要的意义，是人类生存和适应的重要保障。人们在客观实践过程中，必然接触到自然界和社会中的各种现象和对象，也一定会遇到得失、顺逆、荣辱、美丑等各种情境，从而产生喜、怒、哀、惧等情绪和情感体验。

正是由于情绪、情感的不同变化，才使得人们的心理活动丰富多彩。

科学研究表明，人的生理与情绪密切相关相互影响。人的生理状态可以通过皮电、呼吸、血压等可测量的指标表示，生理状态又可以进行情绪分析，即以人的生理为桥梁分析其心理。"测谎"是测试受试者情绪反应所引起的生理指标变化。人在说谎时受自主神经系统控制，自主神经系统主要支配内脏、平滑肌、腺体及心脏活动，它的许多活动都是不受人的意识控制，所以又被称为不随意神经系统，作为一个运动系统，它将冲动传给组织或器官，从而使呼吸系统、循环系统、消化系统、皮肤、内脏、肾上腺、肌肉等产生生理变化，但这种变化是轻微的，从外表观察不出来，需通过电子仪器测量，根据受试者这种生理指标的变化可反映出其情绪的变化，从而推测受试者是否说谎。

【材料与方法】

1. 实验对象　健康成年志愿者。

2. 器材、药品　HPS-101 人体生理实验系统、皮电传感器、围带式呼吸换能器、指脉换能器，生理盐水（或导电膏），医用酒精等。

3. 方法与步骤

（1）连接皮电传感器：将皮电传感器与 BL-420 生物信号采集与处理系统硬件的 CH1 通道相连接（图 6-68）。

（2）连接围带式呼吸换能器：将围带式呼吸换能器与 BL-420 生物信号采集与处理系统硬件的 CH2 通道连接（图 6-67）。

（3）连接指脉换能器：将指脉换能器与 BL-420 生物信号采集与处理系统硬件的 CH3 通道连接（图 6-67）。

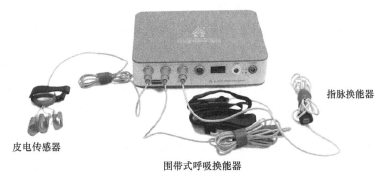

图 6-67　仪器设备连接示意

（4）实验者准备

1）受试者事先用肥皂彻底地清洗双手，并擦拭干净。将一带有扶手的背靠椅放于墙角位置，使受试者坐下后，其前端距离墙面 0.5m 左右（减小受试者的观察范围，使其不易分心），双手放于扶手上。

2）佩戴皮电传感器：依次将皮电传感器的指套套在受试者左手无名指、中指、食指指端，电极对准指腹，掌心放于传感器的掌心电极上，并固定好绑带（图 6-68）（测试时受试者的手不能太凉，最好温热，干湿适中）。

3）佩戴围带式呼吸传感器：将围带式呼吸换能器绑定在受试者胸大肌呼吸明显处，松紧度以传感器上指示灯变为绿色为宜。

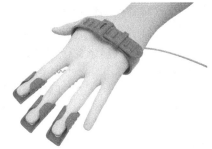

图 6-68　佩戴皮电传感器

4）绑定指脉换能器：将指脉换能器的压力感受器对准受试者右手的中指指端腹面位置绑好，松紧度适宜。单击"开始实验"开始波形记录。

（5）启动 HPS-101 软件：在"首页"中选择"人体综合实验"→"测谎实验"→"实验项目"。

【观察项目】

1. 惊吓对人体皮电影响的观察

（1）惊吓：实验者站于受试者身后，待波形稳定后，于受试者耳边拍手（要具有突然性以达到惊吓的目的）。添加"惊吓"标签，注意观察刺激时波形的变化。

（2）测量和分析

1）测量皮电反应幅度：单击"暂停"键，暂停波形记录。利用水平测量在原始波形上测出皮电有效反应开始区的第一个拐点到顶点的幅度。

2）皮电反应持续时间：利用区间测量在原始波形上测出皮电有效反应开始区的第一个拐点到最后一个拐点的时间。分别记录惊吓时皮电反应幅度和反应持续时间。

2. 测谎实验

（1）问题设计原则及准备：本实验属于探索性实验，问题的设置是实验成功的关键，由于在实验中测试对象都属于正常人，无法通过真实案例来测试，只能通过私密问题来引起测试对象的情绪波动。

1）实验者需要事先要对受试者的背景（职业、性别等）有所了解，并针对性设置问题，但是不能让受试者知道。

2）提问的顺序由中性问题到相关问题，其中中性问题（如姓名、年龄、家庭住址及天气等），其结果变化作为对照，相关问题的设置原则是一定要触及受试者的隐私，越私密越能引起其情绪变化。其结果变化与中性问题比较，明显变化即可说明受试者说谎。

3）题与题间隔时间不得少于 20s，且需要在波形平稳时开始提问。测试过程中受试者眼睛看着墙面，不要看实验者，回答时不要有点头、摇头等其他动作。

（2）开始测试：当你准备好测试题目后即可开始实验，单击"开始"按钮，开始波形记录。提问题前，请提前在"实验标签"中输入问题题目，实验者在念完问题的最后一个字时，立即单击"添加"按钮，做好标记。

1）打开双视：打开双视，将波形拉至第一个问题标签处。

2）是否撒谎：单击"暂停"键，暂停波形记录。利用水平测量及区间测量分别测出各标记点后皮电反应幅度和反应持续时间（标记点到有效反应的起始点的间期应在 5s 内，否则视为无效反应），并比较中性问题与相关问题测量结果，结合标记点处呼吸及脉搏的变化做出受试者是否撒谎判断。

【注意事项】

1. 本实验作为探索性实验，问题的设置是实验成功的关键。

2. 受试者在回答问题时不要有点头、摇头等其他动作。

3. 需要在波形平稳时提问，否则视为无效。

【思考题】

结合生活，你还知道哪些因素可以引起受试者的情绪波动？请举例说明。

（陈德森　吴胜英）

第七章　综合性实验

实验三十六　家兔大脑皮层动作电位诱导及其影响

【实验目的】

知识目标：能准确阐述大脑皮层诱发电位产生的原理，并能结合所学知识，对诱发电位的主反应和后发放的产生机制做出分析。

技能目标：能熟练完成大脑皮层诱发电位的引导与记录。

素质目标：通过本实验的学习，学生能综合分析动作电位的产生原理，开颅手术中能同情和爱护实验动物。

【实验原理】

大脑皮层的诱发电位指感觉传入系统受到刺激时，在皮层某一局限区域引出的电位变化。在无明显刺激情况下，大脑皮层经常性地产生节律性电变化，称为自发脑电活动。由于诱发电位时常出现在自发脑电波的背景上，因此，使用深度麻醉可压抑自发脑电并突出诱发电位。此外，也可用计算机进行叠加平均计算，将埋藏于自发脑电背景噪声中的诱发电位突出出来。

在相应的感觉投射区表面引出的皮层诱发电位可分为两部分，即主反应和后发放。主反应的潜伏期一般为 5～12ms，是一种先正后负的电位变化。在主反应之后，常有一系列正相的周期性电位变化，称为后发放。后发放是否出现以及持续时间，取决于刺激强度与麻醉状态。一般说来，感觉传入系统的刺激强度大且麻醉浅时，后发放易于出现，且持续时间较长。后发放的周期节律一般为 8～12 次/s，故易于和自发脑电的 α 节律相混淆。但后发放是一种正相的电位波动而不同于近似于正弦波的 α 节律。

在诱发电位的主反应中，正相波比较恒定而负相波则多变化。当感觉刺激的频率逐渐增加时，正相波开始占优势，负相波在初期偶然地消失，后来就永远地消失。进一步增加刺激频率，正相波幅开始减小，最后投射区只间隔地对刺激发生反应或者做不规则反应以至完全停止反应。

依靠麻醉方法从自发脑电活动中突出诱发电位的方法，因麻醉药对中枢神经系统生理活动的影响可引起波形畸变，使皮层反应受到歪曲；而使用计算机做叠加平均运算时，因选用刺激器的同步脉冲作为计算机的外触发信号，当计算机接收外触发信号时即开始进行叠加运算，故可将有一定潜伏期的相位相同的诱发电位相叠加显示出来，而背景噪声则是随即出现的。当许多次反复叠加起来时，与触发信号相关的反应幅度逐渐加大，随机噪声信号被平均抵消，从而使信号/噪声比得到改善。

【材料与方法】

1. 实验动物　家兔。

2. 器材、药品　计算机生物信号采集处理系统，哺乳类动物手术器械，脑立体定位仪，皮层引导电极，电极操纵器，人工呼吸机，保护电极，骨钳，骨钻，骨蜡，棉花条，液体石蜡，温热生理盐水，1.5%戊巴比妥钠溶液，1%普鲁卡因，3%氨基丁酸，谷氨酸，士的宁，三碘季铵酚等。

3. 方法与步骤

（1）动物准备

1）用 1.5%戊巴比妥钠按 30～40mg/kg，由耳缘静脉注入麻醉，麻醉深度以动物呼吸维持在 20～24 次/min，自发脑电波尽可能被阻抑为准。

2）动物仰卧固定于手术台上，颈部正中切口，气管插管。

3）动物俯卧固定，于其大腿背侧中部纵行切开皮肤，止血钳钝性分离二头肌与半腱肌，在深部找到粗大、白色的坐骨神经。固定保护电极于坐骨神经上，覆盖 38℃液体石蜡条，止血钳夹闭切口皮肤。

4）将兔头固定于立体定位仪上，在头顶部沿正中线切开皮肤、暴露颅骨，刀柄钝性分离骨膜，清楚暴露骨线。在刺激肢体的对侧开颅。开颅范围：矢状缝旁开 1～8mm，冠状缝前后各 5mm。用骨钻、骨钳打开颅骨。骨缝出血可用骨蜡封闭。剪开脑膜，滴一滴液体石蜡，保护皮层。

（2）安放皮层引导电极：引导电极（银球电极）置于矢状缝旁开 2～4mm，人字缝尖前 10mm 处。电极操纵器在该点周围移动引导电极，寻找能导出最大幅度诱发电位的中心点。电极尾端连接信号处理系统的输入端，参考电极夹在头皮切口边缘上，地线与动物后肢皮肤相连，使动物接地。

（3）BL-420 生物信号采集与处理系统调试，放大器参数设置参见表 2-14 中脑电参数设置。

【观察项目】

1. 以单脉冲电刺激作用于坐骨神经触发诱发电位，刺激时逐渐增加刺激强度（以刺激坐骨神经时能引起该侧后肢轻轻抖动为宜），观察是否有诱发电位。同时可移动引导电极的位置，寻找较大、恒定的诱发电位的区域。诱发电位前面为刺激伪迹，根据刺激伪迹的位置，可以测量出诱发电位的潜伏期。

2. 以 1Hz 的重复脉冲刺激坐骨神经，观察是否有诱发电位出现，波形如何。逐渐增加刺激频率直到 10Hz，观察反应情况。

3. 吸去皮层上的液体石蜡，并用生理盐水冲洗，然后在引导电极处分别滴一滴 1%普鲁卡因、3%氨基丁酸、谷氨酸、士的宁，观察加各药时皮层诱发电位变化的特征。在每更换药物前，必须用温热生理盐水冲洗，待皮层电位恢复稳定后加另一药物。

4. 给动物注射三碘季铵酚（2～3mg/kg）并进行人工呼吸，在固定头部的皮肤处可用 1%普鲁卡因作浸润麻醉，待动物出现活跃的自发脑电后，给坐骨神经重复脉冲刺激，在相应皮层区诱导诱发电位并叠加，直到显现出清晰的诱发电位为止。将所得图像与深度麻醉下的诱发电位进行比较。

实验流程：

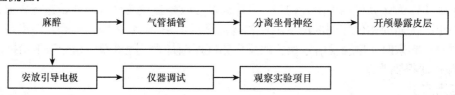

【注意事项】

1. 移动引导电极时，须先提起电极，然后再更换位置。

2. 仪器、动物必须良好接地。

3. 手术过程中避免损伤血管，以防血凝块压迫皮层细胞造成缺氧使实验失败。

4. 剪开脑膜后，经常更换液体石蜡避免温度降低影响皮层诱发电位产生。

5. 开颅后，若皮层自颅空处凸出或随呼吸波动明显，则需作第四脑室脑脊液引流。即在枕骨粗隆下 1cm 处作正中切口，用止血钳将肌肉向两侧拉开，一直分离肌肉至枕骨大孔，剪开结缔组织膜，塞以棉花条，即有脑脊液流出。

（吴 艳 刘 坚）

实验三十七 呼吸运动调节及急性呼吸功能不全

【实验目的】

知识目标：能准确阐明呼吸运动的影响因素，并能阐述其调节机制。

技能目标：能熟练完成肺水肿动物模型的复制。

素质目标：通过本实验的学习，学生能综合分析呼吸功能不全的病理生理学变化，关心和爱护 ARDS 患者。

【实验原理】

呼吸（respiration）是指机体与外界环境之间的气体交换过程。通过呼吸，机体摄取 O_2，排出代谢过程中产生的 CO_2。呼吸肌收缩和舒张引起胸廓的节律性扩张和缩小称为呼吸运动（respiratory movement）。呼吸运动是在中枢神经系统的调节下，呼吸中枢节律活动的反应。机体内外环境改变的刺激可以直接或通过感受器反射性地作用于呼吸中枢，影响呼吸运动的深度和频率，以适应机体代谢的需要。机体通过呼吸运动调节血液中 O_2、CO_2 和$[H^+]$的水平，血液中的 PaO_2、$PaCO_2$ 和$[H^+]$的变化又可以通过中枢化学感受器和（或）外周化学感受器反射性地调节呼吸运动，从而维持内环境中 PaO_2、$PaCO_2$ 和$[H^+]$的相对稳定。呼吸运动是保证血液中气体分压稳定的重要机制。肺牵张反射是保证呼吸运动节律的机制之一。

呼吸是气体交换的全过程，完整的呼吸功能包括外呼吸、内呼吸和气体在血液里运输。呼吸衰竭（respiratory failure）是指由于外呼吸功能发生严重障碍，以致 PaO_2 降低，伴有或不伴有 $PaCO_2$ 增高的病理过程。呼吸衰竭时的主要血气标准是 PaO_2 低于 8.0kPa（60mmHg），伴有或不伴有 $PaCO_2$ 高于 6.7kPa（50mmHg）。呼吸衰竭时发生的低氧血症和高碳酸血症可影响全身各系统的代谢和功能，其防治原则包括去除病因、吸氧、提高 PaO_2、降低 $PaCO_2$、改善内环境及重要器官功能等。

急性呼吸窘迫综合征（acute respiratory distress syndrome，ARDS）是指多种原发病过程中，因急性肺损伤引起的急性呼吸衰竭，以进行性呼吸窘迫和顽固性低氧血症为特征，是临床常见危重症之一，常规吸氧治疗难以纠正低氧血症，病死率高。

【材料与方法】

1. 实验动物 家兔。

2. 器材、药品 计算机，BL-420 生物信号采集与处理系统，血气分析仪，哺乳类动物手术器械，呼吸换能器，刺激电极，听诊器，兔手术台，气管插管，球胆，50cm 橡胶管，三通管，动脉夹，注射器及针头，静脉输液器，25%氨基甲酸乙酯溶液，生理盐水，肝素，10%葡萄糖注射液，3%乳酸溶液，25%尼可刹米注射液，盐酸哌替啶，盐酸洛贝林等。

3. 方法与步骤

（1）麻醉与固定：家兔称重后，用25%氨基甲酸乙酯溶液 4ml/kg 经耳缘静脉注射麻醉家兔，注射过程中注意观察动物肌张力、呼吸频率、角膜反射的情况，防止麻醉过深。将麻醉好的家兔仰卧位固定于手术台上，充分暴露颈部手术术野。

（2）颈外静脉插管：①颈部手术区域剪去被毛，沿颈部正中甲状软骨下缘做一 5～7cm 长的纵行切口，皮下可见一粗大深紫色血管，即为颈外静脉，止血钳钝性分离右侧颈外静脉，穿两线备用。②其中一个线结扎颈外静脉远心端，用眼科剪在近心端稍靠近结扎线处，沿向心方向在静脉血管上剪一小口，插入与输液装置相连的细塑料管（管内预先排气并充满液体），用另一线在剪口处连同插管结扎，固定，防止液体渗漏及插管滑脱。建立颈外静脉通道并缓慢输入生理盐水。

（3）气管插管：①用止血钳纵向逐层钝性剥离皮下组织和肌肉，暴露出气管，在气管下穿一棉线绳备用。②在环状软骨下约 1.5cm 处，做倒 "T" 形切口，插入 "Y" 形气管插管，用棉绳结扎固定。插管的一端用螺旋夹调节，使动物的呼吸节律及幅度适宜，另一端与呼吸换能器相连，记录动物呼吸的节律及幅度。

（4）分离迷走神经：①在气管两侧分别找到 3 条神经（迷走神经、交感神经、减压神经）及由颈总动脉被结缔组织膜包被形成的血管神经束。②用玻璃分针分离出两侧迷走神经（最粗，较好韧性，色洁白，一般位于外侧），各穿两线备用。

（5）颈总动脉插管：①分离家兔左侧颈总动脉，穿两线备用。②将颈总动脉远心端结扎，近心端用动脉夹夹闭，在近心端侧靠近结扎处约 45°剪一斜口，向心方向插入充满肝素生理盐水的三通插管，用线将插管与动脉结扎、固定，用于血气分析时取动脉血用。

【观察项目】

1. 正常呼吸运动 描记家兔正常呼吸运动曲线，观察家兔口唇黏膜及三通管内血液颜色，用肝素浸润过的 1ml 注射器经三通管取动脉血 0.5ml，取血后将针头迅速插入胶塞以隔绝空气，用血气分析仪进行血气分析。

2. 缺氧对呼吸运动的影响 将呼吸换能器的开口端与盛有钠石灰的瓶相连，观察并记录呼吸运动的变化。

3. 入气中 CO_2 浓度增加对呼吸运动的影响 将呼吸换能器的开口端与装有 CO_2 的球胆管成直角，打开球胆管的螺旋夹，使球胆内的 CO_2 随呼吸进入气管，观察并记录呼吸运动的变化。

4. 血中[H^+]增加对呼吸运动的影响 由耳缘静脉快速注入 3%乳酸溶液 2ml，观察并记录呼吸运动的变化。

5. 增大无效腔对呼吸运动的影响 将 50cm 长的橡胶管连接于呼吸换能器的开口端，观察并记录呼吸运动的变化。

6. 药物对呼吸运动的影响

（1）耳缘静脉注射 3mg/ml 盐酸洛贝林 0.4mg/kg，观察并记录呼吸运动的变化。

（2）待呼吸运动恢复正常后，耳缘静脉注射 25mg/ml 盐酸哌替啶 0.2ml/kg，观察并记录呼吸运动的变化。

（3）呼吸运动出现明显变化时，耳缘静脉注射 25%尼可刹米注射液 40mg/kg 进行解救。

7. 复制阻塞性通气障碍（obstructive ventilator disorder）**动物模型** 用螺旋夹或止血钳将气管插管上端侧管完全夹闭，并在完全夹闭的侧管上插 2 个 9 号针头，造成动物不完全窒息 5～10min，取动脉血进行血气分析并观察呼吸频率及幅度的变化后，立即解除夹闭，待动物呼吸恢复正常后做下一步实验。

8. 以下各观察项目可酌情分组进行实验。

（1）复制限制性通气障碍（restrictive ventilatory disorder）动物模型：在家兔右胸第 4 或第 5 肋间插入一个 16 号针头，造成右侧气胸，观察动物呼吸运动的变化，5～10min 后取血进行血气分析。用注射器将胸腔内空气抽尽后拔出针头，待动物呼吸恢复后做下一步实验。

（2）复制渗透性肺水肿（pulmonary edema）动物模型：抬高兔手术台头端约 30°，保持气管居正中部位。将头皮针前端针头剪掉与注射器相吻合，用注射器吸取 10%葡萄糖溶液 1～2ml，将细导管插入气管插管分叉处 6～7cm，5min 内缓慢匀速地将 10%葡萄糖溶液滴入气管内，以造成渗透性肺水肿。实验前、后用听诊器听取呼吸音的变化。当气管出现泡沫样液体流出时，取动脉血做血气分析，并尝试清除气管内分泌物，吸氧、纠酸、使用呼吸中枢兴奋药尼可刹米，必要时使用呼吸机等进行抢救。

（3）迷走神经对呼吸运动的影响：将分离好的迷走神经分别在迷走神经中枢端与外周端结扎并在中间切断，观察剪断一侧迷走神经和两侧迷走神经后呼吸运动的变化；电刺激迷走神经中枢端5～10s，观察其对呼吸运动的影响。

实验流程：

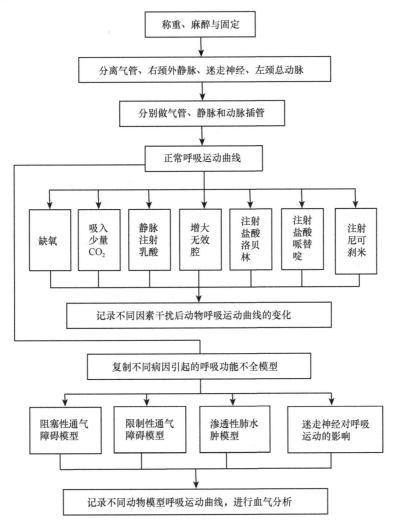

【注意事项】
1. 实验过程中，注意气管插管内如有血液或分泌物应及时清除，保持呼吸道畅通。
2. 每做完一项实验后，都应等动物呼吸基本恢复正常后再做下一项实验。
3. 做血气分析时注意将针管肝素化，取血后立即将针头插上橡皮塞以隔绝空气。
4. 如无 CO_2 气瓶，可向球胆内吹入实验者的补呼气量代替。
5. 每项实验前均应描记一段正常呼吸曲线做对照。

【作业题】
1. 试比较并分析 CO_2、缺氧及 H^+ 对呼吸运动的影响。
2. 增大无效腔对呼吸运动的影响是什么？机制如何？
3. 洛贝林、哌替啶及尼可刹米对呼吸运动的影响是什么？如何影响？
4. 各种类型的呼吸功能不全的发生机制是什么？血气指标有何变化？

5. 迷走神经在家兔呼吸运动调节中的作用是什么? 切断迷走神经后, 刺激中枢端呼吸运动如何调节? 为什么?

（刘　坚　吴　艳）

实验三十八　家兔酸碱平衡紊乱与急性呼吸衰竭

【实验目的】

知识目标: 能准确阐明酸碱平衡紊乱的类型, 并能阐述其发生机制。

技能目标: 能熟练完成单纯性酸碱平衡紊乱动物模型和呼吸衰竭动物模型的复制。

素质目标: 通过本实验的学习, 学生能综合分析不同治疗方法对酸中毒的疗效, 关心和爱护呼吸衰竭患者。

【实验原理】

多种原因引起的机体酸碱负荷过度、不足或调节机制障碍时可导致体液酸碱失衡, 称为酸碱平衡紊乱 (acid-base disturbance)。而因外呼吸功能严重障碍导致在静息状态下出现的低氧血症伴有或不伴有高碳酸血症的病理过程, 称为呼吸衰竭 (respiratory failure)。

通过酸性药物注射与气道狭窄可分别复制代谢性酸中毒和急性呼吸性酸中毒模型, 并通过补充碳酸氢钠与改善通气加以治疗。

静脉注射油酸复制急性肺损伤模型, 其机制主要是造成急性弥散性肺泡-毛细血管膜的损伤, 使之发生通透性增高、肺水肿等变化, 引起肺换气障碍, 肺泡通气/血流灌注比值失调及气体弥散障碍, 导致急性呼吸衰竭。

【材料与方法】

1. 实验动物　家兔。

2. 器材、药品　BL-420 生物信号采集与处理系统, 兔手术台, 冷光源手术灯, 哺乳类动物手术器械, 注射器 (1ml、5ml), 气管插管, 动脉插管, 静脉输液装置, 压力换能器, 小动物呼吸机, 血气分析仪, 心电记录导线, 20% 氨基甲酸乙酯溶液, 生理盐水, 油酸, 10% 磷酸二氢钠溶液, 250U/ml 肝素溶液, 5% 碳酸氢钠溶液等。

3. 方法与步骤

（1）动物准备

1）麻醉家兔称重、耳缘静脉注入 20% 氨基甲酸乙酯溶液 (1g/kg) 麻醉后, 仰卧固定于兔台, 颈部剪毛。

2）手术颈部正中切口, 钝性分离颈部肌肉, 暴露气管及颈静脉。在气管上做一倒 "T" 形切口, 做气管插管并结扎固定; 各组均于耳缘静脉注入 250U/ml 肝素溶液 (2ml/kg), 做颈总动脉插管及颈静脉插管; 连接心电记录电极 (右上肢黄色、右下肢黑色、左下肢红色)。

3）记录正常血气指标、呼吸与心电曲线。用 1ml 注射器抽取少许肝素, 冲洗注射器后, 自颈总动脉采血 0.6ml, 测定 pH、$PaCO_2$、$[HCO_3^-]$ 和 $[K^+]$、$[Na^+]$、$[Cl^-]$ 值 (用血气分析仪测定)。呼吸描记: 在气管插管上, 连接压力换能器, 并通过 BL-420 生物信号采集与处理系统描记呼吸运动曲线 (2 通道)。描记心电图, 选择 II 导联 (1 通道)。

（2）代谢性酸中毒模型复制及治疗

1）经耳缘静脉注射 10% 磷酸二氢钠溶液 (5~6ml/kg), 给药 10min 后, 自颈总动脉采血 0.6ml 测定上述血气指标, 并观察呼吸变化及心电图改变。

2）代谢性酸中毒的治疗, 按补碱公式计算注射 5%$NaHCO_3$ 溶液的补充剂量:

$$所需补碱量（ml）=|\Delta BEe|\times 体重（kg）/2$$

$|\Delta BEe|$=酸中毒所测 BE 值–正常血气所测 BE 值，根据计算量由颈静脉滴注 5%$NaHCO_3$ 治疗后 10min，经颈总动脉采血测定上述血气指标，观察指标是否恢复，同时比较呼吸与心电变化，如恢复则进入下列实验。

3）呼吸性酸中毒及呼吸衰竭模型复制

A. 将狭窄的套管套住气管插管 10min，自颈总动脉采血 0.6ml 测上述血气指标；将套管取下，自主呼吸 10min 后再从颈总动脉取血，测定上述血气指标并观察呼吸变化及心电图改变，上述实验完成后分组操作（如共 4 组实验，则分为 A、B、C、D 组）。

B. A、B 组再次将狭窄的套管套住气管插管 10min，自颈总动脉采血 0.6ml 测上述血气指标；按补碱公式 $X（ml）=|\Delta BEe|\times 体重（kg）/2$，计算注射 50g/L 的 $NaHCO_3$ 溶液剂量，由颈静脉滴注，10min 后再经颈总动脉取血，测定上述血气指标并观察呼吸与心电变化。

C. C、D 组经耳缘静脉注射油酸（对照组注射生理盐水）。耳缘静脉注射油酸 0.2ml（参考剂量为 0.3~0.6ml/kg），观察家兔一般情况及呼吸频率与深度，连续描记呼吸曲线。注射油酸 30~60min 后，观察口唇黏膜颜色，呼吸频率和幅度的变化。气管插管口有无粉红色泡沫样液体流出，有无呼吸急促，肺部是否出现啰音。30min 后追加 0.2ml 油酸。于注射 30min、60min 采集动脉血做血气分析。然后迅速通过人工呼吸机给动物吸 40%氧气，并进行呼气末正压通气，记录各指标。

4）观察肺病理变化：未进行人工呼吸机治疗的家兔终因窒息、缺氧、呼吸停止而死亡。死亡后，夹住气管，在气管分叉处上方 2cm 用线结扎，防止水肿液溢漏。在结扎处上方剪断气管，然后分离心脏及其血管，将肺取出。用滤纸吸干肺表面的水分后，准确称取肺质量，计算肺系数[肺系数=肺质量（g）/体重（kg）]。观察肺大体改变，切开肺，注意切面的变化及有无液体溢出。并可见右心肥大，左心内血液甚少，肺增大，呈紫红色（处于背部位置较低的肺叶更甚）。切取一小块肺组织，投入水中观察是否下沉。另取肺组织行石蜡包埋，第 2 天镜下观察肺组织切片的病理改变。

【实验结果】

1. 将血气实验结果填入表 7-1。

表 7-1　不同酸碱平衡失调类型及呼吸衰竭时血气、电解质变化

组别	全血						
	pH	PaO_2（mmHg）	$PaCO_2$（mmHg）	HCO_3^-（mmol/L）	K^+（mmol/L）	Na^+（mmol/L）	Cl^-（mmol/L）
对照							
NaH_2PO_4							
$NaHCO_3$ 治疗 1							
气道狭窄							
通气治疗							
$NaHCO_3$ 治疗 2							
油酸注射							

2. 观察呼吸频率与深度变化心电图改变（P—R 间期、QRS 波、T 波），将整理的描记图形粘贴或将实验结果填入表 7-2 中。

表 7-2 不同酸碱平衡失调类型及呼吸衰竭时的呼吸、心电图变化

组别	呼吸变化		心电图变化				
	频率 （次/min）	幅度 （mmHg）	P—R 间期 （ms）	QRS 波宽 （ms）	QRS 波幅 （mV）	T 波宽 （ms）	T 波波幅 （mV）
对照							
NaH$_2$PO$_4$							
NaHCO$_3$ 治疗 1							
气道狭窄							
通气治疗							
NaHCO$_3$ 治疗 2							
油酸注射							

【注意事项】

1. 动物的营养状况要好，长期半饥饿状态引起的酮体增多可使血液 pH 偏低。

2. 注意控制麻醉深度，麻醉过深 pH 偏低，过浅则使 pH 偏高。

3. 取血时注意使血液与空气隔绝，如注射器内有小气泡要立即排出，否则 pH 偏高。

4. 气管插管前注意清理气管，避免出血导致气道阻塞。先插气管，后做颈动脉插管，动脉插管时小心操作。

5. 在取肺之前先用粗棉线在气管插管下方结扎气管，以防止肺内渗出液流出。

【作业题】

1. 本实验发生了何种酸碱平衡失调？其判断依据是什么？

2. 两种治疗方法对呼吸性酸中毒产生何种影响？为什么？

3. 酸中毒对心电有何影响？机制是什么？

4. 根据实验所得数据资料简述油酸性呼吸衰竭的可能发病机制。

（刘　坚　李　莉）

实验三十九　吸入不同浓度的氧和二氧化碳对家兔呼吸、循环功能的影响

【实验目的】

知识目标：能准确阐述低氧、高二氧化碳对呼吸和循环功能的影响。

技能目标：能熟练完成吸入性低氧和高二氧化碳动物模型的制备，熟悉动物呼吸机和血液分析仪的使用方法。

素质目标：通过本实验的学习，学生能综合分析不同治疗方法对低氧的疗效，关心和爱护缺氧患者。

【实验原理】

缺氧是临床极常见的病理过程，是很多疾病引起死亡最重要的原因，也是麻醉手术期间常伴随的病症。机体在缺氧后可发生一系列功能、代谢变化，表现为机体对缺氧的代偿性反应和由缺氧引起的代谢功能障碍。急性缺氧时由于机体来不及代偿而较易发生功能代谢障碍，如肺动脉高压、心功能障碍、中枢性呼吸功能衰竭等。正常动物和人动脉血中一定浓度的二氧化碳，

是维持呼吸及调节呼吸运动的最重要的生理性化学因素。吸入气中 CO_2 增加，肺泡气 $PaCO_2$ 升高，动脉血 $PaCO_2$ 也随之升高，呼吸加深加快，肺通气量增加。肺通气的增加可以增加 CO_2 的排出，肺泡气和动脉血 $PaCO_2$ 可重新接近正常水平。但是，当吸入气 CO_2 含量超过一定水平时，肺通气量不再相应增加，致使肺泡气和动脉血的 PCO_2 显著升高，引起呼吸困难、头痛、头昏，甚至昏迷，出现 CO_2 麻醉。临床上由于外呼吸道通气障碍而致 CO_2 排出受阻，动脉血 $PaCO_2$ 升高；麻醉期间用麻醉性镇痛药或全麻药的呼吸抑制作用，对呼吸的管理、麻醉器械故障或 CO_2 吸收装置失灵等原因，常易造成体内 CO_2 蓄积，动脉血 $PaCO_2$ 升高，$PaCO_2$ 的升高必然伴有 PO_2 的下降。高 CO_2 血症和低 O_2 血症对生理功能都将产生一定的影响和危害。本实验给实验动物分别吸入不同浓度的低氧混合气和增加吸入气 CO_2 浓度，观察动物皮肤、口唇、黏膜颜色、呼吸运动、中心静脉压（CVP）及动脉血 PO_2、$PaCO_2$、pH 等指标的变化。

【材料与方法】

1. 实验动物 家兔，体重 2～3kg。

2. 器材和药品 BL-420 生物信号采集与处理系统、血液分析仪、小动物呼吸机、气体混合器、气源箱、氧气瓶、二氧化碳气瓶、氮气瓶、哺乳类动物手术器械、兔手术台、三通管、压力换能器、气管插管、动脉和静脉导管、股动脉导管、注射器（20ml、5ml）、有色丝线、20%氨基甲酸乙酯、肝素、生理盐水等。

3. 方法与步骤

（1）动物准备

1）动物的麻醉与固定：用 20%氨基甲酸乙酯按 0.75～1.0g/kg 体重的剂量由耳缘静脉缓慢注入，麻醉后将动物仰卧固定于手术台上。

2）颈部手术：分离气管、左侧颈总动脉和右侧颈外静脉，气管插管描记呼吸。耳缘静脉注射肝素抗凝（1ml/kg）。右侧颈外静脉插管至腔静脉，导管通过三通管连接压力换能器，用来测定中心静脉压（CVP）。左侧颈总动脉插管，通过三通管连接压力换能器，记录动脉血压。

3）腹部手术：在腹股沟三角区分离股动脉，供检测动脉血气时采血用。采血时用充有肝素生理盐水溶液的 5ml 注射器取血，迅速套上带橡皮块的针头作血气分析。

（2）仪器连接与调试：打开计算机进入 BL-420 生物信号采集与处理系统，按下列提示连接压力换能器，完成参数设置：

1）选择"输入信号"菜单中的"1 通道"菜单项，选中"压力"，描记呼吸。

2）选择"输入信号"菜单中的"2 通道"菜单项，选中"压力"，描记血压。

3）选择"输入信号"菜单中的"3 通道"菜单项，选中"压力"，描记 CVP。

4）用鼠标器左键单击工具条上的"开始"命令按钮。

5）在控制参数调节区，三个通道时间常数（τ）均选择 DC，高频滤波（F）均选择 30Hz。

6）在增益、标尺调节区，将血压、呼吸、中心静脉压波形调节到适当大小。

（3）观察指标：呼吸频率、呼吸幅度、收缩压、舒张压、中心静脉压、血气指标。

【观察项目】

1. 记录对照指标。

2. 气管插管与小动物呼吸机相连，将氧气瓶和氮气瓶连接气体混合器，调节氧浓度为 10%，正压通气，造成动物低氧血症 4～6min 时，迅速停止人工通气，观察呼吸、中心静脉压、动脉血压变化，并取动脉血作血气分析。待上述指标恢复稳定后，调节氧浓度到 5%，重复观察。

3. 将气源箱和二氧化碳气瓶连接气体混合器，待上述指标恢复稳定后，分别调节 CO_2 浓度到 5%、10%、20%，重复观察上述指标。

【实验结果】

剪辑、打印每个观察项目前后曲线，设计三线表格，将测量结果填入表内。

实验流程：

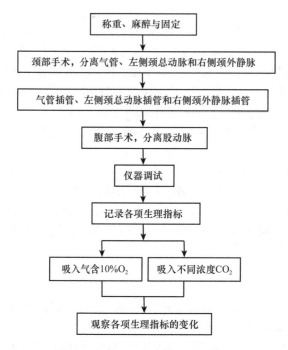

【要求与思考】

1. 课前预习小动物呼吸机及血液分析仪的使用方法。

2. 复习缺氧对机体功能影响的相关内容。

3. 人工正压通气和自主呼吸相比，会给机体带来哪些变化？

【作业题】

1. 本实验复制的动物模型属于哪种类型的缺氧？

2. 急性缺氧后发生呼吸和心血管功能改变的原因是什么？

3. 利用本实验条件，请自行设计一个实验内容。

（刘　坚　李国华）

实验四十　胸腔内压与动、静脉压变动及影响因素

【实验目的】

知识目标：能准确阐明胸腔内压形成的机制及其引起 CVP 和 ABP 变动的机制。

技能目标：能熟练完成胸腔内压呼吸描记。

素质目标：通过本实验的学习，学生能综合分析气胸对呼吸、循环功能的影响及临床意义，关心和爱护气胸患者。

【实验原理】

在一个呼吸周期胸膜腔内压将发生周期性变化，在平静呼吸时胸膜腔内压是低于大气压的，称为胸膜腔负压，胸膜腔负压的变化影响着静脉回流及回心血量，进而引起动、静脉血压的变化。正常人中心静脉压变动范围为 $4 \sim 12 cmH_2O$，动脉血压在吸气相先降低后升高，而呼

气相先升高后降低而呈现的呼吸周期性动脉血压变化称为动脉血压的呼吸波。

本实验在同步记录胸膜腔内压、中心静脉压（CVP）和动脉血压（ABP）的条件下，观察三者的关系及体位改变、人工改变胸内压和气胸对呼吸、CVP 和 ABP 的影响。

【材料与方法】

1. 实验动物　家兔。

2. 器材、药品　BL-420 生物信号采集与处理系统，压力换能器（量程 0～100mmHg、0～300mmHg 各 1 个），铁支架，双凹夹，动脉夹，丝线，哺乳类动物手术器械，20ml 注射器，胸膜腔插管，水检压计，中心静脉插管，动脉插管，三通阀，20%氨基甲酸乙酯，生理盐水，肝素等。

3. 方法与步骤

（1）动物准备

1）动物麻醉与固定，20%氨基甲酸乙酯耳缘静脉注射。

2）气管插管、颈总动脉插管。

3）中心静脉压插管与测定方法参见第三章第八节。

4）胸膜腔插管：在兔右胸腋前线第 4、5 肋间 5 肋上缘已连于水检计的针头垂直刺入胸膜腔内，调整插管，当水检计的液面下降至 0 以下，且随呼吸波动在正常负压范围内时，固定插管。

（2）实验装置：将与水检压计相连的换能器置于肺同一平面，将水检压计 0 点置于插管部位同一平面，用双凹夹将与静脉插管和颈动脉插管相连的换能器置于心脏同一平面。

（3）BL-420 的调试

1）胸内负压测量：将胸内负压输入 1 通道。

2）CVP 测量：输入 2 通道。

3）颈动脉压测量：输入 3 通道。

（4）观察指标：胸膜腔内压、CVP、ABP。

【观察项目】

1. 记录胸膜腔内压、CVP、ABP 对照曲线。

2. 抬高后肢 1～2min 观察上述指标变化。

3. 增加无效腔，观察上述指标变化。

4. 窒息的影响：夹闭气管使动物窒息，观察上述指标变化。

5. 记录对照曲线后，耳缘静脉注射生理盐水 10ml/kg，观察上述指标变化。

6. 闭合式气胸的影响：通过胸腔插管的三通分别向胸膜腔注入或抽出气体，气量依次递增 5ml，观察上述指标变化。

7. 开放式气胸的影响：用针头在腋前线第 6 肋上缘刺入胸膜腔观察上述指标变化。然后用注射器抽出胸膜腔内气体缝合伤口观察上述指标变化。

8. 上腹部正中切口打开腹腔观察膈肌随呼吸运动的情况。

【实验结果】

剪辑打印各项处理前后记录曲线，制三线表填入各项处理前后的现象和数据。

【注意事项】

1. 麻醉深度应适中，防止动物挣扎造成气胸。

2. 保持各插管通畅。

【要求与思考】

观察同一呼吸周期内胸内压的变化与 CVP 波动的关联性。

【作业题】

1. 通过观察呼吸与动脉血压曲线，分析动脉血压二级波形成的机制。

2. 分析各项处理引起相应观察指标变化的可能原因，并探讨彼此间的因果关系。

（刘　坚　吴胜英）

实验四十一　动脉血压的调节及药物对动脉血压的影响

【实验目的】

知识目标：能准确阐明各项实验处理引起心血管活动变化的机制。

技能目标：能熟练完成双盲实验法探讨类似药物作用特点的实验方法。

素质目标：通过本实验的学习，学生能综合分析传出神经药物对家兔血压、心率的影响及临床意义。

【实验原理】

正常情况下，人和动物的动脉血压是相对稳定的，这是由于有关的神经反射性调节和体液因素起作用的结果。

心脏受交感神经和副交感神经支配。心交感神经兴奋使心跳加快加强、传导加速，从而使心输出量增加、血压升高。支配心脏的副交感神经为心迷走神经，兴奋时使心率减慢，心室收缩力减弱，房室传导减慢，从而使心输出量减少，血压降低。

支配血管的自主神经，绝大多数属于交感缩血管神经，兴奋时使血管平滑肌收缩，血管口径缩小，外周阻力增加。同时由于容量血管收缩，促进静脉回流。这些血管反应导致血压升高。当交感缩血管神经的紧张性降低时，血管扩张、血压下降。神经反射性调节中最重要的是来自颈动脉窦和主动脉弓的压力感受性反射。通过改变心输出量和外周阻力，从而调节动脉血压。

体液因素中最主要的是肾上腺素和去甲肾上腺素。肾上腺素对 α 及 β 受体均能激活，当心肌的 β 受体被激活时，使心跳加快加强，兴奋传导加速，心输出量增加（即强心作用）。肾上腺素使总外周阻力下降，因它不仅可使以 α 受体占优势的皮肤及内脏血管收缩，还能使以 β 受体占优势的骨骼肌血管大量舒张。去甲肾上腺素主要激活 α 受体，对 β 受体的作用很小，因而使外周阻力增加，动脉血压升高（即升压作用）。去甲肾上腺素也可作用于心肌 β 受体而使心跳加强，但在整体内由于它使血压升高而可反射性地引起心率减慢。

【材料与方法】

1. 实验动物　家兔。

2. 器材、药品　BL-420 生物信号采集与处理系统，压力换能器、动脉插管、双凹夹、铁支架、三通管、保护电极、兔手术台、哺乳类动物手术器械、注射器（1ml、5ml、20ml）、有色丝线、纱布、棉球、20%氨基甲酸乙酯、肝素、5%枸橼酸钠、0.01%乙酰胆碱、0.01%去甲肾上腺素、生理盐水、0.5%酚妥拉明、0.01%硫酸异丙肾上腺素、1%硫酸阿托品、0.01%肾上腺素、0.1%普萘洛尔等。

3. 方法与步骤

（1）动物准备

1）动物的麻醉与固定：用 20%氨基甲酸乙酯耳缘静脉麻醉（剂量与麻醉技巧请参考第六章第三节），麻醉后将动物仰卧位固定于手术台上。

2）气管插管方法见第三章第八节。

3）分离颈部两侧的减压神经、交感神经、迷走神经和颈总动脉。方法见第三章第八节。

4）左颈总动脉插管方法见第三章第八节。插管前须作好下列准备：①耳缘静脉注射肝素1000U/kg 体重。②动脉导管经三通管连接压力换能器，充灌 5%枸橼酸钠，排净动脉导管和压力换能器内空气。

（2）仪器的连接与调试：在 BL-420 生物信号采集与处理系统主界面，选择：实验项目→循环实验→心血管活动调节。

（3）观察指标：动脉收缩压（SP）、舒张压（DP）、脉压（PP）、心率（HR）。

【观察项目】

1. 观察对照血压曲线有时可以看到三种波形图及压力值。

（1）一级波（心搏波）是由于心室舒缩所引起的血压波动，心缩时上升，心舒时下降，频率与心率一致。

（2）二级波（呼吸波）是由于呼吸运动所引起的血压波动。吸气时，血压先降低，然后升高；呼气时血压先升高，然后降低。

（3）三级波不常出现，可能是由于血管运动中枢紧张性的周期性变化的结果。

2. 牵拉一侧颈总动脉。

手持左颈总动脉远心端上的结扎线向下牵拉 5～10s，观察动脉血压和心率有何变化？

3. 夹闭一侧颈总动脉。

动脉夹夹闭右侧颈总动脉 5～10s，观察动脉血压和心率有何变化？

4. 观察减压神经的作用

（1）连续电刺激完整减压神经，观察动脉血压和心率变化。刺激参数：强度 2～5V，波宽 1～2ms，频率 20Hz。

（2）在减压神经游离段下穿 2 根丝线并分别结扎，在两结之间剪断神经，用上一刺激同样的参数刺激减压神经外周端观察动脉血压和心率的变化。

（3）用上一刺激同样的参数刺激减压神经中枢端，观察动脉血压和心率的变化。

5. 刺激迷走神经。将右侧迷走神经结扎、剪断，以（强度 2～5V，波宽 1～2ms，频率 20Hz）连续电刺激其外周端 15s，观察动脉血压和心率有何变化？

6. 已知 A、B、C 三药是 0.01%的肾上腺素、去甲肾上腺素、硫酸异丙肾上腺素，但不知其具体对应关系，分别用 A 药、B 药、C 药静脉注射 0.1ml/kg,观察动脉血压和心率有何变化？（注意应等前一种药物作用恢复稳定后方可静脉注射下一种药物）。根据实验结果推理说明 A、B、C 三药分别为何药？

7. 按顺序经静脉给予下列药物，并记录每次经药后上述指标的变化。

（1）0.5%酚妥拉明溶液 0.2ml/kg。

（2）0.01%肾上腺素溶液 0.1ml/kg。

（3）0.01%去甲肾上腺素溶液 0.1ml/kg。

（4）0.1%普萘洛尔溶液 0.5ml/kg。

（5）5～10min 后，给 0.01%硫酸异丙肾上腺素溶液 0.05ml/kg。

（6）5min 后，注入同前剂量的肾上腺素。

（7）前一项实验结果反应明显后（如无反应，5min 后）给 0.01%去甲肾上腺素 0.1ml/kg。

（8）0.01%乙酰胆碱溶液 0.1ml/kg（缓慢注射）。

（9）1%硫酸阿托品溶液 0.1～0.2ml/kg。

（10）5min 后，再重复（8）。

【实验结果】

测量实验结果，剪辑、打印曲线，设计三线表格将测量结果填入表内。

【注意事项】

1. 在整个实验过程中，均需要保持动脉插管与颈总动脉于平行位置，防止动脉插管刺破动脉管壁。

2. 每完成一个项目必须待血压恢复后，才能进行下一项的观察。

实验流程：

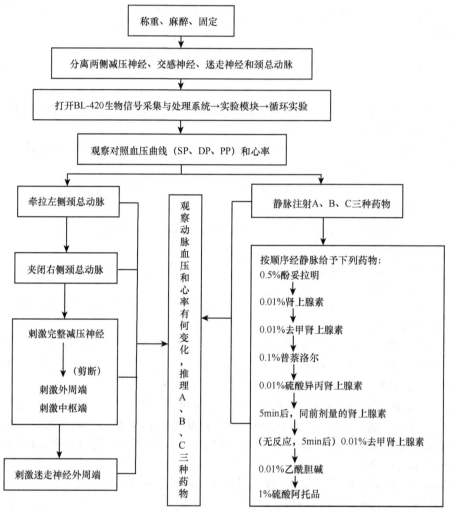

【要求与思考】

1. 课前复习心血管活动的神经体液调节。

2. 为什么要在动脉插管内灌注枸橼酸钠溶液？枸橼酸钠有何作用？

3. 用不同频率的刺激刺激减压神经或迷走神经，血压变化的幅度是否一样？为什么？

4. 本实验设计刺激右侧迷走神经，若刺激左侧迷走神经可否？会得到同样的结果吗？为什么？

5. 关于 A、B、C 三种药物的推理分析，你认为应从哪里入手？为什么？

6. 本实验在左颈总动脉插管阻断左颈总动脉窦血流的基础上，夹闭右颈总动脉观察血压的变化。据此可否推断颈动脉窦与主动脉弓压力感受器对血压的调节作用有何差异？

7. 如何牵拉颈总动脉（牵拉的频率、幅度）才可使血压发生变化？

8. 将浸有 10%普鲁卡因的棉球放在左侧颈总动脉窦区域后，再牵拉同侧颈总动脉，血压和心率会发生变化吗?

9. 何谓肾上腺素的翻转?其机制如何?

【作业题】

1. 说明各项处理影响动脉血压的机制。

2. A、B、C 三种药物引起动脉血压变化的特点如何?

3. 本实验你的最大收获是什么?

(吴 艳 刘 坚)

实验四十二 神经和体液因素对循环、呼吸和尿生成的影响

【实验目的】

知识目标:能准确阐明神经体液因素对循环功能、呼吸运动和尿生成的影响。

技能目标:能熟练运用生物信号记录系统同步记录动脉血压、呼吸运动和尿量等多种生物信号的实验方法。

素质目标:通过本实验的学习,学生能综合分析神经体液因素对循环、呼吸和尿生成的影响之间的相互关系,能对"迷走逃逸"现象做出合理解释。

【实验原理】

心血管系统的活动受神经和体液因素的影响,心交感神经兴奋使心跳加快加强,传导加速,使心输出量增加;支配血管的交感神经兴奋,血管平滑肌收缩,血流阻力增加;支配肾上腺的交感神经兴奋,使肾上腺释放肾上腺素和去甲基肾上腺,肾上腺素和去甲基肾上腺作用于心血管系统的 α 和 β 受体,使心血管系统的活动发生变化;支配心脏的副交感神经兴奋,心率减慢,心肌收缩力减弱,兴奋传导减慢。

体内外各种刺激可以直接作用于呼吸中枢或通过不同的感受器反射性地作用于呼吸运动,由此调节呼吸运动的频率和深度,使肺通气能适应机体代谢的需要。

尿生成的过程包括肾小球的滤过,肾小管和集合管的重吸收和分泌过程,凡能影响上述过程的因素都可以引起尿量的变化。

【材料与方法】

1. 实验动物 家兔。

2. 器材、药品 BL-420 生物信号采集与处理系统、压力换能器、保护电极、记滴器、哺乳类动物手术台、细塑料插管、注射器、针头、CO_2 气袋、N_2 气袋、尿糖试纸、橡皮管、20% 氨基甲酸乙酯溶液、生理盐水、20% 葡萄糖等。

3. 方法与步骤

(1)动物准备

1)麻醉与固定:用 20% 氨基甲酸乙酯行麻醉后仰卧固定于兔台上。

2)耳缘静脉输液。

3)颈部手术:分离气管、颈部两侧的减压神经、交感神经、迷走神经、颈总动脉。

4)气管插管记录呼吸。

5)左颈总动脉插管记录血压。

6)腹部手术:在左肋骨下做一约 5cm 的纵行切口,打开腹腔,分离左侧内脏大神经(支配左肾上腺),见图 7-1。

7)输尿管插管及尿量记录:插管方法见第三章第八节"输尿管插管术"。记滴器输入线输

入 BL-420 生物信号采集与处理系统相应通道。

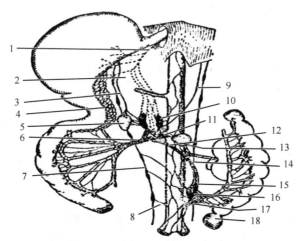

图 7-1　兔腹腔内交感神经的分布

1. 背侧迷走神经干；2. 分布至腹腔的迷走神经支；3. 右侧内脏大神经；4. 胰脏；5. 肾上腺（右侧）；6. 肠系膜颅侧（神经）丛；7. 交感（神经）干；8. 腹主动脉；9. 左侧内脏大神经；10. 左侧腹腔神经节；11. 前肠系膜神经节；12. 肠系膜间神经束（颅侧部）；13. 肾上腺（左侧）；14. 肠系膜间神经束（中间部）；15. 肠系膜间神经束（尾侧部）；16. 后肠系膜神经节；17. 后肠系膜神经丛；18. 小直肠

（2）仪器连接调试：在桌面上双击 BL-420 生物信号采集与处理系统进入界面→选择信号输入→选择相应通道→分别单击压力、呼吸。

（3）观察指标：心率、动脉血压（收缩压、舒张压和平均动脉压）、呼吸的频率和幅度、每两分钟尿滴数。

【观察项目】

1. 记录对照观察指标。

2. 手持左侧颈总动脉远端的结扎线向下牵拉 10s（频率快、幅度低）。

3. 夹闭右侧颈总动脉 10s。

4. 以连续刺激（强度 3～5V，波宽 2ms，频繁 40～80Hz）分别刺激完整的减压神经、剪断后的减压神经向中和向心端。

5. 迷走神经的作用　切断一侧迷走神经观察记录各项指标的变化；切断另一侧迷走神经观察记录各项指标的变化；用保护电极刺激右迷走神经外周端，观察各项指标变化，适当延长刺激时间注意观察记录血压的变化；连续刺激使血压下降维持在 5.3～6.6kPa 以下 1min，观察指标的变化。刺激参数：强度 3～5V，波宽 2ms，频率应高于迷走神经平静时自发放电的 3～4 倍。

6. 吸入气 CO_2 浓度增加　将充有 CO_2 的气袋导管上的针头斜对着气管插管，打开气量调节夹，使兔吸入气 CO_2 浓度增加。

7. 吸入气 O_2 浓度降低　将充有 N_2 的气袋导管上的针头斜对着气管插管，打开气量调节夹，使兔吸入气 N_2 浓度增加，O_2 浓度降低。

8. 增加无效腔　把一长 30cm 的橡皮管连在气管插管的另一侧。

9. 增加血容量　快速注射 37℃的生理盐水 10ml/kg。

10. 尿糖定性　取尿量 2 滴进行尿糖定性对照，然后静脉注射 20%葡萄糖 10ml，观察动脉血压和尿量的变化。在尿量变化增多时，再取尿液 2 滴作尿糖定性实验。

11. 刺激内脏大神经　刺激参数同前，持续 1min 后持续观察 40～60min 的血压和尿量变化。

实验流程：

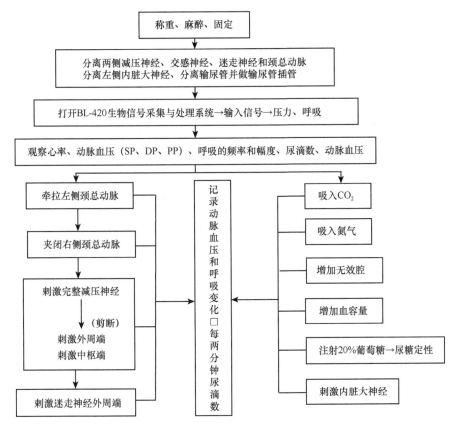

【实验结果】

剪辑、打印记录曲线，设计三线表格，将测量结果填入表内。

【注意事项】

1. 实验前应给家兔多喂青菜。

2. 手术操作应轻柔，避免损伤性尿闭，腹部切口不可过大，剪开腹膜时避免损伤内脏。

3. 注意给动物保温。

4. 每完成一个项目必须待尿量和血压恢复稳定后才能进行下一项的观察项目，每项处理前必须有对照曲线。

【要求与思考】

1. 课前复习心血管活动的神经体液调节、呼吸运动的影响因素和尿生成过程。

2. 用不同的频率刺激神经，血压变化的幅度是否不一样？为什么？

3. 为什么是刺激右迷走神经末梢端？刺激左迷走神经末梢端是否会得到同样的结果？若刺激迷走神经中枢端，会出现什么样的变化？为什么？

4. 刺激迷走神经和股动脉放血，为什么要使动脉血压降至 6.6kPa 以下再观察尿量的变化？

5. 刺激右迷走神经外周端血压可能发生什么变化？实验中观察到的有无非预期现象？何谓"迷走逃逸"现象？

6. 刺激内脏大神经可能引起血压先升高后下降，再持续升高的现象，为什么？

【作业题】

1. 请阐明各处理因素引起血压、呼吸、尿量变化的机制。

2. 本实验中哪些因素可影响肾小球的滤过率？哪些因素可影响肾小管和集合管的重吸收和分泌？并说明其机制。

3. "迷走逃逸"现象发生的可能原因是什么？

4. 刺激内脏大神经引起血压和尿量变化的机制是什么？

（吴 艳 刘 坚）

实验四十三 急性心肌缺血对心功能的影响

【实验目的】

知识目标：能准确阐明急性心肌缺血时心电变化特征及机制。

技能目标：能熟练完成家兔急性心肌缺血动物模型的复制，兔体表心电图和心肌单相动作电位的引导以及家兔体表心电图常用指标的测算方法。

素质目标：通过本实验的学习，学生能综合分析急性缺血对心功能的影响，关心和爱护心梗病人。

【实验原理】

急性心肌缺血（AMI）是临床常见病症。冠心病或心肌梗死的患者常发生心律失常，心律失常的种类繁多，其中缺血性心律失常都是以兴奋性异常为基础。缺血心肌静息膜电位（RMP）水平降低，动作电位（AP）除极幅度降低、传导速度减慢。而且缺血程度不同的心肌细胞，其 RMP 水平、AP 除极的幅度和速度各不相同，即离散度增大，易形成局部电折返使兴奋性异常、自律性异常、传导障碍，而诱发心律失常。本实验采用药物致冠脉痉挛和结扎冠状动脉复制 AMI 动物模型，观察 AMI 时心电活动的变化。

【材料与方法】

1. 实验动物 家兔，体重≥2.5kg。

2. 器材、药品 BL-420 生物信号采集与处理系统，心电图引导电极，乏极化电极，气管插管，压力换能器，三通阀，心导管，铁支架，双凹夹，拉钩，兔手术台，持针器，眼科剪，眼科镊，动脉夹，无损伤缝合针，细硅胶管，搪瓷碗，7 号针头，纱布块、丝线、棉球，20%氨基甲酸乙酯，肝素（1000U/ml），垂体后叶素（1U/ml），异丙肾上腺素（1.0mg/ml），生理盐水等。

3. 方法与步骤

（1）动物准备

1）麻醉与固定 20%氨基甲酸乙酯（0.75~1.0g/kg），耳缘静脉注射。麻醉后，仰卧固定于兔手术台上。

2）颈部手术，手术与气管插管见第三章第八节。

3）AMI 动物模型制备方法（两种方法）

A. 药物致冠脉痉挛法

垂体后叶素[0.5U/（ml·kg）]或异丙肾上腺素[2.5mg/（ml·kg）]。耳缘静脉注射，匀速1min 注完。

B. 冠状动脉结扎法（见第三章第八节）

沿胸骨左缘切开皮肤，手术刀紧贴胸骨左缘切断第 2~5 肋打开胸腔，用自制拉钩或小动物开胸器牵开胸壁（切勿损伤胸膜），暴露纵隔可见心包膜及心脏，用小纹丝钳夹持心包膜稍提起，然后用眼科剪剪开心包膜暴露心脏，自左心耳处识别冠状动脉左室支（见图 3-23）中上 1/3 交界处以无创缝合针贯穿结扎冠状动脉，结扎时在血管表面置一硅胶管（将硅管抽出可实现再灌注）。

4）放置Ⅱ导联心电图电极（参照第二章第六节标准Ⅱ导联的接法），将引导电极连以注射针头分别刺入四肢皮下。

5）放置心肌单相动作电位（MAP）引导电极，将 AgCl 乏极化电极置于心肌表面适当部位，参考电极置于切口皮下组织。

（2）BL-420 生物信号采集与处理系统参数设置：将 ECG、MAP 分别输入相应通道，时间常数（τ）和高频滤波（F）参数设置参见第二章第七节"带宽"内容"表 2-14"中的参考值。

（3）观察指标

1）心电图指标 P—R 间期，R—R 间期，QRS 波宽，Q—T 间期，ST 段偏移程度，T 波幅度，心率（HR）等。

2）心外膜单相动作电位指标：动作电位振幅（APP）、动作电位时程（APD）、有效不应期（ERP）、ERP/APD 值等。

3）描记缺血前和缺血后 2min、5min、7min、9min、15min、30min 时的上述指标。

4）ECG 和 MAP 的各项指标均取 5 个心动周期的算术平均数。

【实验结果】

1. 打印同步记录的 ECG、MAP 曲线。

2. 设计三线表填写各指标处理前后数据及单位，并计算处理后数据与处理前数据的百分比。各指标数据取 5 个心动周期的算术平均数值填入表内。

实验流程：

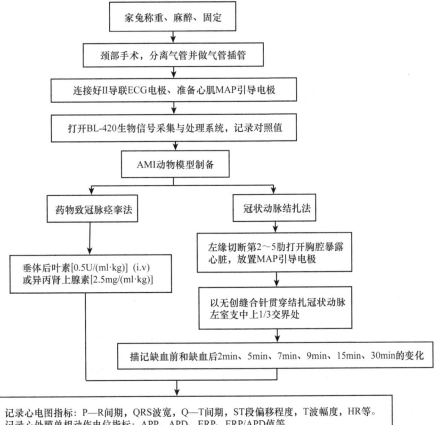

【注意事项】

1. 记录处理前对照曲线时应注射与实验处理用药容量相等的安慰剂。

2. 行开胸手术和置拉钩时避免损伤胸膜而造成气胸。

3. 缺血后各指标记录取缺血反应最显著时间段的曲线及数据。

【要求与思考】

1. 同一实验室动物的性别、年龄应相同，体重相近。

2. 课前复习临床生理及心肌缺血对心电活动影响的有关参考资料。

3. 药物致冠脉痉挛性缺血与冠脉结扎缺血的心电变化有何异同？

4. 冠心病或心肌梗死的患者常发生心律失常，特别是缺血再灌注心律失常的可能性更大更为严重，为什么？

5. 冲动传到缺血程度不同的电生理离散度增大的区域，易诱发心律失常，为什么？

6. 推理分析 AMI 对心肌动作电位的影响及机制。

7. 自行设计实验同步观察 ECG、MAP、左室内压（LVP）及压力微分（dp/dt）指标，探讨 AMI 对心肌电活动和收缩舒张功能的影响。左心导管插管术见第三章第八节。

【作业题】

1. 观察分析 MAP 与心电图的关联性。

2. 观察急性心肌缺血时，MAP 的幅度、时程、有效不应期和心电图 ST 段和 T 波等指标的变化，并探讨各项指标变化的机制。

（刘　坚　胡长清）

实验四十四　急性局灶性脑缺血再灌注损伤

【实验目的】

知识目标：能准确阐明局灶性脑缺血损伤大鼠的行为学改变。

技能目标：能熟练完成脑缺血再灌注损伤模型的复制。

素质目标：通过本实验的学习，学生能综合分析急性缺血再灌注损伤对脑功能的影响，关心和爱护脑梗死患者。

【实验原理】

脑是人体对缺氧最为敏感的器官，脑组织缺血将会导致局部脑组织及其功能损害，短期不完全性缺血可引起可逆性损害，而长时间的完全缺血或严重缺血会引起梗死。

缺血性脑血管疾病（ischemic cerebrovascular disease，ICVD）是脑卒中较为常见的类型。脑卒中又称中风、脑血管意外，具体定义是指急性起病，迅速出现局限性或弥漫性脑功能缺失征象的脑血管性临床事件。

缺血性脑血管疾病包括脑血栓形成、腔隙性脑梗死和脑栓塞，该类疾病呈发病率逐年升高趋势，是目前威胁人类生命的最主要疾病之一。

临床上对于脑缺血性损伤的治疗原则之一是尽早恢复血液供应（再灌注），以使缺血脑组织重新得到氧的供应，提供代谢所必需的营养物质并清除代谢废物，由此有利于减轻脑缺血损伤。但这同时也引发另一新的临床问题——再灌注损伤。进行再灌注时如何控制和减轻缺血再灌注损伤是该领域热门研究课题。

【材料与方法】

1. 实验动物　成年健康 SD 大鼠，体重 250～280g，雄性为佳。

2. 器材、药品　直径 0.235mm 进口尼龙鱼线，哺乳类动物手术器械，不锈钢三用电热恒温水浴箱，电子分析天平，光学显微镜，离心机，紫外-可见分光光度计，甲醛，生理盐水，红四氮唑（TTC）磷酸盐缓冲液，10%水合氯醛（chloralhydrate）溶液等。

3. 方法与步骤　采用大脑中动脉闭塞（MCAO）方法制备大鼠脑缺血再灌注损伤模型。

（1）取大鼠 2 只，一只做假手术对照，另一只做手术造模。

（2）术前 24h 禁食，自由饮水。

（3）腹腔注射 10%水合氯醛溶液（0.33ml/100g）麻醉大鼠，仰卧位固定，做颈部正中切口，分离浅筋膜及肌肉组织，充分暴露右侧颈总动脉。

（4）分离右侧颈总动脉（common carotid artery，CCA）、颈外动脉（external carotid artery，ECA）和颈内动脉（internal carotid artery，ICA）。

（5）结扎颈总动脉、颈外动脉，用直径为 0.235mm 进口尼龙鱼线作为栓线，头端轻蘸液体石蜡并干燥让其圆润，使顶端直径为 0.26~0.28mm，于颈总动脉分叉切口处向颈内动脉插入栓线（18.5±0.5）mm，感觉有阻力即达到大脑中动脉起始部，完全阻断其血流，结扎颈内动脉。

（6）术中白炽灯加温，维持大鼠肛温约 37℃。术后缝合伤口，动物回笼。2h 后拔出鱼线，即造成脑缺血再灌注模型。

（7）假手术动物仅分离右侧颈总动脉、颈外动脉和颈内动脉，而后缝合伤口。

（8）鼠术后 24~48h，腹腔注射 10%水合氯醛溶液（0.33ml/100g）麻醉，快速用手术剪沿两侧腋前线剪断肋骨，再剪开膈肌后将胸骨及两侧肋骨掀起固定，暴露心脏，剪开右心耳放血，用止血钳从肝下方夹闭腹主动脉，将灌注针头经心尖部插入左心室到达升主动脉后固定针头，迅速灌注生理盐水 150ml，直至从右心耳流出的液体为无色澄清（表示脑血管血液已被冲净）。快速断头取脑，于–20℃冰箱中速冻 2~3min，将大脑做连续 2mm 冠状切片，共 6 片；将脑片放入 2%TTC 磷酸盐缓冲溶液中 37℃避光水浴 1h，以备测梗死体积。

【观察项目】

1. 神经功能评分　于再灌注 22h 对各组大鼠分别进行神经功能评分，采用 Zea Longa 评分法，分为：

0 分：无神经系统功能缺失症状，活动正常者。

1 分：不能完全伸展对侧前肢者。

2 分：出现同侧 Horner 征，爬行时出现向对侧转圈者。

3 分：行走时身体向对侧偏瘫方向倾倒者。

4 分：不能自行行走者，意识丧失者。

5 分：动物死亡。

其中 1~4 分为有效模型。

2. 组织病理学检查　将置于 10%甲醛溶液中固定的脑组织送病理学检查，经脱水、石蜡包埋后切片，HE 染色，光学显微镜下观察脑组织结构变化。

将放置于–20℃冰箱中速冻 2~3min 后的大脑冠状切片（共 6 片）放入 2%TTC 磷酸盐缓冲溶液中，37℃恒温水浴 1h，正常脑组织呈红色，缺血区呈白色；将脑片取出用数码相机拍照后，应用医用计算机彩色图像分析系统测定梗死面积，根据以下公式计算梗死体积：

$$V=(A+\cdots+A_n)\,t/2$$

式中，t 为切片厚度，A 为梗死面积。

实验流程：

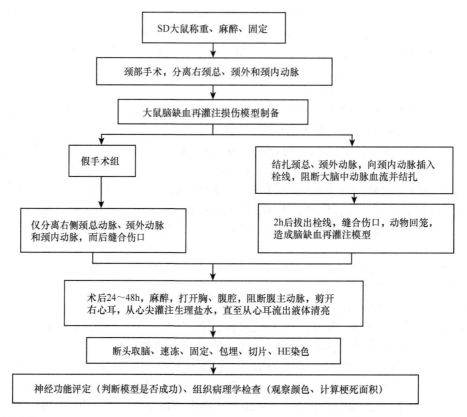

【注意事项】

1. 麻醉应适量，切忌过量，麻醉药物过量时易造成动物呼吸抑制甚至死亡；术中需增加麻醉药物剂量时，不超过药物总剂量的 20%。

2. 手术过程中应尽量避免出血，特别是分离颈内动脉和颈外动脉时，注意颈外动脉的一些小分支，勿过度牵拉，以免损伤血管。分离神经时应特别仔细，操作轻柔，避免损伤其迷走神经而造成动物呼吸抑制。

3. 分离血管时应尽量把血管剥离干净，这样用眼科剪剪切口时不会误剪血管外膜，切口越小越好，便于栓线插入。

4. 插线时切勿过度牵拉血管，造成血管痉挛，导致栓线不能顺利进入。栓线插入血管进颅时有一个狭窄或者角度，如感觉有阻力，不能盲目插入，此时应抽出栓线，调整角度，重新插入，切忌栓线在血管内反复进退，以免造成蛛网膜下腔出血。

5. 术后注意动物的保暖，以保证造模成功。拔栓线时注意不能全部拔出，以免造成大出血导致动物死亡。

6. 处死动物取脑时，动作宜轻柔，避免损伤硬脑膜等脑组织。TTC 染色时一定要注意避光，以保证染色效果。

附：TTC 染色测定梗死体积的原理

2%TTC 磷酸盐缓冲溶液是一种淡黄色透明溶液，是脂溶性光敏感的复合物，可与正常组织细胞线粒体内琥珀酸脱氢酶反应生成深红色脂溶性物质，而缺血组织由于线粒体脱氢酶失活而不显色，不会产生此变化。TTC 不着色说明细胞进入膜衰竭不可逆阶段，因此在实验中所表示的损伤范围将不包括半暗带组织。

【作业题】

1. 栓线阻断了大脑中动脉起始部血流，理论上造成大脑哪些部位梗死？
2. 拔出栓线后，大脑通过哪些血管实现脑缺血再灌注？
3. 急性局灶性脑缺血再灌注损伤机制有哪些？
4. 缺血性脑血管疾病的病理生理学机制是什么？

（刘　坚　彭吉霞）

实验四十五　家兔失血性休克及血管活性药物抗休克效果比较

【实验目的】

知识目标：能准确阐明休克的发生机制及临床表现。

技能目标：能熟练完成失血性休克动物模型的复制。

素质目标：通过本实验的学习，学生能综合分析休克的各种急救治疗措施的效果差异，关心和爱护休克患者。

【实验原理】

休克是多病因、多发病环节、有多种体液因素参与，以机体循环系统功能紊乱，尤其是微循环功能障碍为主要特征，并可能导致器官功能衰竭等严重后果的复杂的全身调节紊乱性病理过程。休克的微循环学说，认为各种原因引起的休克都可导致微循环障碍，休克发病的关键不在于血压，而在于血流，因而提出在改善微循环、保证组织有效灌流的基础上采用血管活性药物治疗休克。本实验通过动脉放血复制失血性休克，观察休克过程中机体的变化，通过实验了解抢救休克的治疗原则。

【材料与方法】

1. 实验动物　家兔，体重 2.0～3.0kg。

2. 器材、药品　哺乳类动物手术器械、输液输血装置、气管插管、动脉和静脉导管、输尿管插管、三通管、微循环观察装置、1ml、20ml 和 50ml 注射器、BL-420 生物信号采集与处理系统或 BI-2000 医学图像分析系统（观察微循环）、20%氨基甲酸乙酯溶液或 1%普鲁卡因、0.2%肝素、654-2 注射液、去甲肾上腺素注射液、生理盐水、灌流液（台氏液+1%明胶）等。

3. 方法与步骤

（1）动物准备

1）麻醉与固定：静脉注射 20%氨基甲酸乙酯麻醉，仰卧固定。

2）颈部手术：分离气管、左侧颈动脉及右侧颈外静脉，气管插管。耳缘静脉注射肝素 1000U/kg 抗凝。右侧颈外静脉插管，导管通过三通管连输液瓶和压力换能器，用来测定中心静脉压（CVP）和输液。在测压前，阻断压力换能器侧管，使导管与输液瓶相通，缓慢滴注生理盐水（5～10 滴/min），保持静脉通畅。左侧颈总动脉插管，接上三通管，记录血压。经气管插管描记呼吸。

3）输尿管插管：手术及插管方法见第三章第八节"输尿管插管术"。

4）肠系膜微循环观察：腹正中沿腹白线做约 6cm 长的纵行切口，打开腹腔后，在腹腔内可见淡粉红色、肠壁较饱满的盲肠，找到盲肠游离端后，将盲肠轻轻提起，沿盲肠系膜轻轻地将一段游离度较大的回肠和肠系膜拉出腹外（注意：找盲肠时切忌乱翻和用力牵拉，以免肠系膜血管收缩，血流停止）。用止血钳夹住腹部切口，以防肠管外溢。然后将兔向右侧卧位固定，将肠系膜放置在 BI-2000 微循环恒温灌流盒内，在显微镜下观察肠系膜微循环。

5）将电极分别插入肢体踝部皮下。导联线连接方法参见第二章第六节有关心电图标准导联部分。

（2）仪器连接与调试（图 7-2）

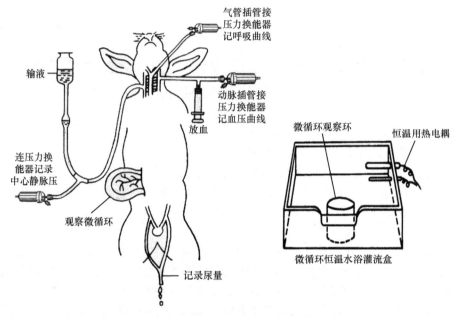

图 7-2　实验装置连接示意

1）BL-420 生物信号采集与处理系统连接及软件使用：①选择"输入信号"菜单中的"1 通道"菜单项，选中"张力"，描记呼吸。②选择"输入信号"菜单中的"2 通道"菜单项，选中"压力"，描记血压。③选择"输入信号"菜单中的"3 通道"菜单项，选中"压力"，描记 CVP。④选择"输入信号"菜单中的"4 通道"菜单项，选中"心电"，描记心电图。⑤用鼠标器左键单击工具条上的"开始"命令按钮。⑥在控制参数调节区，1 通道增益为 1000，时间常数（τ）为 DC，高频滤波（F）为 30Hz。2 通道增益为 50，时间常数为 DC，高频滤波为 30Hz。3 通道增益为 200，时间常数为 DC，高频滤波为 30Hz，速度选择 50ms/div。4 通道增益为 1000，时间常数为 0.1～0.01s，高频滤波选择 100Hz，速度选择 50ms/div。⑦在增益、标尺调节区，将血压、呼吸、中心静脉压波形调节到适当大小。

2）BI-2000 医学图像分析系统连接及软件使用见第二章第六节。

（3）观察指标：皮肤黏膜颜色，血压、呼吸、心率、中心静脉压、心电图、尿量、肠系膜微循环。

【观察项目】

1. 记录处理前的上述指标。

2. 放血　打开颈总动脉插管与注射器相连的侧管，使血液从颈总动脉流入注射器内，一直放血到 5.33kPa（40mmHg）时，调节注射器内放出的血量，使血压稳定在该水平。维持血压在 5.33kPa（40mmHg）20min，观察注射器中血量的增减、失血期间动物各项指标改变。如果时间允许则可继续延长时间进行观察。

3. 抢救　同一实验室分四组进行抢救，将液体或血液倒入输液瓶内，快速输液（50

滴/min）进行抢救。输完后再次测定前述各项指标。也可根据现有条件自行设计抢救方案进行抢救。

（1）失血量等量的生理盐水+失血全血+去甲肾上腺素 0.75mg/kg 体重。

（2）2 倍失血量生理盐水+失血全血+654-2（山莨菪碱）1mg/kg 体重。

（3）2 倍失血量生理盐水。

（4）失血全血。

输液、输血后再观察记录抢救过程中各项指标变化。

【实验结果】

打印同步记录的血压、ECG、呼吸、CVP 等曲线，绘制三线表填入所测各项指标的数据。

【注意事项】

1. 麻醉要深浅适度，过深，可严重抑制呼吸；过浅，动物疼痛挣扎，影响观察，甚至引起神经源性休克。

2. 牵拉肠袢要轻，以免引起严重低血压，外周循环衰竭。

3. 尽量减少手术出血，可在同一实验室不同组之间适当分工以减少手术创伤，如有的小组只观察微循环和血压。

4. 动脉套管中，插管前先加入一定量的肝素溶液。静脉导管一经插入，应立即缓慢滴注生理盐水。在插管前，动脉套管、静脉导管、与输液瓶相连的管道内应充满液体。

5. 本实验因手术较多，宜分工协作，以保证实验成功率。

6. 观察微循环时，要分清动脉、静脉及毛细血管，选好标志血管，固定视野。

实验流程：

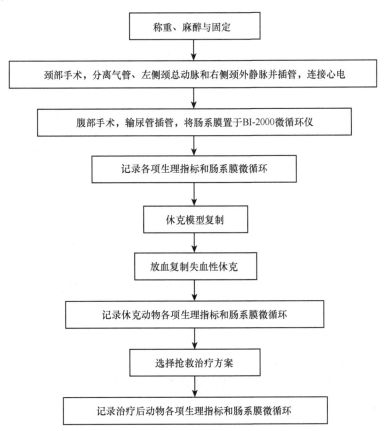

【要求与思考】

1. 学生课前应复习休克的内容。

2. 本实验是否造成休克动物模型，根据何在？

【作业题】

1. 以本实验结果说明失血性休克的发生发展。

2. 结合理论知识，除了本实验对动物采用急性放血方法造成休克之外，请设计出几种简便易行复制休克动物模型的方法。

附：肠系膜微循环观察

1. 向恒温水浴灌流盒内注入 38℃左右灌流液。该灌流液由台氏液加入 1%明胶配成。

2. 选择一段游离度较大的小肠祥，从腹腔拉出后，放入恒温灌流盒的小浴槽内，使肠系膜均匀平铺在有机玻璃凸形观察环上，压上固定板，调整灌流液平面，使液面刚覆盖过肠系膜，用透射光源或侧射光源在显微镜下观察。

3. 在显微镜下直接观察和记录放血前后肠系膜微循环的状况。分清肠系膜各种血管，包括动脉、静脉和毛细血管（仅能通过一个红细胞的微血管），观察血流速度、血管口径（可用测微器测定）及视野下某一固定区域内毛细血管祥数目，找出标记血管，以便固定视野作动态的前后比较。

（1）选取一支微动脉与微静脉（从血流方向加以区分），观察二者口径大小和口径比值，并注意相应区域内的毛细血管开放数目及血流速度，血流速度可用线状流（最快）、线粒流（快）、粒线流（较快）、粒流（较慢）、粒缓流（慢）、粒摆流及血流停滞来记述。这一区域选一根血管作标记，移动观察时，仍可找到。

（2）注意有无红细胞聚集。如有聚集，聚集程度可用 3～5 个红细胞相连成串（轻度）、呈缗钱状排列（中度）、呈絮状（重度）等记述。

（3）除上述观察血管口径、血流速度及红细胞聚集程度外，还可观察到以下变化：

1）血浆流：失血后部分毛细血管内红细胞消失，仅见血浆流动。

2）白细胞附壁：失血早期，血流缓慢时在小静脉壁上可见白细胞滚动和附着。

3）微血管周围斑点状出血：在失血晚期可观察到毛细血管周围有出血灶。

（刘　坚　吴胜英）

实验四十六　急性右心衰竭及血流动力学变化

【实验目的】

知识目标：能准确阐明右心衰的血流动力学及心肌力学变化的病理生理学机制。

技能目标：能熟练完成急性右心衰动物模型的复制和右心室插管法。

素质目标：通过本实验的学习，学生能综合分析右心衰的各种血流动力学改变，关心和爱护右心衰患者。

【材料与方法】

1. 实验动物　家兔。

2. 器材、药品　哺乳类动物手术器械，兔手术台，1ml、10ml、50ml 注射器，压力换能器，右心室导管，BL-420 生物信号采集与处理系统，输液装置，听诊器，20%氨基甲酸乙酯，生理盐水，0.5%肝素，液体石蜡等。

3. 方法步骤

（1）动物准备

1）麻醉、固定用 20% 氨基甲酸乙酯麻醉后固定。

2）颈部手术，气管插管，分离左侧颈总动脉、右侧颈外静脉。

3）中心静脉压测量分离左侧颈外静脉，插管至腔静脉，连接压力换能器，测中心静脉压（CVP）。

4）左侧颈总动脉插管记录颈动脉血压。

5）右心室插管与右心室压力的测定方法（见第三章第八节），右室压力及微分（dp/dt_{max}）同左室压力及微分的记录方法。

（2）仪器连接与调试：将上述生物信号分别输入 BL-420 生物信号采集与处理信号系统的相应通道，同步记录各项指标。用听诊器听心音和呼吸音，注意吸气末呼吸音是否清晰。

（3）观察指标

1）肉眼观察呼吸频率及深度变化，用听诊器听心率及心音的变化。

2）记录动脉收缩压（SP）、舒张压（DP）、中心静脉压（CVP）、右室压、右心室压力微分曲线及数值。

【观察项目】

1. 完成手术操作后，让动物安静 5min，调好记录装置，测记各项指标对照值，观察上述指标。

2. 肝-中心静脉压反流实验（轻推压右肋弓下 3s 后，中心静脉压上升的 Pa 或 cmH$_2$O 数表示），记录上述指标变化。

3. 右心衰的影响 用 38℃ 的液体石蜡 1ml，以 0.1ml/min 的速度缓慢注入耳缘静脉，同时密切观察，当血压有明显下降或中心静脉压有明显上升时，即停止注射，观察 5min。如血压和中心静脉压又恢复到原对照水平，可再缓慢注入少量液体石蜡，直至血压有轻度下降（降低 10～20mmHg），和（或）中心静脉压有明显升高为止（一般液体石蜡用量为 0.5～1.0ml，不超过 0.5ml/kg）。观察各项指标的变化。

4. 注射栓塞剂后观察 5min，然后以 5ml/（kg·min）的速度从静脉快速输入生理盐水，也可用 50ml 注射器抽取生理盐水从静脉输液导管推注。输液过程中观察各项指标变化，输液量每增加 25ml/kg，测定各项指标一次，直至动物死亡。

5. 动物死亡后，挤压胸壁，观察气管内有无分泌物溢出，注意其性状。剖开胸、腹腔（注意不要损伤脏器和大血管）。观察有无胸腔积液、腹水及其量；观察心脏各腔体积；肺脏外观和切面观；肠系膜血管充盈情况、肠壁有无水肿、肝脏体积和外观情况。最后剪破腔静脉，让血液流出，注意此时肝脏和心脏体积的变化。

实验流程：

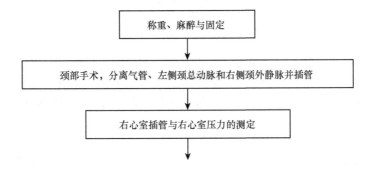

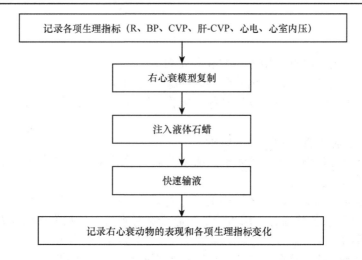

【实验结果】

1. 剪辑、打印处理前后记录曲线，并做好实验处理及图示说明。

2. 制三线表填入处理前后各项结果。

【注意事项】

1. 注入液体石蜡的量是该实验成功的关键，若注入过少往往需输入大量液体，若注入过量又会造成动物立即死亡，故一定要缓慢注入，并在注入过程中仔细观察血压、中心静脉压和心电图的变化。

2. 保持压力换能器与心脏同一平面。

3. 若输液量超过 200ml/kg，而各项指标变化仍不显著时，可再补充注入栓塞剂。

【要求与思考】

1. 课前复习右心衰对心功能影响的理论。

2. 预习心导管插管技术。

【作业题】

1. 说明大量输液引起中心静脉压、右心室内压及压力微分变化的机制，并探讨其相互影响机制。

2. 阐明右心衰对心脏收缩及舒张功能的影响及其机制。

（刘　坚　吴胜英）

实验四十七　影响心功能的因素及实验性心力衰竭的发生与药物治疗

【实验目的】

知识目标：能准确阐明心功能的影响因素。

技能目标：能熟练完成实验性全心衰动物模型的复制和离体蟾蜍心脏的恒压灌流法。

素质目标：通过本实验的学习，学生能综合分析强心药物对心力衰竭的治疗作用，关心和爱护心力衰竭患者。

【实验原理】

一般作为衡量心功能的指标是心输出量[心输出量（ml/min）=每搏输出量（ml/次）×

心率（次/min）]。在此次实验中利用离体的蟾蜍心脏，消除了神经反射对心率变动的影响，所以相当于在心率基本恒定的情况下，主要考虑每搏输出量对心输出量的影响。在一定范围内，回心血量增加，心室舒张末期容积（前负荷）增加，使心肌纤维初长度拉长，心肌收缩力增强，每搏输出量增加，即 F-Starling 定律。当心室后负荷（如大动脉压）增加时，即心室收缩射血克服阻抗增加，心室壁收缩期张力增大、做功增加。心肌收缩性能改变是指心肌收缩机制改变所引起的收缩力量的改变，与前、后负荷无关，而可受去甲肾上腺素、乙酰胆碱等神经递质和体液因素的影响。改变心肌收缩性能可使心脏的功能曲线（心功曲线）左移或右移。

本实验以过度增加心脏的前、后负荷与利用硫酸镉竞争性抑制钙离子内流，降低心肌收缩性制备出全心衰模型。

洋地黄因使心肌细胞膜 Na^+/K^+-ATP 酶活性减低，异丙肾上腺素则作为 β 受体激动剂，对衰竭心肌都有一定治疗作用，而普萘洛尔作为 β 受体阻断剂，对衰竭心肌也有一定治疗作用，可拮抗 β 受体激动剂的强心作用。

【材料与方法】

1. 实验动物 蟾蜍。

2. 器材、药品 BL-420 生物信号采集与处理系统、压力传感器、张力传感器、三维调节器、离体心脏灌流装置、蛙类手术器械、动脉插管、静脉插管、滴管、任氏液、1:10 000 去甲肾上腺素、1:10 000 乙酰胆碱、$2×10^{-6}$～$2×10^{-5}$mol/L 硫酸镉任氏液、10%洋地黄酊、0.2%普萘洛尔（按片剂重量计算）、0.001%异丙肾上腺素等。

3. 方法与步骤

（1）破坏蟾蜍脑、脊髓，将其仰卧固定于蛙板上，用手术剪于剑突处向两锁骨肩峰端呈三角形剪开皮肤，用粗剪刀剪开胸壁，切勿损伤心脏，剪去胸骨、锁骨，用镊子提起心包膜，用眼科剪仔细将其剪开，暴露心脏。

（2）分离出左、右主动脉，在主动脉下穿两根线备用。用玻璃分针将心脏翻向头侧，可看到静脉窦与下腔静脉（后腔静脉）及左、右肝静脉，小心分离并剪开左、右肝静脉相连的心包膜等组织，在其下穿一根线备用；同时将刚才穿于主动脉下的一根备用线一起穿过（即从后腔静脉下绕过），结扎此线，便把除两主动脉和后腔静脉及左、右肝静脉以外的全部血管（主要是左、右肺静脉）扎住，结扎过程中切勿扎到静脉窦。

（3）提起后腔静脉，用眼科剪刀做一斜行切口，将事先充满任氏液（不含气泡）的静脉插管插入切口，直至静脉窦内，用备用线结扎固定。注意不要进气泡。

（4）翻转心脏向后，提起主动脉，做一斜行切口，将事先充满任氏液的动脉插管向心性插入，作为心搏出口，并用备用线结扎固定。于左、右肺静脉结扎线的下方剪断所有相连的组织，摘取心脏。手持动、静脉插管，将离体心脏固定于动、静脉插管固定装置上（图 7-3）。

（5）静脉插管经三通分别与储液瓶和压力传感器相连，用于离体心脏灌流和监测前负荷压力。动脉插管经三通分别与另一只压力传感器和记滴器相连，用于监测后负荷压力和记录心输出量。心尖部夹一带手术线的蛙心夹，手术线穿过心脏下方的滑轮垂直固定于张力传感器悬梁臂上，记录心肌的收缩强度和心搏频率。

（6）分别将各换能器及记滴器输入线输入 BL-420 生物信号采集与处理系统相应通道，记录心脏前后负荷、心肌收缩曲线及心输出量，各通道参数设置参见表 2-14。

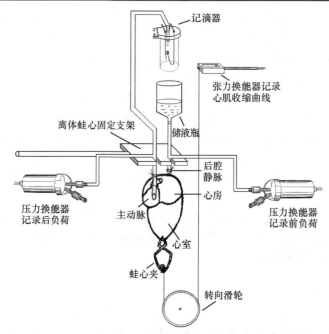

图 7-3 离体心脏灌流实验装置示意

【观察项目】

1. 有效心功率计算方法 计算机生物机能实验系统通过显示器同步显示心输出量、心肌收缩强度和心搏频率、前负荷、后负荷。根据屏幕对应通道上显示的数据，改变储液瓶、记滴器高度，即定量改变前、后负荷。可直观地观察、比较心输出量与心肌收缩强度、前负荷、后负荷之间的关系。每改变一次前、后负荷，记录 2～3min 上述指标。根据不同前后负荷的心输出量，按照计算公式：$W = P \times V$ 求出不同前后负荷的有效心功率，即：

有效心功率（g·cm/min）=心输出量（ml/min）×后负荷（cmH$_2$O）×水密度（1g/ml）

绘制心功曲线：以后负荷（cmH$_2$O）为横坐标，以有效心功率（g·cm/min）为纵坐标。计算不同前、后负荷下的有效心功率之点，将各点连结成线即为心功曲线。

注意：各项数据的测量和运算，均应在每次记录后，立即计算出来，并取两位有效数字。

2. 固定后负荷改变前负荷对心功能的影响调节记滴器高度，将后负荷保持为 5cmH$_2$O 不变，调节储液瓶高度，使前负荷依次为 2cmH$_2$O，4cmH$_2$O，6cmH$_2$O，8cmH$_2$O，10cmH$_2$O…。记录、测量心输出量、心肌收缩力和心搏频率。找出最适前负荷（即心脏不过分充盈扩张而心输出量又较高时的前负荷压力）。

注意：前负荷处于 5cmH$_2$O 时，心输出量应保持在 20～30 滴/分（在储液瓶出口处用三通控制），不应过快。以下各项实验中所取的固定前负荷=最适前负荷-5cmH$_2$O。

3. 固定前负荷改变后负荷对心功能的影响调节储液瓶高度，将前负荷固定在最适前负荷-5cmH$_2$O 不变，使后负荷依次为 2cmH$_2$O，4cmH$_2$O，6cmH$_2$O，8cmH$_2$O，10cmH$_2$O…。记录、测量前述各项指标。注意：在实验过程中，每改变一次后负荷，要稳定 1～2 分钟，再进行测定；当后负荷超过心脏代偿范围至有效心功率下降时（即心力衰竭），应不再继续提高，把后负荷降回到 5cmH$_2$O，保持灌流，待心输出量基本达到"3"测定前时，以此为心缩力恢复的对照值，再进行以下的实验。（下面各次实验也遵循此原则）

4. 心肌收缩性能对心功能的影响

（1）去甲肾上腺素的影响：将 1∶10 000 去甲肾上腺素 1～2 滴用滴管加于心脏表面，待

1～2 分钟效果明显后，再重复"3"实验步骤。

（2）乙酰胆碱的影响：将去甲肾上腺素冲洗干净，恢复固定前负荷和后负荷 5cmH₂O，待心脏活动恢复后，按上法滴加 1∶10 000 乙酰胆碱 1～2 滴于心脏表面，重复"3"实验步骤，观察。

5. 制备药物性全心衰　将乙酰胆碱冲洗干净后，恢复固定前负荷和后负荷 5cmH₂O，待心脏活动恢复后，用 $2×10^{-6}～2×10^{-5}$mol/L 硫酸镉任氏液代替任氏液灌流。当硫酸镉任氏液完全进入心脏 1～2min 后，重复"3"实验步骤，观察并比较更换灌流液前后各项指标有何不同。复制心力衰竭模型也可用低钙任氏液灌流。

6. 治疗　恢复固定前负荷和后负荷 5cmH₂O，待心脏活动恢复后，分组进行强心药疗效观察。

第 1 组：于心脏表面滴加 3～4 滴 10%洋地黄酊，待作用明显后（5～10min），重复"3"实验步骤。

第 2 组：于心脏表面滴加 2～3 滴 0.2%普萘洛尔后，观察有何变化，待出现作用时，立即按第 1 组步骤操作。

第 3 组：于心脏表面滴加 1～2 滴 0.001%异丙肾上腺素，待作用明显后，重复"3"实验步骤。

第 4 组：于心脏表面滴加 2～3 滴 0.2%普萘洛尔后，观察有何变化，待出现作用时，立即按第 3 组步骤操作。

【实验结果】

绘制三线表，填入各项实验处理前后的数据，并绘制出心功能曲线。

【注意事项】

1. 实验过程中勿用手捏拿心脏，以免损伤心脏。

2. 心脏表面应经常滴加任氏液，以保持湿润。

3. 整个实验过程中，储液瓶灌流液应恒定在 10ml，并保持动、静脉插管通畅勿扭曲。

4. 实验过程中，前、后负荷的增量应视心脏的体积及收缩力于 2～5cmH₂O 之间灵活选择。

5. 实验过程中，应回收、循环使用任氏液或硫酸镉任氏液。

【要求与思考】

1. 学生课前应复习心功能不全的有关内容。

2. 何谓心脏前负荷、后负荷？何谓紧张源性扩张、肌源性扩张？

3. 临床上由于前负荷或后负荷增加而引起心功能不全，可见于哪些疾病？

【作业题】

1. 本实验造成急性心力衰竭机制如何？

2. 影响心功能的因素有哪些？机制如何？

3. 洋地黄如何治疗心功能不全？

（刘　坚　唐俊明）

实验四十八　窒息所致的动物呼吸、循环衰竭及复苏

【实验目的】

知识目标：能准确地阐明窒息引起呼吸、血压、中心静脉压及动脉血气变化的病理生理学机制。

技能目标：能熟练完成窒息动物模型的复制和同步记录呼吸、血压以及测量中心静脉压的方法。

素质目标：通过本实验的学习，学生能抢救呼吸衰竭导致死亡的动物，关心和爱护呼衰患者。

【材料与方法】

1. 实验动物　家兔。

2. 器材药品　哺乳类动物手术器械、兔手术台、动脉插管、气管插管、中心静脉压测量装置、BL-420 生物信号采集与处理系统、注射器（2ml、5ml、10ml）、简易人工呼吸气囊或小动物呼吸机、听诊器、20%氨基甲酸乙酯溶液、0.5%肝素、1%肾上腺素等。

3. 方法、步骤

（1）动物准备

1）动物麻醉、固定：20%氨基甲酸乙酯溶液（5ml/kg），待动物麻醉后，将其仰卧固定于兔手术台上。

2）颈部手术及气管插管。

3）左颈总动脉插管连以压力换能器描记血压曲线。

4）右颈外静脉插管经三路阀，其中一路连以压力换能器测中心静脉压。

5）股部手术，行股动脉插管（方法见第三章第八节）。

（2）仪器连接及调试根据观察指标设置各信号输入通道的参数。

（3）观察指标颈动脉血压、中心静脉压、呼吸、心电图。

【观察项目】

1. 在各项指标稳定状态下，记录对照曲线。

2. 记录窒息状态下的各项指标。

窒息动物模型复制方法：用止血钳夹闭气管插管上的橡皮管，造成窒息 3～5min，迅速记录上述指标，如果有条件可以采股动脉血样本送检，然后立即松开一侧的止血钳，用简易人工呼吸气囊或小动物呼吸机，行人工呼吸进行抢救，待呼吸、心跳恢复正常后再记录上述指标一次。待动物恢复 5min 后进行第二次夹闭，造成窒息约 5min，此时动物血压开始升高，而后很快下降，在血压接近 10mmHg 左右、心跳很弱、听诊几乎听不到心音后，立即松开一侧的止血钳，用简易人工呼吸气囊进行人工呼吸，同时快速心内注射 1%肾上腺素 0.5ml，并且做胸外心脏按压，争取使呼吸、心跳得以恢复。如果复苏，再记录各项指标。

【实验结果】

1. 剪辑、打印处理前后记录曲线，并做好实验处理及图示说明。

2. 制三线表填入处理前后各项结果。

【注意事项】

1. 第一次窒息，在动物的胸式和腹式呼吸都停止 2～3min 时即可抢救。

2. 第二次窒息，在呼吸停止、血压下降、心跳减弱、听不到心音时即可抢救。

3. 注意防止动物剧烈挣扎时动脉插管脱出而发生大出血。

【要求与思考】

1. 实验前做好 BL-420 生物信号采集与处理系统放大器调零及换能器定标。

2. 实验中保持各插管通畅。

3. 动脉血压与中心静脉压换能器零点与心脏同一水平。

4. 试分析气管夹闭后呼吸、血压变化的机制和意义。

【作业题】

1. 何谓窒息？说明复苏的原则、方法及其临床意义。

2. 分析窒息引起呼吸、血压、中心静脉压及动脉血气变化的病理生理机制。

（刘　坚　范金明）

实验四十九　影响离体小肠收缩的因素及药物对其作用

【实验目的】

知识目标：能准确阐述消化道平滑肌的一般生理特性。

技能目标：能熟练完成哺乳动物离体器官实验方法。

素质目标：通过本实验的学习，学生能综合分析各种理化因素和药物对离体小肠平滑肌收缩性的影响。

【实验原理】

机械性消化由消化道肌肉活动完成，在整个消化道中，除口、咽、食管上端和肛门端属骨骼肌外，其余部分均为平滑肌。与其他肌肉相比，消化道平滑肌具有自动节律性，富于伸展性，对化学物质、温度变化及牵张刺激较敏感等生理特性。离体肠平滑肌置于适宜的液体中，仍能进行节律性活动，并对温度、pH 等环境变化表现不同的反应。

机体大多数器官接受胆碱能神经和去甲肾上腺素能神经的双重支配，两类神经兴奋时产生的效应相反而以优势支配的神经效应为主。胃肠平滑肌以胆碱能神经支配占优势，分布有高密度的 M 胆碱受体，同时也有一定密度的 α 和 β 受体分布。乙酰胆碱等拟胆碱药可兴奋 M 受体，引起胃肠平滑肌收缩，张力增强，收缩幅度加大。M 受体阻断药则可拮抗 M 受体激动药收缩胃肠平滑肌的作用；拟肾上腺素药则可激动 α 和 β 受体，引起胃肠平滑肌舒张，张力下降。

【材料与方法】

1. 实验动物　家兔，体重 2～2.5kg，雌雄均可。

2. 器材、药品　张力换能器，BL-420 生物信号采集与处理系统，HW200S/HW201S 恒温平滑肌系统，麦氏浴槽，铁支架，氧，注射器（1ml、5ml、10ml），6 号针头，平皿，烧杯，缝针，棉线，粗剪刀，组织剪，小镊子，1mol/L NaOH 溶液，1mol/L HCl 溶液，0.01%乙酰胆碱溶液，0.05%阿托品溶液，0.01%肾上腺素溶液，0.01%去甲肾上腺素溶液，台氏液，无钙台氏液，0.05%乙酰胆碱溶液等。

3. 方法与步骤

（1）实验装置准备和仪器参数设置

1）离体肠管实验装置见第四章实验五及第三章第七节中"离体肠管标本制备"。

使用传统离体使麦氏浴槽，保持其内温度稳定在（37±0.5）℃。通气管接 95%O_2+5%CO_2 混合气体管道。用螺丝夹调节气体管道的气体流量，调节至浴槽中气泡一个个逸出为止（1～2 个/s 为宜）。

使用 HW200S/HW201S 恒温平滑肌系统，连通电源，按启动按钮，即刻启动，标本通过进气支架组固定在实验管中，设置温度和进气量同上。

2）张力换能器输出线接 BL-420 生物信号采集与处理系统，张力换能器如需固定，固定于铁支架上。启动后点击菜单"实验项目"，选择"消化实验中消化道平滑肌的生理特性"项，即可开始实验项目。

（2）标本准备：见第四章第五节中"离体小肠平滑肌实验法"。

【观察项目】

1. 观察小肠自动节律性收缩 待离体小肠稳定 10～30min 后，记录一段正常收缩曲线，观察收缩曲线的节律频率、波形和幅度。

2. 温度的作用 将肠段置于 25℃的台氏液中，观察小肠运动的反应，当效应明显后再换入 42℃台氏液，观察收缩活动的变化。

3. 1mol/L NaOH 溶液的作用 用滴管吸入 1mol/L NaOH 溶液，向灌流浴槽内滴 2 滴，观察小肠运动的反应。观察到明显效应后，用台氏液反复冲洗标本 3 次，待肠平滑肌收缩张力曲线恢复至给药前的基线后再进行下一步实验。

4. 1mol/L HCl 溶液的作用 按上述方法将 1mol/L HCl 溶液向灌流浴槽内滴 2 滴，观察小肠运动的反应。后用台氏液反复冲洗标本 3 次，待肠平滑肌收缩张力曲线恢复至给药前的基线后再进行下一步实验。

5. 观察肾上腺素的作用 向浴槽内加入 0.01%肾上腺素溶液 0.1ml，记录给药后肠平滑肌收缩曲线，后用台氏液冲洗标本 3 次，待肠平滑肌收缩张力曲线恢复至给药前的基线后再进行下一步实验。

6. 观察去甲肾上腺素的作用 向浴槽内加入 0.01%去甲肾上腺素溶液 0.1ml，记录给药后肠平滑肌收缩曲线，后用台氏液冲洗标本 3 次，稳定平衡后再进行下一步实验。

7. 观察乙酰胆碱的作用 向浴槽内加入 0.05%乙酰胆碱溶液 0.1ml，记录给药后肠平滑肌收缩曲线，后用台氏液冲洗标本 3 次，待肠平滑肌收缩张力曲线恢复至给药前的基线后再进行下一步实验。

8. 观察阿托品的作用 向浴槽内加入 0.05%阿托品溶液 0.1ml，记录给药后肠平滑肌收缩曲线，后用台氏液冲洗标本 3 次，待肠平滑肌收缩张力曲线恢复至给药前的基线后再进行下一步实验。

9. 观察阿托品和乙酰胆碱的拮抗作用 向浴槽内加入 0.05%阿托品溶液 0.1ml，2min 后向浴槽内加入 0.05%乙酰胆碱溶液 0.1ml，记录给药后肠平滑肌收缩曲线。

10. 用 37℃无 Ca^{2+} 台氏液冲洗肠段 3 次，换上新鲜 37℃的无 Ca^{2+} 台氏液，观察小肠收缩曲线有何变化。

11. 向无 Ca^{2+} 台氏液浴管内加入 0.05%乙酰胆碱 0.1ml，观察肠段活动变化。如无反应，1min 后用正常含 Ca^{2+} 台氏液冲洗 3 次，观察自发性收缩是否恢复。

12. 向浴槽内加入 0.05%乙酰胆碱溶液 0.1ml，观察肠段在正常含 Ca^{2+} 台氏液中对乙酰胆碱的反应能否恢复。

将上述观察到的实验结果打印输出或描画于实验报告上。

【注意事项】

1. 制备肠肌标本时，动作宜轻柔，勿用手捏，以免损伤肠壁。冲洗肠管不能用力过猛，避免肠管过于膨胀，影响其正常功能。

2. 肠平滑肌标本不宜在空气中暴露过久，以免影响其功能。

3. 实验过程中各仪器参数一经确定，勿随意调动，以免影响数据的准确性。

4. 每个实验步骤要有对照曲线。注意节律、幅度和紧张度（基线移动）的改变。

【作业题】

1. 通过本次实验，你认为胃肠道平滑肌有哪些生理特性？它与骨骼肌心肌的生理特性有何异同？各有何生理意义？

2. 试从受体学说分析乙酰胆碱、阿托品、肾上腺素及去甲肾上腺素对肠平滑肌的药理作用。

3. 阿托品有哪些药理作用和临床应用？

（刘　坚　吴胜英）

实验五十　肝细胞再生与肝功能不全

【实验目的】

知识目标：通过本实验的学习，能描述肝功能不全的症状及肝细胞再生功能指标。

技能目标：能顺利完成小鼠肝部分切除术及小鼠肝组织增殖细胞核抗原（PCNA）蛋白检测及肝组织切片核酸染色。

素质目标：通过实验培养小组团队的协作能力及分析肝功能不全及治疗措施能力，培养科研创新思维，以及分析问题和解决问题的能力。

【实验原理】

肝细胞具有强大的自我修复能力，在肝再生过程中发挥着关键作用，大部分肝切除或肝损伤后，肝细胞数量急剧减少，各种反馈信号刺激处于 G_0 期的肝细胞进行增殖，残肝细胞通过细胞增殖由基本不生长状态转变为快速生长状态，以补偿丢失、损伤的肝组织和恢复肝脏的生理功能。

【材料与方法】

1. 实验动物　C57BL/6 小鼠，18～23g，6 周龄。

2. 器材、药品

（1）实验器材：电子天平，哺乳类动物手术器械一套、手术缝线，低温离心机，匀浆机，酶标仪，超声波破碎仪，凝胶成像系统，自动脱水机，包埋机，显微镜，离心管，棉签，移液器及吸头等。

（2）药品：ALT 和 AST 检测试剂盒，兔抗小鼠 PCNA 抗体，β 抗体，相应的二抗，BCA 法蛋白检测试剂盒，RIPA 裂解液，HE 染色试剂，免疫组化试剂盒，3%水合氯醛，碘伏，生理盐水，4%多聚甲醛等。

Schiff 试剂：品红醛试剂，主要用于生物学实验中鉴定 DNA 的存在。Schiff 试剂是由碱性品红和亚硫酸钠配制而成。可以和醛基反应形成紫红色的溶液。在生物实验可以和经过酸化的 DNA 发生反应，DNA 被染成紫红色，而不和核仁、细胞质发生反应，因此可以来鉴定 DNA 的存在。

Schiff 试剂配制方法：称取 0.5g 碱性品红加入到 100ml 煮沸的蒸馏水中（用三角瓶），时时振荡，继续煮 5min（勿使之沸腾），充分溶解。然后冷却致 50℃时用滤纸过滤，滤液中加入 10ml 1mol/L HCl，冷却至 25℃时，加入 0.5g 偏重亚硫酸钠（$Na_2S_2O_5$）或偏重亚硫酸钾（$K_2S_2O_5$），充分振荡后，塞紧瓶塞，在室温暗处静置至少 24h（有时需要 2～3 天），待溶液红色褪去，呈无色或淡黄，然后加入 0.5g 活性炭，用力振荡 1min，最后用粗滤纸过滤于棕色瓶中，封瓶塞，外包黑纸。滤液应为无色也无沉淀，储于冷暗处（如 4℃冰箱中）备用，可保持数月或更长时间。

3. 方法与步骤

（1）实验分组：假手术组和肝部分切除组，各组依据取材时间分为 36h、48h、72h、10d 组。

（2）小鼠肝部分切除术

1）动物称重记录。

2）麻醉，3%水合氯醛按 1.2ml/100g 腹腔注射麻醉，后固定于自制泡沫鼠板上。

3）手术步骤：碘伏消毒皮肤后沿腹部中线剪开皮肤和肌肉（约 2.5cm 长切口），暴露剑突，利用小动物开胸器维持上腹部的完全开放以便于模型的制作。

4）暴露小鼠的左外叶肝脏：用生理盐水沾湿棉签轻轻地拨下肝中叶，剪断镰状韧带，但要注意不要剪破上腔静脉。

5）用棉签抬起肝中叶和肝左叶，用无损伤器械轻微将胃向下拉，暴露出肝左叶及肝尾叶之间的韧带，用显微外科弯剪剪断韧带。

6）用显微解剖镊将 6-0 丝线放在肝左叶靠近肝门的基部上，用棉签将肝左叶归还至原来的位置，用显微解剖镊在肝左叶肝门侧末端结扎。

7）用眼科剪切除肝左叶，保留较少线头，随后用显微解剖镊将 4-0 慕丝线放在肝中叶靠近上腔静脉的基部上，距离上腔静脉 3～4mm 即可（如果太靠近肝上腔静脉会造成剩余肝叶的缺血）。

8）用棉签将肝中叶归还至原来的位置后结扎肝中叶，随后用眼科剪切除肝中叶（胆囊也随之切除），保留较少线头。

9）用 6-0 可吸收性外科缝线缝合关腹，碘伏消毒即可，切下的肝脏进行称重记录。

10）假手术组行剖腹探查术。

11）手术后的小鼠置于温暖处，2h 后转移至正常饲养环境。

取材：记录存活率，并于肝部分切除后按分组，从腹主动脉取血，常规制备血清，检测肝功能；切取完整肝脏，生理盐水冲洗，记录肝脏重量。取部分肝右叶置于 4%多聚甲醛中固定；取部分肝组织置于-80℃冰箱中备用。

【观察项目】

1. 肝功能的检测 检测血清中 ALT 和 AST 等肝功能，按试剂盒说明操作，用酶标仪检测 505nm 吸光度值，并进行计算。

2. 肝脏称重后按照公式计算肝脏指数 肝脏指数（%）=取材肝脏重量（g）÷取材时小鼠体重（g）×100。

3. 计算肝再生率 再生率=[相应时间点残肝重量–（全肝重量/0.75–切除肝脏湿重）]/（全肝重量/0.75）×100%。

4. 小鼠组织 PCNA 的检测（Western blot）

（1）小鼠肝组织蛋白的提取：①每份样本用天平称取约 100mg 肝脏组织。②将组织倒入经干热灭菌的研钵中，用勺子舀液氮加入研钵后，用研磨杵将组织研磨至粉末，然后将组织粉末转移至 EP 管中。③每份组织使用超声波破碎仪于冰上超声破碎 2min，离心（3000r/min，5min），弃上清，加入 RIPA 裂解液（RIPA：PMSF 比例为 100：1，现配现用），置于冰上裂解 40min 并间断性涡旋振荡，离心（4℃，12 000r/min，10min），上清用于后续蛋白浓度测定和 Western blot。

（2）BCA 法测总蛋白浓度

1）配制 1mg/ml BSA 标准液和 BCA 工作液（A 液：B 液比例为 50：1），在 96 孔板中加入浓度梯度为 0、0.025、0.125、0.250、0.500、0.750、1.000μg/μl 的标准蛋白，总体积为 20μl；对于待测蛋白，每孔加入 2μl 待测蛋白样品，补加 18μl PBS 至 20μl；各孔加入 200μl BCA 工作液，混匀后放于 37℃恒温箱振荡 30min，用酶标仪测各样品 OD 值，利用 Excel 软件计算标准曲线方程及待测蛋白浓度。

2）计算各样品蛋白浓度后，补加 RIPA 裂解液，将各样品蛋白浓度均一化，加入 5×蛋白上样缓冲液，转入金属浴 100℃煮沸 10min，盖紧 EP 管，防止蛋白混合液蒸发或溅出。蛋白变性后，台式小型离心机离心 1min 后混匀，分装保存于-80℃冰箱。

3）Western blot 上样、电泳过程。将蛋白样品取出置于冰上，提前配制好 SDS-PAGE 凝胶，倒入新鲜电泳液，每孔依次加入 30µg 蛋白。首先恒压 80V 电泳，观察到蛋白样品进入分离胶后，将电泳电压提至 120V，根据蛋白样品分子量的大小设定时间直至蛋白样品跑至边界处。

4）转膜。提前 5min 将 PVDF 膜放入甲醇溶液活化，转膜所需滤纸、海绵浸入转膜液。转膜夹负极向下，按夹心法从下向上以海绵、滤纸、凝胶、PVDF 膜、滤纸、海绵顺序依次摆好。细心去除气泡紧扣转膜夹，放入转膜槽后加入转膜液（现配现用）。恒流 250mA 冰上低温转膜，根据蛋白分子量大小确定转膜时间，一般在 90~120min。

5）采用 5%脱脂牛奶封闭 1h、一抗 4℃孵育过夜和相应二抗室温孵育 1h，TBST 液洗 5min×3 次。

6）显影。将 ECL 显影 A、B 液按照 1∶1 的比例配制，均匀涂抹在 PVDF 膜上，利用凝胶成像系统进行曝光显影，采用 Image Lab 软件分析灰度值，蛋白表达量即为目的蛋白与内参的灰度值之比。

5. HE 染色检测肝组织细胞形态。

6. 核酸染色检测小鼠肝脏细胞 DNA 含量（Feulgen 反应）：切片脱蜡入水，Schiff 试剂 37℃避光 20min，亚硫酸水溶液洗 3 次，每次 2min，蒸馏水 1min，甘油明胶封片，计算每高倍镜视野下阳性肝细胞数。

实验流程：

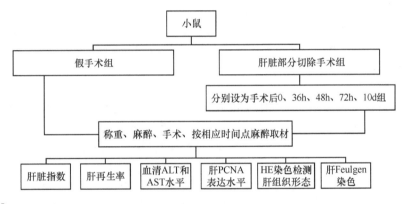

【注意事项】

1. 注意小鼠麻醉深度。

2. 注意肝脏切除的比例及手术熟练程度。

3. 采血时避免溶血。

4. 免疫印迹时注意正负极顺序。

5. 注意 HE 染色的步骤及时间。

【要求与思考】

1. 课前复习肝脏的生理特性。

2. 掌握肝脏的解剖位置及各个肝韧带的位置。

3. 肝功能指标的意义。

4. 肝脏再生的意义及影响因素。

【作业题】

1. 影响肝再生的因素有哪些？如何设计实验去验证？

2. 评价肝脏再生有哪些指标，用何方法检测？

3. 肝脏再生在临床的意义？

（张秋芳　吴胜英）

实验五十一　肝功能不全及氨在肝性脑病中的作用

【实验目的】

知识目标：能准确地阐述肝性脑病的氨中毒学说。

技能目标：能熟练完成肝叶结扎和肠系膜静脉注射的方法。

素质目标：通过本实验的学习，学生能综合分析家兔注射氯化铵后的各种表现，关心和爱护肝衰竭患者。

【实验原理】

肝脏有生物转化、解毒等功能。肾上腺素是在肝脏中被灭活的。本实验通过不同途径注射肾上腺素，以及肝脏结扎前后从肠系膜静脉注射肾上腺素，观察动物血压的变化，了解肝脏的生物转化功能。氨在肝内合成尿素而解毒，给小鼠腹腔大剂量注射氯化铵复制氨中毒，观察氨中毒前后动物的表现，了解肝脏的解毒功能及氨中毒在肝性脑病发生中的作用。

【材料与方法】

1. 实验动物　成年豚鼠及小鼠。

2. 器材、药品　动物固定板，哺乳类动物手术器械一套，1ml、5ml 和 50ml 注射器，5号、9号注射针头，塑料插管，细棉线，棉球。1：20 000 肾上腺素（新鲜配制），0.5%肝素，2%氯化铵溶液，生理盐水，10%氨基甲酸乙酯等。BL-420 生物信号采集与处理系统。

3. 方法与步骤

（1）动物准备

1）麻醉与固定 10%氨基甲酸乙酯 1ml/100g 体重腹腔内注射麻醉，仰卧固定。

2）颈部手术气管插管、右侧颈静脉插管（供输液）、左侧颈总动脉插管（记录血压）。

3）腹部手术在腹部正中线切开，打开腹腔后，轻轻拉出一段小肠及肠系膜，并用温盐水纱布覆盖好。

（2）仪器连接与调试：BL-420 生物信号采集与处理系统连接及软件使用。

1）选择"输入信号"菜单中的"1 通道"菜单项，选中"压力"，描记血压。

2）用鼠标器左键单击工具条上的"开始"命令按钮。

3）在控制参数调节区，1 通道增益为 50，时间常数为 DC，高频滤波 30Hz。

4）在增益、标尺调节区，将血压波形调节到适当大小。

（3）观察指标：颈动脉血压、呼吸、精神状态、肌张力。

【观察项目】

1. 豚鼠肝脏对肾上腺素的灭活作用

（1）放开颈动脉血管夹，描记血压，待血压平稳后由颈静脉插管注入 1：20 000 肾上腺素 0.2ml，并将导管内的肾上腺素用生理盐水推入静脉内，观察血压的变化。

（2）血压恢复正常并平稳后，由肠系膜静脉注射肾上腺素 0.2ml，观察血压的变化，注射处出血要用线结扎。

（3）把腹部切口延长到剑突，用手轻轻把上面的两叶肝拉起，从其根部穿一根细棉线并结扎。

（4）再从肠系膜静脉注射肾上腺素 0.2ml，观察血压的变化。

2. 小鼠氨中毒的表现　取小鼠一只，腹腔内注射 2%氯化铵溶液 1ml，观察动物精神状态、肌张力、有无前后肢震颤，角弓反张和呼吸困难。

【实验结果】

打印同步记录的血压曲线，绘制三线表填入所测各项指标的数据。

【注意事项】

1. 腹部手术时切勿剪破膈肌，以免造成气胸。

2. 游离肝脏时，动作要轻柔，以免肝叶破裂出血。

【要求与思考】

学生课前应复习肝功能不全的内容，明确本实验的目的和原理。

【作业题】

1. 从不同途径注入等量肾上腺素后，动物血压变化有何差异？为什么？

2. 肝叶结扎前后，肠系膜静脉注射肾上腺素对动物血压影响有何不同？为什么？

3. 小鼠腹腔注射氯化铵后有何表现？可能的发生机制是什么？

（刘　坚　赵相宜）

实验五十二　影响尿生成的因素及药物的利尿作用

【实验目的】

知识目标：能准确地阐明尿生成的过程。

技能目标：能熟练完成膀胱插管术。

素质目标：通过本实验的学习，学生能综合分析各种因素对尿量的影响，关心和爱护肾衰竭患者。

【实验原理】

肾是机体重要的排泄器官，主要以生成尿液的形式排出各种代谢产物。尿生成的过程包括肾小球的滤过、肾小管和集合小管的重吸收及肾小管和集合小管的分泌与排泄三个相互联系的环节。凡能影响上述环节的因素，都可影响尿的生成而引起尿量的改变。

肾小球滤过的动力是有效滤过压，而有效滤过压的高低主要取决于以下三个因素：肾小球毛细血管血压、血浆胶体渗透压和囊内压。正常情况下，囊内压不会有明显变化。肾小球毛细血管血压主要受全身动脉血压的影响，当动脉血压在 80～180mmHg 范围内变动时，由于肾血流的自身调节作用，肾小球毛细血管血压可维持在相对稳定水平，但当动脉血压高于 180mmHg 或低于 80mmHg 时，肾小球毛细血管血压就会随血压变化而变化，肾小球滤过率也就发生相应变化。血浆胶体渗透压降低，会使有效滤过压增高，肾小球滤过率随之增加。另外，肾小球滤过的来源是血浆，故肾血浆流量大小对肾小球滤过有很大影响，肾血浆流量增大，肾小球滤过率增加。

肾小管和集合小管的重吸收受很多因素的影响，包括肾小管溶液中溶质浓度和抗利尿激素等。肾小管溶质浓度增高，可妨碍肾小管对水的重吸收，因而使尿量增加；抗利尿激素可促进肾小管与集合小管对水的重吸收，导致尿量减少。

【材料与方法】

1. 实验动物　家兔（体重 2.0kg 以上）。

2. 器材、药品　哺乳类动物手术器械，兔手术台，膀胱插管，注射器，头皮针，生理盐水，20%氨基甲酸乙酯溶液，20%葡萄糖溶液，呋塞米，1∶10 000 去甲肾上腺素溶液，垂体后叶素（含 ADH），尿糖定性试纸。

3. 方法与步骤

（1）麻醉：将家兔称重后，20%氨基甲酸乙酯溶液按 5ml/kg 剂量自耳缘静脉注射麻醉。

（2）固定：家兔仰卧位固定。

（3）备皮：剪去家兔下腹部被毛。

（4）手术：手术刀在耻骨联合上方沿腹正中线做一长 3～4cm 的皮肤切口，沿腹白线切开腹壁，暴露膀胱，用手将膀胱轻轻移至腹外。首先清楚辨认膀胱和输尿管的解剖部位，然后在膀胱顶部血管较少处剪一纵行小切口，插入膀胱插管并用线结扎固定。使插管的引流管出口处低于膀胱水平，用肾形盘盛接由引流管流出的尿液。手术结束后，用浸有温热生理盐水的纱布覆盖腹部切口处，以保持腹腔内温度。

【观察项目】

1. 记录正常尿量（滴/min）。

2. 生理盐水对尿量的影响。自耳缘静脉快速注射生理盐水 20ml，观察尿量的变化。

3. 去甲肾上腺素对尿量的影响。自耳缘静脉注射 1∶10 000 去甲肾上腺素 0.5ml，观察尿量的变化。

4. 葡萄糖对尿量的影响。先收集尿液 2 滴进行尿糖定性实验（用尿糖定性试纸进行）。作为对照，然后自耳缘静脉快速注射 20%葡萄糖溶液 5ml，观察尿量的变化。在尿量增多时，再取尿液 2 滴作尿糖定性实验。

5. 抗利尿激素（ADH）对尿量的影响。自耳缘静脉注射垂体后叶素（含 ADH）1U（1ml）观察尿量的变化。

6. 呋塞米对尿量的影响。耳缘静脉注射呋塞米 1U（1ml），观察尿量的变化。

实验流程：

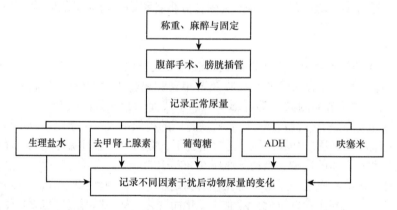

【注意事项】

1. 实验前应给家兔多喂青菜，以增加其基础尿量。

2. 手术操作应轻柔，腹部切口不宜过大，剪开腹膜时，应避免损伤内脏。

3. 膀胱插管应对着输尿管开口并紧贴膀胱壁，避免膀胱插管堵塞输尿管入口。

4. 实验中需多次进行静脉注射，应注意保护兔的耳缘静脉，注射时应从耳尖部开始，逐步移向耳根，或采用头皮针固定进行注射。

5. 每项实验开始前，都应先记录一段尿量作为对照，然后再开始实验，并连续观察和记录，到效应明显时为止。

（吴　艳　刘　坚）

实验五十三　肾脏泌尿功能及急性肾功能衰竭

【实验目的】

知识目标：能准确阐明急性肾功能衰竭的发生机制。

技能目标：能熟练完成肾功能衰竭动物模型的复制。

素质目标：通过本实验的学习，学生能综合分析急性肾功能衰竭时机体各项指标的变化情况，关心和爱护肾功能衰竭患者。

【材料与方法】

1. 实验动物　家兔。

2. 器材、药品　分光光度计，电解质分析仪或火焰光度计，离心机，恒温水浴，10ml 离心管，试管，5ml 刻度吸管，0.5ml 刻度吸管，哺乳类动物手术器械。1%HgCl₂ 溶液，生理盐水，20%氨基甲酸乙酯，5%葡萄糖溶液，0.2%肝素钠溶液，肌酐标准应用液，苦味酸，氢氧化钠，布美他尼注射液，碳酸钠，碳酸氢钠，尿素氮标准液，二乙酸-肟，酸性尿素氮显色剂，磺基水杨酸，酚红（6mg/ml）等。

3. 方法与步骤

（1）动物准备

1）复制模型（实验前一天进行）：取 3 只家兔，2 只皮下注射 1% HgCl₂ 1.2ml/kg，造成急性肾功能衰竭，将一只急性肾衰的家兔肌内注射布美他尼 0.5～1.0mg/次，第三只则在相同部位注射等量的生理盐水作为正常对照。

2）麻醉与固定：上述三兔用 20%氨基甲酸乙酯静脉麻醉后分别固定于兔台上，从耳缘静脉注射 5%葡萄糖溶液 15ml/kg（5min 内注完），以保证有足够的尿量。

3）腹部手术：行输尿管插管，收集 1h 尿液，换算成每分钟尿量。尿液用蒸馏水 1∶100 稀释，以备测定尿中肌酐含量。

4）颈部手术：行颈动脉插管。取血置于盛有肝素的离心管内，离心后取血浆，以备测定血中肌酐和钾、钠浓度。

（2）观察指标：血浆肌酐，血尿素氮，尿肌酐，尿量，尿蛋白，内生肌酐清除率，血浆钠，尿钠，滤过钠排泄分数，酚红排泄率和血浆钾。

【观察项目】

1. 血、尿肌酐测定方法（表7-3）和内生肌酐清除率的计算。

表 7-3　血浆和尿液肌酐含量测定方法

试剂	标准管（ml）	标准空白管（ml）	测定管（ml）	测定空白管（ml）
肌酐标准液	0.25	0.25	—	—
血浆或尿液	—	—	0.25	0.25
测定苦味酸	5.0	—	5.0	—
空白苦味酸	—	5.0	—	5.0

将上述试管混匀，置37℃水浴 20min，再放到冷水盆中转动 1min 冷却，在 520nm 波长处各以其相应的空白管调零，比色测定光密度。以 $D_{R血}$ 表示测定物为血浆的光密度，以 $D_{R尿}$ 表示测定物为尿的光密度，以 D_S 表示标准管光密度。

计算：

$$血浆肌酐含量 = \left(2 \times \frac{D_{R血} - 0.01}{D_S - 0.01} - 0.23 \right) \times 100\text{mg/dl}$$

$$尿肌酐含量 = \left(2 \times \frac{D_{R尿} - 0.01}{D_S - 0.01} - 0.23 \right) \times 100\text{mg/dl}$$

$$内生肌酐清除率 = \frac{尿中肌酐含量}{血中肌酐含量} \times 每分钟尿量\text{ml}/\text{min}$$

肌酐的质量浓度（以 mg/dl 为单位）=肌酐的浓度（以 μmol/L 为单位）

2. 血浆钾、钠和尿钠作适当稀释后用电解质分析仪或火焰光度计测定浓度。

3. 滤过钠排泄分数（FE_{Na}）和肾衰竭指数的计算。

$$滤过钠排泄分数 = \frac{尿钠浓度/血钠浓度}{尿肌酐浓度/血肌酐浓度} \times 100\%$$

$$肾衰竭指数 = \frac{尿钠浓度}{尿肌酐浓度/血肌酐浓度}$$

4. 血尿素氮（BUN）测定

（1）颈动脉放血 2ml，待凝固后以 2000r/min 离心 5min。分离血清，将血清移入干燥小试管中备用。

（2）血尿素氮测定方法（表 7-4）。

表 7-4　血尿素氮测定方法

试剂	测定管（ml）	标准管（ml）	空白管（ml）
血清	0.02	—	—
BUN 标准液（20mg/dl）	—	0.02	—
蒸馏水	—	—	0.02
二乙酰-肟	0.5	0.5	0.5
酸性尿素氮显色剂	5	5	5

将上述试管混匀后置沸水浴中煮沸 10～12min，流水中冷却 3min 后，用 540nm 波长滤光片比色，以空白管调零（或用蒸馏水作空白调零）。

计算：

BUN 含量=（测定管光密度/标准管光密度）×0.004×（100/0.02）mg/dl

BUN 的浓度（以 mmol/L 为单位）=BUN 的质量浓度（以 mg/dl 为单位）×0.357

5. 酚红（PSP）排泄实验

（1）从颈外静脉插管，快速、准确注入酚红溶液（6mg/ml），立即滴入生理盐水数滴冲洗后开始计时。

（2）记录 15min 尿量（所获每分钟尿量值，供肌酐清除率计算时用）。

（3）将 15min 尿液置于 250ml 量筒内，加入 100g/L NaOH 2.5ml，使之显示红色，加水至 250ml。

（4）吸出若干毫升，移入与标准管口径相同的试管内，与标准管比色，求出尿液中的酚红排泄率。

6. 尿蛋白定性实验：取膀胱尿 5ml，加入磺基水杨酸 1ml，3～5min 后观察结果：无浑浊（－）；轻微浑浊（±）；白色浑浊（＋）；乳样浑浊（＋＋）；絮状浑浊（＋＋＋）；凝聚成块（＋＋＋＋）。

7. 形态学观察：处死动物，取出两侧肾脏，沿肾脏之凸面中部作一水平切面，深达肾盂，注意肾包膜情况、切面的色泽、皮质与髓质分界是否清楚等，并与对照组兔肾作比较。

【注意事项】

1. 血清、标准液及试剂的取量应准确。

2. 煮沸及冷却时间宜准确，否则颜色反应消退。

3. 正常家兔血清尿素氮 14～20mg/dl，急性升汞中毒性肾病家兔血清尿素氮为正常值的 1～2 倍。

4. 所需试剂宜在使用前两周内配制，逾期则苦味酸颜色加深，光密度值随之增高，影响检测结果。此时需做试剂空白校正，方法见表 7-5。

表 7-5　空白对照校正

试剂	B（试剂管）	B₀（空白对照管）
测定苦味酸	5.0ml	—
空白苦味酸	—	5.0ml
蒸馏水	0.25ml	0.25ml

以 B_0 为空白对照管，测定试剂管（B 管）的光密度 D_B，新配的试剂光密度在 0.01 左右。依下式计算[式中 D_R 为测定物（血浆或尿液）的光密度，D_s 为标准管光密度]：

$$肌酐含量 = \left(2 \times \frac{D_R - D_B}{D_S - D_B} - 0.23 \right) mg/dl$$

5. 公式中的 0.23 为血浆中的蛋白质含量在正常范围时的蛋白干扰系数，若血浆蛋白质含量过高或过低，则宜采用传统的无蛋白滤液测定法。

6. 苦味酸具有爆炸性，配制时应先在容器内加少许蒸馏水，以防意外。

附：

1. 试剂配制

（1）0.1mol/L H₂CO₃ 缓冲液（pH0.6）：精确称取 10.5g Na₂CO₃ 和 0.9g 无水 NaHCO₃，用蒸馏水稀释至 100ml。

（2）0.4mol/L NaOH 溶液：取 1mol/L NaOH 溶液 200ml 加蒸馏水至 500ml。

（3）0.1mol/L NaOH 溶液。

（4）测定用缓冲液：取 H₂CO₃ 缓冲液 700ml 加入 0.4mol/L NaOH 溶液 300ml。

（5）空白用缓冲液：取 H₂CO₃ 缓冲液 700ml 加入 0.1mol/L NaOH 溶液 300ml。

（6）苦味酸（12g/L）：取苦味酸 20g 加蒸馏水 1000ml。煮沸冷却，待结晶析出后，倾出上清液进行滴定。滴定时取苦味酸上清液 5ml，加 10g/L 酚酞 1 滴，用 1mol/L NaOH 溶液进行滴定，直到呈橘红色为止（每毫升 1mol/L NaOH 相当于 0.2292g 苦味酸），计算其浓度常超过 12g/L，最后用蒸馏水稀释至 12g/L 后，按下法配成下述（7）、（8）溶液。

（7）测定用苦味酸：取测定用缓冲液加等量的 12g/L 苦味酸液。

（8）空白用苦味酸：取空白用缓冲液加等量的 12g/L 苦味酸液。

（9）肌酐标准储存液（1g/L）：精确称取肌酐 100mg 加 0.1mol/L 盐酸至 100ml。

（10）肌酐标准应用液（0.02mg/ml）：取肌酐标准储存液 2ml 加 0.1mol/L 盐酸至 100ml。

（11）酸性试剂：在 1L 容量瓶中加入蒸馏水约 100ml，然后加入浓硫酸 44ml 及 850g/L 磷酸 66ml。冷却至室温后，加入硫氨脲 50mg 及硫酸镉 2g，溶解后用蒸馏水稀释至 1L 刻度。置于棕色瓶中存放于冰箱内可半年不变。

（12）20g/L 二乙酸-肟试剂：称取二乙酸-肟 20g，加入蒸馏水约 900ml，溶解后再用蒸馏水稀释至 1L。储于棕色瓶中，放冰箱内保存。

（13）尿素氮标准液（20mg/dl）：精确称取干燥纯尿素 42.8mg，加蒸馏水溶解后转移入 100ml 容量瓶中，用蒸馏水稀释至 100ml。加氯仿 6 滴作防腐剂，储存于冰箱中可半年不变。

2. 不除蛋白质的肌酐测定原理 肌酐测定传统方法是以全血为标本，做无蛋白滤液方能检测，程序颇为烦琐，且需血量较大。本法血浆用量少，且不需除去蛋白质，程序较为简化。本方法中，测定用缓冲液 pH 约为 12，空白缓冲液 pH 约为 10。利用 pH=12 时血清肌酐与碱性苦味酸作用比较完全而假肌酐的干扰甚微的特点，在 pH=10 的条件下做一个血浆空白，pH=12 时的光密度减去空白和蛋白干扰常数 0.23，求出血浆肌酐含量。学生可用标准空白管（S_0）调零，测定标准管（S）的光密度 D_S，用测定空白管（R_0）调零，测知测定管（R）的光密度（D_R）。依下式计算：

$$肌酐含量 = \left[2 \times \frac{D_R - 0.01}{D_S - 0.01} \times (0.02 \times 0.25) \times \frac{100}{0.25} - 0.23 \right] mg/dl$$

式中，0.01 为试剂空白管的光密度，0.02 为肌酐标准应用液浓度（mg/ml），括号中的 0.25 和分母的 0.25 分别为标准液和血浆的量（ml），0.23 为蛋白干扰常数。

（刘　坚　吴胜英）

实验五十四　肾上腺摘除对应激反应能力及水盐代谢的影响与药物的替代疗法

【实验目的】

知识目标：理解肾上腺对生命维持、水盐代谢、运动及应激功能的意义，阐述其作用特征。

技能目标：制备肾上腺摘除复制肾上腺功能缺损动物模型。

素质目标：通过本实验的学习，体会肾上腺调节机体稳态在健康及疾病中的生命价值，树立人与自然和谐的精神。

【实验原理】

肾上腺分皮质和髓质两部分。髓质的作用类似于交感神经的作用。皮质分泌糖皮质激素、盐皮质激素和性激素等三类激素，其生理功能极其复杂。糖皮质激素参与体内三大营养素的调节，并能增强机体对有害刺激的耐受能力；盐皮质激素则参与水盐代谢的调节。肾上腺皮质激素对于维持机体生命活动非常重要，皮质功能缺损将造成严重后果。

【材料与方法】

1. 实验动物 大鼠（或小鼠）。

2. 器材、药品 哺乳类动物手术器械、粗天平、大烧杯、试管、棉球、秒表、钾钠氯电解质分析仪或生化自动分析仪，乙醚、医用酒精棉球、盐水饮料、氢化可的松等。

3. 方法与步骤

（1）肾上腺摘除对生命维持的影响

1）选择近似（120g 左右）的雄性大鼠 24 只，分别记录体重，随机分为 4 组，每组 6 只，第 1 组动物保留肾上腺，做假手术作为对照。第 2~4 组动物则手术摘除肾上腺。

2）肾上腺摘除术：将大鼠置于倒扣的大烧杯中，投入浸有乙醚的一小团棉球，将其麻醉（切勿麻醉过深）。取俯卧位，剪去背部的毛，用医用酒精棉球消毒手术部位的皮肤，以及手术者的双手。手术器械也应在盘中用医用酒精浸泡 10min。在胸腰椎交界处，沿背部正中线切开皮肤约 3cm。使动物先呈右侧卧位，用小剪刀轻轻沿左侧最后一根肋骨与脊柱的交点分离肌肉（注意避开附近的小动脉和静脉）。随即用右手持大镊子撑开伤口，左手持小弯镊子，将在肾脏上面有脂肪组织包裹的粉黄色绿豆大小的肾上腺提出至伤口外，用右手持小弯钳分离，并在肾上腺下面将支配肾上腺的血管紧紧夹住，再用小剪刀将肾上腺剪下。夹住血管断端的小弯钳暂勿松开，需再夹片刻以止血（不必用线结扎）。使动物呈左侧卧位，用同样方法取出右侧肾上腺，但要注意右侧肾上腺的位置略高于左侧，且靠近腹主动脉和下腔静脉，手术时应小心，切勿损伤大血管。摘除完毕后，依次缝合背部肌层和皮肤的切口，并用医用酒精棉球消毒皮肤缝合处。

3）术后去肾上腺+氢化可的松组：氢化可的松 5～10mg 放入饮水中，供一组摘除了肾上腺的大鼠自由饮用；其余各组则自由饮用纯水或盐水。

4）观察比较四组动物在一周之内的体重变化、死亡率、血 Na^+、血 K^+、血 Cl^-、肌肉紧张度和食欲的差别。同时将 4 组动物术前和术后的相应指标填于下表中。

（2）摘除肾上腺后动物运动功能与应激功能的改变

1）将体重和性别相同的大鼠分成两组，每组 6 只，其中一组保留肾上腺作为对照，另一组摘除肾上腺作为实验组。术后在同样条件下饲养。注意环境温度需保持相对恒定（20℃左右），食物、水分供应必须十分充足（摘除肾上腺动物供应盐水饮料），小心护理以防死亡。于实验前 2 天将供盐水饮料的实验组改为供给纯水饮料，两组动物均停止供食。

2）实验时将两组动物各取 3 只，置于盛有冷水（4℃以下）的水槽中，大鼠即在水中游泳，随即按动秒表，开始计时，观察哪组动物先溺水下沉。当有一组动物全部溺水下沉时，记录时间，然后将动物同时自水中取出，观察溺水动物的恢复情况，自两组另取几只动物，比较两组动物的姿势、活动情况、肌肉紧张度等。

【实验结果】

将观察结果列成表格进行比较（表 7-6），分析肾上腺摘除的效应和各种效应不同的机制，总结肾上腺皮质激素的作用。

表 7-6 肾上腺摘除对动物一般状态及水盐代谢的影响

	对照组		去肾上腺+纯水		去肾上腺+盐水		去肾上腺+氢化可的松	
	术前	术后 6 日	术前	术后 6 日	术前	术后 6 日	术前	术后 6 日
1								
2								
3								
4								
5								
6								

注：①一般状态包括动物的姿势、活动情况、肌肉紧张度、体温、体重等指标。②水盐代谢的指标为术前与术后第 6 日血浆 K^+、Na^+、Cl^-含量。③如果动物在 6 日内死亡，则"术后 6 日"格内注明死亡日期。

【注意事项】

1. 动物应进行编号，以免混淆。编号方法可用黄色的苦味酸稀溶液在背部写上号码，也可用细铅丝穿过耳廓悬挂一个打印有号码的小铅牌。

2. 实验结束后，应将动物杀死，剖验其肾上腺是否被摘除，手术部位有无发炎、化脓等情况。

实验流程：

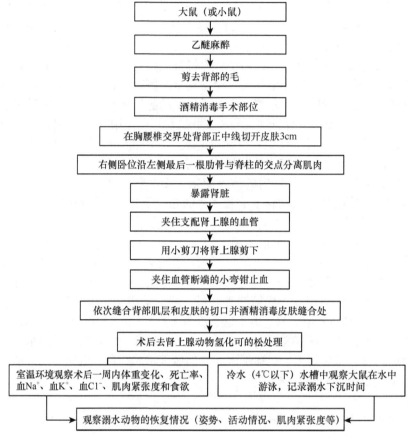

【要求与思考】

1. 课前复习肾上腺的内分泌功能。

2. 课前了解电解质分析仪的使用方法。

3. 为什么本实验可以不考虑肾上腺摘除后，肾上腺髓质激素、性激素缺损对实验动物的影响？

4. 动物实验中为什么要进行对照实验？在实验中应如何尽量避免由于实验条件差异所造成的影响？

【作业题】

1. 阐释肾上腺在生命维持、水盐代谢、运动及应激调节中作用特征。

2. 描述肾上腺摘除操作流程及注意事项。

（唐俊明　吴胜英）

实验五十五　离体心室乳头肌动作电位及药物作用的影响

【实验目的】

知识目标：理解心肌细胞动作电位作用特征，阐述抗心律失常药的作用及其机制。

技能目标：制备离体心室乳头肌模型，学会离体心肌细胞跨膜动作电位记录和测定技术。

素质目标：通过本实验的学习，体会快反应细胞和慢反应细胞在心脏活动中的功能特色，树立团结协作的医者精神。

【实验原理】

心肌细胞膜两侧存在的离子浓度差及其变化是产生跨膜动作电位的基础。用固定频率、波宽、电压的方波刺激心肌标本，采用特殊拉制、内充高浓度氯化钾溶液的高阻抗玻璃微电极，作为细胞内记录电极，能够测定受刺激标本所产生的动作电位。

心肌细胞根据电学活动特点可分为快反应细胞和慢反应细胞，由此产生出快反应动作电位和慢反应动作电位。哺乳类动物心脏中，浦肯野纤维、心房肌与心室肌属快反应细胞；窦房结和房室结细胞属于慢反应细胞。

【材料与方法】

1. 实验对象　可选择豚鼠心室乳头状肌、家兔的窦房结、犬的浦肯野纤维等。

2. 实验药品　抗心律失常药，常用奎尼丁（5×10^{-5}mol/L）、维拉帕米（$1 \times 10^{-7} \sim 1 \times 10^{-6}$mol/L）或普萘洛尔、利多卡因、胺碘酮，亦可选择工具药，如 TTX（$1 \times 10^{-5} \sim 1 \times 10^{-4}$mol/L）等。

3. 实验器材

（1）实验设备

1）灌流系统：恒温灌流装置（图7-4）、超级恒温水浴、蠕动泵、温度计、混合气瓶。

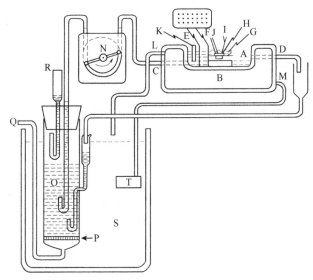

图7-4　离体豚鼠心室乳头肌恒温灌流装置

A. 有机玻璃小槽；B. 恒温水外套；C、D. 灌流液入口和出口；E、F. 上钻直径约1mm小孔的薄有机玻璃隔板，用来减少灌流时液面的波动；G. 硅橡胶片；H. 心肌标本；I. 玻璃毛细管微电极；J. 作为刺激用的一对银丝；K. 通到Ag-AgCl无关电极的盐桥；L、M. 恒温水槽出入口；N. 推动灌流液用的旋转泵；O. 放在恒温水槽中装灌流液用的玻璃管；P. 砂芯玻璃片；Q. 95%O$_2$和5%CO$_2$混合气体入口；R. 多余的混合气体出口，内注少许蒸馏水增加玻璃管内压力以提高混合气体的溶解度；S. 恒温水槽；T. 将恒温水压到恒温水外套（B）的泵

2）记录系统：BL-420生物信号采集与处理分析系统。

3）辅助设备：刺激电极推进器、银质刺激电极（双极，外包被以绝缘材料，尖端裸露、两电极间距0.5mm、直径0.1mm）；微电极放大器、微电极推进器、动作电位微分器、玻璃微电极（尖端<0.5μm、电阻10～30MΩ）、乏极化铂金引导电极；解剖显微镜、冷光源、屏蔽罩（室）、减震实验台、稳压电源等。

（2）实验材料

1）器械类：粗剪刀、手术剪、眼科剪、镊子、止血钳；玻璃类：50ml、100ml、800ml 烧杯，1ml、10ml、50ml、100ml 量筒，平皿等。

2）其他类：Ag-AgCl 引导电极、硅橡胶块、不锈钢针、丝线、5% CO_2 和 95%O_2 混合气。

3）溶液类：Tyrode 液或 Locke 液。

4. 方法与步骤

（1）BL-420 生物信号采集与处理系统调试与参数设置。

（2）启动恒温灌流系统

1）开启超级恒温水浴，调节水温在 34℃±0.5℃。

2）灌流液充混合气后在灌流系统内保温，流速保持 1ml/min。

（3）制备标本

1）心脏摘取：击昏后动物仰位固定手术台，开胸，暴露心脏，剪开心包，剪断与心脏相连的血管和其他组织，摘出心脏立即放入盛有营养液、底面铺有硅胶的玻璃平皿中，并通以混合气体。

2）标本制作：根据需要制作各种心房肌或心室肌标本，本实验只介绍乳头状肌标本的制作方法。首先沿房室环分离心房与心室，剪去心房部分，沿主（肺）动脉剪开，并顺序剖开左（右）心室。可见心室壁纵行排列的数条乳头状肌，在解剖显微镜下，剪下数条备用。

3）固定标本：将制备好的心肌标本，以不锈钢针固定于恒温灌流标本槽内的硅胶板上，使标本长轴与标本槽长轴方向一致，灌流液面高出标本 2mm 为宜，固定时不能过度牵拉标本，保持标本自然长度。标本固定后需灌流 1h 左右，使标本恢复兴奋性。在此期间可进行实验装置调试、药物配制、微电极电阻测定等。

（4）刺激标本：在解剖显微镜下，调节刺激电极操纵器下移。将双极银质刺激电极轻轻触及心肌标本表面。调节刺激强度（1.5～2.0 倍阈强度），刺激频率 1Hz、波宽 2～3ms。如为窦房结或含窦房结的心房肌标本有自律活动，故无须刺激。刺激开始后可逐渐降低刺激强度，用较小的阈上刺激连续刺激标本。

（5）安置玻璃微电极：将充满 3mol/L KCl 的玻璃微电极固定于微电极推进器的垂直支架上，保持电极水平垂直于液面。铂金引导电极一端插入玻璃微电极内，另一端通过导线接微电极放大器探头。在解剖显微镜下，调节微电极推进器 X 轴和 Y 轴，使微电极尖端对准心肌标本，缓慢下调推进器，使微电极下降至标本槽液面。

（6）调节微电极放大器：当微电极尖端与溶液接触时，注意观察示波器，若出现基线漂移，用微电极放大器调零至零电位基线与示波器扫描线合并为一条线。然后将微电极放大器"校正/工作"键拨至"校正"，观察校正信号形状与幅度，检查玻璃微电极的电阻是否合格。然后将"校正/工作"键拨至"工作"，准备插微电极。

（7）插微电极，记录跨膜电位：操纵微电极推进器的推进速度（先快后慢），当微电极与标本接触瞬间，示波器荧屏上的基线会有微小波动，此时推进速度放慢，并密切注意荧屏，一旦微电极进入细胞内，荧屏会出现明显下降的电位变化，此时应立即停止推进，观察静息电位（或最大舒张电位）和动作电位，待波形稳定 10min 后记录跨膜动作电位。记录方式可采用示波照相、记录纸记录或磁带记录仪储存，待回放记录。记录的数据结果可采用计算机处理分析或人工测量比较。

（8）药效观察：记录正常动作电位后，可换用含试药的溶液继续灌流，换液后 5min，注意观察记录动作电位的变化，药效观察结束后，可复灌正常溶液，一般 5～15min 后可恢复。注意观察药效应在同一细胞内完成。

【指标及分析】

1. 心肌跨膜动作电位的测量指标 静息电位（RP）或最大舒张电位（MDP）、动作电位振幅（APA）、动作电位 0 期最大上升速率（V_{max}）、动作电位时程（APD_{10} APD_{50} APD_{90}）、有效不应期（ERP）等（图 7-5）。

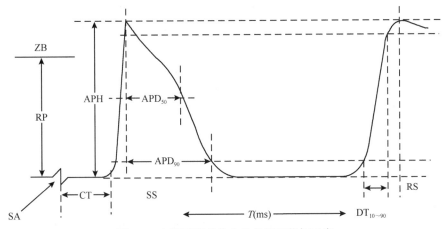

图 7-5 心肌跨膜动作电位的测量指标示意

APD_{50}：复极 50% 动作电位时限；SS：慢扫描；APD_{90}：复极 90% 动作电位时限；RS：快扫描；RP：静息膜电位；$DT_{10\sim90}$：10%～90% 除极时限；APH：动作电位振幅；ZB：零线；CT：传导时限；T：时间（毫秒）；SA：刺激伪迹

2. 心肌细胞有效不应期测定 心肌细胞有效不应期的长短是判定心肌兴奋性和药物抗心律失常作用的主要指标。测定方法一般为每隔 5～10 次刺激（S_1）后插入一个期前刺激（S_2），S_2 的刺激强度是 S_1 的 1.5～2.0 倍，调节刺激器的第二延迟，逐步缩短 S_1 和 S_2 的时间间隔（R_1-R_2），以最小的 R_1-R_2 间隔时间确定为 ERP。

实验流程：

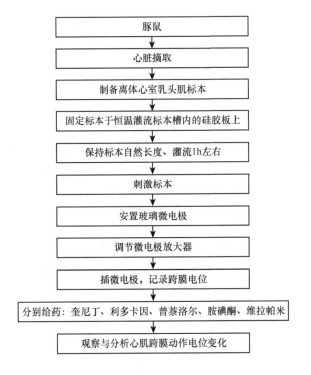

豚鼠

心脏摘取

制备离体心室乳头肌标本

固定标本于恒温灌流标本槽内的硅胶板上

保持标本自然长度、灌流1h左右

刺激标本

安置玻璃微电极

调节微电极放大器

插微电极，记录跨膜电位

分别给药：奎尼丁、利多卡因、普萘洛尔、胺碘酮、维拉帕米

观察与分析心肌跨膜动作电位变化

【注意事项】

1. 心肌细胞跨膜动作电位记录是一项高精度的实验技术。通常要在一个心肌细胞内连续长时间记录，以完成对照和药物作用观察。因此玻璃微电极位置的稳定是技术关键。采用减震台，保证整个实验装置的稳定和防震，避免地面震动传递到玻璃微电极上。

2. 有效排除外界信号，特别是交流电信号干扰是影响实验的另一关键问题，故应做到：实验在屏蔽条件下进行，所有输入和输出导线均为屏蔽导线，实验室应有良好可靠的接地导线。

3. 玻璃微电极尖端笔直、不倾斜、无气泡，电阻范围在 $15\sim30M\Omega$。

4. 分离标本要仔细，避免过度牵拉和损伤，否则影响标本反应性。

5. 标本固定后，即可给予刺激，并使标本收缩，平衡时间一般在 1h 左右，再向细胞内插电极，稳定记录 10min 以后，才可考虑加入试药。

【要求与思考】

1. 心肌细胞动作电位的产生原理是什么？

2. ERP/APD 值的意义是什么？

3. 快反应动作电位与慢反应动作电位的区别是什么？

【作业题】

1. 阐释奎尼丁、利多卡因、普萘洛尔、胺碘酮、维拉帕米的主要心肌电药理学特征。

2. 描述离体心室乳头肌模型操作流程、动作电位记录与观察方法。

（唐俊明　吴　艳）

实验五十六　双盲实验鉴别未知药物

【实验目的】

知识目标：陈述 M 胆碱受体及组胺 H_1 受体特征，阐述 M 受体阻断剂、组胺受体阻断剂竞争性拮抗作用特点，分析其相互作用。

技能目标：制备豚鼠离体回肠平滑肌标本，学会观察其收缩变化，利用已知的激动药作工具鉴别未知药物。

素质目标：通过本实验的学习，体会药物对肠平滑肌受体的竞争性作用与意义，树立竞争意识。

【实验原理】

豚鼠回肠平滑肌分布有 M 胆碱受体及组胺 H_1 受体。前者可被乙酰胆碱（ACh）激动，后者可为组胺激动，二者均可引起肠平滑肌收缩。此收缩作用可分别被 M 受体阻断剂、组胺受体阻断剂竞争性拮抗。根据药物对肠平滑肌受体的竞争性作用特点，用已知的激动药作工具，可鉴别相应的受体阻断药。

【材料与方法】

1. 实验动物　豚鼠，雌雄不拘，体重 $250\sim350g$。

2. 器材、药品　哺乳类动物手术器械一套、恒温浴槽、铁支架、双凹夹、试管夹、细丝线、张力换能器、BL-420 生物信号采集与处理系统、台式液、注射器（1ml、5ml、10ml）、烧杯（250ml）等。

已知药：乙酰胆碱溶液 $5\times10^{-6}mol/L$。

未知药：生理盐水、阿托品溶液 $3\times10^{-6}mol/L$、组胺溶液 $3\times10^{-6}mol/L$、苯海拉明溶液 $3\times10^{-5}mol/L$，分别用 A、B、C、D 表示。

3. 方法与步骤

（1）标本制备：取禁食 24h 的豚鼠 1 只，击头致死，立即剖腹，在其左下腹找到盲肠，在离回盲瓣 2～3cm 处剪断肠管，取长 7～8cm 的回肠一段，迅速放入盛有冷台氏液的培养皿中，将肠系膜及脂肪组织分离掉，用镊子夹住肠缘，以 5ml 注射器（或吸管）吸取台氏液冲洗肠腔内食糜及残渣。然后将肠管剪成 1.5～2.0cm 长数段，放入盛有新鲜台氏液的培养皿中备用。

取肠管一段，将一端固定于标本板的小钩上，另一端连接在张力传感器的应变梁上，置于含 10ml 的台氏液的玻璃浴槽内，通入 95%O_2 和 5%CO_2 混合气体，浴槽内温度恒定在（37±1）℃，pH 为 7.3～7.5。使标本负荷 1g，平衡 30min，其间更换台氏液 1～2 次。

（2）仪器连接与调试（见第四章实验五图 4-2）

BL-420 生物信号采集与处理系统参数设置：增益（G）为 100，时间常数（τ）为 DC，高频滤波为 30Hz。

4. 观察指标　观察给药前后标本收缩变化。

5. 实验要求

（1）以小组为单位设计实验步骤，要求以乙酰胆碱为工具药，鉴别未知药物（生理盐水、阿托品、组胺、苯海拉明）。

（2）经老师确认后按设计实验步骤进行实验。

（3）比较给药前、后豚鼠回肠平滑肌张力及收缩幅度的变化情况，分析药物的作用及相互作用，鉴别出未知药物。

实验流程：

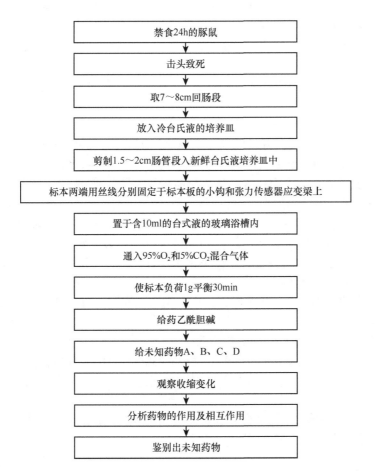

【注意事项】

1. 制备肠段时，动作宜轻柔，勿用手捏。冲洗肠管不能用力过猛，以免使肠管过于膨胀，影响其功能。

2. 悬挂肠段不宜在空气中暴露过久，以免影响其活性。

3. 肠段一端缝线时，只穿过一侧肠壁，勿将肠腔封住。

【要求与思考】

1. 如何利用离体肠平滑肌实验区别拟胆碱药和抗胆碱药或组胺和抗组胺药？并说明其理由。

2. 本实验可设计出几套方案，你认为哪套方案最佳。

【作业题】

1. 将实验记录的曲线变化值列表。

2. 根据实验观察，写出各药的鉴别报告。

（唐俊明　张秋芳）

实验五十七　利多卡因对毒毛花苷 K 所致家兔心律失常的作用

【实验目的】

知识目标：陈述心律失常的类型及特征，描述毒毛花苷 K 诱发心律失常的作用特征，阐述利多卡因抗心律失常的作用机制。

技能目标：制备毒毛花苷 K 等药物诱发心律失常的模型，学会观察心律失常的方法及其指标的评价。

素质目标：通过本实验的学习，体会心脏心电活动稳态价值与意义，树立身心合一的意识。

【实验原理】

强心苷中毒时，过分抑制心肌细胞膜上 Na^+/K^+-ATP 酶，导致细胞 Na^+、Ca^{2+}大量增加，K^+明显减少，使心肌及浦肯野纤维自律性升高，传导减慢，ERP 缩短；且可引起迟后除极及触发活动；或抑制窦房结及房室传导，使传导减慢引起折返激动，因而导致多种类型的心律失常。利多卡因轻度阻滞钠通道，降低浦肯野纤维自律性；抑制动作电位复极 2 相的少量 Na^+内流，故可缩短浦肯野纤维和心室肌的 APD（相对延长心室肌及浦肯野纤维 ERP），有利于消除折返激动。且对除极化的组织（如缺血区或强心苷中毒）作用强，可解救室性心动过速和心室纤颤。苯妥英钠与强心苷争夺 Na^+/K^+-ATP 酶，不抑制传导，故对伴有房室传导阻滞的室上性心动过速效果佳。

诱发心律失常的强心苷类多用哇巴因，亦有用去乙酰毛花苷、毒毛花苷 K 等。

【材料与方法】

1. **实验动物**　家兔 2～2.5kg，雌雄兼用。

2. **器材、药品**　注射器（5ml、10ml）、烧杯（250ml）、BL-420 生物信号采集与处理系统、生理盐水、20%氨基甲酸乙酯、0.1%利多卡因、生理盐水、0.025%毒毛花苷 K 等。

3. **方法与步骤**

（1）动物准备：取家兔 2 只，随机分成对照组和实验组。称重，以 20%氨基甲酸乙酯 0.75～1.0g/kg，耳缘静脉注射麻醉，仰位固定。

（2）仪器连接与调试：运行 BL-420 生物信号采集与处理系统，进入主界面后，进行如下设置。

1）选择菜单条的"输入信号"→光标移至下拉菜单的"1 通道"→"心电"。

2）参数设置：增益（G）为 1000，时间常数（τ）为 0.1，高频滤波（F）为 100Hz。

（3）观察指标：中毒量毒毛花苷 K 所致快速性心律失常按程度可相继出现室性早搏、二联律、三联律、室性心动过速、心室纤颤、心跳停止。本实验以室性早搏和频发性室性早搏出现的剂量、心律失常持续时间、心电图恢复时间、心跳停止时间为观察指标。

【观察项目】

1. 描记心电图 Ⅱ 导联正常心电图。

2. 实验组以 1ml/min 之速度耳缘静脉注射 0.1%利多卡因 4mg/kg（4ml/kg），同时连续监视心电图变化。

3. 5min 后，以 1ml/min 之速度耳缘静脉注射 0.025%毒毛花苷 K，同时连续监视心电图变化，一旦出现频发性室性早搏立即停止注射，并分别记录室性早搏、频发性室性早搏开始出现时的剂量（g/kg）、心律失常持续时间（min）、是否心跳停止及时间（min）。

4. 对照组以 1ml/min 之速度耳缘静脉注射生理盐水（4ml/kg），并重复项目 3，观察毒毛花苷 K 所致室性心律失常出现的时间及出现时的剂量；心律失常持续时间；是否死亡及死亡时间。

实验流程：

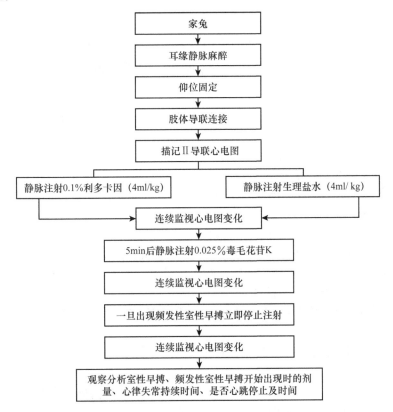

【实验结果】

收集全部实验结果，比较实验组与对照组上述各指标的差异，设计三线表格，将实验结果填入表内。

【注意事项】

1. 家兔心室纤颤有自发恢复的可能，应设对照组。

2. 利多卡因及毒毛花苷 K 注射速度应缓慢均匀。

3. 若首先出现窦性心动过缓或传导减慢,则继续推注毒毛花苷 K 直到出现室性心律失常。

【要求与思考】

1. 预习正常心肌电生理及心律失常发生的电生理学基础。

2. 复习强心苷对心肌电生理的影响。

3. 分析强心苷中毒诱发心律失常的离子基础及机制。

【作业题】

1. 如何从心电图变化了解强心苷的药理和毒理作用，分析其临床应用的机制。

2. 分析利多卡因抗心律失常的机制和临床应用。

（唐俊明　龚应霞）

实验五十八　局部麻醉药的药理作用及毒性比较

【实验目的】

知识目标：陈述局部麻醉药的药理作用特征，描述局部麻醉药的毒理作用特征。

技能目标：制备蛛网膜下腔、坐骨神经干、腹腔注射麻醉药的模型，学会观察药理与毒理作用的方法及其指标的评价。

素质目标：通过本实验的学习，体会麻醉药的药理与毒理特性，树立安全用药的意识。

一、普鲁卡因的蛛网膜下腔阻滞麻醉

【实验原理】

将普鲁卡因注入蛛网膜下腔，可使其中的神经根阻滞，使其所支配区域麻醉，痛觉减退，运动减退或消失。

【材料与方法】

1. 实验动物　家兔（2～2.5kg）。

2. 器材、药品　剪刀、注射器（1ml 一支）、针头（7 号）、2%普鲁卡因溶液等。

3. 实验方法与步骤

（1）取家兔 1 只，观察正常步态、痛觉。

（2）剪去髂骨间脊椎骨正中一小块兔毛，消毒皮肤，将动物背部拱起，在髂骨嵴连线中点（脊柱正中）稍下方摸到第七腰椎间隙，插入腰穿针头于蛛网膜下腔。

（3）观察指标：步态、痛觉的变化。

（4）观察项目：从腰穿针头注入 2%普鲁卡因溶液 0.2ml/kg。

【结果记录】

设计三线表格，将给药前后的观察结果填入表内。

【注意事项】

1. 注药时应确定针头在蛛网膜下腔，刺入蛛网膜下腔时，可见动物跳动。

2. 穿刺点定位应准确，不宜偏高以免损伤脊髓。

【作业题】

普鲁卡因的临床应用及不良反应如何？

二、丁卡因的传导麻醉作用

【实验原理】

将丁卡因注射或浸在外周神经干周围，可阻断神经干传导，使该神经支配区域麻醉，反射消退。

【材料与方法】

1. 实验动物　蛙或蟾蜍。

2. 器材、药品　0.1mol/L 盐酸溶液，0.3%丁卡因溶液，生理盐水，金属探针、止血钳、铁支架、烧杯、蛙板、棉花、剪刀、镊子、玻璃分针、玻璃纸等。

3. 方法与步骤

（1）动物准备

1）取蛙（或蟾蜍）一只，用金属探针破坏其大脑。固定于蛙板上，暴露、分离双侧坐骨神经干。

2）用止血钳夹住其下颌，将其悬吊在铁支架上。

（2）观察指标：每项处理后引起举足反射所需时间。

【观察项目】

1. 将两后趾浸入 0.1mol/L 盐酸溶液中，当举足反射开始后，立即用清水洗去足趾上的盐酸溶液。

2. 在双侧神经干下放一小玻璃纸，将浸有 0.3%丁卡因溶液的小棉条缠在左侧神经干，将生理盐水棉条缠在右侧神经干。2 分钟后将左足浸入 0.1mol/L 盐酸溶液中，每分钟重复一次直至不再出现反射为止，再将右后趾浸入盐酸溶液中，观察右足反应情况。

【实验结果】

设计三线表格，将给药前后的观察结果填入表内。

【注意事项】

每次应将整个趾蹼恰好浸入 0.1mol/L 盐酸溶液中，以 30s 仍不出现反射判定为麻醉作用开始出现时间。

【作业题】

丁卡因的主要药理作用及不良反应是什么？可用哪种类型麻醉？

三、普鲁卡因和丁卡因毒性作用比较

【实验原理】

普鲁卡因与丁卡因都是酯类局麻药，普鲁卡因解离度高、穿透力差，起效慢，持续时间长，毒性低，常用于浸润麻醉。丁卡因脂溶性强，穿透力强，用于表面麻醉，麻醉强度为普鲁卡因的 10 倍，毒性为普鲁卡因的 10～12 倍。

【材料与方法】

1. 实验动物　小鼠。

2. 药品、器材　1%盐酸普鲁卡因溶液，1%盐酸丁卡因溶液，1ml 注射器、针头、圆搪瓷盘、钟罩、天平、砝码、计算器等。

3. 方法与步骤

（1）动物准备：取健康小鼠 2 只，称体重后分别作标记甲、乙。

（2）观察指标：存活或死亡数。

【观察项目】

甲鼠腹腔注射 1%盐酸普鲁卡因溶液 0.1ml/10g 体重；乙鼠注射同容量的 1%盐酸丁卡因溶液，注射后观察两鼠反应情况。

【结果处理】

资料的统计处理：直接概率法。

收集全班资料统计，由于本实验属于小样本的计数资料，且有零，宜用直接概率法算出确切的概率，作统计推断的依据，此法比 X^2 检验灵敏，且较方便，不必查表，公式为

$$P = \frac{(a+b)!(c+d)!(a+c)!(b+d)!}{a!b!c!d!n!}$$

计算方法：

（1）直接用阶乘法或以计算器直接按阶乘键，但若数值大可能溢出。

（2）换算成对数计算，公式为

$\log P = \log (a+b)! + \log (c+d)! + \log (a+c)! + \log (b+d)! - \log a! - \log b! - \log c! - \log d! - \log n!$

【作业题】

丁卡因与普鲁卡因各有什么特点？通过本次实验，你得到哪些启示？为什么？

（唐俊明　龚应霞）

实验五十九　全细胞式和贴附式膜片钳技术记录颈上神经节细胞膜钙通道电流

【实验目的】

知识目标：理解全细胞膜片钳技术基本原理，解释膜片钳实验进行电容补偿、串联电阻补偿和偏移电位补偿的重要意义。

技能目标：制备神经节细胞，学会全细胞式和贴附式膜片钳技术记录电流的方法，学会观察钙通道电流的方法及其指标的评价。

素质目标：通过本实验的学习，体会新技术探索生物电在生命活动的作用及意义，树立科学创新精神。

【实验原理】

1. 膜片钳技术原理简介　膜片钳（patch clamp）技术，按工作方式可区分为电压钳（voltage clamp）和电流钳（current clamp）。电压钳是最基本的工作方式，即对细胞膜电位进行人为控制，如将膜电位钳制于某一固定水平，或在此基础上再施以阶跃（step）式钳制，同时记录跨膜电流，从而分析细胞膜通道的活动。电流钳即人为控制经微电极对细胞进行注射的电流（等于离子通道及离子转运体的电流与细胞膜电容电流之和），同时记录膜电位及其变化，若注射电流为零即常用的零位钳流，用于测量细胞膜静息电位，若注射方波脉冲刺激电流，用于诱发、观测动作电位。另外，膜片钳技术还常用于观测细胞膜电容，从而推测分泌细胞的活动情况。下面主要介绍其电压钳工作方式的基本原理。（注：在电生理资料中，因通常以细胞外液和电路的共"地"点为参考点即零电位点，所以电位和电压两个概念有时混用。）

根据膜片钳实验中受检细胞膜的型式（configuration）不同，又可将膜片钳分为全细胞式（whole-cell）、细胞贴附式（cell-attached 或 on-cell）、内面朝外式（inside-out）、外面朝外式（outside-out）等四种模式。

（1）全细胞式

1）电压钳制和电流记录的实现：图 7-6 为全细胞式膜片钳工作原理示意。

将充有电解质溶液的玻璃微电极（glass microelectrode）利用负压紧密吸附于细胞表面，形成吉欧即千兆欧（$10^9\Omega$）级高阻封接，进一步对微电极内施加负压、将细胞膜吸破，形成全细胞膜片钳记录模式。玻璃微电极内的电解质溶液通过 Ag/AgCl 电极与探头的信号输入端（从信号钳制角度讲也是输出端）相连接，细胞浴液通过 Ag/AgCl 电极与探头的信号地端相连接。膜电位的人为钳制，乃靠高开环放大倍数、低偏流、低噪声的运算放大器（以下简称运放）A_1 在深度负反馈工作状态下的"虚短路"（virtual short circuit）原理实现，即只要 A_1 工作于线性范围内，其反向输入端的电位 V_p 总是等于同向输入端的电位 V_c，这两个输入端之间虽非短路却类似于短路。因此，只要人为对 V_c 予以控制，则 V_p 总是跟随 V_c 而变，使 $V_p=V_c$（严格讲并不一定完全相等，多数情况下二者十分接近，其差异对于研究细胞膜电生理而言完全可以忽略）。该虚短路现象，实质是由于 A_1 对两个输入端间出现的电位差高度敏感，V_p 和 V_c 之间欲出现明显差异时（如跨膜离子流动引起 V_p 变化时，或人为改变 V_c 时），通过负反馈电阻 R_f 迅速对反相输入端"补充"或"卸除"电荷来调节 V_p，使之总与 V_c 十分接近或相等。图中 A_2 为单倍增益差动放大器，其输出端电位 V_o 等于两输入端电位之差。结合运放 A_1 的虚短路原理和单倍增益差动放大器 A_2 的工作特点，可得：

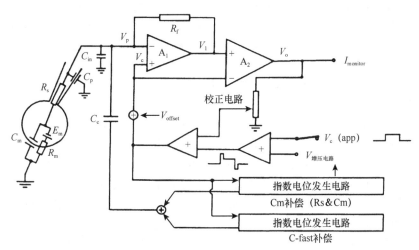

图 7-6 全细胞式膜片钳实验原理示意

A_1：运算放大器；A_2：单倍增益差动放大器；R_f：反馈电阻；V_p：电极电位（A_1 反向输入端电位）；V_c：A_1 同向输入端电位；C_{in}：输入端杂散电容；C_p：电极电容；R_s：串联电阻；C_m：细胞膜电容；R_m：细胞膜电阻；E_m：细胞膜内在电位（指钳压时的细胞膜诸通道状态决定的内在 Goldman-Hodgkin-Katz 平衡电位）；V_o：A_2 输出端电位；V_{offset}：偏移电位补偿电位；C_c：用于电容补偿的电容；V_c（app）：表观钳制电压即欲施加于受试膜片的电压；$\oplus$ 和 $\triangleleft$ 表示求和电路

$$V_1=V_p-IR_f=V_c-IR_f$$
$$V_o=（V_1-V_c）\times 1=（V_c-IR_f）-V_c=-IR_f$$

其中 I 为流经反馈电阻 R_f 的电流，另据运放的"虚断路"（virtual open circuit）原理，即通过其两个输入端进入或流出运放的电流极小，类似断路，若各种补偿调节完成后，则跨膜电流基本上等于流经 R_f 的电流 I。可见，A_1、R_f 和 A_2 构成一个"电流-电压转换器"（current-to-voltage converter），将跨膜电流在 A_2 的输出端以电位 V_o（$=-IR_f$）的形式测得。

2）参数的补偿

为了使膜电位的钳制准确而快速地实现，并使输出信号较好地反映离子通道的电流，需进行多种参数补偿，下面只介绍和实验操作密切相关的几种：

A. 电容补偿（capacitance compensation）：在监视细胞封接、破膜过程以及研究电压门控离子通道的特性时，须在 V_c 端施加阶跃电压刺激，如常用的方波电压刺激，即先后施加两个方向相反的阶跃刺激。只要有电位的阶跃，由于微电极、放大器输入端及其间的连接等均可造成对地杂散电容（stray capacitance）而产生时间常数短的快电容充放电电流；在全细胞模式又因细胞膜电容（membrane capacitance）的存在而出现时间常数较大的慢电容充放电电流。这些电容电流非我们欲记录的信号，且其作为电流伪迹会对一些快电流信号（如钠电流）的记录产生干扰，此外还有可能使放大器饱和（即超出放大器的线性工作范围使记录结果失真），故须将其从放大器输出端信号中消除。补偿的原理为在运放 A_1 的反向输入端接一电容 C_c，电容另一端接由方波刺激电压驱动的指数电位发生电路（exponential voltage generator），调节此电路的增益和时间常数，使其向 C_c 注射的电流和欲消除的电容电流同步性对等补偿，这相当于将电容电流"引流"到 C_c 支路，从而不再流经 R_f 在输出端体现。

B. 串联电阻补偿（series resistance compensation）：因为电极尖端直径小，而且在全细胞模式时有细胞膜残片阻挡在电极口处，故有数兆乃至十余兆的电阻值，因此电阻与全细胞膜片相串联，故称为串联电阻（series resistance，R_s）。若跨膜离子电流流经 R_s，会造成细胞膜钳压偏移；若电容电流流经 R_s，会造成对细胞膜钳压的速度降低。对于前者，可用图中的正反馈校正电路（correction circuit）予以补偿，即根据跨膜电流大小确定自输出端 V_o 向同向输入端 V_c 的反馈补偿量，从而使 V_m 和 V_c 尽管不等，但和欲施加的钳位水平[图 7-6 中用 V_c（app）即表观钳制电压表示]尽量接近。对于后者，可用增压电路（supercharge circuit）予以补偿，因为电容电流被补偿之后不再于输出端 V_o 中体现，故无法再用上述校正电路反馈补偿钳压速度。增压电路的作用为使电位阶跃初始幅度加大，其后再返回正常阶跃欲达到的水平，从而使膜电位能迅速地改变。

C. 偏移电位补偿（offset voltage compensation）：由于电化学效应在金属/金属难溶盐电极与电解质溶液间、不同的电解质溶液之间存在着相界电位（其中后者称为液接电位，也有人将二者均称为液接电位），放大器输入端本身也有偏移电位。微电极进入浴液后，这些相界电位使运放两输入端的电位明显失衡，使放大器饱和。偏移电位补偿即在 V_c 端叠加一个直流电位，从而使钳压实验之前两个输入端的电位平衡、放大器输出值为零。钳压实验中施于细胞膜的钳制电压实际上是叠加于此直流补偿电位之上的。

D. 漏电流减除（leak subtraction）：若用阶跃电压刺激细胞膜，会引起相应的背景线性漏电流响应，若该刺激引起了通道的活动，则通道活动电流会叠加于此漏电流之上。为了更清楚地观察通道活动电流，通常用电路或程序将此背景漏电流减除，简称"漏减"。值得注意的是，"漏电流"指背景线性电流，并非仅指细胞与微电极之间封接间隙泄漏的电流，还包括离子通道、膜电容所介导的线性电流响应。

（2）细胞贴附式：将充有电解质溶液的玻璃微电极紧密吸附于细胞表面形成吉欧封接后，不吸破电极下的膜片，而是在一定的钳压条件下记录该膜片所含通道（可含有一个或数个通道）活动电流，即为细胞贴附式膜片钳（图 7-7）。

1）静息电位影响的消除：由于外侧大膜片的存在，受试小膜片两侧的电压为 $V_m = RP - V_p$，所以必须考

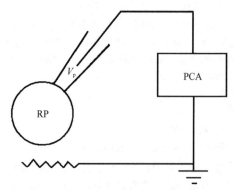

图 7-7 细胞贴附式膜片钳实验示意

PCA：膜片钳放大器；RP：静息电位；V_p：电极电位

（膜片钳放大器输入端电位）

虑静息电位 RP 的影响。消除其影响的方法有：①通过电流钳方式测得受试细胞的平均静息电位，根据 $V_m=RP-V_p$，确定若欲施加于受试膜片两侧电压 V_m 所对应的 V_p 值。但若仪器的钳压显示值不是 V_m，会使钳压操作欠直观、不方便。故往往将 RP 作为一种"偏移电位"补偿掉，即将 RP 视为零水平，从而令仪器的钳压显示值仍为 V_m。另外，由于细胞贴附式实验时受试膜片内、外面和全细胞式相反，通常电路设计或软件处理考虑到习惯问题，使 V_m 的显示值为 $-V_p$。②令浴液中钾离子的浓度和细胞内液钾离子浓度尽量接近，使 RP 接近于零。

受试膜片通道活动不足以使 RP 明显变化而影响钳压。但若有药物作用于外面的大膜片而使其上的通道有明显活动，则会使大膜片两侧的电压明显变化而影响受试膜片的钳压，这一点在细胞贴附式实验设计中应注意避免。

2）外侧大膜片的电阻和电容的影响简析：由于外侧膜片的面积远较内侧受试膜片为大，所以前者的直流电阻远小于后者，当外加电压 V_p 或 ΔV_p 时，主要作用于受试膜片。膜电容的影响勿须考虑，因为内侧受试膜片和外侧大膜片各自等效于一个 RC 并联电路，从 V_p 点和零电位点之间看进去，这两个 RC 电路又相互串联，且其 RC 值大致相等，故二者的电容效应在电压阶跃过程中恰好能够相互补偿。(注：可参见秦曾煌主编《电工学》第 5 版上册 208～209 页)

另外，细胞贴附式实验中需调节快电容补偿，也可于小补偿范围挡调节慢电容补偿，进一步消除用快电容补偿不能消除的电容电流。因单通道电流很小，串联电阻亦较小，故不必使用串联电阻补偿。为了便于数据分析最好使用漏减功能，尽管单通道活动电流和漏电流有时不难鉴别。

（3）内面朝外式和外面朝外式：在细胞贴附式基础上可经进一步处理使被吸附的小膜片撕下，置于与细胞内液相似的浴液中测该小膜片的通道信号，即为内面朝外式；在全细胞式基础上可进一步处理使电极周围的膜片与细胞其余部分断开，进而融合成一小膜片，置于与细胞外液相似的浴液中测该小膜片的通道信号，即为外面朝外式。只要理解了全细胞式和细胞贴附式的基本原理，这两种膜片钳模式则容易理解，不再赘述。

除全细胞式之外的其他三种模式均属单通道记录，因记录的电流（pA 级）与全细胞记录的电流（nA 级）相比小得多，因此，反馈电阻 R_f 的值也相应地要由全细胞的 0.5GΩ 切换为 10GΩ 或 50GΩ，此切换可手工或自动完成。

2. 颈上神经节细胞膜钙通道电流 以全细胞模式对颈上神经节细胞进行膜片钳记录，于胞外用河豚毒素阻断其钠通道，于胞内兼胞外用 Cs 阻断其钾通道，胞外用 Ba^{2+} 作为钙通道电流的载流子（在细胞电生理实验中 Ba^{2+} 常用作钙通道电流的载流子，原因：①钙通道对 Ba^{2+} 的通透性高于对 Ca^{2+} 的通透性；②Ba^{2+} 能阻断钾通道；③使用 Ba^{2+} 可防止 L 型钙通道的钙离子依赖性失活；④使用 Ba^{2+} 可防止某些钙依赖性信号系统的激活。），给予去极化方波刺激可观察激活的钙通道电流，以及随复极化阶跃出现的尾电流（tail current）。这是由于去极化阶跃刺激引起钙通道开放，复极化阶跃又使膜电位和钙通道通透离子的综合平衡电位的距离加大所致。去极化引起的电流由 N 型钙通道和 L 型钙通道共同介导，但以前者为主。尾电流的峰值处亦由此二型钙通道介导，但其后的慢成分完全由 L 型钙通道介导，观察时需要使用 L 型钙通道激动剂[如（＋）-202-791 或 FPL]并使膜电位保持一定的去极化水平。

用细胞贴附式膜片钳技术记录单通道电流，在使用 L 型钙通道激动剂时，于不同的膜片可分别观察到去极化激活的长时程（数毫秒）开放的 L 型通道电流和短时程开放（往往不足 1ms）的 N 型通道电流，且只有记录 L 型通道时可能随复极化阶跃出现时程较长的单通道尾电流。

结合使用选择性通道激动剂，并比较全细胞和单通道记录的结果，可判断全细胞的去极化激活电流及其尾电流的慢成分各有何型通道介导。

【材料与方法】

1. 实验动物 新生 SD 大鼠（1～3 天龄），雌雄不拘。

2. 实验仪器设备 哺乳类动物手术器械一套，电子天平，35mm 培养皿，盖玻片，CO_2 培养箱，微电极拉制仪，微电极抛光仪，玻璃毛坯，微操纵器，膜片钳放大器及附件，微机，膜片钳实验软件，数据采集卡等。

3. 药品与试剂

（1）药品：poly-L-lysine, calf serum, fetal bovine serum, glutamine, penicillin, streptomycin, nerve growth factor, barium acetate, *N*-methyl-*D*-glucamine, tetrodotoxin, cesium aspartate, $BaCl_2$, tetraethylammonium hydroxide, potassium aspartate, $MgCl_2$, HEPES, EGTA, ATP, DMEM, CsOH, KOH, （+）-202-791 等。

（2）细胞外液、电极内液。

1）全细胞记录

A. 细胞浴液：barium acetate 20mmol/L，*N*-methyl-*D*-glucamine（NMDG）125mmol/L，HEPES 10mmol/L，tetrodotoxin 0.001mmol/L，用 CsOH 调 pH 至 7.5。

B. 电极内液：cesium aspartate 123mmol/L，EGTA 10mmol/L，HEPES 10mmol/L，$MgCl_2$ 5mmol/L，ATP 4mmol/L，用 CsOH 调 pH 至 7.5。

2）细胞贴附式单通道记录

A. 细胞浴液：potassium aspartate 140mmol/L，HEPES 10mmol/L，EGTA 5mmol/L，（+）-202-791 500nmol/L，用 KOH 调 pH 至 7.5。

B. 电极内液：$BaCl_2$ 110mmol/L，HEPES 10mmol/L，用 tetraaethylammonium hydroxide 调 pH 至 7.5。

4. 方法与步骤

（1）Ag/AgCl 电极的制备和玻璃微电极的拉制

1）Ag/AgCl 电极的制备（参见第二章第四节），即将直径 0.2mm 银丝的一端接直流电源的正极在含 Cl⁻ 的溶液中进行电镀，电流越小，形成的 AgCl 越致密，但需要的时间越长。另外，也可以将银丝插于漂水（次氯酸钠）中通过电化学反应形成 AgCl。

2）用微电极拉制仪对玻璃毛胚两步拉制，形成尖端直径约 1μm 的玻璃微电极。用于全细胞记录的微电极抛光与否均可，以进行抛光为佳，充灌后电极电阻 2～3MΩ 用于细胞贴附式记录的微电极须抛光，并在电极尖端涂一层硅酮树脂（sylgard）以减小噪声，充灌后电阻 3～5MΩ。

（2）细胞标本制备：将 1～3 天龄的新生 SD 大鼠断头，取颈上神经节，去除其周围的结缔组织，用眼科剪将其剪成 3～4 小段，然后用 1ml 的注射器将碎片抽吸数次使细胞分离，再铺于培养皿内用多聚赖氨酸处理过的盖玻片上。往培养皿中加 DMEM 培养液（其中含 calf serum75%，fetal bovine serum 75%，glutamine 4mmol/L，penicillin 100U/ml，streptomycin 100μg/ml，nerve growth factor 0.2μg/ml）。将培养皿置于含 5%CO_2 的培养箱中 37.5℃ 下孵育。用于全细胞记录的神经元孵育不超过 24h，以避免有突起长出；用于贴附式单通道记录的神经元孵育 24～48h。

（3）膜片钳实验操作程序：鉴于实验操作因膜片钳放大器的型号、所用软件及个人操作习惯不同而有差异，在此不针对具体某一套实验系统作过细的论述，另外，某些型号的膜片钳放大器（如 EPC-7，PC-Ⅱ 等）和软件配合使用时，有的参数调节既可通过使用仪器面板上的旋钮、电键进行，也可通过软件控制进行。在新型的膜片钳放大器参数调节完全由计算机控制操作。

1）全细胞模式：实验在室温（20～25℃）下进行。

①仔细检查实验系统各仪器间的线路连接。

②打开总电源开关，打开各仪器的电源开关，打开实验软件，检查各参数的初始设置，令：偏移电压补偿 5mV 左右，工作方式 search 或 track-快电容补偿，C_{fast} 零，τ_{fast} 零，慢电容补偿 C_{slow} 零，R_s 零，串联电阻补偿 0%，保持电压 0mV，漏减关闭，∝MΩ，滤波 5kHz。

③将盛有贴壁细胞的培养皿置于倒置显微镜的载物台上。

④电极安装：将浸于细胞浴液的 Ag/AgCl 参比电极与探头的信号地端相连接；以电极内液充灌玻璃微电极，将其装于微电极夹持器上并旋紧使之密闭，微电极中的电解液通过 Ag/AgCl 电极和探头的信号端相连接。

⑤相界电位补偿和电极电阻的测量：在"搜索"方式下对电极施以小幅值（5mV）的方波电压脉冲，此时只看到零位电流基线上叠加有小的电容电流尖波；通过和微电极夹持器内部相通的塑料管对微电极内轻施一正压，在微操纵器控制下使微电极进入浴液，电流基线将马上漂离零位，但由于搜索状态的负反馈调节作用又会逐渐漂回，基线上叠加有响应电流方波。调节相界电位补偿，令输出电流为零；并根据脉冲电压方波引起的电流响应幅值测量微电极电阻。

⑥细胞封接：调节微操纵器使微电极尖端接近细胞表面并轻轻压紧细胞，当方波电流幅值下降至一半左右时，将微电极内正压释放，或再轻轻施以负压，使封接电阻达吉欧级，此时方波电流缩至接近基线。

⑦快电容补偿：调节 C_{fast} 和 τ_{fast} 进行快电容电流补偿，使输出电流信号中的快电容电流成分消失。

⑧吸破细胞膜：将工作方式切换到"钳压"挡，并将保持电位调至–90mV（按调至受试细胞静息电位平均值附近的原则），再加大微电极内的负压将细胞膜吸破，此时可见慢电容电流的出现，以及方波电流的轻微加大。

⑨慢电容补偿：根据细胞大小选择电容补偿范围，调节 C_{slow} 和 R_s 进行慢电容电流补偿，使输出电流信号中慢电容电流成分消失。

需要说明的是：根据电路设计，调节慢电容补偿的过程即测量串联电阻和细胞膜电容的过程，且只有调好了慢电容补偿，下一步调节串联电阻补偿才有意义。

⑩串联电阻补偿：打开串联电阻补偿键，调节串联电阻补偿至不产生振荡为度。

正式进入标本细胞的检测。

2）细胞贴附式：同全细胞记录的第①至⑦步，只是滤波调为 1kHz，若快电容补偿无法完全消除电容电流，可用小补偿范围挡（CP 挡）调节慢电容补偿消除之。

【实验观察与结果处理、分析】

1. 全细胞模式　细胞膜保持电位置于–90mV，在此基础上给予去极化到+10mV 的方波电压刺激，波宽 40ms，然后复极化阶跃至–50mV 并保持 50ms 的可观察时段。扫描频率 0.25 次/s。观测去极化刺激激活的电流及其后的尾电流。以去阶化阶跃后 15ms 处的电流幅值作为去极化方波引起的电流记录值，以复极化阶跃后 12ms 处的电流幅值作为尾电流慢成分的记录值。结果用平均值±标准误（mean±SE）表示（下同）。

浴液中加入 L 型通道激动剂（+）-202-791，观察对去极化电流和尾电流各有何影响。

漏减用软件控制实现，以不引起通道活动的超极化（至–110mV）方波诱发漏电流，取 10 次的平均值，以此漏电流和测试方波电压的比例关系，算得去极化刺激对应的漏电流，并将其从记录结果中减除。

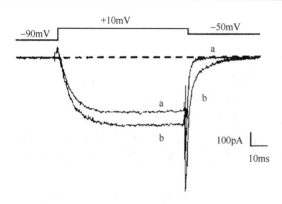

a为未使用L型通道激动剂（+）-202-791时，b为使
用（+）-202-791时

图 7-8　全细胞模式记录的颈上神经节细胞电压依赖
性 Ba²⁺ 电流波形

可见（+）-202-791 对–90mV 至+10mV 的去极化阶跃刺激引起的
电流幅值影响不大，但可使由+10mV 至–50mV 的复极化阶跃引
起的尾电流出现慢成分

观察结果如图 7-8 所示。

2. 细胞贴附式　细胞膜保持电位置于
–90mV 在此基础上给予去极化到+30mV 的方
波电压刺激，波宽 700ms，扫描频率 0.25 次/s。
观测去极化方波激活的不同的钙通道的活动
形式，微机采样记录。

对 5～15 次方波刺激不引起通道活动的
电流记录结果进行平均，将此平均值作为漏电
流，并将其从其他记录结果中减除。分析单通
道活动，要至少分析 40 个连续的、进行过漏
减处理的扫描记录结果。计算方波刺激不引起
通道活动的扫数百分比。计算方波刺激引起通
道活动的扫描中的通道平均开放次数、平均单
通道电流的幅值，平均每次开放的时程。

浴液中加入 L 型通道激动剂（+）-202-791，
观察对不同的单通道电流的影响。观察结果如
图 7-9 所示。

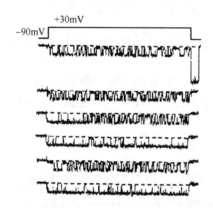

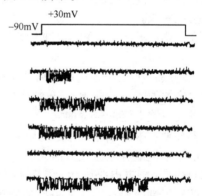

图 7-9　使用 L 型通道激动剂（+）-202-791 时，细胞贴附式膜片钳记录的颈上神经节细胞单通道 Ba²⁺电流

左侧为 L 型单通道电流，右侧为 N 型单通道电流。注意 L 型单通道电流开放时程较长（常
大于 8ms），且有时可观察到尾电流。

实验流程：

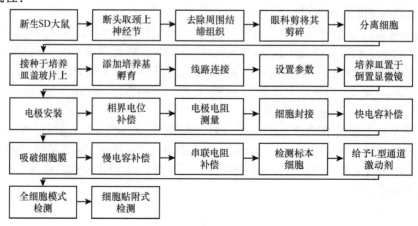

【注意事项】

1. 为减小微电极电容电流及防止电解液污染电极夹持器内部，微电极充灌至其容积的 1/3 左右即可，不宜过满。

2. 安装玻璃微电极之前，要先用手背接触屏蔽笼，消除身体所带的静电。

3. 在全细胞实验中，必须在调节好快、慢电容补偿之后，才能调节串联电阻补偿。进行串联电阻补偿时要小心，因为其中的校正电路为正反馈连接方式，应注意尽量避免过补偿造成振荡而破坏封接状态和细胞活性。

4. 考虑到电极入溶液并补偿偏移电压后，再形成全细胞模式或细胞贴附式记录状态，会有液接电位的消失或改变，为准确起见，最好自有关手册中查阅此液接电位的变化值，补偿偏移电压时将其一并考虑进去。

5. 做细胞贴附式膜片钳实验时，一定要注意补偿静息膜电位。

【要求与思考】

1. 电容补偿和串联电阻补偿有什么意义？

2. 细胞贴附式膜片钳实验中，外侧大膜片的存在对电极尖端下的受试小膜片的钳压及电流测试有何影响？如何消除？

3. 为什么记录电压依赖性通道电流时，通常要使用漏减功能？

【作业题】

1. 描述膜片钳技术原理。

2. 对同一种细胞，在其他实验条件相同的情况下，全细胞和单通道记录所得的实验结果有什么相互关系？

（李国华　关兵才　唐俊明）

实验六十　慢性炎症与肿瘤模型的构建与评价

慢性炎症与肿瘤是人体常见的病理过程。急性炎症以变性和渗出为主，迁延不愈会引发慢性炎症，出现以增生为主的病理改变。发生在重要脏器的慢性炎症（肠道、肝脏、呼吸道、肾脏）会引起相应的症状及临床疾病。利用实验动物构建慢性炎症模型是研究其发病机制，筛选治疗药物的重要方法。

慢性炎症长期刺激机体组织、细胞，可能会诱发恶性肿瘤。恶性肿瘤可对局部组织、器官造成压迫、浸润、破坏等影响，还可能发生转移，严重危害健康。因此，复制并建立各类肿瘤的实验动物模型是研究肿瘤发生、转移以及治疗策略的重要途径。目前的肿瘤模型主要包括移植瘤模型（皮下瘤与原位瘤）、诱发性肿瘤模型（药物或化学试剂诱发），基因工程肿瘤模型，本节实验重点阐述药物诱发的肿瘤模型及皮下移植瘤模型的构建。

一、慢性肠炎模型的构建与评价

【实验目的】

知识目标：通过本实验的学习，能准确地阐述慢性肠道炎症的表现及病理学特点。

技能目标：熟悉小鼠慢性肠炎模型的构建方法及其原理，学会观察小鼠慢性肠炎时的表现及肠道组织病理学变化。

素质目标：通过本实验的学习，体会创建慢性肠炎动物模型在理解和探索人类肠道疾病中的价值和意义，树立科学创新精神。

【实验原理】

利用葡聚糖硫酸钠（dextran sulfate sodium，DSS）破坏结肠的上皮细胞层，促使细菌产物进入黏膜，诱导急、慢性炎症发生。

【材料与方法】

1. 实验动物 8周龄，C57BL/6小鼠，雌性。

2. 器材与药物 DSS、超纯水、光学显微镜等。

3. 实验方法与步骤

（1）配制5% DSS水溶液。

（2）实验动物随机分组。对照组的饲养水瓶中装不含有DSS的超纯水。造模组的饲养水瓶中为5% DSS水溶液，按照5ml/只/天准备，且间隔2天更换新的DSS水溶液，第8天更换为不含DSS的超纯水，连续喂养14天（表7-7）。

（3）步骤（2）重复2~3次。

表7-7 模型诱导的时间节点

溶液	时间（天）
5%DSS	1~7
超纯水	8~21
5%DSS	22~28
超纯水	29~42
5%DSS	43~47
超纯水	50~

【实验结果】

1. 通过DAI评分评判慢性肠炎模型是否构建成功（表7-8）。

表7-8 DAI评分标准

评分	粪便硬度	出血情况	实验动物体重
0	正常	无出血	正常
1	柔软成型	隐血	下降5%
2	非常软	粪便中有血丝	下降10%
3	拉稀	便血（肛门大量血迹）	下降15%

2. 取小鼠结肠组织样本，固定后制备组织切片，光学显微镜下观察其病理学变化。

【注意事项】

1. 购买DSS时，其分子质量应在36~50kDa范围内。

2. 不同的诱导剂对应不同的临床适应证，本模型适应于炎症性肠炎的大多数适应证，且操作简单，较为常用。

【要求与思考】

结合本部分机能学实验与病理学内容，思考慢性肠道炎症会发生哪些病理学改变？

【作业题】

如何评判小鼠慢性肠道炎症模型是否造模成功？

二、慢性呼吸道炎症模型的构建与评价

【实验目的】

知识目标：通过本实验的学习，能准确地阐述慢性气道炎症的特点。

技能目标：熟悉小鼠慢性气道炎症模型的构建方法及其原理，学会观察小鼠慢性气道炎症时的表现及气道组织病理学变化。

素质目标：通过本实验的学习，体会慢性呼吸道炎症动物模型在理解和探索人类呼吸道疾病中的价值和意义，养成健康生活方式的观念和行为。

【实验原理】

利用香烟烟雾破坏小鼠的气道上皮组织，诱导慢性气道炎症发生。

【材料与方法】

1. 实验动物　8 周龄，C57BL/6 小鼠，雌性。

2. 器材与药物　3R4F 标准研究型香烟或其他香烟（含烟碱 1.2mg、焦油 15mg）、电动吸引器、香烟烟雾染毒箱（图 7-10）、光学显微镜等。

3. 实验方法与步骤

（1）利用电动吸引器制备香烟烟雾。

（2）实验动物随机分组。空气对照组的实验动物饲养于不含有香烟烟雾的环境中。造模组的实验动物每天暴露于香烟烟雾 6h（上午及下午各 3h，间隔超过 4h），每周 5 天，连续 8 个月。

（3）香烟烟雾的暴露过程中，监测 CO 的浓度在 800～1300ppm，O_2 的浓度超过 18%。

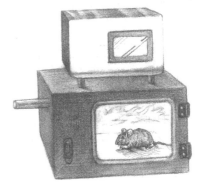

图 7-10　香烟烟雾染毒箱模式图

【实验结果】

取小鼠气管及肺组织样本，固定后制备组织切片，光学显微镜下观察其病理学变化。

【注意事项】

慢性气道炎症的诱导需要较长的时间，实验动物暴露于香烟烟雾至少连续 8 个月。

【要求与思考】

通过学习本实验中模型的构建，思考如何预防慢性气道炎症的发生？

【作业题】

哪些呼吸系统疾病属于慢性气道炎症？

三、肝脏炎症模型的构建与评价

【实验目的】

知识目标：通过本实验的学习，能准确地阐述慢性肝炎及肝硬化的特点、联系及区别。

技能目标：熟悉小鼠慢性肝炎模型的构建方法及其原理，学会观察小鼠慢性肝炎的表现及肝脏的病理学变化。

素质目标：通过本实验的学习，体会环境与健康的关系，树立危化品的安全防护意识。

【实验原理】

四氯化碳分布至肝脏组织后，能够转变为自由基，扰乱肝细胞膜上类脂质的代谢，引起肝细胞的变性和坏死，诱发肝脏炎症。

【材料与方法】

1. 实验动物　8 周龄，体重 30g 左右的 C57BL/6 小鼠，雌性。

2. 器材与药物　四氯化碳、植物油、1ml 注射器、光学显微镜等。

3. 实验方法与步骤

（1）配制四氯化碳（CCl_4）试剂，取一定量的 CCl_4 在植物油中稀释到 0.1%～1%。

（2）实验动物随机分组。对照组小鼠正常饲养。模型组小鼠采用 150μl 的 CCl_4 灌胃处理。

（3）模型组小鼠 CCl_4 灌胃，每周 3 次，持续 12 周。

【实验结果】

1. 肝脏取材，肉眼观察肝脏形态学变化。

2. 肝脏取材后，制备组织切片，光学显微镜下观察是否存在肝细胞水样变、坏死等病理学改变。

【注意事项】

配制 CCl_4 时需要用涡旋振荡仪长时间涡旋振荡（1～2h），否则会出现试剂不均匀，造模差异大的问题。

【要求与思考】

造模时若增大 CCl_4 的剂量，可诱导急性肝炎，急性肝炎与慢性肝炎在病理改变和临床表现上有何不同？

【作业题】

如何使用药物预防肝脏炎症的发生？

四、移植瘤模型的构建与评价

【实验目的】

知识目标：通过本实验的学习，能准确地阐述恶性肿瘤的特点。

技能目标：熟悉小鼠皮下移植瘤模型的构建方法及其原理、学会观察小鼠皮下移植瘤组织切片的病理学变化。

素质目标：通过本实验的学习，体会环境与健康的关系，树立危化品的安全意识。

【实验原理】

体外恶性增殖的肿瘤细胞在免疫缺陷的小鼠皮下组织中可连续分裂增殖，形成肉眼可见的肿瘤包块。

【材料与方法】

1. 实验动物　5 周龄，BALB/c-nu/nu 小鼠，雌性。

2. 器材与药物　Hep G2 或 MHCC-97L 肝癌细胞系，磷酸盐缓冲液，1ml 注射器，光学显微镜等。

3. 实验方法与步骤

（1）体外培养 Hep G2 肝癌细胞系，待细胞处于指数生长期时，消化细胞，计数得到 $1×10^6$ 个细胞，用 200μl 磷酸盐缓冲液重悬。

（2）实验动物随机分组。对照组小鼠腋窝皮下打入 200μl 磷酸盐缓冲液。模型组小鼠腋窝皮下打入含有 Hep G2 细胞的 200μl 磷酸盐缓冲液（图 7-11）。

（3）小鼠正常饲养 7～12 天，皮下可出现肉眼可见的肿瘤包块。

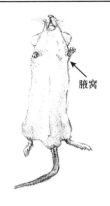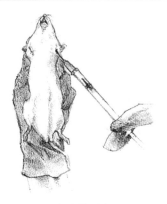

图 7-11　小鼠腋窝皮下移植瘤造模示意

【实验结果】

　　1. 取材后肉眼观察皮下肿瘤的性质（颜色、硬度、大小）。

　　2. 取肿瘤组织固定，制备成组织切片，HE 染色后光学显微镜下观察其组织学特点。

【注意事项】

　　小鼠的皮下瘤生长体积一般不超过 2000mm³。

【要求与思考】

　　皮下移植瘤模型能否真实反应肿瘤的发生及其对机体的影响？

【作业题】

　　如何通过肿瘤的组织切片判断皮下移植瘤造模成功？

五、诱发性肿瘤模型的构建

【实验目的】

　　知识目标：通过本实验的学习，能准确地阐述恶性肿瘤的特点。

　　技能目标：熟悉小鼠诱发性肿瘤模型的构建方法及其原理。

　　素质目标：通过本实验的学习，体会环境与健康的关系，树立危险化学品的安全意识。

【实验原理】

　　化合物二甲基亚硝胺（dimethylnitrosamine，DMNA）是强烈的致癌物质，通过连续口服或静脉给药方式进入小鼠体内，经肝脏长期代谢可诱发肝癌。

【材料与方法】

　　1. 实验动物　5 周龄，BALB/c 小鼠，雌性。

　　2. 器材与药物　二甲基亚硝胺、灌胃针，2ml 注射器，光学显微镜等。

　　3. 实验方法与步骤

　　（1）配制 0.25%DMNA 水溶液、0.025%DMNA 水溶液。

　　（2）实验动物随机分组。对照组正常饲养。模型组除给普通食物外，用 0.25%DMNA 水溶液灌胃，剂量为 10mg/kg 体重，每周 1 次，其余 6 天将实验动物饮用水更换为 0.025%DMNA 的水溶液，任其自由引用。

　　（3）模型组连续饲养 4 个月即可诱发小鼠肝癌。

【实验结果】

　　1. 取材后肉眼观察肝癌组织的性质。

　　2. 取部分组织制备成切片，HE 染色后光学显微镜下观察其形态特征。

【注意事项】

　　1. 注意设计对照组与模型组，一般每组动物 5～8 只。

　　2. DMNA 的致癌性强，对多种动物的不同器官均可致癌。

【要求与思考】

　　相比与移植瘤模型，诱发性肿瘤模型有何优缺点？

【作业题】

　　DMNA 诱发肝癌的原理是什么？

（李童斐　唐俊明）

实验六十一　糖尿病模型建立与糖尿病发生

【实验目的】

　　知识目标：陈述糖尿病类型与特征。

　　技能目标：学会制备大鼠糖尿病模型，学会观察糖尿病的方法及其指标的评价。

　　素质目标：通过该实验项目培养学生的科学素养，引导学生运用生理学、病理生理学等基础医学知识和临床实际相结合，培养临床思维方式和发现问题并解决问题的能力。

【实验原理】

　　在各种诱因下，由于胰岛素严重缺乏，胰岛素拮抗激素如胰高血糖素、儿茶酚胺、生长激素、肾上腺皮质激素相对或绝对增多，使脂肪分解加速，脂肪酸在肝脏内经 β 氧化产生的酮体大量增加，当酮体生成大于组织利用和肾脏排泄时，可以使血酮体浓度显著升高。由于大量有机酸聚积消耗了体内碱储备，超过体液缓冲系统和呼吸系统代偿能力，即发生酸中毒。另外，由于尿渗透压升高，大量水分、钠、钾、氯丢失，从而引起脱水。因此，在后续的治疗中以补液和补充胰岛素为主。

　　链脲佐菌素（STZ）对某些种属动物的胰岛 B 细胞有选择性破坏作用，能诱发许多动物产生糖尿病。本实验采用大鼠腹腔单次大剂量注射 STZ 制作 1 型糖尿病模型，通过急性缺水诱导糖尿病酮症酸中毒（DKA）模型，并使用血糖、尿糖和尿酮酸测定评价 DKA 模型，通过心电图、呼吸机和血气分析仪检测大鼠体征和血气指标，最终给予静脉补液及胰岛素治疗并观察疗效。

【材料与方法】

　　1. 实验动物　SD 大鼠，体重 170～200g，雄性。

　　2. 实验器材

　　（1）血糖仪、多重尿液分析仪、BL-420 生物信号采集与处理系统、电子秤、小动物呼吸机、血气分析仪。

　　（2）手术台、气管插管、压力换能器、哺乳类动物手术器械、注射器、PE-50 聚乙烯管、针头、纱布块、丝线、棉签等。

　　3. 实验试剂　75%乙醇溶液、10%水合氯醛溶液、1%链脲佐菌素（STZ）溶液（配制及使用过程须避光，即配即用）、10%葡萄糖溶液、胰岛素、生理盐水、肝素等。

　　4. 实验方法

　　（1）大鼠 1 型糖尿病模型的建立

　　1）选取 4 周大的雄性 SD 大鼠（170～200g），适应性喂养 1 周，空腹 8h 后可用于实验。

2）穿戴 SPF 实验动物操作相关防护服、防护帽并按照 SPF 动物实验人员进出标准进入操作间。

3）抓取并固定大鼠，将大鼠随机分为两组，模型组腹腔一次性大剂量注射 1% STZ（150mg/kg），对照组给予腹腔注射相应剂量的生理盐水。

4）STZ 注射 24h 内 10%葡萄糖溶液作为饮用水，以防低血糖的发生。24h 后改用正常饮水饮食饲养。

（2）大鼠 DKA 模型的评价

1）注射 72h 后，每天给大鼠称重，观察动物是否出现三多症状（多饮、多食、多尿），血糖仪检测血糖水平，评估血糖是否升高达到糖尿病标准。

2）符合糖尿病标准的大鼠继续喂养 10 天，期间每隔两天检测血糖。使用血糖仪检测血糖是否升高：将血糖检测专用试纸插入血糖分析仪中。待血糖仪显示屏上显示滴血标记时，方可使用。用剪刀剪断大鼠尾尖<0.5cm。挤出的第一滴血用棉球擦掉。第二滴血滴在试纸橘红色的测试区中央。血糖仪显示屏上显示稳定的数值，记录数据（随机血糖≥16.7mmol/L 提示大鼠糖尿病模型造模成功）。

3）糖尿病模型造模成功 10 天后，急性缺水 1 天。观察小鼠精神状态（活动度、进食、进水等情况）、呼吸节律是否发生改变（腹部/胸廓呼吸起伏变化、呼吸频率等）等的改变。

4）多重尿液分析仪测定尿糖和尿酮酸。将尿液接入接样器皿中（尿液中段最佳）。将尿样均匀地滴在试纸条上。将多余的尿液去掉。对比比色卡，读取数据，颜色越深表示尿酮酸含量越高（大鼠尿糖和乙酰乙酸浓度分别大于 2000mg/dl 和 160mg/dl 可确认为 DKA 模型）。

（3）大鼠 DKA 的药物干预

1）大鼠称重，75%乙醇右下腹部消毒，10%水合氯醛腹腔注射麻醉动物（剂量：0.3ml/100g）。麻醉程度以角膜反射消失、四肢肌张力下降和疼痛反射消失为依据，麻醉后固定于手术台上。

2）大鼠麻醉后仰卧位将头和四肢固定在手术台上，大鼠踝关节部位连接 ECG 肢体导联线，连接 BL-420 生物信号采集与处理系统记录 II 导联记录心电图（右上肢：红色导联、左上肢：黄色导联、左下肢：绿色导联、右下肢：黑色导联。界面右侧调整参数：1mv，1s，100Hz，100ms/div）。

3）颈部气管插管：详见第三章第八节。

4）连接小动物呼吸机，显示呼吸曲线变化。

5）游离颈总动脉，将充满肝素的动脉插管连接换能器，行动脉插管，记录动脉血压。

6）75%乙醇棉球进行股三角区消毒，止血钳提起皮肤，组织剪沿股动脉方向纵向切开皮肤，以血管钳钝性分离肌肉，暴露股动脉鞘。股动脉鞘中由内到外依次是：股静脉、股动脉、股神经，直径由粗到细，其中粉红色且触之有搏动的即为股动脉，游离股动脉后穿线备用，一次性动脉血气针采血，收集 1～2ml 全血后按压止血，将全血立即送至血气分析仪检测口，显示血气分析结果。

7）游离颈总静脉，行静脉插管。

8）胰岛素 1.5U/（kg·h），生理盐水 40ml/（kg·h），颈总静脉给药进行治疗。

9）给药 10min 后，观察呼吸、血压变化。颈动脉采血 0.6ml 检测血气指标，分析血气结果。

实验流程：

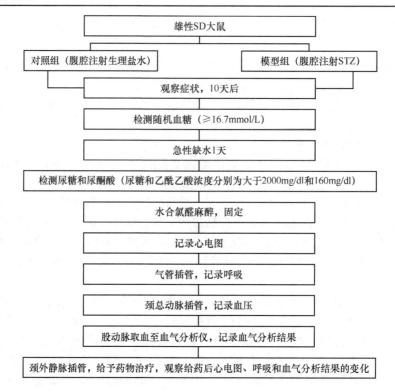

【注意事项】

1. 动物体重过高，如当大鼠超过 300g 或小鼠超过 35g，对 STZ 的耐药性加强，成模率随之降低。因此不建议使用超重的动物建立模型。还有研究显示，雌性动物造模成功率低，且可能比雄性出现更高的死亡率，尤其是 1 型。

2. 由于尿酮体中的丙酮和乙酰乙酸都是挥发性物质；乙酰乙酸受热易分解成丙酮；尿液被细菌污染后，酮体消失。因此，尿样必须新鲜，检测应该及时，以免测试结果偏低或出现假阴性。

3. 推注麻药时应缓慢推注，观察麻醉状态，注意控制麻醉深度，麻醉过深 pH 偏低，过浅则使 pH 偏高。

4. 气管插管前注意清理气管，避免出血导致气道阻塞。动脉取血时注意使血液与空气隔绝，如注射器内有小气泡要立即排除，否则 pH 偏高。

5. 实验完成后，动物尸体和动物器官应密封在塑料袋中，袋口扎紧，放入专用冰柜中。注射器，手术刀等锋利物品应丢入利器盒。医疗垃圾应丢入黄色垃圾桶。生活垃圾应丢入黑色垃圾桶。

【要求与思考】

1. 实验过程中随机选择几组血气分析数值，用代偿公式判断酸碱失衡的状态。

2. 补钾的原则以及本实验是否应该补钾？

【作业题】

1. 血糖浓度稳定的常见调节机制有哪些？

2. 试述 DKA 的发生机制。

（唐俊明　吴胜英）

实验六十二　小肠类器官的培养与构建

【导论】

类器官（organoid）是指通过 3D 细胞立体培养产生的可分化并自组织具有相应器官的部分特定功能和结构的培养物。类器官由包括干细胞或祖细胞在内的多种细胞组成，具有向器官分化的潜能，可模拟器官发育和形成过程，能更好地代表体内的生理和遗传特征，与其他体外模型相比有独特优势。

类器官可由不同来源的细胞培养而成。如成体干细胞（adult stem cell，ASC）、多能干细胞（pluripotent stem cell，PSC）或患者来源的肿瘤类器官（patient-derived organoid，PDO）。而 PSC 又可细分为通过胚胎干细胞（embryonic stem cell，ESC）和诱导多能干细胞（induced pluripotent stem cell，iPSC）来培养产生的类器官。不同细胞来源的类器官具有不同的特性及用途，如神经外胚层如视杯、大脑类器官仅来源于 PSC，因而研究精神遗传疾病、发育生物学主要利用 PSC 类器官；而 ASC 来源于组织中具有再生能力的前体细胞，主要应用于研究成体组织生物学、组织再生和精准医疗。类器官模型与传统模型互补应用而非取代（表 7-9），为医学研究开辟了新的研究途径。

表 7-9　不同模型的优势与不足

模型	优势	不足
2D 细胞系模型	1. 适用于多种实验技术 2. 易于高通量筛选 3. 适用于生物样本库 4. 成本低廉	1. 基因组不稳定 2. 无法模拟器官形成 3. 不能准确反映人体生理现象 4. 原始组织中没有分化的细胞类型
小鼠模型	1. 适用于建立异种移植模型 2. 可以部分反映人体生理现象	1. 构建模型周期长 2. 不适用于高通量的药物筛选 3. 不能模拟器官发生 4. 不能模拟人类特有的生物进程
非人灵长类模型	1. 类生理模型系统 2. 适合研究神经病理学和神经解剖学 3. 免疫系统与人类相似	1. 价格昂贵 2. 道德伦理限制 3. 难以观察 4. 不适合高通量筛选
类器官模型	1. 可直接人源化 2. 维持基因组的稳定性 3. 适用于基因组编辑 4. 易于高通量筛选 5. 可作为生物样本库冷冻保存 6. 自我组织模拟器官发生	1. 缺乏血管化和免疫系统 2. 缺乏统一的培养标准 3. 培养相对昂贵

【实验目的】

知识目标：掌握类器官模型的基本概念和优势。

技能目标：学习小肠类器官的基本培养方法。

素质目标：通过本实验的学习，体会创建新方法在理解生命活动中的价值和意义，树立科学创新精神。

【实验原理】

小肠作为人重要的器官之一，执行着消化、吸收、分泌、免疫屏障等多方面的功能，肠道疾病的发生也与肠道屏障的破坏有关，许多肠道疾病的病变起始于肠道上皮。小肠上皮的更新依赖于位于肠隐窝底部附近的肠道干细胞。小肠类器官就是小肠干细胞在体外进行 3D 培养时，以连续分化的方式形成的一种多细胞类型的三维结构，其与体内小肠上皮的生理结构和功能有很大的相似性。小肠类器官作为模拟体内小肠上皮的模型已在研究炎症发生、肠道感染、药物作用以及营养吸收等多种肠道研究中应用。其中构建最为简单、应用最为广泛的就是以小肠隐窝为基础的小肠类器官。本实验主要介绍小鼠小肠隐窝的分离以及在模拟体内肠道干细胞生长、增殖的体外 3D 培养体系中的培养过程。

【材料与方法】

1. 实验动物　SPF 级 C57BL/6J 小鼠，体重 20～25g，6～8 周龄。

2. 器材与药品

（1）类器官生长培养基：以 DMEM/F12 培养基为基础添加 1% L-glutamine，1% pen/strep，1% Hepes 10mmol/L，N2 supplement（1∶100），B27 supplement（1∶50）；0.1μg/ml Mouse Noggin Protein，0.5μg/ml Mouse R-Spondin1 Protein，0.05μg/ml Mouse EGF Protein。

（2）其他试剂：Matrigel Matrix 基质胶，75%乙醇，2.5mmol/L EDTA（乙二胺四乙酸）溶液，DPBS 缓冲液等。

（3）器材设备：倒置显微镜、离心管、移液器、摇床、显微镜、滤膜、生物安全柜、小动物手术器械、恒温细胞培养箱等。

3. 实验方法与步骤

（1）配制新鲜的小肠类器官培养基，并在使用前按比例加入各种细胞因子。

（2）将小鼠麻醉后脱颈椎处死，放于 75%乙醇中浸泡消毒 10min。

（3）在生物安全柜中，取小鼠小肠中段 5cm。将小肠放入冰 DPBS 中，小心地去除残留的肠系膜及血管，然后用注射器吸取冰 DPBS 从靠近幽门端轻柔冲洗肠腔，使肠内容物排出。

（4）用眼科剪小心的纵向切开小肠，轻轻刮去小肠绒毛，将刮去绒毛的小肠切成约 3mm 的小段收集到 50ml 的离心管中。用移液枪吸取 15ml 的冰 DPBS，轻柔吹打 3 次后静置，小心吸去浑浊上清，反复用 DPBS 润洗至上清液变澄清。

（5）弃上清，并取 20ml 2.5mmol/L 的 EDTA 溶液于离心管中，将离心管放于冰上置于 20r/min 的摇床上摇晃 20min。然后用移液器轻柔吹打 3 次，静置后将上清液过 70μm 的滤网到 50ml 离心管中，再加入 20ml 2.5mmol/L 的 EDTA 溶液重复上述吹打滤过步骤 2 次，共收集 3 个离心管的滤液。镜检观察滤液，保留小肠隐窝较多且杂细胞较少的离心管。将离心管，4℃、1200r/min 离心 5min，弃上清液，用预冷的 10ml DMEM/F12 基础培养基重悬沉淀，再以 600r/min 离心收集，重复 3 次以洗净多余的绒毛碎片（如果单细胞过多，可 200r/min 离心 2min 以去除单细胞），最后 1 次重悬后取 10μl 悬液计数，计算离心管中的隐窝总数。

（6）小肠类器官的培养：离心后尽可能地弃去上清液，以 1μl 基质胶 10 个隐窝数计算应加入的基质胶体积，然后用基质胶重悬肠隐窝（注意不要吹出气泡，基质胶易凝，此步骤可在冰上操作）。在预热的 24 孔板中每孔接种 50μl 悬液，然后在培养箱中静置 10min 至基质胶完全聚合。待基质胶完全聚合后沿孔壁添加 500μl 类器官生长培养基。24 孔板放于 37℃、5% CO$_2$ 培养箱中培养，每两天（或当培养基变黄时）更换培养液。

【观察项目】

1. 观察小肠隐窝的形态和特征。

2. 观察小肠类器官的形态和特征。

【注意事项】

1. 类器官培养成败的关键是肠道上皮分离物中隐窝和游离单细胞的比例，应选取短棒状结构（隐窝）较多、游离细胞较少的分离样本进行后续培养。

2. 类器官培养基中加入了很多细胞因子等活性成分，应现配现用以保证最好的培养效果。

【作业题】

1. 请阐述 N2 和 B27 培养基补充剂在类器官培养中的作用。

2. 类器官培养中细胞因子发挥了重要作用，请阐述本实验中用到了哪些细胞因子及其功能。

（张璟璇　唐俊明）

实验六十三　阿尔茨海默病大鼠模型制备及 Morris 水迷宫行为学检测

【实验目的】

知识目标：能够陈述阿尔茨海默病动物模型制备方法。

技能目标：能够观察和记录模型动物在 Morris 水迷宫里的行为表现开展动物认知功能检测。

素质目标：通过本实验的学习，体会创建水迷宫行为学评价方法在理解和探索人类认知功能中的价值与意义，树立科学创新精神。

【实验原理】

阿尔茨海默病（Alzheimer disease，AD）是一种原因不明的常见的中枢神经系统退行性疾病。临床上以记忆障碍、失语、失用、失认、视空间技能损害、执行功能障碍及人格和行为改变等全面性痴呆表现为特征。临床上将 AD 分为家族性的阿尔茨海默病和散发性阿尔茨海默病，按年龄划分（以 65 岁为界）为早发性和晚发性两种。

链脲佐菌素（streptozotocin，STZ）是一种特异性的胰腺 B 细胞毒性的药物，STZ 在脑内可以阻断胰岛素受体自身磷酸化和内在的酪氨酸激酶活性，导致胰岛素信号传导障碍。STZ 能诱导出多种 AD 样的病理学变化，因此也可被用于诱导 AD 实验动物模型。

Morris 水迷宫（Morris water maze，MWM）是英国心理学家 Morris 于 20 世纪 80 年代设计并将其巧妙地应用于脑学习记忆机制研究的一种实验手段，其在 AD 研究中的应用非常普遍。

【材料与方法】

1. 实验动物　SD 大鼠，250～300g，3 月龄。

2. 器材与药品

（1）器材：脑立体定位仪、Morris 水迷宫行为学检测系统、颅钻、微量注射器、持针器、眼科剪、组织剪、眼科镊、组织镊、除毛器、缝合针、手术线、手术板等。

（2）药品：无菌生理盐水、10%水合氯醛、链脲佐菌素、青霉素-链霉素双抗溶液等。

3. 方法与步骤

（1）实验动物筛选和分组：实验前对大鼠进行 MWM 初筛，将学习、记忆能力相近的大鼠挑选出来作为实验对象，以减少大鼠间学习记忆能力的个体差异对实验结果的影响。

筛选过程历时 2 天，每天上、下午分别进行 2 次。实验内容是定位航行实验训练。训练时随机选择一个入水点，将大鼠面向池壁放入水中，记录大鼠寻找并爬上平台所需时间，每次训练时间为 60s。如果大鼠在 60s 内未找到平台，须将其引至平台，这时潜伏期记为 60s，每次训练后让其在平台上停留 15s。

最后按记录到的数据，将大鼠中学习记忆能力较好的和较差的剔除掉，剩下的大鼠选为实验对象。然后将选出的大鼠随机分为对照组和 STZ 模型组。

（2）AD 动物模型制备：将实验动物禁食不禁水 12h，10%水合氯醛（3ml/kg）腹腔注射麻醉，将大鼠固定于立体定位仪上，头顶备皮后正中矢状剪开头皮，剥离骨膜，以前囟为坐标原点，参考大鼠脑立体定位图谱，确定侧脑室坐标：前囟后 1.0mm、矢状缝侧 1.5mm 处，深度 3.5mm。用钻头在目标注射点钻透颅骨。用微量推进器缓慢进针进行注射。STZ 组注射用生理盐水溶解的链脲佐菌素（3mg/kg，10μl）。每次注入时间为 10min，留针 5min，缓慢出针。对照组动物同法注射等量无菌生理盐水。注射后缝合皮肤，伤口处滴加青霉素-链霉素双抗溶液。动物清醒后放回饲养。动物模型的建立需要给各组大鼠注射 2 次，分别在第 1、3 天注射，即隔日注射。

（3）Morris 水迷宫检测：术后 3 周进行 MWM 行为学测试。MWM 是由一圆柱形不锈钢水池、一可移动的平台和一套图像自动采集、处理系统等组成。水池直径 150cm，高 70cm；平台直径 15cm，高 40cm（图 7-12）。

实验内容包括定位航行实验（连续 5 天，每天上、下午各 2 次）和空间探索实验（第 6 天进行，上、下午各 1 次）。定位航行实验是用大鼠在水中寻找平台的逃避潜伏期来检测大鼠的学习能力；空间探索实验（取走平台后）则是通过原平台象限游泳时间与总时间之比来测试大鼠的记忆能力。

每次定位航行的时间最长为 120s，当大鼠在 120s 内找到平台后可停留 10s；每次空间探索的时间也是 120s，观察记录大鼠在这 120s 内经过原平台区域的次数或在其象限的时间比例。

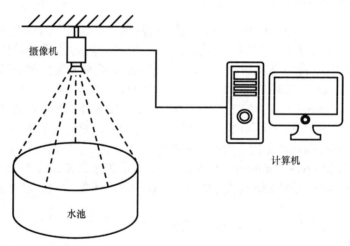

图 7-12　Morris 水迷宫装置示意

（4）观察项目指标

1）动物在不同天数的定位航行实验中的潜伏期。

2）动物在最后一天的空间探索实验中在目标象限区域的游泳时间比例。

【注意事项】

1. 动物实验要保持无菌操作，对实验动物秉持"3R"原则。

2. 实验动物分组要采用随机原则，不能有主观因素干预。

3. MWM 定位航行实验中，平台要在水面 1cm 以下，不能暴露水面。

4. 动物抓取及药物注射要规范，防止动物咬伤实验者。

【作业及思考题】

1. 除了 MWM 以外，请查阅文献还有哪些实验方法可检测动物认知功能。

2. 在 MWM 实验中,哪个实验检测的是动物学习能力,哪个实验检测的是动物记忆能力?

3. 请结合临床及文献检索,分析总结到目前为止防治 AD 的策略及方法有哪些?

(张志锋　唐俊明)

实验六十四　光遗传调控在小鼠焦虑样行为学中的观察与分析

【实验目的】

知识目标:在理解光遗传学的基本原理基础上能够描述其应用方法。

技能目标:在理解立体定位仪的基本结构及原理基础上,能够完成小鼠脑立体定位注射。

素质目标:通过本实验的学习,体会创建光遗传学习法在评价和操控神经认知功能中的作用与价值,养成科学创新思维,树立科学创新的精神。

【实验原理】

光遗传学是以病毒为载体,以分子生物学、病毒生物学等手段,将特定的外源光敏感蛋白基因导入活细胞中,在细胞膜结构上表达了光敏感通道蛋白;然后通过特定波长光的照射,控制细胞膜结构上的光敏感通道蛋白的激活与关闭;调控神经元的活性,进而控制细胞乃至动物的行为学的开关(图 7-13)。

运用工具病毒载体,将光感通道蛋白基因(如 *ChR2*、*eBR*、*NpHR3.0*、*Arch* 或 *OptoXR* 等)转入到特定类型的细胞中进行表达。光感离子通道在不同波长的光照刺激下会分别对阳离子或者阴离子的通过产生选择性,如 Cl^-、Na^+、H^+、K^+,从而造成细胞膜两边的膜电位发生变化,达到对细胞选择性地兴奋或者抑制的目的。例如 *ChR2* 基因,当有 473nm 的蓝色激光照射时,这些通道蛋白的通道打开,允许阳离子(如 Na^+)大量内流,会产生去极化电位,诱发动作电位的发出,激活细胞,即让神经元处于兴奋状态。对于 *NPHR* 基因来说,当有 580nm 的黄色激光照射时,这些通道蛋白的通道打开,阴离子内流,产生超极化电位,导致动作电位不易发放,抑制细胞活动。

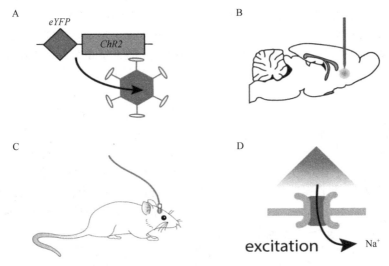

图 7-13　光遗传学实验基本原理

A. 将光感同道蛋白基因 *ChR2* 克隆到含有荧光蛋白报告基因 *eYFP* 的病毒载体上;B. 通过脑定位注射到对应脑区并通过报告基因检查传染效果;C. 在注射部位接入光纤并固定;D. 通过光纤的光照刺激可激活 Na^+ 通道

杏仁核突触可快速可逆地调节焦虑水平。利用 ChR2 成功表达后，进行光照射，可以激活基底外侧杏仁核（basolateral amygdala，BLA）到中央杏仁核（central amygdala，CeA）的突触投射，小鼠在高架十字迷宫的开臂时间增多，产生去焦虑样行为；利用 eNpHR3.0 成功表达后，进行光照射，可以通过抑制突触连接，使小鼠在高架十字迷宫的开臂时间减少，表现为焦虑样行为。

【材料与方法】

1. 实验动物 C57BL/6 小鼠，6～8 周大小，分为 3 组，每组 8 只。

2. 器材与药品 脑立体定位仪、立体定位仪适配器、颅钻、牙科水泥、微量注射泵、微量注射针、光纤、光遗传设备、光纤旋转器、陶瓷套管、哺乳类动物手术器械。高架十字迷宫系统，Video Maze，视频追踪系统，行为学记录系统。3% 戊巴比妥钠、过氧化氢溶液、医用酒精、青霉素、腺相关病毒等。

3. 方法与步骤

（1）立体定位注射

1）麻醉：3% 戊巴比妥钠（20mg/kg）腹腔注射行深度麻醉。

2）固定：按照小鼠脑立体定位图谱的规定，采取平颅头位固定法，利用动物双侧内耳孔与门齿三点进行固定，调整定位仪牙托位置，使其垂直位置在两耳杆连线水平面以下（3.3±0.4）mm，前囟和后囟在同一水平高度。使用加热垫将小鼠的体温保持在 36℃。

3）手术：小鼠头部剃毛消毒，沿矢状线作一正中切口，剥离筋膜，暴露颅骨，用过氧化氢溶液将颅骨表面擦洗干净，找到前、后囟点。

4）定位、注射：脑立体定位仪连接微量注射针，将前囟点三维坐标归零作为零点。参照小鼠脑立体定位图谱定位注射部位的基底外侧杏仁核，坐标：-1.65mm 前后位（AP）；±3.25mm 内侧（ML）；-4.9mm 背腹侧（DV）。使用颅骨钻对定位坐标点进行钻孔，剥离硬脑膜，将微量注射针送入注射部位，微量注射泵按照 50nl/min 速度连续注入 0.5μl 病毒，注射结束后静置 10min，缓慢出针。

5）恢复：牙科水泥固定钻孔，缝合伤口，手术区域注射青霉素预防感染。术后腹腔注射青霉素连续 3 天；每天监视切口是否有任何分泌物、红肿或开裂现象。

（2）埋置光纤：病毒注射 3 周后，取出小鼠，麻醉，固定于脑立体定位仪上，根据小鼠脑立体定位图谱找到中央杏仁核的坐标（-1.06mm AP；±2.25mm ML；-4.4mm DV）。在此位点植入带有陶瓷插芯的光纤，用牙科水泥将陶瓷插芯与小鼠头骨固定牢固（图 7-14）。手术后将小鼠放回干净笼子，恢复 2 周即可进行行为学实验。

（3）光刺激和行为学记录：高架十字迷宫实验（elevated plus maze test）用来检测小鼠焦虑样行为水平，高架十字迷宫由呈十字交叉的一对开放臂（35cm×6cm）和一对闭合臂（35cm×6cm）组成，迷宫距地面高 50cm。该迷宫的基本原理是小鼠或大鼠出于嗜暗天性，总习惯穿梭在黑暗的闭合臂中，而同时又有对明亮开放臂的探究冲动，但在开放臂中又有如同置身于悬崖上的恐惧心理，即既想探索又想回避的焦虑心理。

提前 2 天对经过病毒效果检测并且植好光纤的小鼠进行触摸和习惯化处理，主要是抚摸小鼠的背

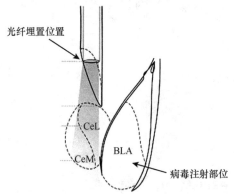

光纤埋置位置

CeL

CeM

BLA

病毒注射部位

BLA：基底外侧杏仁核

图 7-14 光纤埋置示意

BLA：基底外侧杏仁核；CeL：中央杏仁核外侧部；
CeM：中央杏仁核内侧部

部，以减少实验时小鼠的应激反应，每只小鼠5～7min。第3天，进行行为学实验。行为学实验之前将光遗传设备与实验动物通过跳线，光纤旋转器，光纤，陶瓷套管等连接起来。在光遗传设备上直接设置需要的实验参数，光刺激1h后进行行为学检测。ChR2参数：10min 470nm蓝光刺激，频率10Hz，持续时间2ms，光功率10mW；eNpHR3.0参数：10min 580nm黄光刺激，频率10Hz，持续时间2ms，光功率10mW。

在实验开始前3h，将电脑打开，启动Video Maze和视频追踪系统；室温调整为21～25℃，低风速，然后从动物饲养房取出需要行为检测的小鼠放置在行为房适应2h。实验开始前10min，实验员先将设备调整至最佳状态，另一实验人员将待测小鼠小心放入开放臂和闭合臂的十字交叉区域，放入时要使小鼠的头朝向闭合臂方向，在放置好的同时，开始操作视频追踪系统和Video Maze，整个实验持续5min。观察指标：在开放臂和闭合臂的活动时间，移动距离及各个臂的进入次数等参数。每只小鼠实验完成后，将小鼠取出，喷洒医用酒精将两臂清理干净，清除异味。进臂行为定义为四肢均进入臂内。进入开放臂的次数越短，停留时间越短，代表小鼠焦虑水平越高。按以下公式计算出小鼠的开臂进入次数百分比和开臂滞留时间百分比。

$$开臂进入次数百分比 = \frac{开臂进入次数}{开臂进入次数+闭臂进入次数}$$

$$开臂滞留时间百分比 = \frac{开臂滞留时间}{开臂滞留时间+闭臂滞留时间}$$

【实验结果】

设计表格，将实验统计结果填入，比较不同组小鼠的焦虑情况。

【注意事项】

1. 大脑结构复杂，脑立体定位时应当准确，否则易将病毒注射到其他部位，影响实验结果。

2. 病毒应在冰上融化，放置。病毒注射完成时不要立即拔出微量注射针，留置至少5min。

3. 行为学实验尽量在每天的同一个时间段进行。

【要求与思考】

1. 小鼠行为学实验在每天的哪一个时间段检测能得到较稳定的实验结果？

2. 除高架十字迷宫外还有哪些行为学实验可以评价小鼠的焦虑水平？

【作业题】

根据所学内容，展望一下光遗传学技术的应用前景。

（聂发毅　唐俊明）

第八章　探索性实验

探索性实验，是学生自行设计机能实验，应用已学过及掌握的机能实验知识和技能，去解决某一实际问题的过程，以实现学生开拓创新的能力培养。通过查阅文献、资料，进行实验设计，自己动手准备实验，操作实验，对实验结果进行记录、处理、统计分析，得出结论，直到最后撰写出实验报告或论文，学生可以初步了解科研实验的基本要求和一般程序，培养学生实事求是的科学态度及严谨的工作作风。

第一节　实 验 设 计

一、实验设计的基本程序

实验研究包括立题、设计、预备和正式实验、实验资料的收集整理、结果统计分析、总结和完成论文。

立题在实验设计中具有第一位重要性，立题时需要注意科学性、先进性、可行性和实用性。科学性指选题有充分的科学依据；先进性指选题对已知的规律有所发现和创新；可行性指立题时考虑已具备的主、客观条件；实用性指立题有明确的目的和意义。

立题的过程是一个创造性思维的过程。它需要查阅大量的文献资料及实践资料，了解本课题近年来已取得的成果和存在的问题；找出要探索的课题关键所在，提出新的构思或假说，从而确定研究的课题。

实验设计是根据立题而提出的实验方法和实验步骤，这是完成课题的实施方案。实验设计包括：立题→实验动物选择和分组→实验动物处理方案→选择观察指标→数据收集和分析→实验结果的处理和研究报告的撰写。

二、实验设计的三大要素

实验设计包括 3 个基本要素：实验对象，处理因素，观察指标。

（一）实验对象

机能学实验的对象包括人和动物。为了避免实验给人带来损害或痛苦，除了一些简单的观察，如血压、脉搏、呼吸、尿量的实验可以在人体进行以外，主要的实验对象应当是动物，选择合适的实验动物对实验的成功有重要的意义，选择的条件如下：

1. 要选择接近人类而又经济的动物　灵长类动物最接近人，但价格昂贵，有时实验需用大动物完成，可以用犬、羊、猴。一般常选择的实验动物为家兔、大鼠、小鼠，它们比较接近于人类而价格又比较便宜。

2. 根据实验要求选择动物的品种和纯度　其中以纯种动物为佳，且应是健康和营养良好的动物。

3. 动物的健康状况和营养状况　应选择健康、营养状况良好的动物。

4. 动物年龄、体重、性别最好一致　一般选择发育成熟的年幼动物，对性别要求不高的动物可雌雄混用，但分组时应雌雄搭配。与性别有关的实验，则只能选用某种性别的动物。

（二）处理因素

处理因素是指对实验对象施加的某种外部干预。给实验动物以各种处理，包括接种细菌毒素等生物病菌；给予化学制剂或药物；进行创伤、烧伤等物理刺激等。处理实验对象的目的有两个方面，一是复制人类疾病的动物模型，观察其发病机制；二是进行实验治疗，观察药物或其他治疗手段的疗效。

1. 人类疾病动物模型的复制 人类疾病的动物模型包括整体动物、离体器官、组织细胞和教学模型。在复制动物模型时，一般遵守以下原则。

（1）相似性原则：即复制的模型尽可能近似人类疾病。最好是找到与人类疾病相似的动物自发性疾病。如有一种大鼠会自发产生高血压，称为原发性高血压大鼠（SHR），猪有自发性动脉硬化，用它们来研究人类的高血压或动脉硬化则比较理想。但动物与人相似的自发性疾病模型不多见，往往需要人为地在动物身上复制，需注意相似性原则。

（2）重复性原则：即复制模型的方法要标准化，使疾病模型可以重复复制。为此，选择的动物、实验方法、使用的仪器和环境因素应力求一致，即有一个标准化的模型复制方法。

（3）实用性原则：即复制的方法尽量做到经济易行。如灵长类动物在相似性上最好，但价格昂贵；如果能用中小动物（家兔，大、小鼠）复制出类似人类疾病模型，则更为实用可行。

2. 疾病处理和实验治疗 给予药物治疗和观察治疗效果是综合性机能实验的一个重要方面。在设计时可分为两类。

（1）单因素设计：指给一种处理因素（如药物），观察处理前后的变化，此法便于分析，但花费较大。

（2）多因素设计：指给几种处理因素同时观察，用析因分析法进行设计，此法能节省经费和时间。

（三）观察指标

设计一些好的观察指标是体现实验的先进性和创新性的重要环节。观察指标是反映实验对象在经过处理前后发生生理或病理变化的标志。它包括计数指标（定性指标）和计量指标（定量指标），主观指标和客观指标等。指标的选定需符合以下原则：

1. 特异性 指标能特异地反映观察现象的本质，不会与其他现象相混淆。如高血压中的血压（尤其是舒张压）可作为高血压病的特异指标；血气分析中的血氧分压和二氧化碳分压可作为呼吸衰竭的特异指标。即使同一类指标，实验处理不同选择有所不同，如心肌缺血、高血钾都以心电图为指标，前者引起心电图的特异性改变，主要为了 ST 段及 T 波变化，而后者为 P—R 间期、QRS 波宽、R 波和 T 波变化。

2. 客观性 最好选用各种仪器检测的客观指标，如心电图、脑电图、血气分析、生化检测等。由仪器报告定量的数据，不受主观因素影响。而主观指标（如肝、脾触诊）易受主观因素影响，会造成较大误差。

3. 重现性 在相同条件下指标所测的结果可以重现。重现性高的指标一般意味着误差小，能较真实地反映实际情况。为提高重现性，需注意仪器的稳定性，减少操作的误差，控制动物的机能状态和实验环境条件。在注意到上述条件的情况下，重现性仍然很小，说明这个指标不稳定，不宜采用。

4. 灵敏性 指标可反映处理因素带来的变化的灵敏程度，最好选用灵敏性高的指标，它是由实验方法和仪器的灵敏度共同决定的。如果灵敏性差，对已经发生的变化不能及时检测出，往往得到假阴性结果，这种指标应该放弃。

三、实验设计的三大原则

实现实验设计的科学性，除了对实验对象、处理因素、观测指标做出合理的安排以外，还必须遵循实验设计的 3 个原则，即对照、随机、重复。

（一）对照原则

设置对照是为了使观察指标通过对比发现其特异变化。要具有可比性，在比较的各组之间，除处理因素不同外，其他非处理因素尽量保持相同，从而根据处理与不处理之间的差异，了解处理因素带来的特殊效应。通常实验应当有实验组和对照组。对照组与实验组有同等重要意义。因为在实验中难免有非处理因素干扰造成的误差，如动物个体差异、实验环境的作用等。如果设立一个对照组，应选择同一种属和体重、性别相近的动物，在同一实验环境下进行实验，仅仅是不给特殊的实验处理，由于实验组与对照组的非处理因素处于相同状态，两者对比可消除非处理因素带来的误差。对照有多种形式，可根据实验目的加以选择。

1. 空白对照 亦称正常对照，对照组不加任何处理因素。如观察某降压药的作用时，实验组动物服用降压药，对照组动物不服用药物或服用安慰剂。

2. 自身对照 对照与实验均在同一受试动物身上进行。例如用药前、后的对比，先用 A 药后用 B 药的对比，均为自身对照。

3. 相互对照 又称组间对照。不专门设立对照组，而是几个实验组之间相互对照。例如用几种药物治疗同一疾病，对比这几种药物的效果，即为相互对照。

4. 标准对照 不设立对照组，实验结果与标准值或正常值进行对比。如果是药物疗效观察，用已知有效的阳性药物作为标准对照组，对新的实验组的药物效应与已知阳性药物作用进行对比观察。

（二）随机原则

随机是指实验对象的实验顺序和分组进行随机处理。随机分配指实验对象分配至各实验组或对照组时，它们的机会是均等的。如果在同一实验中存在数个处理因素（如先后观察数种药物的作用），则各处理因素施加顺序的机会也是均等的。通过随机化，一是尽量使抽取的样本能够代表总体，减少抽样误差；二是使各组样本的条件尽量一致，消除或减小组间的人为误差，从而使处理因素产生的效应更加客观，便于得出正确的实验结果。例如进行一个药物疗效的实验，观察某种新的抗休克药物对失血性休克的治疗效果，实验组和对照组复制同一程度的失血性休克模型，然后给予实验组抗休克新药，对照组给予等量生理盐水。如果动物的分配不是随机进行，把营养状态好和体格健壮的动物均放在实验组，把营养和体格不好的动物放在生理盐水对照组，最后得到的阳性实验结果并不能真正反映药物的疗效，很可能是动物体格差异所致。

随机化的方法很多，如抽签法、随机数字表法、随机化分组表法等，具体可参见本节的"五、动物随机分组方法"。

（三）重复原则

重复是保证科学研究结果可靠性的重要措施。由于实验动物的个体差异等原因，一次实验结果往往不够确实可靠，需要多次重复实验方能获得可靠的结果。重复有两个重要的作用：一是可以估计抽样误差的大小，因为抽样误差（即标准误）大小与重复次数成反比。二是可以保证实验的可重复性（即重现性）。实验需重复的次数（即实验样本的大小），对于动物实验而言（指实验动物的数量）取决于实验的性质、内容及实验资料的离散度。实验结果的重现率至少要超过 95%，这样做出假阳性的错误判断的可能性小于 5%（$P < 0.05$）。所需样本数取决于：①处理效果，效果越明显，需要重复数越小；②实验误差越小，所需样本数减少；③抽样误差，样本的个体越小，反应越一致，所需样本数就小；④资料性质，计数资料样本数要多些，计量资料相对减少。一般而言，计量资料样本数每组不少于 5 例，以 10～20 例为好。计数资料的

样本数则需每组不少于 30 例。

四、实验设计方法

（一）单组比较设计

单组比较设计是指在同一个体上观察实验处理前后某种观测指标的变化。此法的优点是能清除个体间生物差异，但不适用于在同一个体上多次进行实验和观察的情况。还应注意有时生理盐水等阴性对照下前后两次测量时一些指标也出现一定差异（如体重、血压等）。

（二）配对比较设计

配对比较设计是指实验前将动物按性别、体重或其他有关因素加以配对，以基本相同的两个动物为一对，配成若干对，然后将一对动物随机分配于两组中。两组动物的数量、体重、性别等情况基本相同，取得均衡进行实验，以减少误差及动物间的个体差异。

（三）随机区组设计

随机区组设计是配对比较设计的扩大。将全部动物按体重、性别及其他条件等分为若干组，每组中动物数目与拟划分的组数相等，体质条件相近，再将每个区组中的每一只动物进行编号，利用随机数字法将其分配到各组。

（四）完全随机设计

完全随机设计是将每个实验对象随机分配在各组，并从各组实验结果的比较中得出结论。通常用随机数字表法进行完全随机化分组。此法的优点是设计和统计的处理都较简单，但在例数较少时往往不能保证组间的一致性。

（五）拉丁方设计

拉丁方设计是指由拉丁字母所组成的正方形排列，在同一横行与同一纵列中都没有重复的字母，可在不同横行或不同纵列之间进行对调，任意选择下面一种正方形排列方式。该设计适用于多因素的均衡随机，如比较某药对阳性、阴性对照组的作用，要求用 4 种药物编成 A、B、C、D 4 个号码，再按 4×4 拉丁方进行（表 8-1），每个动物（纵列）没有重复使用的药物，同一日期（横行）也没有重复使用的药物，这样既可控制动物间的个体差异，也可避免了注射日期先后带来的实验误差，若样本是 5、6 个，由可采用 5×5 或 6×6 拉丁方等。

表 8-1　4×4 拉丁方设计

	1	2	3	4		1	2	3	4		1	2	3	4
1	A	B	C	D	1	C	D	A	B	1	C	B	A	D
2	B	C	D	A	2	B	C	D	A	2	B	A	D	C
3	C	D	A	B	3	A	B	C	D	3	A	D	C	B
4	D	A	B	C	4	D	A	B	C	4	D	C	B	A

（六）正交设计

正交设计是研究多因素实验的一种设计方法：其特点是利用一套规格化的表格——正交表来安排实验，适用于多因素、多水平、实验误差大、周期长等一类实验的设计。在实验设计过程中只要根据实验条件直接套用正交表即可，而不需要另行编制。正交表在统计学书上都可查，这里就不再附设。仅以 $L_9(3^4)$ 为例，说明其意义及使用方法。L 代表正交表，右下角的 9

表示这张表需安排 9 次实验。括号内的 3 表示这张表适用于三水平的实验，右上方的指数 4 表示最多可以安排 4 个因素的实验。（3^4）表示全面实验所做的实验次数。总的来说，L_9（3^4）的意思是，用这张表进行实验设计，最多可以安排 4 个因素，每个因素取 3 个水平，一共进行 9 次实验。

常用的正交表中，适用于二水平实验的有 L_4（2^3）、L_8（2^7）；适用于三水平实验的有 L_9（3^4）、L_{27}（3^{13}）等，还有适用于四水平、五水平及水平数不等的各种正交表。选择哪一种正交表要根据实验的具体条件来决定。

五、动物随机分组方法

动物随机分组的方法很多，如抽签、抓阄等形式，但最好的方法是使用随机数字表（见附表）或计算器。随机数字表上所有数字是按随机抽样原理编制的，表中任何一个数字出现在任何一个地方都是完全随机的。计算器内随机数字键所显示的随机数也是根据同样原理输入的。

随机数字表使用简单。假设从某群体中要抽 10 个个体作为样本，那么，可以先闭目用铅笔在随机数字表上定一点。假定落在第 16 行 17 列的数字 76 上，那么可以向上（向下、向左、向右均可），依次找 42、22、98、14、16、52、51、86、76，把包括 76 在内的这 10 个号的个体按号作为样本，来作为研究总体的依据。

使用计算器产生随机数时，每当按下 2ndF（第二功能键）和 RND（随机数字键）时，随机数就产生。产生的随机数值是 0.000～0.999。显示的数小数点后的前两位用作一个样本个体，如输入 2ndF RND 显示为 0.166，表明第 16 个数据作为一个样本个体，重复按键操作，直到产生所需的样本大小。由于随机数是随机产生的，所以，绝对不会产生相同的数字。

随机数产生后，随机分组要根据组数来进行，具体较为复杂。以下示例介绍使用随机数字表进行随机分组的方法。

（一）当分为三组时

例：设有雄性 SD 大鼠 12 只，按体重大小依次编为 1、2、3、…、12，试用完全随机的方法，分为 A、B、C 三组。

分组方法：假设所定的点是随机数字表第 40 行 17 列的 08，则从 08 开始，自左向右抄 12 个随机数字：

动物编号：1　2　3　4　5　6　7　8　9　10　11　12

随机数字：08　27　01　50　15　29　39　39　43　79　69　10

除 3 余数：2　0　1　2　0　2　0　0　1　1　0　1

组　　别：B　C　A　B　C　B　C　C　A　A　C　A

调整组别：B

以 3 除各随机数字，若余数为 1，即该鼠归 A 组；余数为 2，归入 B 组；余数为 0，归入 C 组。结果 A 组为 4 只，B 组 3 只，C 组 5 只。C 组多一只应调入 B 组，方法同上。仍采用随机方法，从 10 后面接着抄，为 61。除以 5，余数为 1，则将第一个 C，即第 2 号鼠调入 B 组，调整后各组鼠的编号为

组别	鼠的编号
A 组	3　9　10　12
B 组	1　2　4　6
C 组	5　7　8　11

对于将动物随机分为四组或更多组原理基本一致。

（二）当分为二组时

例：设有雄性 Wistar 大鼠 12 只，按体重大小依次编为 1、2、3、…、12 号，试用完全随机的方法，分为甲、乙两组。

分组方法：假设所产生的点是随机数字表上第 26 行第 1 列的 16，则从 16 开始，由左向右抄 12 个随机数字，如下：

动物编号：	1	2	3	4	5	6	7	8	9	10	11	12
随机数字：	16	90	82	66	59	83	62	64	11	12	67	19
除2余数：	0	0	0	0	1	1	0	0	1	0	1	1
组　别：	甲	甲	甲	甲	乙	乙	甲	甲	乙	甲	乙	乙
调整组别：	乙											

调整后的分组为

组别	鼠号					
甲组	2	3	4	7	8	10
乙组	1	5	6	9	11	12

（三）当每个动物一组时

例：设有 A、B、C、D、E、F 代表的 6 只家兔，试用完全随机法将其每只分为一组。

分组方法：从随机数字表上用铅笔任指一点，若为第 21 行第 17 列的 33，则从 33 向左抄用 6 个数字，然后分别以 6、5、4、3、2、1 除之。凡除不尽的，即将余数写下。除尽的，写余数时即将其除数写下。如下：

随机数字：	33	46	9	52	68	7
除　数：	6	5	4	3	2	1
余　数：	3	1	1	1	2	1
排列组别：	C	A	B	D	F	E

上例第一个随机数字余数为 3，意即将 6 个字母中列在第三位的字母 C 写在该数下，第二个数字的余数为 1，即在剩下的 5 个字母列在第一位的 A 写在该数字下面，余依此类推。6 个字母相应号代表的兔随机排列结果见上表最后一行。

附表　随机数字表

编号	1 2 3 4 5	6 7 8 9 10	11 12 13 14 15	16 17 18 19 20	21 22 23 24 25
1	03 47 43 73 86	36 96 47 36 61	46 98 63 71 62	33 26 16 80 45	60 11 14 10 95
2	97 74 24 67 62	42 81 14 57 20	42 53 32 37 32	27 07 36 07 51	24 51 79 89 73
3	16 76 62 27 66	56 50 26 71 07	32 90 79 78 53	13 55 38 58 59	88 97 54 14 10
4	12 56 85 99 26	96 96 68 27 31	05 83 72 93 15	57 12 10 14 21	88 26 49 81 76
5	55 59 56 35 64	38 54 82 46 22	31 62 43 09 90	06 18 44 32 53	23 83 01 30 30
6	16 22 77 94 39	49 54 43 54 82	17 37 93 23 78	87 35 20 94 63	84 26 34 91 64
7	84 42 17 53 31	57 24 55 06 88	77 14 74 47 67	21 76 33 50 25	83 92 12 06 76
8	63 01 63 78 59	16 95 55 67 19	98 10 50 71 75	12 86 73 58 07	44 39 52 38 79
9	33 21 12 34 29	78 64 56 07 82	52 42 07 44 38	15 51 00 13 42	99 66 02 79 54
10	57 60 86 32 44	09 47 27 96 54	49 17 46 09 62	90 52 84 77 27	08 02 73 43 28

续表

编号	1 2 3 4 5	6 7 8 9 10	11 12 13 14 15	16 17 18 19 20	21 22 23 24 25
11	18 18 07 92 46	44 17 16 58 09	79 83 86 19 62	06 16 50 03 10	55 23 56 05 05
12	26 62 38 97 75	84 16 07 44 99	83 11 46 32 24	20 14 85 88 45	10 93 72 88 71
13	23 42 40 64 74	82 97 77 77 81	07 45 32 14 08	32 98 94 07 72	93 85 79 10 75
14	52 36 28 19 95	50 92 26 11 97	00 56 76 31 38	80 22 02 53 53	88 60 42 04 53
15	37 85 94 35 12	83 39 50 08 30	42 34 07 96 88	54 42 06 87 98	35 85 29 48 39
16	70 29 17 12 13	40 33 20 38 26	13 89 51 03 74	17 76 37 13 04	07 74 21 19 30
17	56 62 18 37 35	96 83 50 87 75	97 12 25 93 47	70 33 24 03 54	97 77 46 44 80
18	99 49 57 22 77	88 42 95 45 72	16 64 36 16 00	04 43 18 66 79	94 77 24 21 90
19	16 08 15 04 72	33 27 14 34 09	45 59 34 68 49	12 72 07 34 45	99 27 72 95 14
20	31 16 93 32 43	50 27 89 87 19	20 15 37 00 49	52 85 66 60 44	38 63 88 11 80
21	68 34 30 13 70	55 74 30 77 40	44 22 78 84 26	04 33 46 09 52	68 07 97 06 57
22	74 57 25 85 76	59 29 97 68 60	71 91 38 67 54	13 58 18 24 76	15 54 55 95 52
23	27 42 37 86 53	48 55 90 65 72	96 57 69 36 10	96 46 92 42 45	97 60 49 04 91
24	00 39 68 29 61	66 37 32 20 30	71 84 57 03 29	10 45 65 04 26	11 04 96 67 24
25	29 94 98 94 24	68 49 69 10 82	53 75 91 93 30	34 25 20 57 27	40 48 73 51 92
26	16 90 82 66 59	83 62 64 11 12	67 19 00 71 74	60 47 21 29 68	02 02 27 03 31
27	11 27 94 75 06	06 09 19 74 66	02 94 37 34 02	76 70 90 30 86	38 45 94 30 38
28	35 24 10 16 20	33 32 51 26 38	79 78 45 04 91	16 92 53 56 16	02 75 50 95 98
29	38 23 16 86 38	42 38 97 01 50	87 75 66 81 41	40 01 74 91 62	48 51 84 08 32
30	31 96 25 91 47	96 44 33 49 13	34 86 82 53 91	00 52 43 48 85	27 55 28 89 62
31	66 67 40 67 14	64 05 71 95 86	11 05 65 09 68	76 83 20 37 90	57 16 00 11 66
32	14 90 84 45 11	75 72 88 05 90	52 27 41 14 86	22 98 12 22 08	07 52 74 95 80
33	68 05 51 18 00	33 96 02 75 19	07 60 62 93 55	59 33 82 43 90	49 37 38 44 59
34	20 46 78 73 90	97 51 40 14 02	04 02 33 31 08	39 54 16 49 36	47 95 93 13 30
35	64 19 58 97 79	15 06 15 93 20	01 90 10 75 06	40 78 73 89 62	02 67 74 17 33
36	05 26 93 70 60	22 35 85 15 13	92 03 51 59 77	59 56 78 06 83	52 91 05 70 74
37	07 97 10 88 23	09 98 42 99 64	61 71 62 99 15	06 51 29 16 93	58 05 77 09 51
38	68 71 86 85 85	54 87 66 47 54	73 32 08 11 12	44 95 92 63 16	29 56 24 29 48
39	26 99 61 65 53	58 37 78 80 70	42 10 50 67 42	32 17 55 85 74	94 44 67 16 94
40	14 65 52 68 75	87 59 30 22 41	26 78 63 06 55	13 08 27 01 50	15 29 39 39 43
41	17 53 77 58 71	71 41 61 50 72	12 41 94 96 26	44 95 27 36 99	02 96 74 30 83
42	90 26 59 21 19	23 52 23 33 12	96 93 02 18 39	07 02 18 36 07	25 99 32 70 23
43	41 23 52 55 99	31 04 49 69 96	10 47 48 45 88	13 41 43 89 20	97 17 14 49 17
44	60 20 50 81 69	31 99 73 68 68	35 81 33 03 76	24 30 12 48 60	18 99 10 72 34
45	91 25 38 05 90	94 58 28 41 36	45 37 59 03 09	90 35 57 29 12	82 62 54 65 60
46	34 50 57 74 37	98 80 33 00 91	09 77 93 19 82	74 94 80 04 04	45 07 31 66 49
47	85 22 04 39 43	73 81 53 89 79	33 62 46 36 28	08 31 54 46 31	53 94 13 38 47
48	09 79 13 77 48	73 82 97 22 21	05 03 27 24 83	72 89 44 05 60	35 80 39 94 88
49	88 75 80 18 14	22 95 75 42 49	39 32 82 22 49	02 48 07 70 37	16 04 61 67 87
50	90 96 23 70 00	39 00 03 06 90	55 85 78 38 36	94 37 30 69 32	90 89 00 76 33

六、动物实验前的准备

动物实验前要进行一系列的准备工作,包括理论准备、条件准备、预备实验。理论准备主要指了解动物实验的基础理论知识、选题立项和设定假设、研究计划和方案的制订、实验方法的选择、技术参考文献查阅等。条件准备指仪器设备的备置与校准、药品的配制、器械的准备、实验动物的购入、实验场所消毒等。预备实验是正式实验的"预演"。动物实验前的准备工作为完成动物实验提供必备的理论基础、物质条件和试探性摸索,对开展好动物实验研究十分重要。

(一)动物实验前的理论准备

1. 了解有关实验动物方面的基础知识

(1)了解有关实验动物科学方面的基础理论,特别是熟悉实验动物的生物学特性,对动物实验研究将十分有益。实验动物科学(laboratory animal science)自 20 世纪 50 年代以来已发展成为一门独立的学科,主要研究实验动物的生物学特性、繁育、遗传育种、质量控制、疾病控制、开发应用和动物实验方法,从遗传学、微生物学、生理学、病理学、环境生态学、分子生物学等多方面研究实验动物,提供并培育出各种标准合格的实验动物,供给生物医学、药学等生命科学实验。近年来,实验动物科学广泛吸收诸多学科的研究成果,已形成了完整的理论体系,并派生出许多分支学科,如实验动物遗传育种学、实验动物微生物与寄生虫学、实验动物环境生态学、实验动物营养学、实验动物医学、比较医学、实验动物饲养学等。

(2)掌握有关动物实验方法学方面的基础知识和基本技能,对实验人员来说也是必不可少的。动物实验方法学中涉及动物实验研究过程中的各种实验技术、实验方法及技术标准。研究者应能够使用标准的实验动物和规范的技术方法进行科学实验,通过研究实验过程中动物的反应、表现及其发生发展规律,解决科学实验中的问题,获得新的知识,发现新的规律,为生命科学和人类服务。

2. 正确选题立项和设定假设　正确选题十分重要,良好的选题是实验研究成功的一半。选题应遵守以下四项基本原则。①科学性:是指选题应建立在前人的科学理论和实验基础之上,而不是毫无根据的胡思乱想。②目的性:是指选题应具有明确的理论意义和实践意义。③创造性:指选题应具有自己独到之处,或提出新规律、新见解、新技术、新方法,或是对旧有的规律、技术、方法有所修改、补充。④可行性:是指选题应切合研究者的学术水平、技术水平和实验条件,能够顺利得以实施。

假说是预先假定的答案或解释,亦是实验的预期结果。对于动物实验研究来说,假说是十分必要的。其实,许多动物实验研究的目的就在于验证临床上的假说是否正确。假说是实验研究设计的前提。如果没有假说,实验和观察就会失去目标。假说关系着实验研究的目的性、计划性和预见性。对假说既应努力加以验证,又应适时加以抛弃,重新建立新的假说,再加以验证。这样才有可能使正确的假说上升为结论、原理和学说。

因此,研究者开展动物实验前,应在熟悉有关实验动物理论知识和动物实验技能的基础上,积极进行逻辑思维,结合实际条件,提出创新性课题和大胆的假说。

3. 实验研究计划和方案的制订　是指对动物实验研究中涉及的各项基本问题的合理安排。设计是否周密合理,直接影响实验研究的结果是否准确可靠。研究计划和方案的制订应根据具体的实验情况而定。提高实验研究设计水平和技巧对动物实验研究具有十分重要意义。

4. 实验方法的选定　实验方法按学科可分为生理学方法、生物化学方法、生物物理方法、免疫学方法等;按性质可分为形态学方法、机能学方法;按范围可分为整体综合方法和局部分析方法;按水平可分为整体水平、器官水平、细胞水平、亚细胞水平、分子水平、量子水平等。无论选择何种实验方法,均应保证以下几点:①可靠性,即切实可行,稳定可靠,应采用大家公认的方法,也称经典方法。②优越性,即指实验方法既具有先进的一面,又便于与其他实验方法相互配合,故也称先进性和协同性。③创造性,即对实验方法的创新或改良。

（二）动物实验前的条件准备

动物实验前的条件准备主要指准备好实验仪器、药品、试剂和实验动物等。条件准备的要求是尽可能使实验手段和实验方法标准化。例如，实验仪器必须校准。安装与校准应请生产厂家技术人员或专业维修人员帮助完成。药品的纯度应有明确的要求，试剂的配制必须严格遵照操作规程，按说明提示进行。称量药品应使用精确的计量仪器，称量、计算应认真校对、进一步复核（最好由另一人进行）。器械的准备、实验场所消毒与器具配备等在其他章节有详细介绍。

值得一提的是实验动物的准备。购入或领取时，应注意以下几个方面问题：①购入或领取实验动物前，应进行各项计划的核实，检查各项实验前的准备工作，如动物笼盒数量、饲养室卫生及消毒情况等。②购入或领取实验动物时，应向供应部门索取所用动物的遗传背景和微生物质量资料（动物质量合格证）及动物品系、年龄、体重、胎次等资料。③根据实验观察时间长短的需要，同时购入或领取相应数量的饲料和垫料。④若是从外地购入动物需长途运输时，还应考虑到途中各种因素对动物的影响，如运输环境的温度、湿度、饮食等。尤其注意途中污染和窒息死亡等问题。⑤若是购入或领取清洁级以上实验动物，应采用带有空气过滤膜的无菌运输罐或带过滤帽的笼盒运输，严格检查其密封状况。

第二节　探索性实验的目的

探索性实验与基础性、综合性实验有着本质上的区别，具体表现为：①基础性、综合性实验是在前人工作与经验总结的基础上，通过实验过程培养学生实验能力；②探索性实验是在借助前人工作与经验的基础上，通过对研究对象进行积极的思考与归纳，对未知因素进行大胆设计、探索研究的一种科学实验。探索性实验的目的在于有所发现和创新。

通过基础医学机能学探索性实验教学，使学生初步掌握医学科学实验的基本程序和方法，培养学生独立进行科学研究能力是探索性实验的重要目的之一。

探索性实验是一项要求较高、难度较大的科学研究，它的基本程序包括：①查阅文献、拟订立题报告；②确立复制动物疾病模型的方法，开展有关实验前的预试工作；③修正、制定实验研究方案和实验技术路线；④确立实验所需的观察指标，准确、全面地记录实验结果；⑤收集相关的实验文献资料，分析、纠偏实验工作；⑥得出结论，撰写论文，报告实验工作等。这就要求对本书第一、二、三章实验学知识有一个全面了解和掌握的过程，同时应该在合理、综合性运用有关理论知识和实验学方法等方面多下功夫，进行必要、积极的准备工作。

第三节　选题范围

由于科学技术发展速度很快，基础医学机能学科无论在理论上或实践中都有大量研究课题可供选择。但对在校学生而言，由于各种条件的限制，其选题范围不宜太宽，条件要求不宜太高。主要应围绕生理学、病理生理学及药理学专业所学的理论知识，参考相关文献，按照科学性、创新性及可行性的原则进行选题，并在指导教师的指导下进行。现将其选题参考方向简述如下。

一、对原有实验方法的改进

通过实践，发现以往的实验方法有待改进、完善的必要，即可以设计改进的思路和方法，并在实际实验工作中验证改进效果。例如，在复制高钾血症动物模型时，前人的经验是用 3

种不同浓度（1.0%、2.0%、3.0%）的氯化钾进行动物高钾血症模型的复制。其中是否还可以有另外一种不同于以往浓度的氯化钾溶液呢？如果在自己实际工作中确认还有这么一种浓度，而且复制的动物模型效果更好、更可靠，就可以列为研究题目，进行探索性研究。

二、建立一种新的动物模型及评价该模型的指标

建立一种新的动物模型及评价该模型的指标要注意如下原则：①实验结果表达率高，而且稳定可靠；②可重复性好；③实验方法更趋于简单、实用；④能被多数学者承认、借用；⑤学术上解决了一些临床实际问题，而且有推广使用价值。

三、探讨体液因子的作用

如神经递质、体液因子、生物介质、抗原、抗体、药物等，对调节机体正常功能及参与疾病演变过程均有着重要的影响作用。如何研究这些体液因子的作用机制和生物功能是生命科学研究的重要课题之一。

四、研究某种药物的体内过程或作用机制

基础医学研究的根本目的是预防和治疗疾病，提高人类生存质量和健康水平。其中，发现新药、研究药物作用机制是预防、治疗疾病的重要手段之一。因为，随着生物科学技术的发展，改良型药物、新型药物不断问世，但是对药物可靠性的研究，给予的重视并不多。人们往往注重药物杀菌、灭菌的正面效应，而忽略了其对人体脏器、组织细胞也具有副作用。因此，为开发研究一种既安全、又有效的新型药物是医学研究永不衰竭的课题。

五、治疗某种疾病的新方法

当今时代，医治人类疾病的方法和手段不断更新、发展，尤其是在生物制品药物、生物物理学技术、核素制品等方面进展更为迅速。因此，积极探索预防疾病和治疗疾病的综合性方法是基础、临床医学工作者的主要任务。

第四节 实验程序与实施方案

由4～5名学生组成实验小组→立题、查阅文献、书写实验方案，方案经指导教师修改同意后填写实验设计书→开题报告与答辩→实施实验→数据收集与整理→撰写研究报告。

一、开题报告与答辩

开题报告与答辩在指导教师参与下，由设计组推选1名同学报告，欢迎本班其他同学参加，提出的问题主要由设计组同学答辩，必要时指导教师也可答辩。对实验设计质量及同学在开题报告和答辩中表现等参考以下标准评分：

（一）实验设计质量

根据其设计方案的可行性、科学性、创新性及明确的目的性进行综合评定，分优良、中等、一般3个档次，得分分别为4、3、2分。

（二）答辩表现

以实验室为单位，由指导教师或其他组学生对被评组提出问题，被评组学生均可自主回答问题，提问内容包括：文献准备与背景知识，设计思路与技术手段，操作环节与实验结果，分析讨论与存在问题等方面，按优、良、中三个等级记分，分别为3、2、1分。

二、实 施 方 案

经过开题报告与答辩,对设计方案进一步修改完善后,开始实施实验。实验由 4~5 人为一组,非设计小组成员也可自愿选择自己感兴趣的课题,组成实验小组实施实验。若有多组同学进行同一实验,指导教师应统一计划安排,按设计书中方案进行实验。

三、实验数据的收集与整理

详见本章第五节。

四、研究报告的撰写

按照研究论文的要求书写,参见本章第六节。

第五节　实验数据的收集、整理

实验研究中,实验数据的分析是获得科学结论的必要论据。因此,数据分析也就成为研究过程的关键环节之一。恰当、充分、可靠的数据分析是建立在完整、准确的实验数据基础之上的。只有高质量的数据,才谈得上高质量的实验研究。所以,保证实验数据的完整性和准确性是对实验研究的最根本要求,也是研究人员应该遵循的一个基本原则。

一、实验数据的完整性和准确性

数据的完整性系指按照设计要求收集所有的实验数据。如果因一些意外原因或不能人为控制的因素而导致部分实验数据缺失,应尽可能地补充这部分实验并获取数据。对于不可补救的实验(或因实验材料短缺、资金不足等),应科学地处理缺失数据。数据完整性的另一方面系指应将所有实验数据用于分析过程,不得因某些数据与研究者预期的结果有较大差距而随意剔除,或不引入分析过程。如果某些数据确有特异之处,除非有确凿的导致原因(如操作不当所致),否则应依靠统计学方法进行科学判断,以确定这些数据是否属于极值(extreme value)或离群值(outlier),并决定取舍。

数据的准确性系指实验数据的记录应准确无误。一方面,应避免数据收集过程中出现任何过失误差,如点错小数点、抄错数字、弄错度量衡单位、换算错误等。消除此类误差的办法是:在数据记录过程中,除观测者认真记录外,还应有专门的复核者进行审核,以确保数据的准确。另一方面,应杜绝研究者根据个人意愿对数据所做的任何篡改或杜撰。这一现象虽不多见,但其危害极大,应为所有科研工作者所戒。

二、实验数据的度量

实验数据的度量方式因度量精度不同而异。例如,我们描述某人"血压很高"就不如说某人"舒张压为 130mmHg"来得精确。通常,我们将数据的度量精度分为 4 个等级,按由低到高顺序依次为定性度量(nominal scale, categorical scale)、等级度量(ordinal scale)、等差区间度量(interval scale)和等比例度量(ratio scale)。

(一)定性度量

度量的最低级形式是定性度量,系指将研究对象按某种属性进行归类记录。例如,细菌培养结果的阳性和阴性,人类血型有 A、B、AB、O 型 4 种之分,男性与女性,生存与死亡,患病与未患病等。定性度量所获得的数据资料经整理后称为计数资料。例如,将 295 名急性和慢性白血病患者的血型记录归类整理成表 8-2 的计数资料形式。

表 8-2　295 名急性和慢性白血病患者的血型分布

分组	血型				合计
	O	A	B	AB	
急性组	59	58	49	18	184
慢性组	33	43	27	8	111
合计	92	101	76	26	295

定性度量有如下特点:

1. 数据分类相互排斥,即每一测试对象只可能属于某一个类别,如一个人只可能为 4 种血型中的某一种血型。

2. 数据分类无逻辑顺序,如 4 种血型并不存在任何优先顺序。

(二)等级度量

度量的第二个水平是等级度量,系指将研究对象按某种属性的等级进行归类记录。例如,检查肝功能的麝香草酚浊度实验将结果划分为–、+、++、+++、++++等不同等级;出院病人的转归划分为治愈、好转、无效、死亡等不同等级等。等级度量所获得的数据资料经整理后称为等级资料。例如,临床上两种疗法治疗肺部恶性肿瘤的疗效记录整理成表 8-3 的等级资料形式。

表 8-3　两种疗法治疗肺部恶性肿瘤的近期疗效

疗效	疗法		合计
	化疗组	放疗组	
临床控制	2	0	2
显效	4	9	13
有效	1	7	8
无效	0	1	1
合计	7	17	24

等级度量有以下特点:

1. 数据分类相互排斥。

2. 数据分类有一定的逻辑顺序。

3. 数据的分类等级具有定量含义。如麝香草酚浊度实验,记录结果 "+++" 比 "++" 意味着肝功能的损害程度更严重。

(三)等差区间度量

度量的第三个水平是等差区间度量,它除了具有等级度量的全部特点外,还具有等标度差等量的特性。例如在温度测量方面,39℃与38℃之差和37℃与36℃之差是相同的,均为1℃。对于该度量形式,0 只是标尺上的一个点而已,并不具有起始的含义或其他特殊含义。

(四)等比例度量

度量的最高级形式是等比例度量,它除了具有等级度量的全部特点及等标度差等量的特性外,还有等标度比等量的特性。例如,在体重测量方面,100kg 与 50kg 之差和 75kg 与 25kg

之差是相同的，均为 50kg。与此同时，我们还可以说 100kg 比 50kg 重 1 倍。但相比较而言，如果说等差区间度量中 20℃比 10℃热 1 倍就令人难以接受了。该度量形式的另一个特性——零为一个特殊的数值，意味着无，意味着起始点（如 0kg）。相对而言，等差区间度量中 0℃则无此特性。

必须指出，在统计分析中，我们并不将等差区间度量与等比例度量予以严格区分，而是将两种度量方法所获得的数据资料统称为计量资料，而且习惯于将资料分为计数资料、等级资料和计量资料 3 种类型。有时，亦将计数资料和等级资料合称为分类资料，需要区分时，将前者称为无序分类资料，将后者称为有序分类资料。

三、实验数据的记录方法

为保证获取高质量的数据，有必要规范实验数据的记录方法。这样，一则可以保持记录数据的整洁和有序，便于日后的数据分析与整理存档；二则有利于数据的核查与监察，保证数据的真实性。

实验数据的记录至少应包括以下内容：

1. 实验对象编号 有了编号，便于日后核对原始记录。如果实验对象是患者，还应列出姓名和病案号等信息。

2. 分组 实验对象的分组应在实验开始前，根据实验设计模型，通过随机化处理（有时亦采用非随机化处理）而确定。

3. 观察指标 亦称为观察变量，用以描述观察对象的一些基本特征，如性别、年龄、体重等，以及表达实验的效应，如评价降压药物时的血压记录，评价疗效时的住院天数记录，评价肺功能时的多项血气指标记录、心功能的等级记录，细菌培养是否阳性等。根据不同研究目的，观察指标可以少至一个，也可以多至上百个。

4. 记录时间 由于绝大多数实验研究都要经历一个较长的过程，因此，每个实验数据的获取时间有必要记录在案，一则可以由此反映实验的全过程和运行轨迹；再则可以为分析某些可疑的实验结果提供参考线索。原则上，每个实验数据都应有相应的时间记录。若每个实验对象的所有观察指标不能在同一天内获得，甚至间隔数天或更长时间，则应多列出一列或多列记录时间，或在数据后用括号注明记录时间。

5. 记录人和审核人 每页记录纸底端应留有记录人和审核人的签名处，不但记录人要对所记录实验数据的真实性和完整性负责，审核人还要对记录人的工作和行为负责。审核人应是记录人的业务主管，一般由项目负责人、项目监督人、研究生导师或毕业生指导教师等担任。

实验数据记录的一般格式如表 8-4（三线式），例 1 是一个应用实例。

表 8-4 实验数据记录的一般格式

编号	（姓名）	（病案号）	组别	指标 1（时间）	指标 2（时间）	…	时间
1							
2							
3							
4							
…							

记录人：　　　　　　　　审核人：

例 1 为研究某减肥茶对减轻体重的效果，以 30 只成年大鼠为研究对象。用高蛋白、高脂肪饲料喂养 2 周，以建立肥胖模型。之后，将其随机分为两组，每组 15 只。一组为实验组，服用某减肥茶和食用普通饲料；另一组为空白对照组，只食用普通饲料。再 2 周后，将全部大鼠杀死，称每只鼠的体重，然后剥离每只鼠的所有脂肪称重，得到表 8-5 记录内容。

表 8-5　某减肥茶疗效指标观察记录

编号	组别*	2 周体重（g）	4 周体重（g）	4 周脂肪重（mg）	4 周体脂（%）	时间#
1	A	40	38	655.3	1.72	
2	A	34	33	775.7	2.35	
3	B	39	33	866.0	2.62	
4	A	33	35	687.7	1.96	
…	…	…	…	…	…	
30	B	37	30	255.5	0.85	

*　A. 实验组；B. 空白对照组。

2 周体重的测量在 1 天内完成，例如时间为 2021 年 1 月 8 日，则 4 周体重、脂肪重、体脂的测量在 1 天内完成，时间为 2021 年 1 月 22 日。

四、实验数据质量的评价

实验数据的质量直接影响到研究结果的科学性和可靠性。数据质量有两方面含义，即数据是否准确和可靠，常用效度（validity）和信度（reliability）两个指标评价。

（一）效度

效度是指测量值与真值的接近程度，故又称为准确度（accuracy），用以度量测量数据系统误差（systematic error）的大小，一般采用回收实验中的回收率指标进行评价（公式 8-1），即回收率越接近 100%，准确度越高；当回收率偏离 100% 较大时，表示测量方法存在系统误差。注意，回收率可以大于 100%。

$$回收率(\%) = \frac{实测值 - 原有值}{加入量} \times 100\% \qquad （公式 8-1）$$

（二）信度

信度是指同一观察对象多次重复测量结果之间的吻合程度，故又称为精确度（precision），用于度量随机误差（random error）的大小，常用标准差、变异系数或组内相关系数（intra-class correlation coefficient），κ 系数（kappa coefficient）等指标度量，前两者越小，或后两者越大，表示随机误差越小；或吻合程度越高，亦说明测量数据的重现性越好，数据的可靠程度越高。

1. 分类资料的信度

例 2　某研究需 2 位病理解剖学专家对尸检标本阅片，并报告有关恶性黑色素瘤的诊断结果。为考核 2 位专家诊断结果的吻合情况，将同样 40 份恶性黑色素瘤尸检标本分别让 2 位专家阅片，结果见表 8-6。

表 8-6　2 位病理解剖学专家对 40 份尸检标本的阅片结果

专家乙	专家甲		合计
	+	−	
+	24（a）	8（b）	32（a+b）
−	4（c）	4（d）	8（c+d）
合计	28（a+c）	12（b+d）	40（n）

据此，计算 κ 系数，公式为

$$\kappa = \frac{(P_o - P_e)}{(1 - P_e)} \qquad （公式 8\text{-}2）$$

式中，P_o 是两测试者观察一致性概率，本例

$$P_o = \frac{a+d}{n} = \frac{24+4}{40} = 0.7 \qquad （公式 8\text{-}3）$$

P_e 是两测试者期望一致性概率，为各诊断一致格子所对应的边缘概率之和，本例将 P_o 和 P_e 代入公式 8-2，得 $\kappa=0.21$。

$$P_e = \frac{a+b}{n} \cdot \frac{a+c}{n} + \frac{a+d}{n} \cdot \frac{b+d}{n} = \frac{32}{40} \cdot \frac{28}{40} + \frac{8}{40} \cdot \frac{12}{40} = 0.62 \qquad （公式 8\text{-}4）$$

对于如表 4-5 的四格表资料，κ 系数的计算可简化为：

$$\kappa = \frac{2(ad - bc)}{(a+b)(b+d) + (a+c)(c+d)} \qquad （公式 8\text{-}5）$$

κ 系数取值在 $-1 \sim 1$。$\kappa \leqslant 0$ 时，说明两测试者的吻合程度不及随机原因导致的吻合程度。$\kappa=1$ 时，说明两测试者的结果完全相同。Landis 和 Koch 根据 κ 系数的大小，将吻合程度进行了划分（表 8-7）。依据这一划分，例 2 中 2 位专家阅片结果的吻合程度较弱。

有关 κ 系数的统计推断过程可参阅有关统计学文献。

表 8-7　κ 系数与吻合程度的关系

κ 系数	吻合程度
$-1\sim$	无
$0.00\sim$	极弱
$0.21\sim$	弱
$0.41\sim$	中等
$0.61\sim$	强
$0.81\sim1$	极强

2. 计量资料的信度　计量资料的信度一般用组内相关系数表示，可参考统计学的有关知识。

五、实验数据的分析

（一）实验数据的逻辑检查

在数据分析开始时，应首先对数据进行逻辑检查，以保证数据至少不会出现大的偏差，这些偏差可能来自原始数据，可能来自数据录入过程，也可能来自数据转换过程。逻辑检查最简单的方法是根据最大值和最小值判断。例如，当某资料身高变量的最大值显示为 17.8m 时，很可能原始数据为 1.78m，在记录或录入过程中点错了小数点而导致出错。

（二）偏离数据的判断和处理

个体数据偏离其所属群体数据较大，且经证实确为实验所得时，被称为偏离数据。偏离数据有两种简单的划分形式，即极值（extreme value）和离群值（outlier）。个体数据＞第 75 百分位数或＜第 25 百分位数超过 3 倍的四分位间距时被定义为极值。个体数据＞第 75 百分位数或＜第 25 百分位数的值在 1.5～3 倍的四分位间距时被定义为离群值。

对偏离数据的处理通常用敏感性分析方法（sensitivity analysis），即将这些数据剔除前、后各做一次分析，若结果不矛盾，则不剔除；若结果矛盾，并需要剔除，必须给予充分合理的解释。例如，该数据在实验中何种干扰下产生，应予说明。

（三）缺失数据的处理

由于实验中遇到的各式各样的原因，最终数据可能是不完整的，即产生了所谓的缺失数据（missing data）。处理缺失数据的最简单方法是剔除缺失数据所属的观察单位，但该方法浪费信息严重，特别是在变量较多的情况下。为避免浪费信息，采用的方法是仅剔除分析过程所涉及的缺失数据。例如，在做 10 个变量的两两相关分析时，某一个变量的缺失数据只在该变量与其他变量的相关分析中被剔除，而其他变量之间的相关分析并不失去该缺失数据所属的观察单位。处理缺失数据的最复杂方法是估计缺失数据，该方法的优点是充分利用了信息，但操作难度较大。

（四）数据分析中统计方法的正确选择

分析数据的首要前提是能够正确地识别资料类型，在此基础上，结合统计方法的适用条件，最后选择恰当的统计方法进行分析。

统计资料可分为单变量资料和多变量资料两大类，因后者涉及的统计方法较复杂，这里只介绍前者和简单双变量资料的统计分析方法思路。

单变量资料又分为计量资料、计数资料和等级资料 3 类。不同的资料类型对应不同的统计分析方法。

对于计量资料，若原始数据满足正态性分布和方差齐性要求，可用参数方法；若不满足正态性分布和方差齐性要求，可选择非参数方法。需强调的是，如果资料满足参数方法的条件，就不选用非参数方法处理，以避免降低检验效率和损失信息。

对于等级资料，建议使用秩和检验方法，虽然也有文献介绍用 χ^2 检验处理，但 χ^2 检验只能说明两组或多组之间的分布有无差异，而不能说明两组或多组之间量方面的差异。等级资料又称单向有序列联表资料，在应用秩和检验公式时，一律用校正公式。

对计数资料，多个样本率或构成比比较有显著性差异时，两两间的比较用描述方法即可。

图 8-1～图 8-4 根据不同资料类型列出了正确选择统计方法的一般思路，由于数据资料的复杂性和多样性，难以概全，故仅供参考。

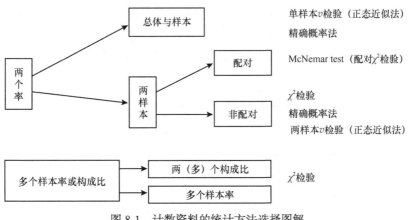

图 8-1 计数资料的统计方法选择图解

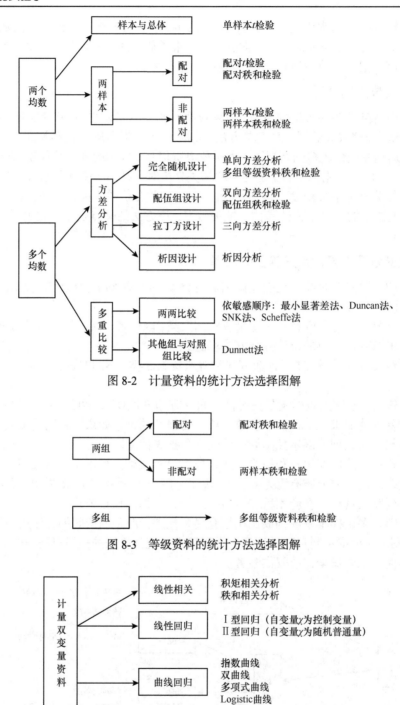

图 8-2　计量资料的统计方法选择图解

图 8-3　等级资料的统计方法选择图解

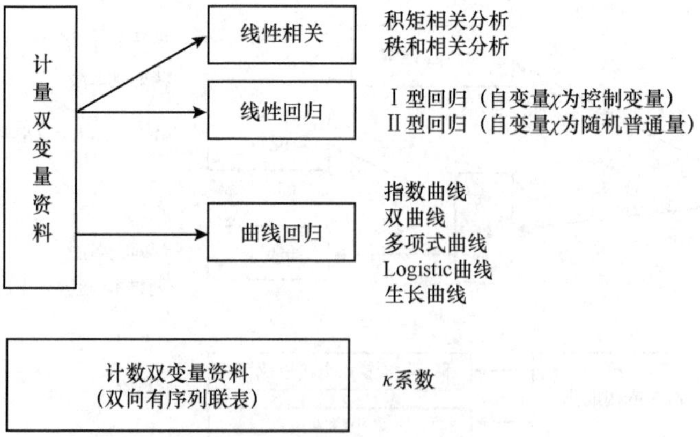

图 8-4　双变量资料的统计方法选择图解

第六节 医学科研论文的写作格式和要求

科学论文不同于文学作品，其要求严肃、精练、规范，并且医学科研论文有其固定的、特有的书写格式。医学科研论文的书写格式一般由以下几个项目组成：论文题目、论文作者与单位、城市名和邮编、论文摘要（中文和英文）、关键词（中文和英文）、正文、致谢及参考文献。正文包括前言、材料与方法、结果、讨论及结论。目前一般将讨论与结论合并，在篇幅较小论文、短篇报道或科研简报中，往往把前言、材料与方法合并，另外将摘要和关键词项目省略。

一、题 目

论文题目（title）要求简洁、鲜明、确切、具体，并有特点。题目字数不宜太长，一般不超过 20 个字。题目既不能抽象，又不能笼统，也不能模棱两可，如"中西医结合治疗肿瘤"这个题目就太抽象、笼统，既不确切，又无特点，读者从题目中无法得知用哪一种中西医结合治疗方法，治什么肿瘤。题目一般由研究对象、目的和意义三个要素构成，以便使读者见题后对论文的大致内容就有比较深刻的印象。论文题目不仅要题文相符，而且要突出其独创性或有特色的内容，如"阴茎癌切除后的即时阴茎再造术"题目中"即时再造"显示了论文内容及其独创性。题目中不宜用无信息意义词或词组，也不宜用标点符号。英文题目应尽量简练，在能明确表达的前提下，尽量使用名词性短语而不用句子。

二、作 者

论文作者（author）署名要反映论文设计、完成的实际情况，即作者姓名排序应遵循实际参与程度和贡献大小来定，而不是根据学术威望高低或上下级关系。论文第一作者通常是完成科研主要工作及解决关键性问题，对论文写作负主要责任者；或是提出科研设想并指导科研工作，审核资料、执笔定稿。有资格署名者应具备三个条件：①提出并进行过实验设计或具体操作实验并收集数据，并对结果做出分析与解释者。②起草文稿或对其重要内容作出严格认真的修改者。③参与审核、定稿并同意发表。仅仅参与基金申请或参加收集数据或负责监管、协调、后勤保障的人士都不应该署名成为论文作者。署名还应注意不背离科研道德准则，不搞人情署名或未征得本人同意将对该项工作根本不了解或根本未参加的有名望学者或领导姓名署上，论文署名作者一般不宜超过 6 人。英文署名时用汉语拼音书写，按照中国人习惯，将姓放在前，名字放在后，之间空格不用连字符。书写时姓和名的第一个字母应分别大写。

三、摘 要

医学科研论文的摘要（abstract）是论文主要内容简洁、连贯的叙述，是读者在浏览文献时为迅速了解文章内容的主要阅读部分。通过摘要，读者可以确定有无阅读全文的必要。摘要内容一般包括研究目的、方法、结果（具体的数据及统计学处理）和导出的结论。论文摘要应具有与论文等值的阅读、评价及使用价值。论文摘要还必须是论文中最具特色的东西，如新的发现、新的实验方法、新的结论等，这些都要在摘要中表达出来。不能"摘"其不"要"。同时使用英文摘要有助于扩大论文的交流范围，提高其知名度和影响力。一般说摘要拟在论文完成后再写，因为摘要的撰写是论文的进一步精练浓缩。摘要常规是用第三人称，不分段落连续写成，一般以 150～300 字为宜，不能插入图表等内容。英文摘要应以规范的文法，准确、简洁的措辞，对论文的主要内容进行归纳，不加主观评论和补充说明，做到层次分明、言简意赅。英文摘要一般要控制在 300 个单词（1500 个印刷符号）以内。

四、关　键　词

关键词（keywords）重点在"关键"，是论文中最能表达其主要内容的词或短语。一般采用论文题目中的重要专业名词、术语、病名，文章内主要观察指标的名称及内容中的其他重要词或短语。一般以 3~8 个为宜。关键词主要作用是便于读者检索和图书情报人员编写索引。西医和中医论文的关键词应分别采用"美国医学索引"中的最新主题词表、"医学主题词注释字顺表"和"中医药主题词表"。关键词不能选用未被公认的缩略词、化学分子式如"$CaCl_2$"及调查、研究、探索等词。

五、前　　言

前言（introduction）是写在论文正文部分最前面的一段文字，起纲领性作用。前言内容常常是论文产生的背景和研究目的，包括问题的提出、性质，研究的理论依据、价值和意义。前言应简洁明了、开门见山。关于对国内外相关研究的动态介绍时，可用参考文献中的一两句话说明，并注明文献出处即可。在一篇 4000 字左右的科研论文，前言在 200~300 字为宜。前言不用列出栏目标题。

六、材料与方法

材料（material）部分是指具体的实验对象，方法（method）部分应说明实验采用的具体操作方法、步骤及获得实验数据或资料的方法，这部分内容应使读者明白论文结果是如何获得的。实验方法（包括指标的观察和记录方法）介绍要区别对待。作者开创的新方法要详细介绍，便于他人学习；文献已有报道的方法用角码注明文献出处即可；对常规方法有所改进的，则详细描述改进部分。

1. 对实验研究论文此部分要交代具体实验对象（如动物种系、性别、体重、饲养条件及营养状况等）和实验方法（包括仪器设备，试剂规格、来源，药物批号等）；还要交代是否真正经过随机抽样分组及对照组、实验组的确定和实验例数；还要交代观察的指标和记录方法；最后要说明统计学处理方法。

2. 对临床疾病研究论文此部分要交代患者年龄、性别、病种、病期、病情及病程等；还要交代病例选择标准（包括诊断标准和分型标准），病例一般情况及随机分组情况，治疗措施、给药途径，观察项目以及疗效标准。最后要交代有无采用盲法。

七、实　验　结　果

结果（results）是论文最关键部分，也是最能体现研究价值和意义的部分。结果要求客观具体，实验数据要经核实且经过统计处理。数据资料最好用统计图表形式列出，使读者一目了然。统计表应简明扼要，图表中所用的数据无须在正文中重现。对临床疗效研究来说，此部分要交代和临床有关的全部结果，不能报喜不报忧。还应交代是否所有被研究的病例资料全都被用来作出结论，应把组间差异的统计学意义和临床意义区别开来。使用照片作治疗前后对比时，要保证先后拍摄照片环境和技术条件尽可能一致。总之，结果部分写作要层次分明，内容较多时可列小标题，分项撰写。图表制作要规范，带小数点数据有效位数要相同。

八、讨论和结论

讨论（discussion）是论文说理和论证部分，主要对实验或观察结果（各种数据资料，各种现象和事实）展开讨论，并进行理论分析和提高，再作出客观结论（conclusion）。具体可包括：能否证明有关学说或假设的正确性和公认理论是否一致；实验结果中有无内在规律；对发现的预料之外现象的假设及说明；与国内外相关研究比较有无异同，进一步分析异同的可能原因，这里可实事求是地与其他作者进行商榷；所得实验结果有何理论和实践意义等。对于药物及方法学的研究论文要与其他有关药物及方法进行比较，以说明新药和新方法的优越性。注意引用别人观点时要在引用处的右上角加方括号注明，不可混为己有。另外，要实事求是地分析自己研究工作中可能存在的错误和教训，并提出今后改进设想或研究方向。讨论必须突出主题，紧紧围绕论文结果中创新、有特色的部分，即重点讨论新的发现或新论点；不能脱离自己的实验结果，也不能引举大量文献写成综述；也不要重复结论中的内容。讨论部分是否列小标题都可，但段落层次必须清晰，每段应围绕一个中心内容展开讨论。讨论部分不宜用图表。结论要实事求是，既不扩大又不缩小。结论措辞要正确、具体、精练，尽量不要用模棱两可的词，如"或许""大约""可能"等，也不要用任何修饰词，更不要轻率作出"填补空白""国内首创"的结论。

九、致谢和注明基金来源

有些人对论文有一定贡献，应该得到感谢，但又未署名，可放入致谢部分。致谢（acknowledgement）一般置于正文之后、参考文献前。此外，还应该注明基金来源（foundation），如基金名称及基金号，一般放在论文第一页脚注处。

十、参 考 文 献

参考文献（references），为论文最后部分，是科学研究过程中所参考过的主要文献目录。不应该也无必要罗列一大堆没读过或与本研究关系不大的文献。所列参考文献必须准确、清晰、完整，特别是刊名、年份、卷数、期数和页码都不能弄错。注意只应著录公开发表的文献，"未发表资料""个人通信""内部交流""会议交流"及无书号论文集上的文章均不宜引用。一般论著参考文献以 10 条左右为宜，最多不要超过 20 条，且最好引用近 5 年文献。参考文献一般用顺序编码制，正文引用文献处标注一个带阿拉伯数字的方括号，并在论文末尾"参考文献"处按序码逐条列出。注意只应著录自己亲自阅读过的文献，不应从他人的论著或综述中转引著录，以免造成著录有误。

参考文献的格式：

1. 期刊文献 序号. 作者名. 题名. 期刊名[J]. 年份，卷（期）：起页-止页.

2. 书籍文献 序号. 主编名. 书名[M]. 版次. 出版地：出版社，年份：起页-止页.

如果引用章节的作者与主编不同，格式应该是：序号. 作者名. 章节题名[M]. //主编名. 书名. 版次. 出版地：出版社，年份：起页-止页.

注：①关于参考文献的著录规则，可查阅 GB/T 7714-2015。②注意参考文献中的标点符号均为半角符号。③作者超过三名时，如果是中文期刊，列出前三者名字加"，等"；如果是英文期刊，列出前三者名字加"et al"。④如果书籍是第一版，就不用写版次。

（李国华　唐俊明　吴胜英）

参 考 文 献

艾思奇. 1961. 辩证唯物主义历史唯物主义[M]. 北京: 人民出版社.

陈世民, 符健, 赵善民, 等. 2003. 实验生理科学[M]. 上海: 上海科学技术出版社.

恩格斯. 1971. 自然辩证法[M]. 北京: 人民出版社.

福克斯·J G. 1991. 实验动物医学[M]. 萧佩蘅, 译. 北京: 农业出版社.

胡厚芳, 伍平, 李运珊, 等. 1998. 医学论文写作与编辑[M]. 成都: 四川科学技术出版社.

蒋知俭. 1997. 医学统计学[M]. 北京: 人民卫生出版社.

克劳德·伯尔纳. 1985. 实验医学研究导论[M]. 傅愫和, 张乃烈, 译. 北京: 知识出版社.

李娟娟, 张君涛, 赵英博, 等. 2021. 类器官的研究进展及应用前景[J]. 中国畜牧兽医, 48(6): 1985-1994.

刘迪, 张洪春. 2020. 慢性阻塞性肺疾病动物模型的造模方法[J]. 中国比较医学杂志, 30(3): 108-114.

洛伊斯·N·玛格纳. 2000. 生命科学史[M]. 李难, 崔极谦, 王水平, 译. 天津: 百花文艺出版社.

吕国蔚. 1994. 辩证地去思考[J]. 生理科学进展, 25(1): 6-11.

吕国蔚. 2003. 神经生物学教学实践引发的几点理性思考[J]. 生理科学进展, 34(1): 90-92.

梅人朗. 1999. 自 1765 年到 1990 年代北美医学课程的改革[J]. 国外医学·医学教育分册, (4): 7-15.

苗明三. 1997. 实验动物和动物实验技术[M]. 北京: 中国中医药出版社.

欧阳中石. 1985. 逻辑[M]. 北京: 北京大学出版社.

秦曾煌. 2001. 电工学[M]. 5 版. 北京: 高等教育出版社.

施新猷. 2000. 现代医学实验动物学[M]. 北京: 人民军医出版社.

孙敬方. 2001. 动物实验方法学[M]. 北京: 人民卫生出版社.

孙庆伟, 王文德, 王秀国, 等. 1998. 临床生理学[M]. 南昌: 江西高校出版社.

王建枝, 钱睿哲. 2018. 病理生理学[M]. 9 版. 北京: 人民卫生出版社.

王庭槐. 2018. 生理学[M]. 9 版. 北京: 人民卫生出版社.

王志均. 1998. 生命科学今昔谈[M]. 北京: 人民卫生出版社.

萧家思. 2000. 医用机能实验指导[M]. 北京: 高等教育出版社.

萧静宁, 戴老红. 1987. "马赫带"与认识论[J]. 武汉大学学报(社会科学版), (3): 33-40.

徐叔云, 卞如濂, 陈修. 1991. 药理实验方法学[M]. 2 版. 北京: 人民卫生出版社.

杨宝峰, 陈建国. 2018. 药理学[M]. 9 版. 北京: 人民卫生出版社.

杨鼎颐, 黄治焯. 1985. 人工心脏起搏和临床心脏电生理学[M]. 西安: 西北大学出版社.

袁秉祥. 2003. 机能实验学教程[M]. 西安: 西安交通大学出版社.

郑先莉, 熊顺华, 王新均, 等. 2001. 丹参对家兔急性缺血及再灌注心肌易损期和不应期的影响[J]. 基础医学与临床, 21(4): 371-373.

诸葛启钏. 2005. 大鼠脑立体定位图谱[M]. 3 版. 北京: 人民卫生出版社.

Agrawal R, Tyagi E, Shukla R, et al. 2009. A study of brain insulin receptors, AChE activity and oxidative stress in rat model of ICV STZ induced dementia[J]. Neuropharmacology, 56(4): 779-787.

Eric R K, James H S. 1981. Principles of Neural Science[M]. USA, North Holland: Elservier, 36-62.

Guan B C, Li Z W. 2003. How does patch clamp work?–An easy approach to understanding patch clamp mechanism[J]. Chinese Journal of Neuroanatomy, 19(2): 202-210.

Guo Z C, Zhao Z Y, Zhang Z Y, et al. 2021. Establishment and passage of small intestine organoids[J]. Chin J Comp Med, 31(1): 1-6.

I.B.莱维坦, L.K.卡茨玛克. 2001. 神经元: 细胞和分子生物学[M]. 舒斯云, 包新民, 主译. 科学出版社.

J C Jones, 1989. 人类疾病动物模型[M]. 陈鸿, 主译. 上海: 上海医科大学出版社.

Li Y J, Tang Z, Hou J, et al. 2012. Hepatocellular carcinoma: insight from animal models[J]. Nat Rev Gastroenterol Hepatol, 9(1): 32-43.

Liu L, Rittenhouse A R. 2000. Effect of arachidonic acid on unitary calcium currents in rat sympathetic neurons[J]. J Physiol, 525(2): 391-404.

Luo H Q, Xiang Y, Qu X P, et al. 2019. Apelin-13 suppresses neuroinflammation against cognitive deficit in a streptozotocin-induced rat model of Alzheimer's disease through activation of BDNF-TrkB signaling pathway [J]. Front Pharmacol, 10: 395.

Sato T, Vries R G, Snippert H J, et al. 2009. Single Lgr5 stem cells build crypt-villus structures in vitro without a mesenchymal niche[J]. Nature, 459(7244): 262-265.

Wirtz S, Popp V, Kindermann M, et al. 2017. Chemically induced mouse models of acute and chronic intestinal inflammation[J]. Nat Protoc, 12(7): 1295-1309.